老年照护情景模拟

典型案例设计与分析

主　审	程　云
主　编	朱爱勇　宋莉娟　张　颖
副主编	杜　苗　马　静　朱闻溪　黄　喆
编　者	（以姓氏笔画为序）
	马　静　王安妮　毛　婷　朱闻溪
	朱爱勇　乔建歌　孙　敏　杜　苗
	李智颖　宋莉娟　张　颖　郝建青
	顾　雅　凌霞敏　黄　喆
编写秘书	张　翼

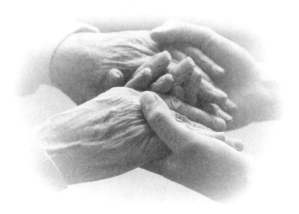

人民卫生出版社

·北京·

图书在版编目（CIP）数据

老年照护情景模拟典型案例设计与分析 / 朱爱勇，
宋莉娟，张颖主编. — 北京：人民卫生出版社，2025.1
ISBN 978-7-117-36229-0

Ⅰ.①老⋯ Ⅱ.①朱⋯ ②宋⋯ ③张⋯ Ⅲ.①老年人
－护理学 Ⅳ.①R473.59

中国国家版本馆 CIP 数据核字（2024）第 084606 号

人卫智网	www.ipmph.com	医学教育、学术、考试、健康、 购书智慧智能综合服务平台
人卫官网	www.pmph.com	人卫官方资讯发布平台

老年照护情景模拟典型案例设计与分析
Laonian Zhaohu Qingjing Moni Dianxing Anli Sheji yu Fenxi

主　　编：朱爱勇　宋莉娟　张　颖
出版发行：人民卫生出版社（中继线 010-59780011）
地　　址：北京市朝阳区潘家园南里 19 号
邮　　编：100021
E - mail：pmph @ pmph.com
购书热线：010-59787592　010-59787584　010-65264830
印　　刷：三河市潮河印业有限公司
经　　销：新华书店
开　　本：787 × 1092　1/16　　印张：18
字　　数：461 千字
版　　次：2025 年 1 月第 1 版
印　　次：2025 年 2 月第 1 次印刷
标准书号：ISBN 978-7-117-36229-0
定　　价：59.00 元

打击盗版举报电话：010-59787491　E-mail：WQ @ pmph.com
质量问题联系电话：010-59787234　E-mail：zhiliang @ pmph.com
数字融合服务电话：4001118166　　E-mail：zengzhi @ pmph.com

前　言

人口老龄化是当今世界的一个突出社会问题,老年人照护日益成为冲击各国经济、文化、家庭,乃至整个社会的共性话题。据预测,2050 年我国老年人口规模将达到 4.8 亿。老龄人口的照护问题是我国必须面对的重大挑战。如何提高养老护理服务质量、提升老年照护从业人员的素养和能力受到业界的关注和重视。

2022 年 3 月 1 日,国家卫生健康委员会、教育部、科学技术部等十五部门联合印发《"十四五"健康老龄化规划》提出 9 项重点工作任务,促进实现健康老龄化,其中强调加大老年健康专业人才培训力度,强化老年健康照护队伍建设,健全老年健康标准规范体系,聚焦老年照护人才培养与培训。同年,国家卫生健康委员会印发《全国护理事业发展规划(2021 – 2025 年)》,强调在"十四五"期间将老年护理专业护士作为紧缺护理人才加快培养培训,提升基层护理服务能力。从我国养老服务现状来看,老年护理服务已不仅是医院从业人员的职责,也需要多种形式的养老服务机构共同参与,因此不同机构、不同岗位的老年护理从业人员的规范化培训都应得到关注和重视,这不仅包括知识与技能的培训,也应关注人文关怀能力的提升。

本书是在适应健康老龄化时代和积极老龄化理念的基础上,对接国际老年照护标准,关注不同机构的服务范围、服务重点和服务人员的素养需求,重点为对居家、养老机构、社区、医疗机构的全范围多机构从业人员的培养。在充分分析我国老年专科护士培训标准和教材体系的基础上,进行不同老年照护场景的相关典型案例汇总,以"多场景、多机构、多层次、连续性、全覆盖"的方式继续深化"健康教育、预防保健、疾病诊治、康复护理、长期照护、安宁疗护"6 个环节的老年照护培训研究。

本书利用"标准化病人情景模拟"的案例设计与知识点结合分析,选取典型案例,抓住重点、突出难点,以生动形象的案例情景呈现老年照护中的不同问题。案例设计将"人文"与"实践"紧密结合,以培养老年照护人员的专业能力、临床思维能力、突发事件的应变处理能力,以及人文关怀能力,提升人员综合素养,为不同层次、不同机构的老年照护人员专业培训提供实践参考指导。

本书的编写得到多所医学院校、医院、居家、养老机构的老年照护专家和老年护理教育者、管理者、研究者的鼎力支持和帮助,在此表示特别感谢! 由于水平有限,本书难免有所疏漏,恳请广大读者批评指正。

编　者
2024 年 10 月

目　录

第一章　　**绪论**

第一节　人口老龄化概述 001

第二节　老年照护的概念与原则 003

第三节　老年照护的服务模式 005

第四节　老年照护者的职业要求与团队支持 007

第二章　　**老年居家照护**

第一节　适老化居住环境照护 013

第二节　老年人日常营养照护 020

第三节　老年人日常活动照护 028

第四节　老年人日常清洁照护 036

第五节　老年人睡眠照护 050

第三章　　**老年医养结合照护**

第一节　老年人康复运动照护 071

第二节　老年人心理与精神照护 085

第三节　老年人意外伤害照护 100

第四章　老年护理机构照护

第一节　老年人常见症状照护..126

第二节　老年人安全照护..151

第五章　老年医疗照护

第一节　老年人常见慢性疾病照护...164

第二节　老年人急性疾病发作照护...203

第六章　老年安宁疗护

第一节　老年人临终生理舒适照护...234

第二节　老年人临终心理舒适照护...254

第三节　老年人临终灵性舒适照护...266

第四节　老年人临终社会舒适照护...272

参考文献

280

第一章 绪论

第一节 人口老龄化概述

随着人口老龄化速度加快,人口老龄化程度持续上升,我国老年人口规模、空巢老人规模、失能及半失能老人规模、高龄老人比例正在迅速提高,老年照护服务需求激增。2021 年我国第七次人口普查数据结果显示,60 岁及以上人口为 2.6 亿,在整体人口中的比重达到 18.7%。适应不断增长的老年照护服务需求,完善和健全老年照护服务体系,有效应对人口老龄化越来越受到社会重视。

一、人口老龄化相关概念

1. **人口老龄化**(population aging) 人口老龄化是指人口生育率降低和人均寿命延长使总人口中年轻人口数量减少、年长人口数量增加而导致的老年人口在总人口中比例增长的动态变化过程。人口老龄化是一种社会现象,是指人类群体的老化,通常具有两方面含义:一是老年人口相对增多,在总人口中所占比例不断上升的过程;二是社会人口结构呈现老年状态,进入老龄化社会。根据世界卫生组织(World Health Organization,WHO)对老龄化社会的划分标准,当一个国家或地区 65 岁及以上人口占人口总数的 7%,或 60 岁以上人口达到人口总数的 10%,则被定义为老龄化社会。

2. **健康老龄化**(healthy aging) 1987 年 WHO 首次提出"健康老龄化"的理念,之后逐渐发展为健康老龄化理论体系,并不断丰富。1990 年,WHO 在哥本哈根世界老龄大会上提出将"健康老龄化"作为应对人口老龄化的一项发展战略,其主旨是从老年人的健康状况和医疗保健出发,延长人类的生物学年龄和心理年龄,强调提高老年人的生命质量,缩短带病生存期并延长健康寿命,保持较好的身体功能状态直到生命结束。2002 年,WHO 给"健康老龄化"的概念又增加了"保障"和"参与"两个维度,将其发展为"积极老龄化"政策框架。2007 年,"健康老龄化"概念得到了进一步的发展,认为健康老龄化是老年人在晚年保持躯体、心理和社会功能的健康状态,将疾病和生活不能自理的时间推迟到生命的最后阶段。2015 年 10 月 1 日,WHO《关于老龄化与健康的全球报告》中对"健康老龄化"所作的最新定义为发展和维护老年健康生活所需的功能发挥过程,包含内在能力和功能发挥两个维度。其中,内在能力是指个体以基因遗传为基础,受个体特征影响的生理与心理健康功能的整合;功能发挥是指老年人内在能力与环境互动以实现个体价值的过程。这里的环境既包含家庭环境、居住环境、人际关系等微观环境,也包含社会观念、公共政策等宏观环境。促进健康老龄化应充分考虑老年人的内在能力、健康特征、自身需求、可支配资源、居住环境等因素,综合评价各因素之间动态交互形成的影响效果。

3. **积极老龄化**(active aging) 20 世纪 90 年代末,国际社会基于社会权利的理论提出比"健康老龄化"更全面、更概括的"积极老龄化"概念和理论。2002 年 WHO 健康发展中心正式出版《积极老龄化:从论证到行动》。同年,联合国接纳了 WHO 关于"积极老龄化"的书面建议。自此,积极老龄化理论日渐成为应对 21 世纪人口老龄化问题的新理论、政策和发展战略。

积极老龄化是健康老龄化的提升和超越,是人到老年时,为提高生活质量,使健康、参与和保障的机会尽可能发挥最大效应的过程。"积极"强调的是继续参与社会、经济、文化和公共事务,而不仅是体育活动的能力或参加到劳动队伍中。积极老龄化的目的是使所有进入老年阶段的人,包括那些虚弱、残疾和需要照料的人,都能提高健康的预期寿命和生活质量。因此,积极老龄化的目的是改变人们认为老年人是社会负担的传统观点,强调老年人是被忽视的宝贵社会资源,应鼓励和支持老年人健康、积极地参与社会、经济、文化和公共事务,依然作为社会财富的创造者和社会发展的积极贡献者。

二、我国人口老龄化的特点

1. 老龄化速度快、老龄化程度持续加深　我国是世界人口老化速度最快的国家之一。人口老龄化的速度远高于最早进入老龄化的西方发达国家,从世界许多发达国家的情况看,65 岁以上人口比重由 4% 上升至 7% 一般需经历数十年甚至上百年,如美国用了 70 年,日本用了 50 年,英法等欧洲发达国家也经历了近百年,而中国 65 岁及以上人口占总人口比重由 1982 年的 4.9% 上升到 2010 年的 8.9% 只用了 28 年,远超过其他国家的增长速度和增长规模。除此之外,老龄化程度也在持续加深。数据显示,到 2026 年我国老年人口规模将达到 3.1 亿人,约占世界老年人口总数的 25.0%,2030 年我国老年人口规模将达到 4.1 亿人,约占世界老年人口总数的 25.6%。2050 年前后中国老年人口规模将会达到 4.7 亿人,居全球首位。

2. 老年人口的高龄化速度过快、人口规模快速扩大　随着社会发展和科学技术进步,医疗保健事业发展和人民生活水平提高,高龄老人逐年增多。我国人口老龄化的总体趋势不仅表现在总体规模的膨胀,还表现为老年人口内部年龄结构的快速老化。2015—2050 年,全国 60 岁及以上老年人口中,60 ~ 79 岁的中低龄老年人所占比重从 88.5% 持续缩减至 76.8%,而 80 岁及以上高龄老年人所占比例则从 11.5% 持续扩大至 23.2%。由此可见,在老龄化趋势中,低龄老年人所占比重处于下降趋势,而高龄老年人所占比重在不断增加。21 世纪中叶的高龄老年人口将为 21 世纪初的 9 倍多,而 21 世纪中叶 60 岁及以上全部老年人口仅为 21 世纪初的不到 4 倍,高龄老年人人口规模的上升趋势远高于全部人口规模的增速。高龄老年人的医疗保健、养老服务、家庭护理等问题都需要全社会关心解决。

3. 各地区老龄化发展不平衡　由于社会经济发展的地区不平衡性,我国人口老龄化程度呈现明显的由东到西区域梯次特征。沿着东部、中部和西部地区的顺序进入人口老龄化社会,最先进入人口老龄化行列的上海市、浙江省、北京市等省市要比后进入的西部地区如宁夏回族自治区时间跨度长 20 ~ 30 年。另外,城乡之间也有明显的老龄化进程差异,由于城市化的加速,大量农村青壮年人口流向城市,农村人口老龄化程度和速度都高于城市,农村面临着老龄化严重的问题。

4. 空巢独居和失能老年人规模庞大　现阶段,我国老年人口中近 1/2 是空巢老年人,总量已经突破 1 亿人。老年人口的空巢化和独居化是快速现代化和城镇化背景下家庭结构发生深刻变迁的必然结果。"421"的主流家庭模式导致传统的家庭养老功能弱化。另外,家庭居住离散化使得家庭关系日益松散、疏离,子女为谋生和获得更好发展,长期在外学习、工作,与父母两地分居。这些都是导致我国空巢老人和独居老人规模庞大的重要因素,而随着现代化社会的持续发展,空巢和独居老年人的规模仍将继续攀升,给全社会带来巨大的老年照护压力。

三、人口老龄化的应对策略

1. 发挥政府主导作用,完善医疗保险制度　人口老龄化是一种必然趋势,应提高全社会对人口老龄化的认识,这也是经济发展和社会进步的标志。老年照护是社会事业,我们应采取积极、科学的态度,不断探索老年人医疗保障制度,不断健全社会医疗保障体系,积极完善医疗保险和医疗救助制度,确保老年人的基本权利,满足老年人的基本医疗需求。

2. 确立适合国情的老年照护模式　人口老龄化的加深、加快给家庭和社会养老提出巨大挑战。目前我国基本养老方式是居家养老,社区养老照护服务仍比较薄弱。随着社会发展,老年人对照护内容和照护质量的需求在不断提升,老有所为、价值尊严、文化教育、精神关怀等高层次需求也在增加,这都对老年照护服务提出了更高要求。因此,应尽快建立和完善"以居家养老服务为基础,以社区服务为依托,以机构养老为支撑"的养老服务体系。这不仅要求政府政策扶持和公共财政投入的力度加大,也要充分发挥社会团队力量,动员企业、社会组织、家庭和个人的共同参与,共同构筑功能完善、服务全面、运作规范的养老服务体系,为老年人照护提供全方位的服务保障和环境支持。

3. 逐步建立完善养老服务保障体系　"老有所养"是我国老龄化亟待解决的重要问题,建立完善的养老服务保障体系是实现这一目标的根本保证。我国传统家庭对老年人照护保障的能力和措施明显不足,而专业护理机构所收取的费用一些家庭难以承受,这都将影响老年人的照护质量及医疗照护水平。面对人口老龄化的加速、加深,需要尽快完善相关政策,重视家庭养老作用,积极推进社区养老服务,建立完善老年人口医疗护理制度,提升应对人口老龄化加速的能力。

4. 加快社区医疗预防保健体系建设,促进健康老龄化的实现　在人口老龄化加速发展的现状下,须加强以社区服务为基础的老年人医疗预防保健体系建设,逐步建立集预防、保健、治疗和健康教育等多方面为一体的综合性社区老年医疗服务体系,不断提高老年人的医疗预防保健意识,保持机体、社会和心理等多方面的健康状态,促进老年人健康老龄化的实现,促进老年人发挥余热、提升生命价值感和存在感,从而提升生命质量。

第二节　老年照护的概念与原则

一、老年照护相关概念

1. 老化　即衰老,是机体正常的生理现象,随着年龄增长而产生的一系列生理的、代谢的和功能的改变,导致人体对内外环境的适应能力逐步减退,即机体各器官功能普遍地、逐渐地降低的过程。

生物学认为,衰老是生物随时间推移自发的必然结果,是一种复杂的自然现象,表现为结构的退行性变化和功能的衰退以及适应性和抵抗力的减退。个体衰老以其产生原因的不同分为生理性老化和病理性老化。前者是个体在没有疾病的情况下,随着年龄的增长所出现的生理性功能减退,是人体在体质方面随年龄发生的变化。后者是个体因患病或意外伤害所产生的机体功能减退或丧失,从而使衰老现象提前发生。

2. 照护　是一个综合概念,包含照料和护理的全部内容,是指对因高龄、患病导致生活不便,或生活半自理,甚至不能自理的人的生活照顾和医疗护理。广义的照护不仅指因生理疾病所需的照护,也包括因健康所引起的心理和社会适应性等方面的疾患和受损所需要的照护。

二、老年照护原则

1. **整体照护** 老年人在生理、心理、社会适应能力各方面与其他人群有所不同,尤其是患病后常有多种疾病共存,疾病之间彼此交错和影响,因此在老年照护中不仅要关注老年人的身体健康,也要关注其心理和社会等全方位的健康,解决其整体健康问题。在照护中不仅应提供单纯技术性的照护,还应深入了解他们的心理活动,尊重、理解他们,给予心理安慰、支持和疏导,帮助其调整不良情绪、缓解压力,从而保持最佳状态。

2. **个体化照护** 衰老是全身性的、多方面的、复杂的退化过程。个体老化程度因人而异,尤其是出现病理性改变后,此外性别、病情、家庭以及经济等因素也会造成一定影响。因此,老年照护工作既要遵循一般性照护原则,又要注意因人施护,做到有针对性和实效性的照护。

3. **早期照护** 衰老源于何时尚无定论,但衰老是一个长期的过程。一些老年性疾病的发展和持续时间较长,如高脂血症、动脉粥样硬化、高血压、糖尿病等一般起病于中青年时期,持续伴随生活。因此,老年照护的实施应从中青年时期开始着手,采用有效的预防措施,防止老年疾病的发生和发展。尤其是对于慢性病老年患者和残疾老年人,应根据情况早期开始实施康复治疗和护理。

4. **持续性照护** 衰老是一个长期的过程。随着衰老的加剧,大部分老年人都是带病生存,加上老年性疾病病程长、并发症多、后遗症多,多数老年人生活自理能力下降,甚至出现严重的生理功能障碍,对照护人员有很大依赖性,对照护工作的需求较高。因此,对老年人的照护也是一个长期的、持续的过程。照护人员应为不同年龄、疾病状态的老年人提供全面、连续的照护,减轻因疾病或伤残带来的身心痛苦,缩短临终依赖期,在生命最后阶段提供系统照护和社会支持。

5. **重视自我照顾** 现代老年照护应从老年人的身心、社会文化需求出发,重视老年人的自我照护需求,充分调动老年人的自我照护能力。照护人员应充分调动老年人的自我照护积极性,鼓励和支持老年人进行自我照护,在尽可能保持个体独立和自尊的情况下提供协助,适时帮助老年人实现高质量的自我照护,促进健康老龄化,提升老年人生活质量。

6. **重视健康教育** 老年照护是一个全社会的问题,照护对象不仅是老年患者,也包括健康老年人、亚健康老年人及其家庭成员。一些老年人由于相对观念陈旧,缺乏健康知识及保健意识,且比较固执,生活习惯较难改变,缺乏正确的自我照护。应重视老年人日常生活卫生、饮食营养、心理健康、体育锻炼、用药指导等方面的宣教活动,从老年人的健康教育出发,开展家庭、社区及医疗机构的健康教育活动,从而提升老年人自我照护的能力,帮助个体有效应对衰老。

7. **重视安宁疗护** 临终是每个人最终不可避免的结局。安宁疗护强调维护临终老年人的尊严和生命质量。照护者应注意维护和保持老年人的价值和尊严,尽量满足老年人的合理需求,使其能够安详、舒适地度过人生最后阶段。

三、老年照护目标

1. **增强自我照护** 老年照护中常会忽略老年人的自理能力,忽略对老年人自身资源的挖掘和应用,从而使老年人长期处于被动的、依赖的、无价值的,甚至丧失权利的环境中。久而久之,会导致老年人丧失生活自理能力,甚至丧失自我照护的信心,从而导致功能老化加快。因此,在老年照护中,应注重科学合理地评估老年人的自理能力,并根据其自理能力水平,鼓励、支持老年人充分调动自身资源,发挥主观能动性,进行自我照护,减少依赖,巩固和强化自我照护能力,从而提升生活信心,尽量维持正常的社会生活状态,提高自我照护能力,维护自尊。

2. **延缓恶化及衰退**　提高自我保护意识,改变不良生活方式和行为,有助于促进老年人身心健康,延缓机体功能衰退或疾病恶化。老年照护人员应帮助老年人树立正确、积极的健康观念,提高自我保护意识,加强常见疾病的三级预防,避免和减少健康危险因素,做到早发现、早诊断、早治疗,积极康复,延缓机体功能衰退,防止疾病恶化,预防并发症,防止伤残发生。

3. **提高生活质量**　老年照护的目标不仅是疾病的转归和寿命的延长,还包括促进老年人在生理、心理和社会适应方面的完美状态,提高个体的生活质量,体现生命价值和尊严,促进健康老龄化、积极老龄化的实现。

4. **做好安宁疗护**　安宁疗护是以临终老人及其家属为中心,以多学科协作模式进行的,从生理、心理、社会等多个方面对临终老人及其家庭进行全方位、全程的临终照护服务。主要目的是为临终期老人及其家属提供专业团队服务,减轻老人的身体疼痛、不适以及心理压力,为老人及其家属提供支持,使其接受临终的事实,舒适地、有尊严地度过生命的最后时光,满足老年人的"老能善终"。

第三节　老年照护的服务模式

一、老年照护的工作内容

老年照护涉及多个学科,工作内容包括多个方面:

1. **急性照护**　适用于急症老年患者。在临床实践中,照护者应全面评估老年人的身体、心理状况、判断健康问题;运用专业知识和技能,制订照护计划,为老年人提供适当的护理和其他健康照顾服务;指导老年人减少或消除健康危险因素,并指导家庭照顾人员共同参与照护;评估功能效果,从而促进疾病康复,减少并发症的发生。

2. **长期照护**　老年长期照护包括日常生活照料、医疗护理和社会服务等。老年人多带病生存,一些急症患者经治疗出院后,仍可能存在不同程度的功能障碍,生活不能自理或只能部分自理,需要在社区医疗服务中心或长期照护机构进行长期的功能锻炼和康复训练。老年照护人员应为不同老年人群提供各种慢性疾病的心理护理、饮食指导、用药指导、精神支持、语言治疗、健康咨询,以及居家生活照料等服务,以满足老年人的长期照护需求。

3. **康复护理**　个体步入老年期后,由于疾病、衰老、意外事故等原因可能发生身心功能障碍或残疾等问题,甚至生活不能自理、失去劳动能力,给家庭和社会带来极大压力。这些老年人除需要一般的生活照护服务外,更需要预防、治疗以及功能恢复照护服务,以最大限度地消除躯体和精神上的功能障碍,尽量达到生活自理、精神自立,提高其生活质量。

4. **预防保健**　是老年人群照护的主要内容之一。老年照护人员应充分了解老年人群的基本特点、疾病谱和疾病流行谱,研究社会和自然环境对老年人健康的影响,对老年人进行预防保健指导。通过健康宣教普及疾病预防和健康促进相关知识,提高老年人群的健康水平,减轻疾病的危害。

5. **安宁疗护** 是老年照护服务中的重要组成部分,是以缓解患者身心痛苦为主要目的而进行的全人、全程、全家的照护服务。照护人员通过安宁疗护帮助临终患者接受自己,正确认识生老病死是生命的自然规律,认识自己的生命价值,适应角色转换;满足患者生理、心理和社会需要,使其平静面对临终,接受死亡;为患者家属提供咨询,指导家属正确提供临终照护,给予患者适当的帮助和关怀,达到逝者无憾、生者无愧的目标。

二、老年照护的服务模式

1. **居家照护** 是为住在家里的老年患者提供医护或辅助性护理,以家庭作为长期护理单元,独立完成长期护理。居家照护是目前我国老年长期照护的主要模式,也是欧美很多发达国家的主要照护模式之一。居家照护的主要服务对象是处于不同健康状况的老年人,可以是长期照护有慢性疾病或残障的老年人,也可以是间断照护有急性病的老年人,还可以是对健康老年人或其整个家庭成员提供护理服务。我国的居家照护以社区卫生服务中心、家庭病床两种模式最常见。

居家照护的服务内容包括专业性照护和非专业性照护两个方面。其中,专业性照护由专业照护人员提供,包括家庭伤口换药、服药管理、雾化吸入等护理操作技术,高血压、冠心病、糖尿病等老年常见病的日常保健指导,疾病预防知识的宣传教育,家庭康复指导,安宁疗护,家庭看护者的咨询指导等。非专业性照护则是由非专业人员为老年人提供的日常生活服务,如家政服务、送餐服务、交通运送服务等。

2. **社区照护** 即以家庭养老为主,辅以社区机构养老,为居家老年人定期提供上门服务。该模式以社区卫生服务中心为依托,或在社区中心开设老年中长期照料病床,或为居家老年人提供中长期照护服务,介于家庭照顾与社会机构照护之间,便于区域卫生规划协调发展,并可节约医疗卫生资源,是英国和美国的主要服务模式之一。社区照护的主要服务对象是社区内的高龄老年人、空巢老年人、失独老年人、失能失智老年人和其他需要照护服务的老年人。

社区照护的服务内容包括对失能老年人个体的日常生活照料、医疗护理服务和精神慰藉,还包括对社区老年人的统一管理服务,如为社区老年人建立健康档案,提供生活照料、慢性病管理、急危重症救治、康复护理等。另外,社区卫生服务机构也可根据失能老年人的具体情况进行个案管理,包括健康教育、心理支持、居家环境安全以及便秘、睡眠等问题的解决。社区照护服务的提供者可分为专业和非专业人员,分别负责解决老年人不同的服务需求。

3. **护理机构照护** 老年人的长期照护也可以通过机构照护实现。护理机构是为长期卧床、临终期、生活不能自理以及其他需要长期照护服务的老年人提供医疗、康复、护理和安宁疗护服务的医疗机构和 / 或养老机构,由护士和其他相关专业人士提供专业性照护和技能型照护。护理机构可提供全天 24 小时服务。护理机构服务是未来老年人中长期照护服务的重要服务层次和形式。

护理机构照护的服务内容包括从饮食起居到急诊或慢性病康复治疗等一系列专业服务,如协助老年人进行个人卫生服务、营养膳食服务、日常活动服务、家政服务,以及协助正确用药、实施导管护理、进行康复训练等医疗护理服务等。

4. **医养结合机构照护** 是通过医疗与养老有机结合为老年人提供持续性照护服务的养老服务模式。该模式面向居家、社区和机构养老的老年人,主要服务对象包括既需要医疗护理服务,又需要养老服务的老年人。服务地点可以是医疗机构、养老机构、社区和家庭。服务地点不同,服务模式也会不同,如医疗卫生机构与养老服务产业的融合服务、医疗机构与养老机构的有机合作、依靠社区卫生服务中心推广的家庭医生服务模式等。

医养结合机构的服务内容是以基本养老服务为基础,以医疗服务为重点,在做好老年人生活照护服务、精神慰藉服务的基础上,着重提高医疗服务、大病康复服务和安宁疗护的服务质量。具体包括基础护理服务、医疗照护服务、环境适应服务、情感支持服务、文化娱乐服务,以及维系老年人的亲情关系和社会功能等。其中,基础护理服务是医养结合护理服务的工作重点。而生活照料是基础护理服务的重要工作内容,生活照料质量直接关系到老年人的生命与健康。这些医养结合服务都有助于促进老年人身心健康,提升老年人的生命质量,提高我国老龄化社会服务水平。

5. **急性医疗机构照护** 是老年患者急性期医疗照护不可缺少的关键部分。急性期医疗照护主要是指医疗服务机构为老年急危重症患者提供的医疗救护服务,目的是诊治短期内对生命造成严重威胁的疾病,使老年患者脱离生命危险、缓解症状和稳定病情。老年患者进入急性医疗照护机构多是因为发生急性疾病或慢性疾病急性发作。其中最常见的疾病包括急性心肌梗死、脑血管疾病、肺部感染等。

急性医疗机构中提供照护服务的人员主要是在临床工作的专业护理人员,其提供的是传统的医疗护理服务。一般急性期医疗照护的主要目的是帮助患者在疾病治疗期间处理现存或潜在的健康问题,促进康复,以早日出院。

第四节 老年照护者的职业要求与团队支持

一、老年照护者的角色

随着老龄化社会的到来,老年照护服务已扩展到家庭、养老机构、日间照护中心、敬老院等多个场所,照护内容随之扩展,照护者角色要求进一步提高。老年照护者不仅仅是传统意义上的照顾者,还承担着实践者、教育者、指导者、协调者等多重角色任务。

1. **照顾者** 老年人,尤其是老年急危重症患者、临终患者,往往身体虚弱,甚至长期卧床,生活不能自理,照护者承担着协助老年人完成日常生活的主要责任,为其提供全面细致的生活照顾服务,如洗脸、漱口、喂食、梳头、更衣、大小便、协助坐起等。

2. **实践者** 在临床护理实践中,对老年患者进行综合评估,识别老年人现存或潜在的健康问题,制订护理计划,执行医疗护理活动,评价效果,满足其护理需求,帮助其恢复健康。

3. **教育者** 在一些照护工作中,老年照护者也承担着健康教育的重要责任,包括临床和社区等多方位、多层次的健康教育,并在疾病预防、公共卫生、老年医学、康复医学等方面全方位应对老年人生理、心理、社会方面的健康问题。

4. **指导者** 老年人不仅需要专业人员的护理,也需要家属的照顾和陪伴,以及社会工作者的帮助。专业的老年照护者承担着指导者角色:对老年患者及其家属、社会工作者提供简单的日常照护知识和技能指导,如合理饮食、舒适卧位、压疮预防、保持床单元平整、翻身技巧、协助大小便等;进行用药、造口袋更换、胰岛素笔使用等专科指导。

5. **协调者** 老年照护服务往往是一个团队工作。护理人员往往是与老年人接触最多的人员,作为一个中间纽带,可协调医生和患者之间、患者和患者之间的关系,有助于及时沟通、快速解决问题,从而尽量满足患者需求,有效提升服务质量。

6. **咨询者** 作为专业的照护人员,尤其是老年专科护理人员,可通过定期组织开展老年专业相关护理知识咨询活动,定期举办患者咨询活动,为老年人及其家属提供相关的健康咨询服务。

7. **研究者** 学科发展应适应社会的需求。临床实践中,照护人员应具备探究精神,善于发现问题,用研究思路来解决问题,同时能够结合自身的临床经验、患者意愿,将研究结果应用于临床,指导临床实践。

二、老年照护者的素质要求

1. **具备高尚的职业道德和高度的责任心** 老年照护者应遵守以人为本、敬老爱老、敬岗爱业、自律奉献的基本职业操守,以高度的责任心关爱、理解、尊重老年人,做到一视同仁。要细心、耐心,富有爱心和同情心。

2. **具有专业的老年照护基本知识和技能** 老年照护者应掌握养老照护的基础知识,包括日常照护、常见病护理、营养与膳食、心理护理等相关知识,同时应熟练掌握一些日常照护操作技能,如饮食照护、排泄照护、清洁卫生照护、安全照护、功能锻炼、安宁疗护等;能够主动、积极学习老年照护发展的新动向、新理念、新方法等,采取最有效的方法帮助老年人解决健康问题。

3. **具有敏锐的观察力和准确的判断力** 老年人因机体代偿功能相对较差,病情变化较快,反应能力较差。照护者应具有敏锐的观察力和准确的判断力,以及时发现老年人的健康问题,做好应对处理,同时能够动态、精准地观察老年人的病情变化,以便采取有效的照护措施,提高照护质量,确保老年人的安全。

4. **具备良好的沟通技巧和协作精神** 老年照护者应掌握人际沟通技巧,耐心、细致地与老年人进行沟通交流,及时进行心理护理和健康教育;能够根据不同老年人的情况进行有效沟通,建立信任关系,增加老年人的信任感。同时,老年照护者必须具备良好的协作精神,能够正确处理照护团队之间、团队与老年人和老年人家庭之间的关系,为老年人的身心健康创造和谐的人文环境。

5. **保持愉快、稳定的工作情绪** 老年照护者的情绪变化直接和间接影响着老年人的情绪,尤其是长期照护的工作者。老年照护者应具有稳定的情绪,保持愉快的心情以及和善、文雅的举止行为,这有助于对老年人开展和谐、愉悦的照护工作。

三、老年照护者的职业能力要求

1. **提供日常生活照护服务的能力** 能够为老年人提供生活照顾,满足其基本生活需求,包括日常生活起居、协助翻身或下床、移位、如厕、梳洗和大小便等;能够为老年人提供生活服务,如购物、洗衣、理财、备餐、使用交通工具等;为老年人提供清洁照护,包括头颈部清洁、四肢躯干清洁、排泄清洁、指甲修剪、清洗衣服等。

2. **提供医学护理服务的能力** 主要包括专业的急慢性疾病照护知识和技能,如慢性疾病护理(如用药、运动、饮食、健康教育等)、常见留置管道(导尿管、造瘘管、引流管等)的护理、常见护理操作(如换药、服药、吸氧、吸痰、鼻饲、口腔护理、会阴护理、皮肤护理等)等。

3. **提供康复照护的能力**　主要是针对发生脑血管病后遗症等的老年人,进行肢体、语言、心理等康复训练或康复照护服务,帮助其通过康复锻炼最大限度地恢复自理生活能力,提高生活质量。

4. **提供心理照护的能力**　老年人易产生孤独、沮丧、愤怒、抑郁等情绪,学习一些心理学知识,掌握一些沟通技巧,经常与老年人及其家属谈心,促进护患良好的互动,能够为老年人及其家属提供心理支持,创造融洽的生活氛围。

5. **提供安宁疗护服务的能力**　掌握安宁疗护的专业知识和技能。在老年人生命最后时刻给予恰当的照护,有助于维护老年人的权利,提高其临终生活质量,使其坦然面对死亡,维护其生命最后的尊严。

四、老年照护的多学科整合管理

老年病具有多因素致病、多病共存、多系统功能障碍或多脏器衰竭、多种老年综合征表现或多种老年问题出现等患病特点,常需要采用多学科整合管理的服务模式。老年病多学科整合管理是在老年病管理中应用“生物 - 心理 - 社会 - 环境 - 工程”的医学模式对老年病患者实施综合性的医疗、康复和护理服务,体现的是一种以人为本和以患者为中心的理念。该模式始于 20 世纪 90 年代,由美国纽约市约翰·哈特福德基金会首先发起,通过对由老年病医生、医学生、护士和社会工作者等组成的老年病多学科团队进行培训,得到很大收益,既提高了老年患者的治疗、康复和护理效果,也增加了多学科团队各成员应有的责任感。

我国老年病多学科整合管理的临床实践方式根据实施地点不同分为以下几种方式。

(一) 医院内的老年多学科整合管理

1. **以急诊为主导的多学科整合管理**　以急诊医师为主导,老年病医师、护士、物理治疗师、语言治疗师、营养师、临床药师和老年病个案管理者辅助,形成一个协力合作的多学科团队,根据患者具体情况,制订相应的治疗方案。

2. **以门诊为主导的多学科整合管理**　以专科医师为主导,老年病医师、各专科医师、护士、心理治疗师、营养师、临床药师和老年病个案管理者辅助,形成一个协力合作的多学科团队。

3. **以老年病医师为主导的多学科整合管理**　以老年病医师为主导,护士、社会工作者、物理治疗师、职业治疗师、语言治疗师、营养师、药师和老年病个案管理者辅助,形成一个协力合作的多学科团队。主要工作内容包括在此处患者入院评估后制订诊疗计划,以及在完成患者出院评估后制订出院计划,根据患者的状况和连续性医疗服务的需要,确认患者出院后转至其他医疗机构进行继续治疗或回归家庭。

4. **以老年精神心理评估为主导的多学科整合管理**　以精神心理医师为主导,护士、医师、营养师、药师、职业治疗师等多学科辅助,对老年患者的心理状况进行评估和治疗。

5. **以老年康复为主导的多学科整合管理**　以康复医师为主导,形成多学科团队,以患者功能康复为工作目的,在急性期后通过评估患者的功能和疾病状况,与原发病诊疗医师和其他多学科团队成员一起在治疗疾病的同时制订可行的康复计划。

6. **以老年护理为主导的多学科整合管理**　由护士、医师及其他健康护理人员共同对患者各方面情况进行评估,制订医疗照护计划,执行并评价实施效果。

7. **以安宁疗护为主导的多学科整合管理**　由临床医师、心理治疗师、患者家属、社会工作者、护士、志愿者等多学科成员共同形成一个团队,针对临终患者死亡过程中产生的痛苦及诸多问题提供缓和医疗,帮助患者走完人生的最后旅途。

8. 以老年围手术期评估为主导的多学科整合管理　由外科医师、老年病医师、护士、营养师、麻醉师、康复治疗师、心理治疗师、患者及其家属共同形成多学科团队,目的是充分了解患者的身体素质,保证手术顺利进行,降低术中死亡率及减少手术并发症,有效实施术后康复。

9. 以老年健康管理为主导的多学科整合管理　由社区全科医师、老年病医师、护士、药师、营养师、社会工作者、患者及其家属等组成多学科团队,实现对老年人的全方位服务,包括健康检查、预防保健、疾病诊治、危急救治、康复护理等的。

10. 卒中单元的多学科整合管理　卒中单元是一种典型的多科管理和老年病房模式,通过多学科人员间的相互配合,充分整合病区内的人、设备、空间、时间、设施、流程等所有资源,围绕中枢神经系统可塑性地诱导和控制这一核心,对卒中单元的患者在住院全过程中实施全面的、连续的、多学科的整合干预手段,从而使患者获得最佳疗效。

(二) 社区的老年病多学科整合管理

老年患者的急性病经过一段时间治疗后,尽管病情稳定或好转,但由于老年人本身衰老的特点可能导致功能下降或失能需要继续康复和照护,出院回家前需要社区多学科团队成员与患者及其家属一起,讨论、评估患者的需求状况,如对康复治疗和生活支持的需求;评估患者周边环境,如厨房、卫生间、楼梯、床和家具,必要时进行改造和调换等。

1. 以社会工作者为主导的多学科整合管理　以社会工作者为主导,护士、营养师、心理治疗师、护工、患者本人及其家庭成员相配合,组成多学科团队,从生活支持、医疗保健、照料服务、精神文化生活和权益保障等方面对老年患者进行照护。

2. 以康复护理为主导的多学科整合管理　以康复治疗师为主导,全科医生、护士、营养师、心理医师、护工、患者及其家属辅助,组成多学科团队,目的是帮助患者恢复功能损害、弥补和重建功能缺失,改善和提高生活质量。

3. 以安宁疗护为主导的多学科整合管理　由安宁疗护专业医师、家庭医生、护士、社会工作者等组成多学科团队,对患者进行对症处理、缓解疼痛、心理干预和死亡教育等,使患者有尊严和无痛苦地度过生命的最后阶段。

五、老年照护的团队支持

老年照护不同于普通疾病的管理,需要多学科成员组成的团队共同为老年人提供照护服务。老年照护团队一般由医生、护理人员、社会工作者、康复治疗师、营养师、药师和志愿者等多学科成员共同组成。团队各成员具有同等地位且独立地在其专业领域中设立目标、计划及提供服务,为老年人提供及时、合理的医疗照护。

(一) 老年专科医生

主要职责:①对接受长期照护服务的老年人进行综合评估,根据评估结果制订和调整治疗方案,提供医学治疗建议;②为老年人治疗和管理并存的多种疾病,处理各种并发症,控制症状;③定期访视,及时处理发现的问题,预防不良事件的发生;④关注老年生活环境和精神心理需求,必要时协同消除对疾病的不良影响;⑤及时进行病历资料采集,确保老年人病历资料的完整性。

（二）护理人员

护理人员在老年照护中承担主要角色,是整个照护团队的桥梁,负责协调并帮助整合照护资源。护理人员主要包含注册护士、专科护士和助理护士,三类人员分工不同。

1. **注册护士** 须具备护士执业资格证书,拥有从事护理工作的资格。

主要职责:①观察病情变化,落实护理措施,完成日常护理工作,确保老年人舒适。②对老年人进行连续性评估,发现现存或潜在的护理问题;针对老年人的评估结果在团队会议上讨论,及时修改照护计划。③分享掌握的资料,整合来自医疗、康复、营养等多学科成员的意见,针对护理问题参与规划和制订方案。④针对老年人的心理特点提供情感支持。⑤为老年人提供健康教育及支持。

2. **老年专科护士** 是老年人照护团队中的协调者。

主要职责:①定期组织召开团队会议,进行团队成员间的协调工作;②组织指导注册护士及助理护士拟定老年人护理计划及护理措施,提高老年人生活质量;③对老年人随访,与老年人充分沟通,了解老年人的身心需求,并给予协调及落实处理;④解决疑难护理问题,提供高质量的护理。

3. **助理护士** 主要在注册护士带领下对老年人进行生活护理。

主要职责:①基础护理工作,包括整理或更换床单位,保持老年人的清洁卫生,测量和记录老年人的生命体征,协助老年人更换卧位,留取尿液、粪便和痰标本,协助老年人进食和活动,护送老年人进行检查和专科治疗等;②非技术性护理工作,包括整理、清洁、维护各类护理仪器、设备和用品,参与环境管理,保持老年人房间整洁,做好团队成员联系等工作,并协助老年人办理各类手续;③随时观察老年人的情况,发现问题及时汇报。

（三）社会工作者

社会工作者(也称为社工)是指在社会福利、社会救助、社会慈善、残疾康复、优抚安置、医疗卫生和司法服务等机构中,从事专门性社会服务工作的专业技术人员。

主要职责:①协助老年人入院,以及转诊咨询服务,协调老年人及其家属与医护人员的沟通,处理因疾病引发的情绪与适应问题,提供与疾病相关的家庭问题磋商。②评价老年人生活状况,包括生活方式、家庭、经济、社区资源等情况;评估老年人的健康状况,了解其身体、心理、社会、文化、环境和精神状况。③为老年人提供社会心理支持服务,缓解老年人心理压力,帮助老年人及其家属、护理人员正确对待疾病和生活。④协助贫困老年人申请经济补助,解决交通运输方面的需求以及语言上的障碍。⑤为老年人提供解决生活问题的方案,如联系服务人员或老年公寓等。

（四）康复治疗师

康复治疗师的主要任务是根据康复医师制订的方案对老年人进行具体的康复治疗和康复训练。根据治疗目标不同,康复治疗师可分为物理治疗师、职业治疗师、语言治疗师和音乐治疗师等。

1. **物理治疗师** 主要职责是通过物理因子(光、热、水、力等)改善老年人的身体功能,缓解疼痛,预防或减少疾病对老年人活动的影响;负责老年人活动能力的训练,包括上、下肢肌肉力量的训练,日常生活活动能力的训练和心肺功能的训练等。

2. **职业治疗师** 主要职责是帮助建议辅助治疗工具的使用、改造日常生活用品及环境,解决老年人日常生活中存在的问题、降低风险,以提高老年人日常生活活动能力,解决老年人吃饭、穿衣、洗浴、打扫卫生和购物等服务需求问题。

3. 语言治疗师　主要职责是对有语言障碍和吞咽功能障碍的老年人进行有针对性的训练,改善老年人功能。

4. 音乐治疗师　主要职责是组织进行相关娱乐活动,如唱歌、跳舞、体操、棋牌等,为老年人提供相互交流和学习的机会。

(五) 营养师

营养师指导老年人合理饮食,科学地帮助老年人解决营养健康方面的问题,提高老年人的健康水平和生活质量。

主要职责:①及时评估老年人的营养状况,为老年人制订合理的营养支持计划,并跟进反馈疗效;②科学、合理地解决老年人提出的营养问题,给予专业的饮食指导;③积极参与团队查房工作,善于与医生、护士沟通,共同为老年人制订照护方案;④指导与营养相关的各项工作。

(六) 药师

主要职责:①为老年人提供在治疗和症状控制等方面用药的各种信息,宣教药理机制和作用,指导并保证老年人用药安全;②参与临床药物治疗方案的设计与实施,协助临床医生科学选药、合理用药,尽量避免或减少老年人的药源性损伤。

第二章 老年居家照护

第一节 适老化居住环境照护

一、适老化居住环境照护特点

居住环境建设是构建社会养老服务体系和完善基本养老服务制度的重要内容。2018年新修订的《老年人权益保障法》在"宜居环境"一章,不仅强调了老年宜居住宅的开发,而且突出了结合人口老龄化趋势、分布等推动和扶持老年人家庭无障碍设施的改造。建立老年人宜居环境对维持老年人身心健康、建立和谐社会具有十分重要的作用。

(一)适老化居住环境的概念

适老化居住环境包括物理环境与人文环境两个方面。物理环境又称为硬环境,指的是居住设施的室内外环境及相应配套服务设施,属于建筑规划设施领域。适老化物理环境包括适老化专用设施与适老化需要利用的公共设施。人文环境指的是家庭关系、社会关系、社会援助、社会保障制度等,属于社会的、政策的范畴,又可称为软环境。

适老化居住建筑是老年居住环境的核心,是指专为老年人设计,供其起居生活使用,符合老年人生理、心理特点的居住建筑,包括适老化住宅和适老化设施两类。

(二)适老化居住环境的基本需求

1. **生理老化的需求** 适老化居住环境的设计应充分考虑老年人年老体衰、行动不便的生理特性,以免发生各种意外或不便。尤其是出入口的无障碍设计是一项非常重要的需求。

2. **独立居住的需求** 随着社会经济的发展,子女成家立业之后,独立门户的趋势与概率大增,代间共居或老年人与子女同住的比例正逐年降低,老年人独立居住的比例呈增加趋势。如何提供多样性住宅形态,让老年人有选择独立居住的机会,是解决老年人住宅问题时必须考虑的要点。

3. **与他人共处的需求** 为了避免孤独,大多数老年人都会经常与亲戚、朋友联络聚会,积极的老年人还会热心参与社区中的各项公共事务。因此,在规划设计老年人的居住环境时,需要满足老年人有与他人接触、参与社会活动的需求。

4. **经济能力的考虑** 依照经济来源划分,老年人的生活照料基本上可分为家属奉养、自力更生或依赖储蓄以及接受社会救助3种形式。多数老年人的经济所得有限,独居住宅需求是一项非常沉重的负担。

(三)适老化居住环境发展现状

要让老年人过上休闲、舒适的晚年生活,居住环境非常重要。

1. **英国** 英国政府强调让老年人退休后"继续过独立、自主生活"的概念。目前,英国的高龄老年人独立生活住宅数量居世界之冠,政府特别关注发展社区服务,建立了老年家庭服务派遣网、老年饮食服务部和老年俱乐部。1969年,规定了老年居住建筑的分类标准;1986年开始采用国际慈善机构制定的标准,按照人类老化过程中不同阶段所需社会服务的不同,把老年建筑类型做相应划分;1989年英国Joseph Rowntree基金会提出"终身住宅"设想,目的是落实老年人"在宅临终"。

2. 瑞典 瑞典政府认为,老年人的照护服务及设施应向"居家化"及"个性化"发展。因此,瑞典老年人照护的基本理念是尽可能让老年人在住惯的地方继续接受"在宅服务"。如果老年人不能居住于家庭时,则为其提供退休住宅(退休住宅是为不能单独生活、需要服务及居家护理的老年人设计的)或让其入住护理之家(护理之家是为照顾需要长期接受医疗照护的老年人以及临终老年人而设立的)。

3. 丹麦 自 1987 年实施《老年人住宅法》以来,由地方政府负责管理高龄者的特别住宅,在设计老年人住宅时融入"终身住宅"的概念。

4. 日本 是目前世界上平均寿命最长的国家。为确保高龄者住宅的安定及增进高龄者福利的发展,日本政府于 1987 实施了"银发住宅计划";1990 年开始由邻近的日间照护中心派遣照护人员,加强住宅服务;2000 年开始实施长期照护保险(介护保险)制度。日本老年人居住建筑模式主要有两代居住宅,即在公共住宅里设计的适合老少多代共居的大型居住单元,对厨、厕、门厅和居室分隔功能都做了相应考虑,对多代人生活方式和生活规律上的差异在室内空间上做了相应处理;还有养老院,又称为老年人之家,分为公立(养护老年人之家和特别养护老年人之家)、低费(老年人之家)和完全自费(收费老年人之家)3 种,老年人可根据自己的条件选择。

5. 美国 大部分高龄者仍选择住安养机构、老年人住宅或老年人社区,对于老年人居住环境,采取双轨并行的高龄者住宅发展政策:应用连续性照护退休住宅社区,同时以通用设计概念促进原居住宅从单一住宅方式发展为终身住宅,以落实"在地老化"的理念及"居家照护"的政策。

6. 中国 为了使人们步入老年阶段后,即使在生理衰退甚至患有疾病或残疾的情况下,仍能够居住在安全、舒适,且熟悉的环境中,尽可能多地完成自理项目,减轻护理人员的负担。国内城市多基于"居家养老模式"对典型性居住小区进行适老化改造,如对居住区整体规划布局以满足老年人出行需求,完善无障碍建设以匹配适老化服务。同时也针对城镇化背景下,新农村社区养老居住空间、农村居住环境等开展相应的系统化、适老化设计。

(四) 适老化居住环境的设计要求

适老化居住环境的设计,应根据老年人的生理和心理的特点,充分考虑到老年人对居住环境的特殊要求。

1. 安全性 适老化居住环境的设计,应考虑老年人年老体衰、行动不便的特性,以免发生危险或不便。例如,有依靠轮椅活动者进出,门宽就必须加以改造;为适应老年人的体力,厨房、浴厕设备或楼梯踏步尺寸需要特别考虑;房间地面材料应选择摩擦力大,并且潮湿情况下不打滑的防滑材料;卫生间、厨房、餐厅地面宜选用防滑地砖,既避免老年人摔伤又能防水,也便于清洗;增设扶手 / 支撑物、中间休息座椅,延长电梯开关时间,减少室内地面突出物,避免户外地面凹凸不平,注意坡道坡度、楼梯阶高适当,消除不必要的高度差和步行距离,调整浴缸、马桶高度等,以辅助应对老年人步态不稳、平衡感降低等现象;调整洗漱台、扶手、门窗把手、橱柜、床铺等的高度,改良把手形式,调整浴室、厕所及厨房之水龙头开关、插座位置,设置起床扶手设施等,以辅助应对老年人手掌、手肘的扭力与握力减弱、平衡感降低、常腰酸背痛等问题;控制居住室内的温差,增加浴室更衣空间、浴室采暖设备,考量床铺的摆设区位等,以应对老年人因体温调节功能衰退而容易伤风感冒,或温差增大导致血压急剧变化等问题;装设煤气自动闭锁、炉火自动闭锁等控制器,以避免老年人因嗅觉丧失敏锐性,导致煤气漏气或起火等意外事故。此外,家具选择也要考虑安全性。老年人视觉有所下降,因此家具设计要尽量少用玻璃、金属等材料,颜色也不应太浅或太花哨。

2. **无障碍性**　"无障碍"不是只对身体障碍人士,对于老年人也需要有无障碍的相关设施,以利于其行动。例如,对视觉障碍、听觉障碍者,应有方位、悬挂物高度、地面纹理改变、声音与色彩的引导;增加空间的开阔性、采光亮度,制作地面标志、墙面标志,保证门窗玻璃安全,区分色彩,增加色彩对比度等,以应对老年人的视觉定向感问题;利用警示闪光灯代替警铃、加大门铃音量等,以应对老年人无法察觉高频率声音或分辨混合声音等听觉障碍问题;提供生活辅助器具,帮助老年人水平或垂直移动;居室规模与出入口大小需考量轮椅回转半径。

3. **方便性**　老年人所在的社区附近,应有完善的公共设施,如市场、车站、邮局、银行、公园绿地、老年人活动中心、医院等,供老年人使用;此外,还需要紧急联络系统,以便突遭意外或有急难需求时能够及时获得救援。

4. **社交性**　老年人居家或在社区安养有许多优点:除了仍住在熟悉的环境之外,还能与亲朋好友来往,维持原有的人际关系,不会产生适应困难,符合在地老化的精神。

二、适老化居住环境照护典型案例

案例一　适老化居室设计

(一)案例简介

本案例描述的是一位急性脑梗死康复期出院的老年患者,目前左侧下肢无力,不能站立,使用轮椅,准备出院回家进行后续康复训练。

【情景准备】

情景一

人物:脑梗死康复期患者及其家属、社区护士。

地点:社区医院病房。

情景二

人物:脑梗康复期患者及其家属、社区护士。

地点:卫生间。

【教学目标】

素养目标:①能与患者及其家属进行有效沟通;②具有高度的责任心、爱心、耐心和团队合作精神;③具有良好的职业素养和护理职业道德。

知识目标:①熟悉脑卒中患者肢体障碍的问题;②熟悉适老化居家环境的设计需求;③掌握适老化居家环境的设计原则。

技能目标:①能根据患者情况指导适宜的居家环境;②能根据患者情况反馈科学合理的居家环境需求;③能根据患者情况指导适老化居家环境设计。

(二)实践教学案例

1. 教师授课信息

【情景说明】

患者李老伯,2周前因急性脑梗死住院治疗,经医院治疗后康复期在社区。目前,李老伯左侧肢体乏力,不能自行站立,已购买轮椅,准备第二日出院回家。

情景一:李老伯女儿与护士对话,说明李老伯目前居住在老小区楼房的3层,没有电梯,上下楼极不方便。护士理解目前上下楼的困难,并与其一起想办法解决方案,同时也对居家环境和门窗给出一些建议。

情景二:李老伯正在使用卫生间,女儿咨询护士居家卫生间如何设置更为妥当,护士为其卫生间设计提出指导建议。

【相关信息】

患者李老伯,72 岁,男性,已婚,育有 1 女。既往身体状况良好,平时少量饮酒,5 年前已戒烟。妻子 70 岁,身体状况良好。两人居住在老小区,没有电梯。女儿去年新购房子,有电梯。

【教学目标】

情景一

素养目标:具有良好的职业道德和同理心,体恤患者及其家属的难处。

知识目标:掌握适老化居家环境的设计需求和原则。

技能目标:能根据患者情况反馈科学、合理的居家环境需求。

情景二

素养目标:具有良好的职业道德和同理心,体恤患者及其家属的难处。

知识目标:掌握适老化居家卫生间的设计要求。

技能目标:能根据患者情况反馈科学、合理的居家卫生间环境需求。

2. 学生学习信息

【情景说明】

现有一名急性脑梗死康复期、即将出院的患者。

情景一:目前患者左下肢无力,不能站立,女儿已为其购买了轮椅。病房内,患者女儿与护士对话,说明患者目前居住在老小区楼房的 3 层,没有电梯,上下楼不便。

情景二:患者女儿表示患者使用卫生间不方便,并咨询护士居家卫生间如何设置更为方便。

【学习任务】

情景一:作为护士对患者进行肌力评估,并结合所给信息指导患者家属适老化居住环境的轮椅进出设计需求。

情景二:作为护士结合所给信息指导患者家属了解适老化居住环境中卫生间设置的照护需求。

【实施要求】

每个情景护士均有 5 ~ 7min 对患者进行评估,并进行相关知识的健康教育。

【知识储备】

(1)脑梗死患者的肌力分级评估。

(2)适老化居家环境的设计需求。

(3)适老化居家卫生间的设计需求。

3. 标准化病人信息

【个人基本信息】

李老伯,72 岁,男性,已婚,有一女儿。生于本地,退休前是某上市公司的财务职员。既往身体状况良好,平时少量饮酒,5 年前已戒烟,平时爱好下棋、写毛笔字、唱歌。妻子 70 岁,身体状况良好。

【疾病相关信息】

(1)本次就诊相关信息:患者李老伯被确诊为"急性脑梗死",在三级医院治疗后进入康复期,在社区医院进行 2 周康复治疗后准备近期出院。目前,李老伯左下肢无力,不能站立,已购买轮椅使用中。

（2）既往疾病相关信息：既往患高血压病，口服降压药。

【情景描述】

情景一：李老伯处于脑梗死后遗症期，目前已在社区医院进行了2周康复治疗，将于近期出院。李老伯目前与老伴共同居住在某老小区楼房的3层，李老伯及女儿担心出院后居家生活难适应。

[患者]（如果护士给予出院前居家准备）觉得回家坐轮椅出行不方便，询问"这个病能治疗好吗？"

[女儿]（如果护士指导患者出院后功能锻炼）询问"后续还要来社区医院进行康复锻炼吗""每周来几次"；说出目前面临的困难，并一起探讨解决方案，同时也对居家环境给出了一些建议。

情景二：李老伯在社区医院完成康复治疗，出院。护士为其发放出院带药。

[女儿]咨询护士居家卫生间设计有哪些要求。

（三）核心知识点解析

1. **脑梗死患者的肌力分级**　肌力的分级一般是0～5级。0级是指完全瘫痪，即患者一点都不能动；1级是有轻微的动作，也不能平移；2级是能够稍微有一些动作，但是不能抬起；3级的患者是能够抬起不能抵抗外力；4级患者都能够举起，但是抵抗外力较正常差；5级是完全正常。

2. **适老化居家环境的卫生间设计需求**

（1）卫生间应配置坐便器、洗脸盆、浴盆和淋浴器3件卫生洁具。坐便器高度不应高于0.4m，浴盆及淋浴座椅高度不应高于0.4m。浴盆一端应设宽度不小于0.3m的坐台。普通的淋浴对老年人来说，站立时间长，可造成腿部由于血液回流不畅，容易出现腿脚发麻、发软和摔倒的现象。恒温坐式喷淋沐浴是较为合理的沐浴方式。独用卫生面积不宜小于5m²。在可能的条件下，卫生间平面尺寸在考虑轮椅老年人的进出时，还要考虑有护理者的协助操作，因此，其空间大小不宜小于1.2m×2m（图2-1-1）。

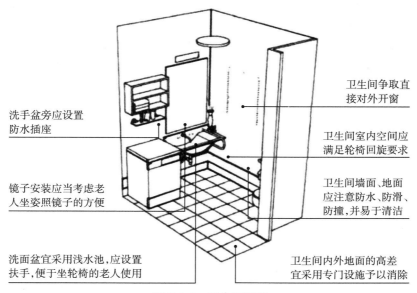

洗手盆旁应设置防水插座

镜子安装应当考虑老人坐姿照镜子的方便

洗面盆宜采用浅水池，应设置扶手，便于坐轮椅的老人使用

卫生间争取直接对外开窗

卫生间室内空间应满足轮椅回旋要求

卫生间墙面、地面应注意防水、防滑、防撞，并易于清洁

卫生间内外地面的高差宜采用专门设施予以消除

图 2-1-1　卫生间设置

（2）多数老年人存在视力较差、反应迟钝等状况，因此，卫生间宜选用白色卫生洁具，便于老年人观察；选用平底防滑式浅浴盆，以避免老年人发生跌倒摔伤事故；冷、热水混合式龙头宜选用栏杆式或掀压式开关，不宜选用螺旋龙头，以防止由于操作不当而造成烫伤或冷水刺激身体导致感冒。

（3）卫生间宜设平开门，留有观察窗口，安装双向开启的插销，不应采用力度大的弹簧门。按照无障碍设计的要求，允许轮椅通行的平开门或推拉门的净宽度应 ≥ 0.8m，门的下方应安装护门板；门扇在一只手操纵下应易于开启；门内外高差 ≤ 15mm，并应以斜面过渡；平开门或推拉门的门把手一侧墙面应留有 ≥ 0.5m 的墙面宽度。无障碍卫浴间采用门外可紧急开启的门插销。

（4）卫生间是老年人事故多发地，设置尺度合适、安装牢靠的安全扶手十分必要。卫生间内与坐便器相邻墙面应设水平高 0.7m 的"L"形安全扶手或反"U"形落地式安全扶手。贴墙浴盆的墙面应设水平高度 0.6m "L"形安全扶手，入盆一侧贴墙设安全扶手。

案例二　适老化社区环境设计

（一）案例简介

本案例描述的是一位糖尿病患者的女儿欲帮父母新购小区住宅，希望对适老化社区环境进行咨询，以促进老年人更好地融入生活。

【情景准备】

人物：糖尿病患者及其家属、护士。

地点：医院老年诊室。

【教学目标】

素养目标：①能与患者及其家属进行有效沟通；②具有高度的责任心、爱心、耐心和团队合作精神；③具有良好的职业素养和护理职业道德。

知识目标：①熟悉糖尿病患者常见护理问题与处理方案；②熟悉适老化居家环境的外部设计需求；③掌握适老化居家环境的外部设计原则。

技能目标：①能根据患者情况指导适宜的居家环境；②能根据患者情况反馈科学合理的居家外部环境需求；③能根据患者情况指导适老化居家外部环境选择。

（二）实践教学案例

1. 教师授课信息

【情景说明】

孙老伯，5 年前诊断为 2 型糖尿病，目前血糖控制良好，每年来医院进行一次糖尿病评估检查。目前，孙老伯女儿准备为父母更换住房，想咨询适老化社区环境应注意什么。

情景：孙老伯女儿与护士对话，说明孙老伯目前居住在老小区楼房的 4 层，没有电梯，上下楼极不方便，现在拟为父母置换房子，咨询护士适老化社区环境该如何选择？

【相关信息】

孙老伯，76 岁，男性，已婚，育有 1 女。既往身体状况良好，平时少量饮酒，5 年前已戒烟。妻子 72 岁，膝关节半月板退化，行走不便。两人居住在老小区，没有电梯。女儿拟为父母置换房子。

【教学目标】

素养目标：培养学生的职业道德和同理心，体恤患者及其家属的难处。

知识目标：掌握适老化居家外部环境的设计需求和原则。

技能目标:能根据患者情况反馈科学合理的居家外部环境需求,指导选择适老化居家外部环境。

2. 学生学习信息

【情景说明】

一对老年夫妻的女儿正在咨询如何选择适老化居家外部环境。

情景:孙老伯为糖尿病患者,其妻膝关节半月板退化,行走不便,今日由女儿陪伴在门诊随访,门诊护士接待。

【学习任务】

情景:孙老伯目前居住在老小区楼房的4层,没有电梯,上下楼不便。作为护士结合所给信息,指导患者家属了解适老化居家外部环境的照护需求。

【实施要求】

该情景护士有5~7min对患者进行评估,并进行相关知识的健康教育。

【知识储备】

(1)适老化居家外部环境的设计需求。

(2)适老化居家外部环境的设计原则。

3. 标准化病人信息

【个人基本信息】

孙老伯,76岁,男性,已婚,有一女儿。既往身体状况良好,平时少量饮酒,5年前已戒烟。生于本地,退休前是某上市公司的财务职员。妻子72岁,身体状况良好。两人目前居住在老小区,没有电梯。孙老伯爱好下棋、写毛笔字,妻子爱好唱歌。

【情景描述】

情景:孙老伯女儿与护士对话,说明李老伯目前居住在老小区楼房的4层,没有电梯,上下楼极不方便。护士理解目前上楼的困难,并一起想办法探讨解决方案,同时对适老化居家外部环境给出一些建议。

(三)核心知识点解析

适老化居家外部环境的设计需求和原则

(1)公共配套设施的设计:一个理想的社区周边的公共服务设施是丰富多彩的,可使老年人方便、安心地进行日常生活和参与社会活动。

(2)活动区的设计:活动区的设置可为老年人开展各种文娱活动提供一个较大的开敞空间,是居住区户外环境中最重要的,也是适老化角度而言最不可或缺的一种场地。

(3)道路系统的设置:救护车道的设计在社区室外环境的设计中应重点考虑,合理将人车进行分流处理,确保社区中的老年人正常舒适地进行各项生活活动;道路交叉口的设计,保证安全性,在主要的步行道上限制和调整交通流量。

(4)散步道的设计:独立于机动车道的散步道,能满足老年人快步健身或休闲漫步的需求,还能欣赏周围景色。

(5)休息座椅的设计:可设置在热闹的场所,面向人流、活动场地摆放。座椅周围注意遮阳设计,可利用植物或景观构筑物进行遮阳,以便于使用者交流,搁置物品。长条座椅最为合适。

(6)标识系统的设计:在居住区内部重要的活动场地或路口地带需设置清晰明确的标识系统。

第二节 老年人日常营养照护

一、老年人营养照护特点

饮食与营养是维持生命和健康的基本需要,同时在相对单调的老年生活中,饮食的制作和摄入过程还可带来精神上的满足和享受。因此,老年人的饮食与营养也是其日常生活护理中的一个重要领域。

(一) 老年人的营养需求

1. **碳水化合物** 碳水化合物供给能量应占总热能的 55% ~ 65%。随着年龄增加、体力活动和代谢活动的逐步减低,人体对于热能的消耗也相应减少。一般来说,60 岁以后热能的摄入应较年轻时减少 20%、70 岁以后减少 30%,以免过剩的热能导致超重或肥胖,甚至诱发一些常见的老年病。此外,因老年人体对于血糖的调控能力减弱,为避免饮食造成的血糖水平波动过大,应注意选择低血糖生成指数的食物。

2. **蛋白质** 蛋白质供给能量应占总热能的 15%。老年人的体内代谢过程以分解代谢为主,需要较为丰富的蛋白质来补充组织蛋白的消耗;但由于其体内的胃胰蛋白酶分泌减少,过多的蛋白质可加重老年人的消化负担,因此蛋白质的摄入原则应该是优质少量,应尽量保证优质蛋白占摄取蛋白质总量的 50% 以上,如豆类、鱼类等可以多吃。

3. **脂肪** 老年人对脂肪的消化功能下降,且通常老年人体内脂肪组织所占比例随年龄增长而增加,因此膳食中的脂肪不宜过多;但另一方面,若进食脂肪过少,又将导致必需脂肪酸缺乏而发生皮肤疾病,并影响到脂溶性维生素的吸收,因此脂肪摄入的总原则是:由脂肪供给能量应是总热能的 20% ~ 30%,并应尽量减少饱和脂肪酸和胆固醇的摄入,如尽量避免猪油、肥肉、牛油等动物性脂肪,而多吃一些花生油、豆油、橄榄油、玉米油等植物油,且注意交替食用各种植物油优于单独食用一种。

4. **无机盐** 老年人容易发生钙代谢的负平衡,特别是绝经后的女性,由于其内分泌功能的减退可导致骨质疏松的高发。因此应强调适当增加富含钙质的食物摄入,并增加户外日光照射以帮助钙的吸收。由于老年人消化功能减退,因此应选择容易吸收的钙质,如:奶类及奶制品、豆类及豆制品,以及坚果如核桃、花生等;此外,铁的缺乏可引起贫血,因此应注意选择含铁丰富的食物,如瘦肉、动物肝脏、黑木耳、菠菜等,并注意维生素 C 可促进人体对铁的吸收;老年人往往喜欢偏咸的食物,容易引起钠摄入过多但钾不足,钾的缺乏则可使肌力下降而导致人体有倦怠感。

5. **维生素** 维生素在维持身体健康、调节生理功能、延缓衰老过程中起着极其重要的作用。富含维生素 A、B_1、B_2、C 的饮食,可增强机体的抵抗力,特别是 B 族维生素能增加老年人的食欲。应鼓励老年人多选择蔬菜和水果等食物以增加维生素的摄入,且有较好的通便功能。

6. **膳食纤维** 是碳水化合物中不能被人体消化酶所分解的多糖类物质,存在于谷、薯、豆、蔬果类等食物中。虽然不被人体所吸收,但可有效改善肠道功能、降低血糖和胆固醇、控制体重和减肥、预防结肠癌等恶性肿瘤。

7. **水分** 水是构成人体的重要组成成分,失水 10% 就会影响机体功能,失水 20% 即可威胁人的生命。如果水分不足,再加上老年人结、直肠的肌肉萎缩,肠道中黏液分泌减少,很容易发生便秘,严重时还可发生电解质失衡、脱水等。但过多饮水也会增加心、肾功能的负担,因此老年人每日饮水量(除去饮食中的水)一般以每日每千克体重 30mL 左右为宜。饮食中可适当增加汤羹类食品,既能补充营养、利于消化,又可补充相应的水分。

(二)老年人的饮食原则

1. 平衡膳食　老年人所患的消化系统疾病、心血管系统疾病及各种运动系统疾病,往往与营养失衡有关。因此,应保持营养的平衡,适当限制热量的摄入,保证足够的优质蛋白、低脂肪、低糖、低盐、高维生素和适量的含钙、铁食物。饮食应易于消化吸收。老年人由于消化功能减弱,咀嚼能力也因为牙齿松动脱落和咀嚼肌力的降低而受到一定的影响,因此食物应细、软、松,既给牙齿咀嚼锻炼的机会,又便于消化。

2. 食物温度适宜　老年人的消化道对食物的温度较为敏感,饮食宜温偏热。两餐之间或入睡前可加用温热饮料,以解除疲劳、温暖身体而利于睡眠。

3. 良好的饮食习惯　根据老年人的生理特点,少食多餐的饮食习惯较为适合,即使正餐也应控制在七八分饱。膳食搭配应以素食为主,口味宜清淡。膳食内容的改变也不宜过快,要照顾到个人爱好。由于老年人肝脏中储存肝糖原的能力较差,而对低血糖的耐受能力不强,容易饥饿,所以在两餐之间可适当增加点心。晚餐不宜过饱,因为夜间的热能消耗较少,且如果多吃了富含热能而又较难消化的蛋白质和脂肪会影响睡眠。

(三)老年人的饮食护理

1. 烹饪时的护理

(1)咀嚼、消化吸收功能低下者的护理:蔬菜要切细,肉类最好制成肉末,烹制可采用煮或炖的方法,必要时可捣碎,尽量使食物变松软而易于吞咽和消化。但应注意易咀嚼的食物对肠道的刺激作用减少而易引起便秘,因此应多选用富含纤维素的蔬菜类,如青菜、根菜类等烹制后食用。

(2)吞咽功能低下者的护理:对于吞咽反射低下者,过碎的食物或液态食物易导致憋呛。固体食物可以做得尽量松软或干脆做成糊状,而液态食物则可酌情选用食物调节剂(如凝胶、琼脂、淀粉等)将其变成糊状,以易于吞咽。还应注意,一些黏稠度极高的食物,如汤圆、年糕、糍粑等,也不容易吞咽,应尽量减少甚至避免食用。

(3)味觉、嗅觉等感觉功能低下者的护理:饮食的色、香、味能够明显刺激食欲,因此味觉、嗅觉等感觉功能低下的老年人喜欢吃味道浓重的饮食,特别是盐和糖,而这些调味品食用太多对健康不利,使用时应格外注意。有时老年人进餐时因感到食物味道太淡而没有胃口,烹调时可用醋、姜、蒜等调料来刺激食欲。

2. 进餐时的护理

(1)一般护理:进餐时,应定时通风换气、去除异味,以保持室内空气的新鲜;尽量安排老年人与他人一起进餐以增加食欲;鼓励自行进食,对卧床的老年人要根据其病情采取相应的措施,如帮助其坐在床上并使用特制的餐具(如床上餐桌等)进餐;在老年人不能自行进餐,或因自己单独进餐而摄取量少、并有疲劳感时,可协助喂饭,但应注意尊重其生活习惯,掌握适当的速度与其相互配合;无论是自行进餐还是喂饭,都要注意保证老年人的头颈部处于自然前倾位,因此时口的位置不会高于咽喉,可避免食物不受控制地滑入咽喉,且仰头时喉部会厌软骨无法遮蔽气道而易引起误咽甚至窒息。

(2)上肢障碍者的护理:老年人上肢出现麻痹、挛缩、变形、肌力低下、震颤等障碍时,自己摄入食物较为困难,但是有些老年人还是愿意自行进餐,此时可以选择各种特殊的餐具。例如,可给老年人选用老年人专用叉、勺,其柄很粗适用于无法握紧手的老年人,亦可将普通勺把用纱布或布条缠上;有些老年人的口张不大,可选用婴儿用的小勺加以改造;使用筷子的精细动作对大脑是一种良性刺激,因此应尽量维持老年人的这种能力,可选用套筷或用绳子将两根筷子连在一起以防脱落。

(3)视觉障碍者的护理:对于视觉障碍的老年人,做好自行进餐的护理非常重要。照顾者首先要向老年人说明餐桌上食物的种类和位置,并帮助其用手触摸以便确认。要注意保证安全,热汤、茶水等易引起烫伤的食物要提醒注意,鱼刺等要剔除干净。视觉障碍的老年人可能因看不清食物而引起食欲减退,因此,食物的味道和香味更加重要,或者让老年人与他人一起进餐,营造良好的进餐气氛以增进食欲。

(4)吞咽能力低下者的护理:由于存在会厌反应能力低下、会厌关闭不全或声门闭锁不全等情况,吞咽能力低下的老年人很容易将食物误咽入气管。尤其是卧床老年人,舌控制食物的能力减弱,更易引起误咽。因此进餐时老年人一般采取坐位或半坐位比较安全,偏瘫的老年人可采取侧卧位,最好是卧于健侧。进食过程中应有照顾者在旁观察,以防发生事故。同时随着年龄的增长,老年人的唾液分泌也相对减少,口腔黏膜的润滑作用减弱,因此进餐前及过程中应注意喝水湿润口腔,对于脑血管病以及神经失调的老年人更应如此。

二、老年人营养照护典型案例

案例一 协助进食
(一)案例简介
本案例描述的是一位 2 年脑卒中病史的老年男性患者,因吞咽功能障碍收入病房。

【情景准备】
情景一
人物:脑卒中患者及其家属、护士。
地点:内科病房。
物料:一小杯 30mL 温水。

情景二
人物:脑卒中患者、照护家属、护士。
地点:内科病房。
物料:已备好的营养粥、汤勺、围兜等操作用物。

情景三
人物:脑卒中患者、照护家属、护士。
地点:内科病房。
物料:患者突发噎食,护士紧急处理。

【教学目标】
素养目标:①能与患者进行有效沟通,缓解患者及其家属的焦虑与紧张;②具有高度的责任心、爱心、耐心和团队合作精神;③具有良好的职业素养和护理职业道德。

知识目标:①熟悉脑卒中对吞咽功能障碍的影响;②掌握吞咽功能评估方法、吞咽功能障碍的分级;③掌握老年吞咽功能障碍患者的用餐注意事项;④掌握吞咽功能障碍的并发症、掌握噎食的处理方法。

技能目标:①能根据患者情况合理有效地完成病史采集与体格检查工作;②能根据患者情况完成科学合理的健康指导和健康教育手册的制作;③能熟练掌握洼田饮水试验的操作方法、

吞咽功能障碍分级判断、用餐指导、噎食的紧急处理等护理操作技能。

（二）实践教学案例

1. 教师授课信息

【情景说明】

患者于老伯 2 年前发生脑梗死，一侧肢体活动受限，现存在吞咽功能障碍。护士为其进行吞咽功能测试，即洼田饮水试验。评估其吞咽功能，并对其给予相应的进食指导。

情景一：患者进食前护士为其评估吞咽功能。

情景二：护士指导患者与及其家属进食注意事项。

情景三：护士在巡视病房中，患者进食香蕉发生噎食，患者说不出话，面色逐渐发绀，家属拍背，效果差。护士第一时间嘱患者前倾，用力拍背，将香蕉拍出。护士再次进行健康教育指导。

【相关信息】

于老伯，80 岁，男性，已婚，育有 2 女。妻子半年前因心力衰竭去世，目前独居。现由一名保姆照护，退休前是一名技术人员，5 年饮酒史、不吸烟。2 年前患者因左侧肢体乏力，入院诊断为脑卒中。后经治疗后，患者肌力恢复到 4 级，饮水时有呛咳，吃饭速度慢，每次 1h 以上。

【教学目标】

情景一

素养目标：体恤患者的病痛，具有良好的职业道德和同理心。

知识目标：掌握吞咽功能评估方法。

技能目标：能正确实施老年患者进食的操作要求。

情景二

素养目标：关爱、关心患者，具有良好的沟通交流能力。

知识目标：掌握进食的操作规范等。

技能目标：能正确实施进食操作，并指导家属。

情景三

素养目标：关爱、关心患者，具有良好的沟通交流能力。

知识目标：掌握吞咽功能障碍的并发症；掌握噎食的紧急救治方法；掌握健康指导内容。

技能目标：能正确实施噎食的紧急救治方法，能正确实施健康指导，健康教育手册制作等操作技术。

2. 学生学习信息

【情景说明】

情景一：患者在家属的陪同下入住内科病房。病房内患者步履缓慢、颤抖，左侧肢体乏力，临近中午需要进食，护士前来做吞咽功能评估。

情景二：中午午餐送来，护士协助患者进食。

情景三：患者在食用香蕉时发生噎食，护士第一时间赶到，立即进行救治处理，患者转危为安，护士向患者及其家属进行健康教育。

【学习任务】

情景一：对患者进行吞咽功能评估，并结合评估结果，提出目前患者的进食注意事项。

情景二：护士协助患者进食，指导其家属进食的注意事项。

情景三：护士在巡视病房过程中，患者进食香蕉发生噎食，护士对噎食进行紧急处理，患者转危为安。护士再次进行健康教育指导。

【实施要求】

每个情景护士均有 5 ~ 8min 对患者进行评估或实施护理干预,并进行相关知识的宣教。

【知识储备】

(1)吞咽功能评估方法。

(2)老年患者进食的护理。

(3)老年吞咽功能障碍患者的管理。

(4)吞咽功能障碍导致的常见问题。

(5)噎食的紧急处理方法。

3. 标准化病人信息

【个人基本信息】

于老伯,80 岁,男性,已婚,育有 2 女。妻子半年前因心力衰竭去世,目前独居。现由一名保姆照护,退休前是一名技术人员,少量饮酒、不吸烟。2 年前患者因左侧肢体乏力,入院诊断为脑卒中。经治疗后,患者肌力恢复到 4 级,饮水时有呛咳,吃饭速度慢,每次 1h 以上。现在一个人居住,女儿每逢节假日会来探望,平时自己也挺注意锻炼身体的,退休后在老年大学学习了针灸。

【疾病相关信息】

(1)本次就诊相关信息:于老伯近期出现饮水呛咳,每次进食时间在 1h 以上,现来院进行吞咽功能评估,并适当根据医嘱调整饮食。

(2)既往疾病相关信息:于老伯 2 年前头痛,左侧肢体乏力,来医院就诊。治疗后,患者肌力为 4 级,平日需持助行器行走。高血压 10 余年,一直口服缬沙坦(每次 80mg,1 次 /d),血压稳定在 130/90mmHg 以下。没有其他疾病,也没有外伤、手术史,没有药物及食物过敏史,没有家族性遗传病史。

【情景描述】

情景一:某三甲医院的内科病房,患者起床,在保姆的协助下,完成洗漱活动,坐在床前看电视节目。

[患者]如果护士向他问候,则回应"昨天睡眠好,就是吃饭不行"。如果护士打算做洼田饮水试验,询问试验的作用。配合护士完成洼田饮水试验。患者喝水的情况是:不能一次饮下,只能够分次饮下,并有呛咳。

[保姆]如果护士询问"平时喝水呛咳吗?"则回应"喝水不行,容易呛的。吃饭时汤也容易呛,进食稠一些的粥就不呛咳的。"

[患者]询问护士"总是呛咳的话,吞咽功能不好,吃饭问题要怎么解决呀?"

[保姆]对护士表示感谢,对于饮食方面的知识终于增长了见识。

情景二:午饭下发后,保姆领取午饭,护士协助患者进食,指导其进食的注意事项。

[患者]如果护士指导如何进食,则按照护士指导进行进食。

[保姆]如果护士向你演示如何进食,认真观摩,询问"我还需要注意什么?"

情景三:护士在巡视病房过程中,发现患者进食香蕉发生噎食,保姆在旁焦急地安抚轻拍背部。

[患者]进食大块香蕉后,因吞咽功能障碍,香蕉卡在喉咙内,未咽下,表现为神色紧张,面色逐渐青紫,双眼直瞪,双手乱抓。

[保姆]焦急地扶着患者,轻拍背部"怎么了这是?"

[患者]护士对患者噎食进行处理,护士用力拍两肩胛间部位,患者将香蕉咳出。

(三)核心知识点解析

1. 吞咽功能常见评估方法

(1)洼田饮水试验:适用于疑似吞咽功能障碍的意识清楚、能够配合的老年人,由受培训的医护人员进行评估。评估时间大约2min。老年人取坐位。依次喝下1～3mL水,如无问题,喝30mL温开水。观察和记录:饮水时间、饮水状况(包括啜饮、含饮、水从嘴角流出)、有无呛咳。吞咽功能判定:正常为Ⅰ级,5s之内;可疑为Ⅰ级,5s以上或Ⅱ级;异常为Ⅲ、Ⅳ、Ⅴ级。洼田饮水试验可预测是否发生误吸,准确率为64.3%。该试验依据老年人的主观感觉。

(2)医疗床旁吞咽评估量表:该量表是由南曼彻斯特大学医学院语言治疗科的Smithard DG及Wyatt R编写的。量表的评估内容包括意识状态、头及躯干的控制、呼吸模式、唇的闭合、软腭运动、喉功能、咽反射、自主咳嗽等。该量表可预测老年人是否会发生住院期间的肺炎及误吸,不能预测出院时的营养状态。由经过培训的医护人员完成评估。量表中包含症状和体征的评估,所以较为费时。评估时,如果患者不能正常吞咽5mL的水,即尝试3次中多于一次出现咳嗽或者气哽,或者出现吞咽后声音嘶哑(即喉功能减弱),则不再继续第2阶段。不能进入第2阶段,或在第2阶段中出现咳嗽或气哽,或出现吞咽后声音嘶哑,就认为是不安全吞咽。吞咽障碍程度分级,分为正常、轻、中、重4个层面,从严重吞咽困难到正常吞咽功能共分10级。

2. 老年患者进食的护理措施

进餐时,应定时通风换气、去除异味,以保持室内空气的新鲜;尽量安排老年人与他人一起进餐以增加食欲;鼓励自行进食,对卧床的老年人要根据其病情采取相应的措施,如帮助其坐在床上并使用特制的餐具(如床上餐桌等)进餐;在老年人不能自行进餐,或因自己单独进餐而摄取量少,并有疲劳感时,可协助喂饭,但应注意尊重其生活习惯,掌握适当的速度与其相互配合;无论是自行进餐还是喂饭,都要注意保证老年人的头颈部处于自然前倾位,因此时口的位置不会高于咽喉,可避免食物不受控制地滑入咽喉,且仰头时喉部会厌软骨无法遮蔽气道而易引起误咽甚至窒息。

3. 老年吞咽功能障碍患者的管理

(1)治疗原发疾病及伴随症状。

(2)教育老年人进行吞咽康复及锻炼:除专科康复外,还应指导老年人及其照顾者,进行老年人自我吞咽功能康复及锻炼,包括基础训练、摄食训练、经口进食。

4. 吞咽功能障碍导致的常见问题

便秘、营养不良、吸入性肺炎。

5. 噎食的紧急处理方法

(1)当吞咽障碍影响老年人呼吸甚至窒息发生时,应立即现场急救。轻度吞咽障碍的老年人能自行咳嗽,勿拍背等干扰老年人清理呼吸道。

(2)若老年人噎食症状无缓解,立刻给予膈下腹部冲击(包括立位腹部冲击法和仰卧位腹部冲击法)施救。

立位腹部冲击法(用于意识清楚老年人):①站在老年人身后,用双臂绕老年人腰部,令老年人弯腰,头部前倾。②一手握空心拳,拳眼顶住老年人腹部正中线上方两横指处。③另一手紧握此拳,快速向内、向上冲击5次。挤压动作要迅速,压后放松。④老年人应配合救护,低头张口,便于异物排出。

仰卧位腹部冲击法(用于意识不清老年人):①将老年人置于仰卧位,施救者骑跨在老年人髋部两侧。②一只手的掌根置于老年人腹部正中线、脐上方两横指处,不要触及剑突;另一只手直接放在第一只手的手背上,两手掌根重叠。③两手合力快速向内、上有节奏冲击老年人的腹部,连续五次,重复若干次。④检查口腔,如异物被冲出,迅速用手将异物取出。⑤检查呼吸、心跳,如果没有呼吸、心跳,立即实施心肺复苏。

案例二　鼻饲喂养

(一) 案例简介

本案例描述的是一位有 4 年脑卒中病史的老年男性患者,因吞咽功能障碍行鼻饲治疗。

【情景准备】

情景一

人物:脑卒中患者、照护家属、护士。

地点:内科病房。

物料:已开好的医嘱单、鼻饲操作用物。

情景二

人物:脑卒中患者、照护家属、护士。

地点:内科病房。

物料:病床等操作用物。

【教学目标】

素养目标:①能与患者进行有效沟通,缓解患者及其家属的焦虑与紧张;②具有高度的责任心、爱心、耐心和团队合作精神;③具有良好的职业素养和护理职业道德。

知识目标:①熟悉鼻饲的适应证与禁忌证;②掌握鼻饲的评估、鼻饲操作方法;③掌握鼻饲的注意事项及健康教育;④掌握鼻饲的并发症。

技能目标:①能根据患者情况合理有效地完成鼻饲管路的评估;②能根据患者情况完成科学合理的健康指导和健康教育手册的制作;③能熟练掌握鼻饲的评估、鼻饲的操作方法、鼻饲的注意事项及健康教育、鼻饲的并发症等护理操作技能。

(二) 实践教学案例

1. 教师授课信息

【情景说明】

患者周老伯 4 年前发生脑梗死,左侧肢体活动受限,现存在吞咽功能障碍。医嘱予鼻饲治疗。

情景一:护士充分评估患者情况后,为患者进行鼻饲操作。

情景二:患者拟回家自行照料,护士指导患者及其家属鼻饲的注意事项,并进行健康教育。

【相关信息】

周老伯,85 岁,男性,已婚,育有 2 儿。妻子长期身体状态一般、患腰椎间盘突出 3 年,不宜照护患者。现由一名保姆照护两人。退休前是一名管理人员,4 年前患者因左侧肢体乏力,入院诊断为脑卒中。自确诊脑梗死后,不饮酒、不吸烟。现经治疗后,患者肌力恢复到 4 级,饮水时有呛咳,进食量少,身体消瘦,医嘱予鼻饲治疗。

【教学目标】

情景一

素养目标:体恤患者的病痛,具有良好的职业道德和同理心。

知识目标:掌握鼻饲前评估方法、鼻饲操作规范。

技能目标:能正确实施老年患者鼻饲的操作。

情景二

素养目标:关爱关心患者,具有良好的沟通交流能力。

知识目标:掌握鼻饲的操作指导方法、鼻饲并发症等。

技能目标:能正确实施健康指导,健康教育手册制作并指导家属学会鼻饲操作。

2. 学生学习信息

【情景说明】

患者在家属的陪同下入住内科病房。病房内患者步履缓慢、颤抖,左侧肢体乏力,患者饮水时有呛咳,进食量少,身体消瘦,医嘱予鼻饲治疗。

情景一:护士充分评估患者情况后,为患者进行鼻饲操作。

情景二:患者拟回家由保姆自行照料,护士指导患者及其家属鼻饲的注意事项,并进行健康教育。

【学习任务】

情景一:护士充分评估患者情况后,为患者进行鼻饲操作。

情景二:护士指导保姆鼻饲的操作,告知鼻饲注意事项,并进行健康教育。

【实施要求】

每个情景护士均有 5 ~ 8min 对患者进行评估或实施护理干预,并进行相关知识的宣教。

【知识储备】

(1)熟悉鼻饲的适应证。

(2)掌握鼻饲的注意事项。

(3)掌握确认胃管在胃内的方法。

(4)掌握鼻饲饮食的管理。

(5)掌握鼻饲的并发症。

3. 标准化病人信息

【个人基本信息】

周老伯,85 岁,男性,已婚,育有 2 儿。自 4 年前诊断脑梗死后,不饮酒、不吸烟。妻子长期身体状态一般、患腰椎间盘突出 3 年,不宜照护患者。现由一名保姆照护两人。退休前是一名管理人员,4 年前患者因左侧肢体乏力,入院诊断为脑卒中。经治疗后,患者肌力恢复到 4 级,饮水时有呛咳,进食量少,身体逐渐消瘦,现在两个人居住一起,儿子每逢节假日会来探望。

【疾病相关信息】

(1)本次就诊相关信息:周老伯因出现饮水呛咳,每日进食量少,身体逐渐消瘦,根据医嘱予鼻饲饮食。

(2)既往疾病相关信息:周老伯 4 年前突发左侧肢体乏力,来医院就诊。治疗后,患者肌力恢复为 4 级,平日需借助助行器行走。高血压 10 余年,厄贝沙坦(每次 150mg,1 次 /d),血压稳定在 140/90mmHg 以下。没有其他疾病。也没有外伤、手术史。没有药物及食物过敏史。没有家族性遗传病史。

【情景描述】

情景一:某三甲医院的内科病房,在保姆的协助下,患者坐在床前看电视节目。

[患者] 如果护士向他问候,则点头回应。如果护士打算做鼻饲操作,配合护士完成。

[保姆] 如果护士在床旁操作鼻饲,观察学习。必要时询问,协助将营养液加热至适宜温度。

[保姆] 对护士表示感谢,对于鼻饲操作,有所了解。

情景二:患者拟回家由保姆自行照料,经住院这段时间,保姆对鼻饲操作有了进一步了解。护士指导保姆鼻饲的操作,告知注意事项,并进行健康教育。

[保姆]认真观摩护士关于如何进食的演示,询问"如果管子脱出怎么办"。

(三)核心知识点解析

1. **鼻饲的适应证**　对下列不能自行经口进食的患者以鼻胃管供给食物和药物,以维持患者营养和治疗的需要。

(1)昏迷患者。

(2)口腔疾患或口腔手术后患者,上消化道肿瘤引起吞咽困难患者。

(3)不能张口的患者,如破伤风患者。

(4)其他患者,如早产儿、病情危重者、拒绝进食者等。

2. **鼻饲的注意事项**

(1)每次鼻饲前均需证实胃管在胃内,见有胃液抽出,再缓缓注入少量温开水,然后灌注流质或药液,注射完毕需再注少量温开水冲洗胃管。

(2)药片需碾碎溶解后注入。

(3)每次鼻饲量不得超过 200mL,间隔时间不得少于 2h。

(4)长期鼻饲者,应每日做口腔护理,普通胃管每周更换 1 次,硅胶胃管每个月更换 1 次。

(5)鼻饲时头部抬高 45°的半卧位,鼻饲后保持半卧位 30 ~ 60min 再恢复平躺体位,以利于食物消化。

3. **鼻饲前如何确认胃管在胃内**　确认胃管插入胃内的方法有:①在胃管末端连接注射器抽吸,能抽出胃液;②置听诊器于患者胃部,快速经胃管向胃内注入 10mL 空气,听到气过水声;③将胃管末端置于盛水的治疗碗中,无气泡逸出。

4. **鼻饲饮食的管理**

(1)鼻饲饮食应现用现配,室温下不宜超过 6h,未用完的宜保存于冰箱内,24h 用完,以防变质。

(2)鼻饲液的温度应保持在 38℃左右,过冷可引起腹泻、腹胀、腹痛,过热可引起灼伤。

(3)鼻饲液的量应从少量逐渐增加,浓度宜从低浓度开始,逐渐增加溶质的量以提高浓度。鼻饲 4 ~ 6 次/d,每餐不得超过 200mL,两餐之间给温开水 100mL,以保持鼻饲管的清洁干净,每天总量不超过 2 000mL。

(4)应注意观察患者有无腹水、发热、昏迷等症状,是否出现"管饲综合征"。并注意观察患者有无恶心、呕吐、腹胀、腹泻等消化不耐受症状,及时与医生取得联系,停用时应逐渐减量,以防发生低血糖反应。

5. **鼻饲常见并发症**　腹泻、恶心、呕吐、胃食管反流、误吸、鼻饲管堵塞、鼻饲管脱出。

第三节　老年人日常活动照护

一、老年人日常活动照护特点

老年人的活动能力与其生活空间的扩展程度密切相关,进而可显著影响其生活质量。

（一）活动对老年人的重要性

活动可以使机体在生理、心理及社会各方面获得益处。

1. **神经系统**　通过肌肉活动的刺激,协调大脑皮质兴奋和抑制过程,促进细胞的供氧能力。特别是对脑力工作者,活动可以解除大脑疲劳,促进智能的发挥,并有助于休息和睡眠。

2. **心血管系统**　活动可促进血液循环,使血流速度加快,心输出量增加,心肌收缩能力增强,改善心肌缺氧状况,促进冠状动脉侧支循环,增加血管弹性。另外,活动可以促进脂肪代谢,加强肌肉发育。因此活动可有效预防和延缓心血管疾病的发生和发展。

3. **呼吸系统**　活动可提高胸廓活动度,改善肺功能,使更多的氧进入机体与组织交换,保证脏器和组织的需氧量。

4. **消化系统**　活动可促进胃肠蠕动,刺激消化液分泌,有利于消化和吸收,促进机体新陈代谢,改善肝、肾功能。

5. **肌肉骨骼系统**　活动可使骨质密度增厚,韧性及弹性增加,延缓骨质疏松,加固关节,增加关节灵活性,预防和减少老年性关节炎的发生。运动还可使肌肉纤维变粗,坚韧有力,增加肌肉活动耐力和灵活性。

6. **其他**　活动可以增强机体的免疫功能,提高对疾病的抵抗力。对于患糖尿病的老年人来说,活动是维持正常血糖的必要措施。另外,活动还可以调动积极的情绪。总之,活动对机体各个系统的功能都有促进作用,并能预防心身疾病的发生。

（二）影响老年人活动的因素

1. **心血管系统**　①最高心率(maximum heart rate,MHR)下降:运动时的 MHR 可反映机体的最大摄氧量。研究发现,当老年人做最大限度的活动时,其 MHR 要比成年人低。这是因为老年人的心室壁弹性比成年人弱,导致心室的再充填所需时间延长。②心输出量下降:老年人的动脉弹性变差,使得其血压收缩值上升,后负荷增加。外周静脉滞留量增加,外周血管组织阻力增加,也会引起部分老年人出现舒张压升高。所以,当老年人增加其活动量时,血管扩张能力下降,引起回心血量减少,造成心输出量减少。

2. **肌肉骨骼系统**　肌细胞因为老化而减少,同时肌张力下降,据统计,50 岁以上的人群肌肉力量每 10 年下降 10%,而 70 岁以上者则每 10 年下降高达 30%。老化对骨骼系统的张力、弹性反应时间以及执行功能都有负面的影响,这是造成老年人活动量减少的主要原因之一。

3. **神经系统**　老化造成脑组织减少、大脑萎缩、运动纤维丧失、神经树突数量减少,神经传导速度变慢,导致对刺激的反应时间延长,这些可从老年人的运动协调、步态中看出。除此之外,老年人因为前庭器官过分敏感,导致对姿势改变的耐受力下降及平衡感缺失,故应提醒其注意活动的安全性。

4. **其他**　老年人常患有慢性疾病,使其对于活动的耐受力下降。如帕金森病可造成步态的迟缓及身体平衡感的丧失;骨质疏松症会造成活动受限,而且容易跌倒造成骨折等损伤。此外,老年人还可能因为所服用药物的作用或副作用、疼痛、孤独、抑郁等原因而不愿意活动。

不仅如此,由于科学技术的发展,现代人活动的机会越来越少,比如:由于经济、时间和空间的限制,无法亲身参与运动而只能选择看电视、打麻将等以端坐为主的活动;汽车取代了步行;电梯减少了爬楼梯的机会等。

（三）老年人活动的指导

1. **老年人的活动强度**　锻炼对人体健康最为有益,比较适合老年人选择的锻炼项目有:散步、慢跑、游泳、跳舞、太极拳与气功等。有效的运动要求有足够而又安全的强度,健康老年人的活动强度应根据个人的能力及身体状态来选择。操作较为简便而又能科学反映运动强度的常用指标有靶心率(target heart rate,THR)和主观用力计分(rating of perceived exertion,RPE)。

运动时的心率可反映机体的摄氧量,而摄氧量又是机体对运动量负荷耐受程度的一个指标,因而可通过观测心率变化来控制运动量。THR 是运动中能获得最佳效果并确保安全的心率,又称为目标心率或有效心率。1990 年美国运动医学会提出以健身为目的的运动应以中低强度为主,通常取 MHR 的 60% ~ 85% 作为 THR,一般而言对于体能良好者、普通人和体力不佳者 THR 范围应分别介于 MHR 的 70% ~ 85%、60% ~ 75% 和 50% ~ 75%。而 MHR 的确定方法有直接测定(递增负荷试验)和间接推算,但前者方法复杂,且对于中老年人和疾病人群存在一定的危险性,所以在实际应用中多采用公式(常用公式为:MHR=220 - 年龄)进行推算。因此,一般认为老年人在运动中应达到的 THR 范围应是本人 MHR 的 60% ~ 80%,即(220 - 年龄)× 60% 为下限、(220 - 年龄)× 80% 为上限。也有学者认为应把 70 岁以上老人的 THR 范围再增加或减少 10%,因为 70 岁以上的老人多数患有这样或者那样的疾病,通常用 170(适用于体弱者)或 180(适用于身体健壮者)减年龄。

老年人可在 THR 的范围内运动,根据身体主观感觉对照 RPE 表、找到适合自己的等级。一般来说,针对自身生理状况,老年人运动时的 RPE 应控制在 12 ~ 13 级别内(此时心率相当于 MHR 的 70%)。老年人在锻炼过程中掌握 THR 与 RPE 之间的关系后,可用 RPE 来调节运动强度。这样既保证了身体安全,又达到了运动效果,具有一定的科学指导意义。

除此以外,患病老年人运动强度的确定应非常慎重,特别是心血管疾病患者。有条件者应在专业人员的监护下利用相应的仪器检查测定机体功能状态,如心肺运动试验(cardiopulmonary exercise test,CPET)是将静态肺功能、运动心电图以及心肺储备能力结合在一起对心肺功能及运动能力进行综合评价的一种检查方法。依据心脏康复专家开具的运动处方选择适合自己的运动,并在运动过程中注意备好相应的急救药物和严密监测,如果出现严重的胸闷、气喘、心绞痛或心率反而减慢、心律失常等应立即停止运动、及时就医。

2. 老年人活动的注意事项

(1)正确选择:老年人可以根据自己的年龄、体质、身心状况、场地条件,选择适当的运动项目,如有研究显示太极可更明显减轻老年妇女的焦虑,而民族舞蹈则对于抑郁更加有效。锻炼计划的制订应符合老年人的兴趣并考虑到其能力,而锻炼目标的制订则必须考虑到他们对自己的期望,这样制订出来的活动计划老年人才愿意坚持。

(2)循序渐进:机体对运动有一个逐步适应的过程,所以应先选择相对易开展的活动项目,再逐渐增加运动的量、时间、频率。且每次给予新的活动内容时,都应该评估老年人对于此项活动的耐受性。

(3)持之以恒:通过锻炼增强体质、防治疾病,要有一个逐步积累的过程,且取得疗效以后,仍需坚持锻炼,才能保持和加强效果。

(4)运动时间:老年人运动的时间以每周 3 ~ 4 次,每次半小时左右为宜。饭后则不宜立即运动,因为运动可减少对消化系统的血液供应及兴奋交感神经而抑制消化功能,从而影响消化甚至导致消化系统疾病。

(5)运动场地与气候:尽可能选择空气新鲜、安静清幽的公园、庭院、湖滨等地。注意气候变化,夏季户外运动要防止中暑,冬季则要防跌倒和感冒,雾霾天气则不宜进行室外活动。

(6)其他:年老体弱、患有多种慢性疾病或平时有气喘、心悸、胸闷或全身不适者,应请医生检查,并根据医嘱进行运动,以免发生意外。除此以外,患有急性疾病、出现心绞痛或呼吸困难、情绪激动等情况下应暂停锻炼。

3. **患病老年人的活动**　老年人常因疾病困扰而导致活动障碍,特别是卧床不起的患者,如果长期不活动很容易导致失用性萎缩等并发症。因此,必须帮助各种患病老年人进行活动,以维持和增强其日常生活的自理能力。

(1)瘫痪老年人:这类老年人可借助助行器等辅助器具进行活动。一般来说,手杖适用于偏瘫或单侧下肢瘫痪患者,前臂杖和腋杖适用于截瘫患者。步行器的支撑面积较大,较腋杖的稳定性高,多在室内使用,选择的原则是:两上肢肌力差、不能充分支撑体重时,应选用腋窝支持型步行器;上肢肌力较差、提起步行器有困难者,可选用前方有轮型步行器;上肢肌力正常、平衡能力差的截瘫患者可选用交互型步行器。

(2)为治疗而采取制动状态的老年人:制动状态很容易导致肌力下降、肌肉萎缩等并发症,因此应确定尽可能小范围的制动或安静状态,在不影响治疗的同时,尽可能地做肢体的被动运动或按摩等,争取早期解除制动状态。

(3)不愿甚至害怕活动的老年人:部分老年患者因担心病情恶化或影响自我形象等而不愿活动,对这类老人要耐心说明活动的重要性,鼓励其一起参与活动计划的制订,营造合适的运动氛围,条件允许时可给予专业指导,尽量提高其对于运动的兴趣和信心。

(4)痴呆老年人:为便于照料,人们常期望痴呆老年人在一个固定的范围内活动,因而对其采取了许多限制的方法。但其实这种限制极大地降低了该群体的生活质量。护理人员应该认识到为延缓其病情的发展,必须给予痴呆老年人适当的活动机会,以及增加他们与社会的接触。

二、老年人日常活动照护典型案例

案例一　协助活动

(一)案例简介

本案例描述的是一位有脑卒中病史的老年女性患者,其右侧肢体乏力,现患者自理能力受损,部分日常生活活动(如沐浴、穿衣)需人协助。经过积极治疗,患者病情稳定,近期将出院,女儿拟将其接回自己家中进行照料。

【情景准备】

人物:脑卒中康复期患者及其家属、护士。

地点:内科病房。

物料:患者衬衫、助行器等操作用物。

【教学目标】

素养目标:①能与患者进行有效沟通,缓解患者及其家属的焦虑与紧张;②具有高度的责任心、爱心、耐心和团队合作精神;③具有良好的职业素养和护理职业道德。

知识目标:①掌握脑卒中患者的临床表现及肌力评估;②掌握协助患者穿衬衫的方法;③掌握协助患者使用助行器的方法,并给予患者相应的健康教育。

技能目标:①能根据患者情况合理有效地完成患者肌力的评估;②能根据患者情况完成协助活动的健康教育手册的制作;③能熟练掌握患者卧位安置、协助穿衣、协助助行器使用等护理操作技能。

（二）实践教学案例

1. 教师授课信息

【情景说明】

患者刘大妈急性脑卒中入院,患者右侧肢体乏力,自理能力受损,部分日常生活活动(如沐浴、穿衣)需人协助。经过积极治疗,患者病情稳定,近期将出院,女儿拟将其接回自己家中进行照料。

情景:护士清晨查房,患者床上坐起想下床活动,刚好该患者即将出院。护士指导女儿协助患者坐起,帮助她穿上衬衫。指导女儿协助患者下床,并使用助行器行走。

【相关信息】

刘大妈,68 岁,女性,已婚,育有 1 女。患者退休前是中学语文教师,无饮酒史和吸烟史。2 周前突发急性脑卒中住院予抗凝、活血化瘀等药物治疗。无既往疾病史。

【教学目标】

情景:

素养目标:体恤患者的病痛,具有良好的职业道德和同理心。

知识目标:掌握脑卒中的主要临床表现、肢体障碍护理等。

技能目标:能正确实施肌力评估,根据患者情况进行卧位安置教育;能正确实施并指导患者穿衣、移动及助行器的使用技术。

2. 学生学习信息

【情景说明】

你是一名护士,现有一名脑卒中康复期患者。

情景:脑卒中患者对自己肢体乏力的状态万分焦躁。她在家属的协助下坐起,近期病情基本稳定,不日将出院。女儿对患者的照护略感焦虑,怕自身胜任不了,照顾不好。

【学习任务】

情景:患者病情好转,护士评估患者此时的肌力状态、心理状态,对患者进行出院教育,并指导家属协助日常活动。

【实施要求】

每个情景护士均有 5 ~ 8min 对患者进行评估或实施护理干预,并进行相关知识的宣教。

【知识储备】

(1)脑卒中的主要临床表现及肌力的判断检查。

(2)老年脑卒中患者康复期主要护理问题、护理措施以及健康指导。

(3)老年脑卒中患者的居家康复指导,尤其是卧位安置、协助穿衣、协助助行器使用等。

3. 标准化病人信息

【个人基本信息】

刘大妈,68 岁,女性,已婚,有一女儿,女儿身体健康。丈夫 72 岁,有高血压 20 年,长期服药控制血压,自理能力尚可。患者退休前是中学语文教师,无饮酒史和吸烟史。既往无疾病史。平时喜欢跳舞,季节适宜时,与老同事一起出去参加舞蹈活动。

【疾病相关信息】

(1)本次就诊相关信息:2 周前刘大妈与老同学一起参加舞蹈活动,因舞蹈声音设置问题与他人发生不愉快,突感头晕、头痛,遂送往医院治疗。住院予抗凝、活血化瘀等药物治疗。

(2)既往疾病相关信息:没有其他疾病,也没有外伤、手术史,没有药物及食物过敏史。没有家族性遗传病史。

【情景描述】

情景:清晨病房里,刘大妈躺在病床上,安静地吸氧。睡了一晚,她准备起床了。

[患者]"我想起来了。"

[女儿]"好的,我先把床摇起来。"女儿将自动床床头抬高了一些,"这样可以吧?"

[患者]"嗯(点点头)。"

[女儿]"我帮你把衬衫穿上。"这时护士进来,指导女儿把衬衫穿上。

[患者]如果护士检查肌力情况,配合其进行。同时演示出右下肢能抬离床面,对抗阻力的力量不足。

[女儿]如果护士告知安排近日出院,询问"我们快要出院了,回家后,在活动方面我该怎么照护?"

(三)核心知识点解析

1. 脑卒中患者主要临床表现包括哪些

(1)本病好发于中老年人,多见于50～60岁或以上的动脉硬化者,且多伴有高血压、冠心病或糖尿病;年轻发病者以各种原因的脑动脉炎为多见;男性稍多于女性。

(2)通常患者可有某些未引起注意的前驱症状,如头晕、头痛等;部分患者发病前曾有短暂性脑缺血发作史。

(3)多数患者在安静休息时发病,不少患者在睡眠中发生,次晨被发现不能说话,一侧肢体瘫痪。病情多在几小时或几天内发展达到高峰,也可为症状进行性加重或波动。多数患者意识清楚,少数患者可有不同程度的意识障碍,持续时间较短。神经系统体征主要取决于脑血管闭塞的部位及梗死的范围,常见为局灶性神经功能缺损的表现如失语、偏瘫、偏身感觉障碍等。

2. 如何评价患者的肌力状态　肌力是受试者主动运动时肌肉产生的收缩力。检查肌力主要采用两种方法:①嘱患者随意活动各关节、观察活动的速度、幅度和耐久度,并施以阻力与其对抗;②让患者维持某种姿势、检查者施力使其改变。肌力的评估采用6级(0～5级)肌力记录法,具体分级如下。

0级:肌肉无任何收缩(完全瘫痪)。

1级:肌肉可轻微收缩,但不能产生动作(不能活动关节)。

2级:肌肉收缩可引起关节活动,但不能抵抗地心引力,即不能抬起。

3级:肢体能抵抗重力离开床面,但不能抵抗阻力。

4级:肢体能做抗阻力动作,但未达到正常。

5级:正常肌力。

3. 对于一侧肢体乏力的脑卒中患者如何指导活动

(1)早期康复干预:告知患者及其家属早期康复干预的重要性、训练内容与开始的时间。早期康复干预有助于抑制和减轻肢体痉挛姿势的出现与发展,能预防并发症、促进康复、减轻致残程度和提高生活质量。一般认为,缺血性脑卒中患者只要意识清楚,生命体征平稳,病情不再发展后48h即可进行;多数脑出血康复干预可在病后10～14d开始;其他疾病所致运动障碍的康复干预应尽早进行,只要不妨碍治疗,康复训练开展得越早,功能康复的可能性就越大,预后也越好。早期康复护理的内容包括:重视患侧刺激;保持良好的肢体位置;体位变换(翻身);床上运动训练。

(2)恢复期康复训练:主要包括转移动作训练、坐位训练、站立训练、步行和实用步行训练、平衡共济训练、日常生活活动训练等。上肢功能训练一般采用运动疗法和作业疗法相结合;下肢功能训练以改善步态为主。具体方法有踝关节选择性背屈和跖屈运动、患侧下肢负重及平衡能力训练等。

(3)综合康复治疗:根据病情,指导患者合理选用针灸、理疗、按摩等辅助治疗,以促进运动功能的恢复。

案例二　被动活动

(一)案例简介

本案例描述的是一位有脑卒中病史的老年女性患者,其右侧肢体不能动,日常生活活动(如沐浴、穿衣)需人协助。

【情景准备】

人物:脑卒中患者及其家属、护士。

地点:内科病房。

物料:枕头等支撑物。

【教学目标】

素养目标:①能与患者进行有效沟通,缓解患者及其家属的焦虑与紧张;②具有高度的责任心、爱心、耐心和团队合作精神;③具有良好的职业素养和护理职业道德。

知识目标:①掌握脑卒中患者的临床表现及肌力评估;②掌握患者被动活动的方法与相应的健康教育;③掌握指导家属进行被动运动的方法。

技能目标:①能根据患者情况合理有效地完成患者肌力的评估;②能根据患者情况完成被动活动的健康教育手册的制作;③能熟练掌握患者被动活动以及指导家属被动活动的护理操作技能。

(二)实践教学案例

1. 教师授课信息

【情景说明】

患者刘大妈急性脑卒中入院,患者右侧肢体不能动,日常生活活动(如沐浴、穿衣)需人协助。目前女儿在院照护。

情景:护士清晨查房,患者女儿对患者被动活动的知识不知晓。护士指导患者女儿为患者进行被动活动。

【相关信息】

刘大妈,68 岁,女性,已婚,育有 1 女。患者退休前是中学语文教师,无饮酒史和吸烟史。2 天前突发急性脑卒中住院予抗凝、活血化瘀等药物治疗。既往无疾病史。

【教学目标】

素养目标:体恤患者的病痛,培养学生的职业道德和同理心。

知识目标:掌握脑卒中的主要临床表现、肢体障碍护理等。

技能目标:能正确实施肌力评估、根据患者情况进行卧位安置教育,能正确实施被动活动,并指导患者家属为患者进行被动活动。

2. 学生学习信息

【情景说明】

你是一名护士,现有一名脑卒中患者。

情景:脑卒中患者对自己的肢体无力状态万分焦躁。女儿在一旁安抚,但女儿对患者的活动方法不了解,也非常焦虑。

【学习任务】

情景:护士早查房,评估患者肌力状态、心理状态,为患者进行心理护理,并指导家属进行被动活动。

【实施要求】

该情景护士有 5 ~ 8min 对患者进行评估或实施护理干预,并进行相关知识的宣教。

【知识储备】

(1)脑卒中的主要临床表现及肌力的判断检查。

(2)老年脑卒中患者康复期主要护理问题、护理措施以及健康指导。

(3)老年脑卒中患者的被动活动方法。

3. 标准化病人信息

【个人基本信息】

刘大妈,68 岁,女性,已婚,有一女儿,女儿身体健康。丈夫 72 岁,有高血压 20 年,长期服药控制血压,自理能力尚可。患者退休前是中学语文教师,无饮酒史和吸烟史。既往无疾病史。平时喜欢跳舞,季节适宜时,与老同事一起出去参加舞蹈活动。

【疾病相关信息】

(1)本次就诊相关信息:2d 前刘大妈与老同学一起参加舞蹈活动,因舞蹈声音设置问题与他人发生不愉快,突感头晕、头痛,遂送往医院治疗。住院予抗凝、活血化瘀等药物治疗。

(2)既往疾病相关信息:没有其他疾病。也没有外伤、手术史。没有药物及食物过敏史。没有家族性遗传病史。

【情景描述】

情景:清晨病房里,刘大妈躺在病床上,正安静地吸氧。

[患者]"我这右腿还是动不了,这以后是要拖累人了。"

[女儿]"不要着急呀,医生说了,这个需要一个过程的,咱不着急,慢慢来。"

护士进入病房开始查房。

[患者]如果护士检查肌力,就说"还是动不了呀,我这以后看来是要拖累别人了。"

[女儿]"我妈这右腿还是不能动,我需要做点什么吗?"

(三)核心知识点解析

为患者进行被动活动

(1)护士运用人体力学原理,帮助患者采取自然放松姿势,面向操作者,并尽量靠近操作者。

(2)根据各关节的活动形式和范围,依次对患者的颈部、肩、肘、腕、手指、髋、踝、趾关节做屈曲、伸展、内收、外展、内旋、外旋等关节活动练习。①屈曲,关节弯曲或头向前弯;②伸展,关节伸直或头向后仰;③伸展过度,超过一般的范围;④外展,远离身体中心;⑤内收,移向身体中心;⑥内旋,旋向中心;⑦外旋,自中心向外旋转。并注意观察患者的身心反应。

(3)活动关节时操作者的手应作环状或支架支撑关节远端的身体。

(4)每个关节每次做 5 ~ 10 次完整的关节活动度(range of motion,ROM)练习,当患者出现疼痛、疲劳、痉挛或抵抗反应时,应停止操作。

(5)运动结束后,测量生命体征,协助患者采取舒适的卧位,整理床单位。

(6)记录每日运动的项目、次数、时间以及关节活动度变化。

第四节　老年人日常清洁照护

一、老年人清洁照护特点

清洁是每一个老年人的基本生理需求,也是促进老人身体健康的重要保证。随着年龄增长,老年人的活动能力逐渐降低,自理能力减弱,可能无法维持自身的清洁状态,作为护理人员应该协助老年人做好身体清洁工作。老年人清洁照护包括穿脱衣、口腔清洁、头发梳洗、全身皮肤清洁等护理内容。通过清洁照护不仅可以使老年人保持干净整洁,促进机体的血液循环,增进皮肤的新陈代谢,预防皮肤感染和压疮的发生,还能促进其身心舒适愉悦,满足其自尊需要,从而达到保持老年人健康、提高老年人生活质量的目的。

(一) 老年人清洁照护原则

护理时应根据老年人自理程度提供适当的协助,尽量帮助老年人维持基本的生理功能,保持其原来的生活方式。原则如下。

1. 对能自理的老年人应鼓励老年人自行起床、穿衣及就寝,护理人员应协助准备衣裤,并为老年人营造一个私密和安全的环境。

2. 对能部分自理的老年人应鼓励其尽可能完成力所能及的清洁自护内容,保留残存的生理功能。护理人员可根据老人的需求,协同完成清洁护理。协助其坐起,鼓励并指导老年人自己穿脱衣、系好衣扣、穿好裤子,可协助老年人穿脱鞋袜。根据老年人的自理程度,协助洗脸、洗手和刷牙。老年人就寝时,帮助洗漱后,用同样的方法协助脱衣、上床睡觉。

3. 对完全不能自理的老年人,护理人员需为老年人在床上洗脸、洗手和进行口腔清洁,整理老年人的衣裤,扫净床上的渣屑,使床铺平整、清洁,并定时为老年人翻身,按摩肢体肌肉,并检查易受压的部位,观察局部有无压疮发生,以采取相应的措施进行预防。晚间老年人入睡前按同样的方法,做好身体和床铺的清洁整理,以利老年人的睡眠。

(二) 老年人清洁照护需求

1. **衣着卫生**　根据老年人肢体活动度以及皮肤的特点,老年人的衣着除要考虑到冷暖和个人形象的作用,更应注重衣着的实用性和舒适性。

(1)保暖:由于老年人的体温调节功能下降,对寒冷的抵抗力和适应力降低,因此在寒冷时节需特别注意衣着的保暖功效,但不宜选用厚重的材质以免影响老年人的活动。

(2)材质:在选料时应考虑对皮肤的刺激等方面因素,老年人衣服以选择柔软、透气性好、宽松的棉麻材质为宜。尤其是内衣,应以纯棉织品为好。毛织品、化纤织品对皮肤有一定的刺激性,可能引起瘙痒、红肿或疼痛等不适;有可能成为过敏原,引起过敏性皮炎;带有静电,容易吸附空气中的灰尘,引起支气管哮喘,故不宜选择。

(3)款式:老年人的衣服款式要简单,穿脱活动要方便,最好选择松紧带或拉链的衣服。服装应合身,长短要适宜;穿着应舒适,不能过于紧身,避免对身体造成压迫。

(4)鞋袜:老年人的鞋大小应合适,透气性要好,柔软舒适,鞋底不能太薄、太硬、太平,以便于穿脱为宜,并应充分考虑防滑的功能。老年人的袜子宜选择棉质的松口袜子,袜口不宜过紧,过紧的松紧口袜子常会导致老年人下肢静脉回流不畅,使脚踝因紧勒而肿胀不适。

2. **皮肤清洁**　老年人在日常生活中应注意保持皮肤卫生,特别是皱褶部位,如腋下、肛门、外阴等。适当沐浴可清除污垢、保持毛孔通畅,预防皮肤疾病。

(1)频率:可根据自身习惯和地域特点选择合适的沐浴频率,一般北方可安排夏季每天 1 次、其余季节每周 1 ~ 2 次的温水沐浴,而南方则可夏秋两季每天 1 次、冬春两季每周 1 ~ 2 次沐浴。皮脂腺分泌旺盛、出汗较多的老年人,沐浴次数可适当增加。

(2)时间:切记饱食或空腹均不宜沐浴,以免影响食物的消化吸收或引起低血糖、低血压等不适。沐浴时间以 10 ~ 15min 为宜,以免时间过长发生胸闷、晕厥等意外。

(3)温度:合适的水温可促进皮肤的血液循环,但同时亦要注意避免烫伤和着凉,建议沐浴的室温调节在 24 ~ 26℃,水温则以 40℃左右为宜。

(4)沐浴用品:洗浴时应注意避免碱性肥皂的刺激,宜选择弱酸性的香皂或沐浴液,以保持皮肤 pH 在 5.5 左右。沐浴用的毛巾应柔软,洗时轻擦,以防损伤角质层。

(5)特殊护理:晚间热水泡脚后,用磨石板去除过厚的角化层,再涂护脚霜,可避免足部皲裂。手足皲裂的老年人,可在晚间沐浴后或热水泡手足后,涂上护手霜、护脚霜,再戴上棉质手套、袜子,穿戴 1 ~ 2h 或 1 晚,可有效改善皲裂状况。需使用药效化妆品时,首先应观察老年人皮肤能否耐受、是否过敏,其次再考虑治疗效果。

3. 头发清洁 老年人的头发多干枯、易脱落,做好头发的清洁和保养,不仅可以维护老人的自尊和自信。同时梳理头发,按摩头皮,还能刺激头部血液循环,促进头发的生长和代谢,醒脑提神,减缓大脑衰退、增强记忆力。

(1)梳发:老年人应养成每天梳理头发的习惯,身体情况允许时尽量鼓励老年人自己做。生活不能自理的老年人,护理人员应协助梳头。

(2)洗发:应根据自身特点定期洗头,干性头发可每周清洗 1 次,油性头发则可每周清洗 2 次。有条件者可根据自身头皮性质选择合适的洗护用品。皮脂分泌较多者可用温水及中性肥皂,头皮和头发干燥者则清洁次数不宜过多,应注意选用洗发乳或含脂皂清洗,并可适当应用护发素、发膜等护发产品。

(3)特殊护理:如果要进行染发必须注意染发剂的选择,尽量选择正规公司的产品,特别要注意对苯二胺、醋酸铅、过氧化氢等化学成分的浓度不宜超过国际安全标准,使用前务必进行皮肤测试,以免出现过敏反应。

4. 口腔清洁 护理人员应根据老年人的自理程度指导和协助其进行口腔清洁,并根据老年人的口腔情况和舒适程度确定护理频率。保持良好的口腔卫生健康有助于提高老年人的舒适感、营养摄取和语言交流。

(1)自主刷牙:刷牙是维持老年人口腔清洁的主要方法,对于能够自主刷牙的老年人,应积极鼓励其自主刷牙。自主刷牙一方面能使老年人保持口腔清洁卫生,锻炼其肢体协调功能,另一方面还能使老年人发现自我价值,赢得自我尊重,从而获得心理满足。

(2)刷牙方法:①准备用品,牙刷、牙膏、水杯、漱口水、毛巾、水盆等。②能下床的老年人协助其移动到水池前,将挤好牙膏的牙刷递给老年人,协助其先漱口,后刷牙。不能下床的老年人抬高床头,协助老年人取坐位,其颌下垫小毛巾,可协助老年人用吸管吸水漱口,沾湿牙刷后挤上适量的牙膏,使其手持牙刷让其位于水盆的上方。③指导正确的刷牙动作,手持牙刷,使刷毛与牙龈线呈 45°,确认刷毛顶端轻靠并穿过牙龈,从牙龈向牙冠方向刷洗上下排牙齿的内外表面。手持牙刷使刷毛顶端与牙齿的咬合面平行,轻轻地来回刷洗。护理人员应在旁边观察老年人的刷牙动作,指导老年人变化刷牙角度,可使牙刷接触到牙齿的各个表面,并能清洁牙龈线下积聚牙菌斑和牙垢的地方。来回刷动可清洁夹在两牙之间以及咀嚼面上的食物残渣。④轻刷舌表面,由内向外轻轻去除舌上和两侧食物残渣及细菌。⑤协助老年人漱口。

（3）频次：老年人每天至少早、晚刷牙各一次，睡前刷牙尤为重要，每次每个部位刷 10 遍（即来回 5 遍），刷牙时间因人而异，但一般不应少于 3min。

（4）用物选择：应选择刷毛柔软、刷面平坦、刷头不大的牙刷。刷毛尖端磨圆，既能有效地消除牙菌斑，又不损伤牙齿和牙龈。牙刷的柄和刷毛最好呈垂直或几近垂直状。每次刷牙完毕，应将牙刷洗净，刷头朝上，放入杯内，置于通风干燥处。每 1 ~ 3 个月应换一把新牙刷，如发现牙刷刷毛散开弯曲、倾斜，应及时更换。

二、老年人清洁照护典型案例

案例一　协助清洁照护

（一）案例简介

本案例描述的是一位女性社区独居老年患者。患者自述全身瘙痒 2 个月，严重影响睡眠，同时因害怕跌倒已经有 1 个月没有洗澡，皮肤干燥脱屑，清洁度差，大腿前侧、小腿内侧皮肤有多处抓痕。两天前患者在走路时感到右脚痛，导致走路跛行，右脚外侧有表浅破溃。此外，患者因为牙列缺失严重，于 2 周前开始佩戴活动全口义齿。在外地的女儿因担心患者目前的身体状况，申请社区护士上门对患者的居住环境及身心状况进行评估和护理。

【情景准备】

情景一

人物：患者、护士。

地点：患者家中。

物料：清洁衣服、小毛巾、大浴巾、洗发液、沐浴液、保湿的身体乳等。

情景二

人物：患者、护士。

地点：患者家中。

物料：毛巾、洗脚盆、润肤乳、水温计、指甲刀等。

情景三

人物：患者、护士。

地点：患者家中。

物料：装义齿的水杯、牙刷、牙膏、水杯（内盛温开水）、小毛巾等。

【教学目标】

素养目标：①能与患者进行有效沟通，缓解其焦虑与紧张；②具有尊重关爱患者、保护患者隐私的职业素养；③具有高度的责任心、爱心、耐心和慎独精神。

知识目标：①熟悉患者皮肤清洁的方法及注意事项；②掌握患者皮肤瘙痒的原因、临床表现及护理要点；③熟悉患者足部情况的评估方法及足部清洁护理的要点；④熟悉患者口腔清洁的目的；⑤掌握患者义齿佩戴、清洁、护理的方法。

技能目标：①能根据患者的情况为其选择适宜的皮肤清洁方式，并提供有效的协助；②能根据患者的情况对足部清洁护理进行科学合理的健康指导；③能协助患者进行义齿佩戴及护理，保持口腔清洁。

（二）实践教学案例

1. 教师授课信息

【情景说明】

患者程女士,一个月前在浴室洗澡时,因洗澡时间过长导致体力不支,不小心跌倒。事后自行去了医院,经检查仅有头皮表层轻微擦伤,并无大碍,现已完全恢复。患者昨晚因感觉皮肤瘙痒,不停搔抓,导致睡眠不佳,今天早起没有精神,感觉身心疲惫。与在外地的女儿打电话时说起此事,女儿担心其身体状况,故向社区卫生服务中心提出申请,请社区护士上门对老人的身心状况进行评估和护理。

情景一:护士到患者家中进行家庭访视。患者精神萎靡,衣着不整洁,身体有异味,不时隔着衣服搔抓身体各处,表情烦躁,坐立不安。护士对患者皮肤情况进行评估,征得患者同意后,根据患者情况协助其沐浴,对患者皮肤瘙痒的情况进行护理。

情景二:在家庭访视过程中,护士发现患者走路时步态不自然,一瘸一拐的,右脚不敢着地。患者自述 2d 前走路时感觉右脚痛。护士检查患者足部情况,患者趾甲较长并已嵌进肉里,右脚的小指趾甲发黑,外侧皮肤有表浅破溃。询问患者既往病史,患糖尿病 12 年。护士评估患者足部情况,协助进行足部清洁,处理伤口,并对患者进行足部清洁与保健的健康指导。

情景三:患者因为牙列缺失严重,影响咀嚼功能,于 2 周前开始佩戴活动性全口义齿。因为刚刚开始使用活动性义齿,患者非常不适应,常觉得口腔内有异味,很不舒服。护士检查口腔情况,发现患者义齿组织面与牙槽嵴间有食物残渣,口腔异味很大,清洁度不佳。护士为患者演示义齿的佩戴及清洁方法,并针对口腔清洁进行了健康教育。

【相关信息】

程女士,女性,65 岁,事业单位退休。已婚,育有 1 女。丈夫 5 年前因肺癌去世,女儿在外地结婚定居,患者目前独居。患者 12 年前诊断为糖尿病,平时口服 3 种糖尿病药物治疗,血糖控制尚可。

【教学目标】

情景一

素养目标:具有尊重关爱患者、保护患者隐私的职业精神。

知识目标:掌握患者皮肤瘙痒的常见原因、临床表现及护理要点。

技能目标:能为患者沐浴提供有效的协助,并进行健康指导。

情景二

素养目标:具有敏锐的观察能力及关爱、关心患者的同理心。

知识目标:掌握糖尿病足分级评估方法;掌握糖尿病足的清洁及护理要点。

技能目标:能正确协助患者进行糖尿病足的清洁护理,并进行科学的健康指导。

情景三

素养目标:具有耐心、责任心及有效沟通能力。

知识目标:掌握义齿佩戴、清洁及护理的方法。

技能目标:能正确示范并指导患者实施义齿佩戴及护理。

2. 学生学习信息

【情景说明】

现有一名社区独居老年患者,家属提出家庭访视的申请,要求你上门进行家庭访视,对患者的身心状况进行评估及护理。

情景一：患者精神萎靡，衣着不整洁，身体有异味，不时搔抓身体各处，表情烦躁，坐立不安。

情景二：患者走路时步态不自然，一瘸一拐的，右脚不敢着地。

情景三：患者因为牙列缺失严重，影响咀嚼，佩戴了活动全口义齿。

【学习任务】

情景一：请对患者皮肤情况进行评估，根据患者情况协助其沐浴，对患者皮肤瘙痒的情况进行护理。

情景二：请检查患者足部情况，根据评估结果，协助患者进行足部清洁，并对患者足部保健进行适宜的指导。

情景三：检查口腔情况，为患者演示义齿的佩戴及清洁方法，指导患者保持口腔清洁。

【实施要求】

每个情景护士均有 5 ～ 10min 对患者进行评估或实施护理干预，并进行相关知识的宣教。

【知识储备】

(1)患者皮肤清洁的方法及注意事项。

(2)患者皮肤瘙痒的常见原因、临床表现及护理要点。

(3)糖尿病足的临床表现、分级评估方法及足部保健护理。

(4)患者活动性义齿佩戴及护理方法。

3. 标准化病人信息

【个人基本信息】

程女士，女性，65 岁，事业单位退休。已婚，丈夫于 5 年前因肺癌去世。育有 1 女，女儿在外地结婚定居。患者目前独居，每天女儿会通过电话了解患者身体情况，也会定期探望患者。患者平时很注意身体健康，无不良生活习惯，生活完全能够自理，有正常社交。

【疾病相关信息】

(1)本次就诊相关信息：患者自 2 个月前开始每天感觉全身阵发性瘙痒，夜间尤为严重，常常因瘙痒无法忍受抓破皮肤。昨晚因瘙痒影响睡眠，导致早起时感觉身心疲惫。患者因害怕跌倒已经有 1 个月没有洗澡，皮肤干燥脱屑，清洁度差，身体有异味，大腿前侧、小腿内侧皮肤有多处抓痕。2d 前患者在走路时感到右脚痛，不敢着地，导致走路跛行。右脚的小指趾甲发黑，外侧皮肤有表浅破溃，脚趾甲较长，因长时间未修剪，趾甲嵌进肉里。2周前，患者因为牙列缺失严重，影响咀嚼功能，开始佩戴活动全口义齿。在外地的女儿因担心其身体状况，故向社区卫生服务中心提出申请，请社区护士上门对老人的身心状况进行评估和护理。

(2)既往疾病相关信息：患者 12 年前诊断为糖尿病，平时口服 3 种糖尿病药物治疗，血糖控制平稳。1个月前，患者在浴室洗澡时，因洗澡时间过长导致体力不支，不小心跌倒。事后自行去医院，经检查仅有头皮表层轻微擦伤，并无大碍，无须进行处理，现已完全恢复。没有其他疾病，也没有手术史。没有药物及食物过敏史。没有家族性遗传病史。

【情景描述】

情景一：护士到程女士家中进行家庭访视，正值冬季，因怕冷家中打开了地暖，室内温暖，空气干燥，湿度35%。患者精神萎靡，衣着不整洁，身体有异味。

[患者] 不时隔着衣服搔抓身体各处，表情烦躁，坐立不安。对护士说："不知道为什么，进入冬季以来，这 2 个月皮肤总是感到痒，一阵阵地，几乎每日都痒。白天有时候还能好些，但在晚上入睡时，却常常痒得无法忍受，要抓破出血感觉到疼了才好些。真是太痛苦了，休息都休

息不好,心情也很烦躁,有什么办法能止痒吗?"

[患者]配合护士完成检查皮肤情况。患者皮肤干燥脱屑,清洁度差,皮肤皱褶处有污垢,身体有异味;大腿前侧、小腿内侧皮肤有多处抓痕、表皮剥脱、皮裂、潮红,未见明显原发疹。

[患者]如果护士询问日常清洁习惯时,请回答:"我以前天天都洗澡,喜欢用热水烫澡,并经常使用肥皂彻底去灰。1个月前,我还因为洗澡时间过长导致体力不支跌倒了。我自己去的医院,还好仅有头皮表层轻微擦伤。因为害怕再次跌倒,到现在都没再洗过澡。"

[患者]苦恼地询问:"护士,最近2d,我走路的时候总感觉右脚痛,不知道是什么原因造成的?要不要紧?"

[患者]配合护士完成检查足部皮肤情况。在脱鞋袜时发现患者的鞋子较紧,袜子的材质是化纤的,袜腰有松紧带。患者的脚趾甲较长,趾甲嵌进肉里,一看就是很久没有修剪。右脚的小指趾甲发黑,外侧皮肤有表浅破溃。

[患者]①如果护士询问鞋袜较紧的情况,可回答说:"这双鞋子我是上午去买的,当时试挺合脚的,就是到下午脚会发胀,鞋子就会有点紧,不碍事的。"②如果护士询问为什么不及时修剪趾甲,可回答说:"我眼睛花,看不清楚,剪指甲时有时候会剪到肉,我有糖尿病,皮肤破了好久不愈合,所以平时不敢剪。"

[患者]如果护士询问平时如何进行足部清洁,可回答:"我听别人说足浴可以养生,所以我就让女儿给我买了足浴盆,每天用热水泡脚,有时候还会在热水中加一些足浴药包。我都是边看电视边足浴,泡很长时间也不会无聊,水凉些就加热水,让药物充分发挥作用,对身体可好了。"

情景二:程女士因为牙列缺失严重,影响咀嚼功能,于2周前开始佩戴活动全口义齿。因为刚刚开始使用活动性义齿,程女士非常不适应,常觉得口腔内有异味,很不舒服,想请护士对活动性义齿的使用及注意事项进行指导。

[患者]配合护士完成检查口腔的情况。患者义齿组织面与牙槽嵴间有食物残渣,口腔清洁度较差,异味较大。在听护士宣教过程中,可以询问如下问题。

◇ 保持口腔清洁是不是非常重要啊?除了让我感觉舒适,还有哪些好处?

◇ 您刚才说的活动性义齿护理的步骤我听懂了,但我还是不知道该怎么样做?

◇ 定期用酒精浸泡义齿是不是能起到清洁消毒的作用?

◇ 除了对活动性义齿进行清洁,口腔的其他地方还需要清洁吗?

(三)核心知识点解析

1. 协助老年人淋浴 淋浴适用于可完全自理或部分需要协助的老年人,老年人可根据身体状况选择站姿或者浴凳进行淋浴,以减少体力不支及其他意外的发生。

(1)淋浴准备:备齐淋浴中需用的物品,如衣服、毛巾、洗发液、沐浴液等,放置于老年人易于拿取之处。调节室温24～26℃,关闭门窗。

(2)解释说明:征得老年人同意后,搀扶老年人或用轮椅运送其到浴室。

(3)调节水温:水温37～42℃为宜,用手测试水温,以手感温热不烫手为宜,也可以根据老年人的习惯调节水温。淋浴时,护理人员要先开冷水,后开热水,以免烫伤老年人。

(4)协助入浴:指导及协助老年人脱去衣裤,并向浴凳移动、坐稳。

(5)洗头:嘱老年人闭眼低头,用水冲湿头发后涂擦洗发液,揉搓头发并按摩头皮,再用清水洗净头发。

(6)洗身体:协助老年人用浴液、清水分别洗净面部、耳后、颈部、两上肢、胸部、腹部、背臀部、双腿、双足、会阴部。

(7)擦干身体:扶持老年人站起,用干毛巾擦干身体,再用浴巾将老年人身体包裹后扶至椅上,为老年人穿好衣裤,搀扶或用轮椅运送老年人回床休息。

(8)整理用品:刷洗浴盆及地面,将老年人的污衣进行清洁处理,开窗通风。

2. 协助老人沐浴的注意事项

(1)沐浴中应注意老年人的安全,地面应放置防滑垫,以防老年人滑倒;操作动作要轻柔,以免老年人受伤;如老年人要求独自完成沐浴,护理人员可以在门外等待,并定时与老年人对话,了解老年人在浴室内的情况,沐浴时不要将门反锁;患慢性疾病的老年人不宜单独洗澡,最好由护理人员协助沐浴。

(2)老年人沐浴不要在饭后或饥饿时进行,宜在饭后1h进行。沐浴前半小时喝200～300mL白开水,以免沐浴时血管扩张而出现种种不适,血压过低时不宜沐浴。

(3)注意对老年人的保暖,待浴室温度达到所需温度后,再将老年人转移至浴室。及时开启通风装置,室温不超过30℃。

(4)水不宜过热,以免加重皮肤干燥。沐浴时间不宜过长,10～15min即可。搓背不宜用尼龙巾,避免损伤皮肤。

(5)有慢性疾病的老年人应先用手、脚等身体局部接触热水5～10min,待慢慢适应热环境后再洗全身。

3. 引起老年性皮肤瘙痒症的相关因素

(1)生理因素:老年人皮肤老化,皮脂腺、汗腺萎缩,皮肤干燥,血液循环及代谢功能减退,容易受到周围环境的影响导致皮肤瘙痒。

(2)疾病因素:老年性皮肤瘙痒与某些慢性疾病如糖尿病、肝胆疾病、代谢障碍、尿毒症等有关。

(3)心理因素:焦虑、抑郁可引起皮肤瘙痒,并随着情绪好坏加重或减轻。

(4)季节因素:冬季寒冷皮肤干燥,夏季炎热皮肤多汗,均可诱发本病或使症状加重。

(5)清洁习惯因素:水温过高、洗浴次数过勤、经常用碱性洗涤物沐浴、不用保湿类护肤用品、经常用碱性洗涤物洗涤衣物、内衣着装较紧等因素常常会导致瘙痒的发生和加重。

(6)饮食因素:酗酒、喜食海鲜类或辛辣刺激的食物、饮水少、经常喝咖啡、浓茶等饮食习惯与老年性皮肤瘙痒症也存在较强的相关性。

4. 老年性皮肤瘙痒症的护理措施

(1)心理护理:许多老年患者由于长期皮肤瘙痒而出现烦躁不安、心情抑郁、烦躁易怒等,应给予精神安慰和支持,帮助患者消除顾虑,减轻精神压力,可采用心理分析、催眠疗法、音乐疗法等心理治疗方法。

(2)皮肤护理:皮肤干燥是造成老年性皮肤瘙痒的重要原因之一,因此应保持皮肤清洁并科学沐浴,忌太勤、忌水过烫、忌搓揉过频、忌使用碱性沐浴用品。除炎热夏季外,每周沐浴1次即可,每次沐浴10～15min,水温30～40℃。选择中性护肤浴液或只用清水,要注意揉搓力度不宜过大,沐浴后应擦干身体,再涂甘油水或润肤油脂保持皮肤湿润。指导老年人在日常生活中勤洗手、勤剪指甲。皮肤感到瘙痒时勿大力搔抓,可采用局部拍打法缓解瘙痒症状。平时要做好个人卫生,保持床铺干净整洁,减少污染物的刺激。选择纯棉衣物,穿着宜宽松柔软,床单用物也以棉质为佳。衣物的洗涤宜用中性洗涤剂,清水充分过滤后阳光下晒干,对衣物起到消毒的作用。

(3)饮食护理:多吃富含维生素(A、B、C、E)的食物,如猪肝、鱼肝油、新鲜果蔬等;多增加优质蛋白质的摄入,以蛋类、奶类、瘦肉类为主;适当摄入脂肪,利于维生素 A 和维生素 E 的吸收,使皮肤得到滋润;多食养血润燥食物,如芝麻、花生等;多食粗纤维食物,保持大便通畅;多饮水,每天不少于 1 500mL,这些均可起到预防皮肤干燥、减慢皮肤老化的作用。忌食鱼虾、咖啡、烟酒等易激发组织胺活性的食品,少吃姜、葱、辣椒等辛辣刺激性的食物。

(4)药物护理:外用药物可选用含止痒剂的炉甘石洗剂、皮质类固醇软膏或霜剂,也可采用中药熏洗治疗联合穴位按摩或皮肤保湿治疗,护士必须了解药物的作用、副作用、常用剂量等,指导并协助患者进行药物治疗,以达到最佳治疗效果。告知患者用药要慎重,不适当的外用药会刺激皮肤、加剧瘙痒,应根据医嘱用药,不要擅自用药。

5. **糖尿病足**　是糖尿病患者因下肢远端神经异常和不同程度的血管异常病变导致的足部感染、溃疡和 / 或深层组织破坏。早期表现为脚部皮肤干燥、汗少或痛、温觉消失,继而肢体发凉、怕冷、间歇跛行;中期为静息痛;晚期为肢端溃疡和坏疽。

6. **对糖尿病患者足部的皮肤进行评估**　糖尿病足一旦诊断,临床上要进行分级评估,应用较为广泛的为 Wagner 分级方法(表 2-4-1)。

表 2-4-1　糖尿病足的 Wagner 分级

分级	临床表现
0 级	有发生足溃疡的危险因素,但目前无溃疡。
1 级	足部表浅溃疡,无感染征象,突出表现为神经性溃疡。
2 级	较深溃疡,常合并软组织感染,无骨髓炎或深部脓肿。
3 级	深部溃疡,有脓肿或骨髓炎。
4 级	局限性坏疽(趾、足跟或前足背),其特征为缺血性坏疽,通常合并神经病变。
5 级	全足坏疽。

7. **给糖尿病患者进行足部清洁与护理**

(1)正确洗脚:用中性香皂洗净足部,水温不超过37℃。用浅色、柔软、吸水性强的毛巾擦干。皮肤干燥时可使用乳液或营养霜。每天观察双足和足趾,检查足部色泽、温度、有无鸡眼、胼胝等。

(2)正确处理小伤口:先彻底清洗受伤处,然后用无菌纱布包扎。避免使用强刺激的消毒剂,严禁使用有腐蚀性的药物接触伤口。若伤口在 2 ~ 3d 内无愈合或者局部皮肤有瘀血、肿胀、发红、发热,应尽早就医。

(3)足部保健:可用温水泡脚后对足部进行推、搓、摩、叩击等方式的按摩,可针对足部反射区进行重点按摩,每个反射区按摩 3 ~ 6 次,每天或隔天 1 次。也可实施足部保健操,如提脚跟、抬脚尖、弯腰、脚趾抓纸等动作。

(4)正确修剪趾甲:修剪趾甲应选在洗脚后,趾甲前端应剪平磨光,长度与趾尖平齐。若视力欠佳,请家人帮助修剪。如果发生趾甲嵌进肉里,应及时请医生或护士处理,不建议到公共浴室修脚。

(5)正确选择鞋袜:①选择鞋尖宽大、透气性好的鞋子,在下午或黄昏时买鞋。穿鞋前要检查鞋内是否有沙粒等异物,穿鞋时动作要慢,不能有硬塞进去的感觉,穿上后任何部位都没有磨或紧的不适感。初穿时应先试穿半小时,检查足部没有挤压或摩擦后才能逐步增加穿用时间。鞋子有破损要及时修补。②选择吸水性好、透气性好、松软暖和的袜子,浅色纯羊毛或棉制的较为合适,每天换洗,保持清洁。袜腰要松,避免穿有松紧带的袜子,避免穿有破洞或有补丁的袜子。

8. 佩戴活动义齿的老年人要保持口腔清洁   口腔疾病严重影响老年人的日常生活,很多老年人没有牙齿,需要佩戴活动牙齿才能正常咀嚼。但是很多老年患者在佩戴活动义齿的同时,并没有做好口腔护理,口腔卫生情况比较差。老年人机体抵抗力减弱,唾液腺分泌减少,细菌增多,而且老年人口腔食物残渣容易残留,若不注意口腔卫生,容易发生口臭、口腔炎、牙龈炎,增加患者生理痛苦的同时,也影响食欲及消化功能。虽然义齿修复的效果主要取决于医生合理的设计及精良的制作,但患者若不注意义齿的使用和护理保养,同样达不到最佳的修复效果,甚至影响口腔健康,造成义齿修复的失败。常规义齿清洁可降低牙龈感染和肺炎的风险,清洁频率应与正常牙齿一样。当老年人无法护理义齿时,需协助其进行。

9. 老年人活动性义齿的护理

(1)摘取义齿:叮嘱患者张口,一手垫纱布轻轻拉动义齿基托将义齿取下。上牙轻轻向外下方拉动,下牙轻轻向外上方拉动。上下均为义齿,先摘取上方,再摘取下方。

(2)清洗义齿:义齿一般在晚间或睡前清洗。取下义齿之后,用牙刷或棉棒蘸取洗牙液或直接在流动清水下刷洗干净。义齿的内侧污垢是引起牙龈炎的主要原因,因此不光要清洗义齿表面,还要刷掉内侧的污垢。清洗义齿时,要轻轻刷洗磨光面,要使用硬毛牙刷清洁组织面,带金属挂钩的义齿要仔细清洗金属挂钩上的污垢,以免污垢留在口腔内。义齿不用时放入冷水中浸泡备用,次日用流动水清洗后再佩戴。禁止将义齿浸入酒精或热水,会缩短义齿的使用寿命。

(3)佩戴义齿:叮嘱患者张口,一手垫纱布取义齿,轻轻上推义齿基托将义齿戴上,叮嘱其上下齿轻轻咬合数次,使义齿与牙龈组织完全吻合。一般先放上牙,全口义齿需要戴在上、下牙龈上,注意不要损伤牙龈。避免金属挂钩损伤牙齿,应确认挂钩挂牢后再放入。不建议整天戴用义齿,这种情况下基牙及支持组织不能得到休息,不利于口腔剩余组织健康,甚至有发生误吞、误吸的危险。正确的做法应在睡前将义齿取下并清洗干净,用冷水或义齿清洁剂浸泡。

(4)口腔护理:指导患者每天早晚使用漱口水漱口,保持口腔清洁。对于无牙、张口困难、不能用漱口水漱口者可采用口腔冲洗法清洁口腔,左手使用注射器缓慢地注射漱口液,同时右手拿着负压吸引器或注射器抽吸,一边注射一边抽吸,直到口腔彻底清洗干净。

案例二   失能老人清洁照护

(一)案例简介

本案例描述的是一位脑出血导致失能的老年患者。该患者1个月前做家务时突然昏倒,送医院被诊断为脑出血,经过积极抢救后患者病情稳定,右侧肢体出现瘫痪,口齿不清,吞咽障碍。出院后生活不能自理,一直卧床,神智时有不清,身体清洁状况不佳。家属因工作繁忙,且照顾失能失智的老年患者力不从心,申请对其进行日常生活自理能力评定,评定结果为患者达到长期失能护理需求等级标准,社区卫生服务中心定期派护士上门为患者提供服务。

【情景准备】

情景一

人物:患者、患者女儿、护士。

地点:患者家中。

物料:漱口溶液浸湿的棉球(纱布)、止血钳、镊子、压舌板、吸水管、小毛巾、水杯(内盛温开水)、小碗、一次性手套、手电筒。

情景二

人物:患者、患者女儿、护士。

地点:患者家中。

物料:床上洗头盆、搪瓷杯、小毛巾、水桶、浴巾、橡胶单、洗发水、电吹风1个、棉球、纱布、水杯、梳子、热水壶。

情景三

人物:患者、患者女儿、护士。

地点:患者家中。

物料:清洁衣裤、大毛巾、热水(水温40 ～ 45℃)、水桶、毛巾、肥皂、脸盆。

【教学目标】

素养目标:①尊重失能老年患者人格、生命价值,具备爱心、耐心和责任心;②具有的共情力及同理心,具备敏锐的观察力,能与失能老年患者建立有效沟通;③在为失能老年患者提供居家照护过程中,具有保护患者隐私、尊重服务家庭意愿的职业精神。

知识目标:①掌握失能老年患者口腔保健指导的主要内容;②熟悉失能老年患者保持头发清洁的意义及头发护理的方法;③掌握失能老年患者皮肤清洁的意义及方法。

技能目标:①能熟练对不能自主刷牙的失能老年患者进行口腔护理;②能为失能老年患者进行床上梳发,并实施床上洗头盆洗头法;③能熟练为失能老年患者更换衣物,并实施床上擦浴。

(二)实践教学案例

1.教师授课信息

【情景说明】

患者李阿姨,1个月前做家务时突然昏倒,送医院被诊断为脑出血,经过积极抢救后患者病情稳定,但右侧肢体出现瘫痪,口齿不清,吞咽障碍。出院后患者一直卧床,时而清醒,时而糊涂,生活不能自理,身体清洁状况欠佳。家属因工作繁忙,且知识和技术缺乏,申请对患者进行日常生活自理能力评定,评定结果为患者符合长期失能护理条件,社区卫生服务中心定期派护士上门为患者提供护理服务。

情景一:护士到患者家中为其进行居家护理,其女儿也在家。患者不愿进食,因语言功能障碍,一直用呷嘴和健侧的手指向嘴巴的动作示意自己不舒服。经护士检查,发现患者口腔清洁度差,有较多分泌物,牙齿间有食物残留,口腔黏膜有两处溃疡,口臭严重,无活动义齿。护士针对患者的口腔清洁进行健康指导,并为患者进行口腔护理。

情景二:护士发现患者的头发黏腻、不整洁,多处纠结成团,梳不开,头皮上还有很多脱落的皮屑。护士针对患者及其家属健康教育的需求,进行头发护理的指导,并为其实施床上梳发和床上洗头盆洗头法。

情景三:护士发现患者衣服有污渍,没有及时更换,身体异味也比较大。检查患者皮肤的情况,发现皮肤清洁度较差,皮肤表面及皮肤皱褶处有黑色灰垢。护士针对患者及其家属健康教育的需求,进行皮肤清洁的保健指导,并为患者更换衣物、进行床上擦浴。

【相关信息】

李阿姨,女性,62 岁,退休教师。已婚,丈夫 8 年前因突发心脏病去世。育有一女,35 岁,本科毕业,公司文员。女婿是外地人,现就职于某公司销售部门。女儿、女婿工作繁忙,但懂事孝顺,与患者同住以方便照顾。

【教学目标】

情景一

素养目标:具有共情力、同理心以及敏锐的观察力,能与失能老年患者建立有效沟通。

知识目标:掌握失能老年患者口腔保健指导的主要内容。

技能目标:能熟练为不能自主刷牙的失能老年患者进行口腔护理。

情景二

素养目标:具有关爱、关心患者的同理心、高度的责任心、爱心及耐心。

知识目标:熟悉失能老年患者保持头发清洁的意义及头发护理的方法。

技能目标:能为失能老年患者进行床上梳发,并实施床上洗头盆洗头法。

情景三

素养目标:尊重失能患者人格、生命价值,具有保护患者隐私、尊重服务家庭意愿的职业精神。

知识目标:掌握失能老年患者皮肤清洁的意义及方法。

技能目标:能熟练为失能老年患者更换衣物,并实施床上擦浴。

2. 学生学习信息

【情景说明】

现有一名脑出血导致偏瘫的老年患者,通过日常生活自理能力评定,判定其符合长期失能护理的条件。作为一名社区护士,你被派去上门为其提供护理服务。

情景一:患者不愿进食,口腔异味较大。患者有语言功能障碍,一直咂嘴,并用健侧的手指向嘴巴。

情景二:患者头发被汗打湿,头发黏腻、不整洁,多处纠结成团,梳不开,头皮上还有很多脱落的皮屑。

情景三:患者衣服有污渍,没有及时更换,身体的异味比较大。

【学习任务】

情景一:请对患者口腔情况及清洁习惯进行评估,根据情况进行口腔清洁的健康指导,并实施口腔护理。

情景二:请评估患者头发情况,进行头发清洁护理的指导,并为其实施床上梳发和床上洗头盆洗头法。

情景三:评估患者皮肤清洁的情况,为其更换衣物,进行床上擦浴,并进行相关知识和技能的指导。

【实施要求】

每个情景护士均有 5 ~ 8min 对患者进行评估或实施护理干预,并进行相关知识的宣教。

【知识储备】

(1)失能老年患者口腔清洁指导的主要内容。

(2)不能自主刷牙的失能老年患者口腔护理的方法。

(3)失能老年患者保持头发清洁的意义及头发护理的方法。

（4）失能老年患者床上梳发及洗发的方法。

（5）失能老年患者皮肤清洁的意义及方法。

（6）为失能老年患者更换衣物、床上擦浴的方法。

3. 标准化病人信息

【个人基本信息】

李阿姨，女性，62 岁，退休教师。已婚，丈夫 8 年前因突发心脏病去世。育有一女，35 岁，本科毕业，公司文员。女婿是外地人，现就职于某公司销售部门。女儿、女婿工作繁忙，但懂事孝顺，与患者同住以方便照顾。

【疾病相关信息】

（1）本次就诊相关信息：患者 1 个月前做家务时突然昏倒，送医院被诊断为脑出血，经过积极抢救后患者病情稳定，但右侧肢体出现瘫痪，口齿不清，吞咽障碍。出院后虽病情稳定，但生活不能自理。患者一会儿清醒，一会儿糊涂，一直卧床，不能配合家属给她洗澡，也不让家属给她刷牙。患者头发黏腻打结，头皮上有较多头屑，皮肤表面有污垢，有口臭，气味较大。因女儿和女婿工作繁忙，照看一位失能失智的患者力不从心。家属申请对患者进行日常生活自理能力评定，根据《上海市长期护理保险试点办法》要求，评定结果为患者达到长期失能护理需求等级标准，社区卫生服务中心定期派护士上门为李阿姨提供服务。

（2）既往疾病相关信息：患者有高血压史十余年，糖尿病病史 5 年，没有其他疾病，也没有手术史。没有药物及食物过敏史。没有家族性遗传病史。

【情景描述】

情景一：护士到患者家中为其进行居家护理，其女儿也在家。患者的床旁桌上凌乱地堆放着毛巾、杯子、水壶、食具等物，患者的枕头、被褥还有刚刚被水打湿的痕迹。女儿疲惫地坐在一边，看到护士来，忍不住崩溃哭泣。患者卧床，很烦躁地说着什么，只是口齿不清，听不清楚。

[女儿] 焦虑地对护士说："我母亲总是这样，一会儿清醒，一会儿糊涂的。今天我给她喂饭，没吃几口她就不肯吃了，一直用手指着嘴巴，很烦躁。我看她口唇干裂，以为她是口渴要喝水，就给她喂水。结果她几次三番不肯喝，后来还把水打翻了。"

[患者] 当护士过来时，表现得很烦躁，因语言功能障碍，一直用咂嘴和健侧的手指向嘴巴的动作示意自己不舒服。当护士告知要进行口腔情况检查时，配合护士完成检查。患者口腔清洁度差，有较多分泌物，牙齿间有食物残留，口腔黏膜有两处溃疡，口臭严重，无活动性义齿。

[女儿] ①如果护士询问患者日常口腔清洁习惯时，请回答："我觉得口腔清洁不是什么要紧的事。而且最近她食欲不好，吞咽有困难，也吃不下什么东西，没有食物残渣。听人家说喝水也可以起到口腔清洁的作用，我平日里就给她多喝水。"②如果护士宣教失能老年患者口腔清洁的重要性，请询问护士："那口腔清洁每天都要做吗？具体应该包括口腔哪些部位？""有时候我母亲糊涂，不能配合，我该怎么给她进行口腔护理啊？"

情景二：护士发现患者刚刚出了很多汗，头发被汗打湿，贴在前额。患者的头发黏腻，不整洁，多处纠结成团，头皮上还有很多脱落的皮屑。

[女儿] 在听护士进行保持头发清洁的宣教的过程中，可以询问如下问题。

✧ 保持头发清洁是不是非常重要啊？都有哪些方法呢？

✧ 头发打结总是梳不开，有什么好办法吗？

✧ 我母亲卧床不起，能洗头吗？怎么操作？您可以示范给我吗？

✧ 给失能老年患者洗发，有什么需要特别注意的吗？

情景三:护士发现患者之前进餐时有菜汤洒在衣服上,没有及时更换,身体的异味也比较大。护士请患者配合,检查她的皮肤状况。

[患者] 配合护士完成检查皮肤的情况。患者皮肤清洁度较差,皮肤表面轻轻擦拭就出现较多黑色灰垢,皮肤皱褶处污垢尤为多。皮肤颜色、温度、湿度正常,无红肿、水疱、硬结、破损。

[女儿] ①如果护士询问为什么没有及时更换衣物时,可回答:"我母亲活动不便,我一个人很难完成更换衣物,都是等我丈夫回家后,我们再一起给她换衣服。"②如果护士询问日常皮肤清洁的习惯时,可回答:"我母亲很爱干净的,但这次瘫痪后,我一直没敢给她洗澡,怕着凉,您能示范下如何给她进行皮肤清洁吗?"③护士给患者进行床上擦浴时,请询问:"我看您给我母亲擦浴时挺轻松的,请问有什么节省体力的窍门吗?""如果擦浴过程中我母亲出现不舒服怎么办?要继续擦下去吗?"

(三)核心知识点解析

1. 失能老人保持口腔清洁的原因 老年人机体抵抗力减弱,唾液腺分泌减少,对口腔内细菌清除能力下降,而且老年人牙齿松动,食物残渣容易残留,若不注意口腔卫生,容易发生口臭、口腔炎、牙龈炎,影响食欲及消化功能。每日漱口、擦洗牙齿可以保持口腔清洁湿润,防止口臭、牙垢,促进食欲,同时可以及时发现有无溃疡、口臭或者感染等情况出现。

2. 失能老人口腔保健指导的内容

(1)解释保持口腔卫生的重要性。

(2)评估患者意识状态、自我清洁口腔的能力及依赖帮助的程度、口腔健康状况,了解老年患者口腔保健需求,正确分析与识别影响患者口腔保健的主要问题。

(3)介绍口腔护理相关知识及口腔护理的基本方法:①每次喂食完后要检查口中有无残余食物,若有须协助其清除干净;②每餐后要协助患者刷牙、漱口;③口腔护理清洁应包含牙齿、舌头及口腔黏膜,至少每天2次,其中1次是在晚饭后或睡前;④指导患者选择合适的漱口液及正确的漱口方法,指导患者做好牙齿和义齿的清洁护理,用牙刷刷牙或义齿;⑤口腔清洁的同时应观察有无溃疡、出血点、真菌感染等,并做相应处理。

(4)指导患者进行口腔保健,包括口腔颜面肌肉按摩、义齿护理及咀嚼吞咽障碍的康复训练。

(5)推荐患者应用有效的口腔照护工具,如海绵棒可有效清洁口腔黏膜、嘴唇、舌头及溃疡处的食物残渣及分泌物;保湿剂可缓解口腔干燥、减少口臭。牙线可清除牙间隙食物残渣,去除齿间牙菌斑,预防牙周病。

3. 为不能自主刷牙的失能老人进行口腔护理

(1)用物准备:漱口溶液浸湿的棉球(纱布)、止血钳、镊子、压舌板、吸水管、小毛巾、水杯(内盛温开水)、小碗、一次性手套、手电筒。

(2)非自主刷牙:先帮助失能老年患者侧卧,干毛巾围在头颈下或枕头上,让患者先用温开水漱口两次,同时咬合上下齿,含漱时要让溶液在口腔内充分转动,保持30s以上才有效。漱口后以镊子夹取漱口液浸湿的棉球或用棉签蘸漱口液,先湿润口唇,再分别按顺序擦拭牙齿内外两侧、咬合面、舌、口腔黏膜、硬腭等处,注意擦洗时动作要轻柔,以防伤到黏膜及牙龈。然后检查口腔是否清洁、黏膜有无破溃;用吸水管协助漱口后,黏膜有破溃者涂药,擦拭口唇,清点棉球。

4. 失能老人保持头发清洁的原因 头发清洁可以去除头发的污秽和脱落的皮屑,增进头皮血液循环,促进头发生长;使患者清洁舒适,有利于疾病恢复;维持患者良好的形象,增加其自信。头发护理一般包括梳头和洗头,可以在床上对失能老年患者进行头发清洁。

5. 为失能老人进行床上梳头 枕头上铺一干毛巾,将患者头发从中间梳向两边,帮助患者把头转向一侧,左手握住其一边的一股头发,由发根逐渐梳到发梢,同法梳理其另一边头发。根据患者的需要,将其头发梳理成习惯的发型。长发如遇有打结时,可将头发绕在食指上,慢慢梳理。如果头发已经纠结成团,可以用 50% 的酒精浸润,再小心梳顺。一般每天梳理一次即可。

6. 床上洗头盆法 失能老年患者每周至少洗头 1 次,床上洗头盆法在家庭中操作比较方便。

(1)用物准备:床上洗头盆 1 个、搪瓷杯 1 个、小毛巾 3 条、水桶 2 个(1 个清洁桶放 40 ~ 45℃温水适量,1 个污水桶)、浴巾 1 条、橡胶单 1 块、洗发水、电吹风 1 个、棉球多个、纱布多块、水杯 1 个、梳子、热水壶、别针若干。

(2)方法:①患者取平卧位,将枕头移至患者肩背部,将橡胶单及大毛巾铺于枕头上,松开衣领向内折,另取一条毛巾围于颈部固定;②取脸盆一个,盆底放一条毛巾,倒扣搪瓷杯于盆底,杯上垫一条折叠好的毛巾,托起患者的头部,使之枕于杯上,用棉球堵塞双耳,纱布盖于眼睛上;③松开患者头发,用热水壶盛或用水杯舀温水,先冲少量温水,询问水温是否合适,冲湿头发,涂擦洗发液,用指腹揉搓头发并按摩头皮(力量适中,揉搓方向由发际向头顶),然后用水冲净洗发液,用围在颈部的干毛巾擦净面部并包裹头发;④取下棉球和纱布,移开洗头盆,将枕头移回患者头下,用包头发巾擦干头发,必要时用电吹风吹干头发,梳理整齐,撤去橡胶单及大毛巾,协助患者取舒适卧位休息。

(3)注意事项:给失能老年患者洗头时要注意观察其面色、脉搏、呼吸的变化,如果发现有异常情况,应该立即停止洗头,对于病情危重的老年患者,最好不进行洗头操作。

7. 失能老人的皮肤清洁 保持皮肤清洁,不仅可以促进皮肤血液循环,增强排泄功能,预防皮肤感染和压疮的发生,而且可以观察患者的全身情况。一般来说,有一定活动能力的失能老年患者可以洗淋浴;不能站立过久者可洗盆浴;生活不能自理者需要照料者为其进行床上擦洗。

8. 协助不能自行穿衣的失能老人更换衣服 对于失能老年患者来说,每天穿脱衣服花费很多时间和体力,但护理人员也要尽力让其在力所能及的范围内自己更换衣服,对于不能自行完成者则给予协助。

(1)穿脱上衣:①对卧床的失能老年患者,穿衣时先穿距照料者近侧的衣袖,再将衣服平整地塞入患者身下,协助其翻身面向照料者,将对侧衣服从患者身下拉出,穿好远侧衣袖,扣好衣扣。脱衣时先脱距照料者远侧的衣袖,再脱近侧。②如患者为偏瘫,穿、脱衣应遵循"着患脱健"的原则,即穿衣时先穿患侧衣袖,再穿健侧;脱衣时先脱健侧,再脱患侧。③穿套头上衣时,先分别将两手臂穿好,衣服的袖子尽量卷至腋下,衣服的下摆也一起拉到腋下,以方便穿着,再将衣服向上拉,领口套于患者的头上,将衣服整理平整。脱衣时将衣服向上拉至胸部后,先脱出双臂,再向上脱出领口。

(2)穿脱裤子:①对于完全卧床的失能患者,穿裤时先将患者的两裤腿呈"8"字型分别套于护理人员的一手臂上,一手拿住患者的脚,一手将裤子穿于其腿上,系好裤带。失能患者裤子宜选择松紧带式样。脱裤时先松开腰带,协助患者抬高臀部,向下拉出裤子即可。②对于偏瘫的失能患者,穿裤子时先双足套上干净的裤子,健肢穿上裤腿后,让健肢膝盖弯曲,支撑床面用力抬起臀部,穿上裤子。脱裤子时,让患者仰卧,将健侧的腿部弯曲,用力将腰、臀部抬起,先把裤子脱至两膝盖处,然后脱下健侧裤子,最后脱下患侧的裤子。

9. 为卧床的失能老人擦浴

（1）用物：清洁衣裤、大毛巾、热水（水温 40 ～ 45℃）、水桶、毛巾、肥皂、脸盆。

（2）方法：关好门窗，调节室温至 22 ～ 26℃，移开桌椅，盛 3/4 盆热水，松开盖被。将大毛巾半垫半盖在患者的擦洗部位，先用湿毛巾擦，然后用蘸肥皂的毛巾擦洗，再用湿毛巾反复擦净，最后用大毛巾擦干。擦洗部位的先后顺序如下：①面部清洁。浴巾铺于枕头上，松开领口，将小毛巾浸湿拧干，对折成四层，用小毛巾的四个角擦洗双眼（内眦和外眦），再擦拭额部、鼻部、两颊、耳后、颈部，注意洗净耳后。②手臂清洁。脱去患者一侧衣袖，暴露手臂，将浴巾铺于手臂下，小毛巾浸湿包裹在手上，从上至下擦洗。顺序：从肩外侧至臂外侧，从腋窝至臂内侧（打圈方式），擦拭手掌、指缝，同法擦拭另一侧。③胸腹部清洁。将患者盖被向下折叠，暴露胸部，用浴巾遮盖胸部，小毛巾浸湿，包裹在手上，分别用浴液、清水由胸部向下擦拭腹部（呈"八"字形），擦净肚脐皱褶处，擦洗中注意随时遮盖浴巾。④背臀部清洁。换盆、换水、换毛巾，协助患者翻身侧卧，将背部一侧盖被向上折，暴露背部及臀部，浴巾垫于背部、臀部下面，小毛巾包裹手上，由腰骶部向上至肩部擦洗全背，擦洗臀部（从左右向中间擦洗）。酌情拍打爽身粉并检查背部、臀部（是否有压疮），更换清洁上衣，协助患者取平卧位。⑤会阴清洁。将毛巾或湿巾加温后拧干，递给患者（能自己擦洗者），叮嘱其由会阴上部向下至肛门部擦洗。不能自理者，可用会阴冲洗法。⑥下肢清洁。换水，协助患者取平卧位脱去裤子，暴露一侧腿，浴巾遮盖另一侧下肢，一侧下肢屈膝，一手包裹潮湿的小毛巾，另一手扶住屈膝下肢的踝部（呈固定状），从小腿向大腿方向擦洗（内侧、外侧、背面，从下往上擦拭），同法擦洗对侧下肢，穿裤子。⑦足部清洁。将患者盖被的被尾向上折，浴巾铺于足下，水盆放在浴巾上，将患者一只脚浸于水中，用小毛巾清洗各部位（注意脚趾缝），洗后放在浴巾上，同法清洗另一侧，撤去水盆，用浴巾擦干双足，根据情况修剪趾甲。⑧为老年人梳头，整理床铺，按需要更换床单，清理所用物品。

（3）注意事项：①操作时要关心患者，保护患者隐私，减少翻动次数和身体暴露，防止其受凉；②擦浴时动作要敏捷、轻柔，用力要得当；③随时注意水温，使之保持在 40 ～ 45℃为宜；④随时注意患者的病情变化，如发现异常，应及时停止擦洗，并给予处理，做好记录；⑤根据患者的清洁情况，可酌情增加擦洗次数；⑥操作时，操作者要站在擦洗的一边，擦洗完一侧再转至另一侧，同时应掌握节力原则。

第五节　老年人睡眠照护

一、老年人睡眠照护特点

睡眠作为人体最基本的生理需求，是一种周期的、自发的与可逆的静息状态。正常良好的睡眠，可调节人体的生理功能，维持神经系统的平衡，是体现个体健康的指标之一，也直接关系到个人的生活质量。老年人正常睡眠时间每天 6h 左右，但受限于各种因素的影响，老年人睡眠时间很难满足正常需求。睡眠照护的目的是及时发现影响老年人睡眠的因素，解决睡眠问题，促进老年人的身体健康。

（一）老年人睡眠障碍的危害

睡眠障碍是指睡眠质的异常及睡眠量的异常或在睡眠时发生某些临床症状，以入睡困难、入睡后易醒、醒后不能再入睡、多梦、易醒为特征的一种病理状态，是以经常不能获得正常睡眠为特征的一种病症。

老年人机体功能随着年龄增长逐渐衰退,常常出现睡眠问题,其中失眠和白天嗜睡最为常见。长期睡眠质量不良可以导致烦躁、精神萎靡、认知功能下降、注意力不集中、食欲减退、疲乏无力、平衡力下降。老年睡眠障碍患者与中青年睡眠障碍患者相比较,其机体恢复时间更长、承受力更低,从而增加了心脑血管疾病、精神疾病及呼吸系统疾病等的发病率。老年人失眠的发生和死亡率增加也明显相关。

(二)老年人睡眠障碍的影响因素

老年人的睡眠障碍往往是多种因素共同作用的结果。

1. **生理因素** 老年人机体的各组织器官逐渐老化,大脑皮质的调节功能下降,新陈代谢减慢,从而导致睡眠模式、结构与节律发生相应改变。表现为早睡、早起,睡眠时相提前,夜间睡眠减少,白天睡眠时间增多。

2. **疾病因素** 多数老年人患有老年病或合并多种慢性疾病,如高血压、糖尿病、冠心病、抑郁症等,因疾病本身症状、疾病引起的负面情绪、老年人对疾病的担忧等均会影响老年人的睡眠节律,出现睡眠紊乱。躯体疾病越多的老年人会倾向于有更多关于睡眠困难的主诉。

3. **药物因素** 绝大多数老年人因病情需要而常年服用多种药物,不合理的联合用药或药物本身的副作用均可引起老年患者睡眠障碍的发生,如失眠、嗜睡、噩梦、睡眠减少等。常见引起老年人睡眠障碍的药物有抗菌药物(如喹诺酮类)、精神系统药物、抗高血压药(如利尿剂、钙通道阻滞剂)、消化系统药物(如西咪替丁)、激素等。

4. **心理社会因素** 社会应激事件,如家庭变故、经济危机及健康问题等都是引起老年人睡眠障碍的原因,而老年人发生应激性事件后易表现出悲观、抑郁、恐惧等负性心理。受限于传统观念、缺乏精神卫生资源及有效的治疗方法,大部分老年患者的心理问题缺乏有效干预,从而影响睡眠。

5. **睡眠习惯及环境因素** 多数老年人缺乏正确的睡眠习惯,如饮浓茶或咖啡、吸烟、酗酒、饮食过饱或过饥、活动过少、晚睡熬夜、白天睡觉时间过长等,这会大大降低老人的睡眠质量。老年人对环境因素的改变较为敏感,空气不流通或有异味、光线过强过暗、温度及湿度过高过低、对新环境不适应等均会影响到老年人的睡眠。

(三)老年人常见的睡眠疾患

临床上,老年人常见的睡眠疾患主要有以下几种。

1. **失眠症** 包括原发性失眠和继发性失眠,具有睡眠潜伏期延长,睡眠效率下降、睡眠结构破坏及夜间多导睡眠图变异极大的特点。

2. **睡眠呼吸暂停综合征** 睡眠呼吸暂停综合征(sleep apnea syndrome,SAS)是以睡眠中发生异常呼吸事件为特征的一组疾病,伴或不伴清醒期呼吸功能异常。

3. **过度嗜睡** 由于病理性睡眠而干扰醒觉活动,嗜睡(与意识障碍的"嗜睡"区别)反映睡眠片段化、质量降低及总睡眠时间的减少,常由于基础睡眠疾患和/或药物、发作性睡病、阻塞性睡眠呼吸暂停综合征,周期性肢体运动障碍引起。

4. **不宁腿综合征/睡眠周期性肢体运动** 入睡和维持睡眠中周期性出现不自主的快速而刻板的肢体运动,一般在腿部,也可是上肢或身体其他部位。其特征是夜间睡眠的连续性被打断,白日睡眠过度。

5. **睡眠时相提前综合征** 是一种常见的昼夜节律性睡眠障碍,是由生物钟的调控机制长期改变而导致的内源性昼夜节律系统变化而引起的睡眠紊乱,以习惯性或无意识地将睡眠周期固定提前几个小时为特征。症状包括傍晚嗜睡、难以保持清醒、凌晨早醒、醒后难以再入睡等,常被称为"夜莺型"。

(四) 老年人睡眠障碍的综合管理

老年人睡眠障碍的治疗首先应明确睡眠障碍的伴发疾病并进行治疗和控制,同时采用多种方式增加有效睡眠时间,避免药物干预带来的负面影响。

1. 非药物治疗 是除治疗伴发疾病以外的首选方法。

(1)认知行为疗法:失眠患者往往过分夸大了睡眠对其生活的影响及他们需要更多的睡眠来恢复。该疗法帮助患者纠正不恰当的睡眠认知,特别是针对失眠症相关认知的扭曲和误解,对睡眠维持性失眠效果最好,短期行为治疗也可用于老年人失眠。

(2)睡眠卫生教育:帮助患者建立固定的睡眠型态,减少夜间打扰,包括涉及睡眠行为的咨询和教育。如饮食控制、规律运动、白天充足光照、减少兴奋剂和酒精的使用,此外还需控制干扰睡眠的环境因素(噪声、光、温度等),建议避免白天午睡时间过长、过晚锻炼及大量进食夜宵。

(3)刺激控制疗法:帮助失眠者减少与睡眠无关的行为和建立规律性睡眠 - 觉醒模式的程序。干预方法:①感到困倦时才躺上床;②避免与睡眠不相容的行为(床及卧室只用于睡眠,不能在床上阅读,看电视或工作);③醒来时间超过 15min 就离开卧室,无法睡着或开始感到焦虑时离开卧室,只有在有睡意的时候才去卧室;④无论夜间睡多久,保持固定的起床时间;⑤白天不要小睡。

(4)睡眠限制疗法:许多失眠患者试图睡更多时间来弥补睡眠不足,而睡眠限制疗法是减少在床上的时间和实际睡眠时间,造成睡眠剥夺,随后增加睡眠动力,以打破失眠循环。在睡眠限制治疗前,保持记录 2 周的睡眠日志,估计平均睡眠时间相对于在床上的实际时间,即睡眠效率。允许的睡眠时间是平均主观睡眠时间,但不少于 5h。当睡眠效率改善(超过 90%)时,在床上的时间增加 15min;睡眠效率低于 80% 时,应减少 15min,最终通过周期性调整卧床时间直至达到适当的睡眠时间。

(5)放松训练:针对"不能放松"为特征的患者或伴有躯体疼痛不适者。包括渐进性肌肉放松法、腹式呼吸、生物反馈、冥想、太极拳等。

(6)时间疗法:适合于睡眠时相延迟综合征的患者。嘱患者每日将睡眠时间提前 3h,直到睡眠 - 觉醒周期符合一般社会习俗,这种治疗一般需要 1 周左右的时间。

(7)光疗:一定强度的光(700 ~ 12 000lux)和适当时间的光照可以改变睡眠 - 觉醒节律,帮助重新调整生物钟,对治疗睡眠 - 觉醒节律障碍,如睡眠时相延迟或提前综合征特别有效。对睡眠时相提前者,连续每天 19:00—21:00 给予 4 000lux 光照 2h;对于睡眠时相延迟的老年人,清晨给予 4 000lux 光照 2h。光照疗法的不良反应包括轻躁狂、轻度头痛、恶心和呕吐等,对于患有视网膜疾病、偏头痛、有躁狂倾向的老年人应慎用光照疗法。

(8)物理疗法:是指应用各种物理手段作用于人体来防治疾病的方法,其机制主要是借助各种外界因素来改变脑电波活动以达到治疗失眠的目的。目前常用的物理疗法有磁疗法、脑电生物反馈疗法、激光治疗、高电位静电疗法、经颅微电流刺激疗法、紫外线光量子透氧疗法以及水疗等。

2. 药物治疗 一般在非药物治疗无效的情况下选择药物治疗。常用治疗失眠的药物有以下几类:

(1)苯二氮䓬类:该类药物可以缩短睡眠潜伏期、增加总睡眠时间。根据药物效力可分为短效制剂(咪达唑仑、三唑仑)、中效制剂(艾司唑仑、阿普唑仑)、长效制剂(地西泮、硝西泮)。长期使用苯二氮䓬类药物易导致耐药,且在老年人中的不良反应明显,包括日间困倦、头晕、跌倒、认知功能减退等。另外,短效苯二氮䓬类助眠药容易出现成瘾,撤药时容易发生反跳性失眠。

(2)非苯二氮䓬类:此类药物半衰期短,次日残余效应被最大程度降低,一般不产生日间困倦,治疗失眠较传统的苯二氮䓬类药物更安全,但有可能会在突然停药后发生一过性的失眠反弹。该类药物包括唑吡坦、扎来普隆、佐匹克隆等。

(3)抗抑郁药:有镇静作用的抗抑郁药可以用于合并抑郁症的失眠症患者的治疗,这类药物包括曲唑酮、阿米替林、多塞平和米氮平。

(4)抗精神病药物及其他镇静药:抗精神病药物常用于老年难治性失眠症、行为障碍和抑郁症,奥氮平和喹硫平是抗精神病药物中镇静作用较强的,但因其不良反应,需谨慎使用,不推荐作为失眠治疗的常规用药。抗焦虑药加巴喷丁可用于治疗失眠症,特别是不宁腿综合征和慢性疾病理性疼痛患者。

3. 中医适宜技术　2008年国家中医药管理局大力推广中医适宜技术进社区,进农村,进家庭。常用的中医适宜技术包括熏蒸疗法、中药足浴、针灸、艾灸、点压穴位法等。中医适宜技术的运用,不仅可以改善患者的睡眠,还能减少对安眠药物的依赖性和成瘾性,更适用于社区老年睡眠障碍患者的健康需求。

二、老年人睡眠照护典型案例

案例一　失眠症

(一)案例简介

本案例描述的是一位失眠老年患者。该患者半年前检查出患有高血压及冠心病,其将患病原因归结于睡眠问题。1个月前患者检查出患有脑动脉硬化症、轻度脑萎缩,因此非常焦虑,导致失眠,主诉入睡困难、睡眠浅、易醒、睡眠断续,每夜睡4h左右,醒后伴有头晕、乏力、心悸、食欲下降、记忆力减退等症状。经护士评估,患者的匹兹堡睡眠质量指数为16,阿森斯失眠量表评分为5。医生建议其先采取非药物治疗的方法,但患者及其家属对不使用药物治疗感到不理解。后患者因儿子失业感到烦恼,导致3d没有睡好。医生给其开了安眠药,但患者药物治疗依从性较差,擅自加量、突然停药,导致药物不良反应的出现。护士在此过程中对患者睡眠状况进行评估,并实施护理,进行健康教育。

【情景准备】

情景一

人物:患者、患者儿子、护士。

地点:患者家中。

物料:床、匹兹堡睡眠质量指数量表、阿森斯失眠量表、笔、本。

情景二

人物:患者、患者儿子、护士。

地点:患者家中。

物料:床、健康教育材料。

情景三

人物:患者、患者儿子、护士。

地点:患者家中。

物料:床、健康教育材料。

【教学目标】

素养目标:①关爱关心患者,培养细致、周到、全面的服务态度;②具有共情力及同理心,尊重患者及其家属的意愿,具备有效沟通的技巧;③具备爱心、耐心和责任心,具有保护患者隐私的意识,培养严谨求实的工作作风。

知识目标:①掌握失眠的诊断标准、分类及其原因;②熟悉失眠非药物治疗的方法,掌握失眠一般护理的措施;③掌握镇静催眠药物服用的基本原则和方法。

技能目标:①能正确使用常见的失眠评估工具对患者进行睡眠评估;②能熟练为失眠患者实施非药物治疗的护理措施,并进行相应健康教育;③能正确评估患者失眠药物的使用情况,观察药物疗效及不良反应,进行提高患者药物治疗依从性的健康指导。

(二)实践教学案例

1. 教师授课信息

【情景说明】

患者陈伯伯,半年前检查出患有高血压及冠心病,并将患病原因归结于睡眠问题,经常为自身睡眠状况担忧。1个月前患者因检查出患有脑动脉硬化症、轻度脑萎缩,非常焦虑,导致失眠。经护士评估,患者的匹兹堡睡眠质量指数为16,阿森斯失眠量表评分为5。医生建议其先采取非药物治疗的方法,但患者及其家属对不使用药物治疗感到不理解。后患者因儿子失业感到烦恼,导致3d没有睡好。医生给其开了安眠药,但患者用药依从性较差,导致药物不良反应的出现。

情景一:护士到患者家中为其进行高血压的家庭访视。患者精神状态不佳,面容疲惫,不时打着哈欠,眼睛下面有很深的黑眼圈。测量血压为144/86mmHg。患者认为自己血压控制得不好,是因为自己睡眠不足,怀疑自己患有非常严重的失眠症。患者自述近1个月来入睡困难、睡眠浅、易醒、睡眠断续,每夜睡4h左右,醒后感到身心疲惫、头晕、记忆力减退、乏力、心悸、食欲下降,时有胸闷、气短。患者及其家属请护士对其睡眠状况进行评估,以确定是否患有失眠症,并分析失眠产生的原因。

情景二:通过评估,护士发现患者的匹兹堡睡眠质量指数为16(睡眠质量一般),阿森斯失眠量表评分为5(可疑失眠),根据医嘱患者应先采取非药物治疗的方法。护士针对患者及其家属健康教育的需求,进行相应的睡眠健康指导,为患者实施睡眠护理。

情景三:患者因为儿子失业烦恼,导致3d没有睡好。医生给其开了安眠药:佐匹克隆片,3.75mg睡前口服。患者用药依从性差,擅自加倍服药,后因担心药物依赖性,又突然停药,导致药物不良反应出现。护士针对患者的情况,实施失眠药物治疗的护理,并进行了提高药物治疗依从性的健康指导。

【相关信息】

陈伯伯,男性,75岁,退休干部。已婚,妻子10年因乳腺癌去世。育有一子,45岁,本科毕业,公司职员。陈伯伯和儿子、儿媳同住,平时家庭关系和睦。近期因儿子失业,儿媳多有抱怨,导致家庭氛围紧张,患者为儿女之事感到焦虑、烦恼。

【教学目标】

情景一

素养目标:能与患者进行有效沟通,缓解患者及其家属的焦虑与紧张。

知识目标:掌握失眠的诊断标准、分类及其原因。

技能目标:能正确使用常见的失眠评估工具对患者进行睡眠评估。

情景二

素养目标:关爱关心患者,培养细致、周到、全面的服务态度。

知识目标:掌握失眠非药物治疗的意义及护理措施。

技能目标:能熟练为失眠老年患者实施非药物治疗的护理措施,并进行相应健康教育。

情景三

素养目标:尊重患者及其家庭的意愿,培养严谨求实、认真负责的工作态度。

知识目标:掌握镇静催眠药物服用的基本原则和方法。

技能目标:正确评估患者失眠药物的使用情况,观察药物疗效及不良反应,实施催眠药物治疗的护理,进行提高患者用药依从性的健康指导。

2. 学生学习信息

【情景说明】

现有一名 75 岁患高血压的患者,作为一名社区护士,你上门为其进行高血压的家庭访视,在此过程中,患者向你反映其近 1 个月内经常失眠。

情景一:患者精神状态不佳,面容疲惫,眼睛下面有很深的黑眼圈。测量血压为144/86mmHg,心率 90 次 /min,患者听到自己的测量数值,情绪激动,认为血压控制得不好,是因为自己睡眠不足。患者自述近 1 个月来入睡困难、睡眠浅、易醒、睡眠断续,每夜睡 4h 左右。醒后感到身心疲惫、头晕、记忆力减退、乏力、心悸、食欲下降,时有胸闷、气短。

情景二:患者的匹兹堡睡眠质量指数为 16,阿森斯失眠量表评分为 5,医生建议患者先采取非药物治疗的方法,患者及其家人对不使用药物治疗感到不理解,并对非药物治疗及护理有很多困惑。

情景三:患者因为儿子失业烦恼,导致 3d 没有睡好。医生给其开了安眠药:佐匹克隆片,3.75mg 睡前口服。患者擅自加倍服药,后因担心药物依赖性,又突然停药,停药后患者整晚没睡,浑身酸痛无力、头痛、恶心、出虚汗。

【学习任务】

情景一:请使用常见的失眠评估工具对患者进行睡眠评估,并确定患者失眠的原因。

情景二:请帮助患者正确认识非药物治疗的意义,并针对患者及其家属健康教育的需求,进行相应内容的健康指导。

情景三:请评估患者失眠药物的用药情况,观察药物疗效及不良反应,实施安眠药物治疗的护理,并进行提高用药依从性的健康指导。

【实施要求】

每个情景护士均有 5 ～ 8min 对患者进行评估或实施护理干预,并进行相关知识的宣教。

【知识储备】

(1)失眠的诊断标准。

(2)失眠的分类及原因。

(3)睡眠障碍的评估。

(4)常用的失眠评估工具及辅助检查。

(5)失眠患者的综合管理方法。

(6)失眠患者的一般护理措施。

(7)提高用药依从性的护理措施。

3. 标准化患者信息

【个人基本信息】

陈伯伯,男,75岁,退休干部。已婚,妻子于10年前因患乳腺癌去世。育有一子,45岁,本科毕业,公司职员,已婚。陈伯伯与儿子、儿媳同住,方便照顾。

【疾病相关信息】

(1)本次就诊相关信息:患者,男,75岁。近1个月来入睡困难、睡眠浅、易醒、睡眠断续,每夜睡4h左右。醒后感到身心疲惫、头晕、记忆力减退、乏力、心悸、食欲下降,时有胸闷、气短。患者精神状态不佳,面容疲惫,不时打着哈欠,眼睛下面有很深的黑眼圈,测量血压为144/86mmHg,心率90次/min。

(2)既往疾病相关信息:半年前检查患高血压及冠心病,1个月前检查患脑动脉硬化症、轻度脑萎缩。没有手术史。没有药物及食物过敏史。没有家族性遗传病史。

【情景描述】

情景一:护士到患者家中为其进行高血压的家庭访视,其儿子也在家。患者精神状态不佳,面容疲惫,不时打着哈欠,眼睛下面有很深的黑眼圈,说话也有气无力的。测量血压为144/86mmHg,心率90次/min,患者听到自己的测量数值,情绪激动起来。

[患者] 很烦躁地对护士说:"我觉得之所以现在血压控制得不好,还经常心悸、头晕,都是因为我失眠,我怀疑我患上非常严重的失眠症。我这1个月睡眠很差,入睡困难、睡眠浅、易醒、断断续续的,一晚上感觉也睡不了几个小时。"

[患者] ①如护士询问一晚上睡眠时长,可犹豫地回答:"大概一晚上4h左右吧,我也记不清,反正是睡眠时间不够。"②如果护士询问醒后有什么感觉,可回答:"觉得非常累,头晕、乏力,心悸,有时候还会感觉胸闷气短,好像胃口都变差了,记忆力也减退了。"

[患者儿子] 焦虑地说:"我父亲自从半年前诊断出高血压及冠心病,就对自身健康状况十分关注,天天量血压,测心率。偶然一晚,他早早入睡,第2天感觉全身舒爽,测量血压也很理想。自此以后,他就把自身健康问题归因于睡眠,开始要求自己早睡,若入睡稍晚,就会十分焦虑,第2天便开始怀疑自己是否因为睡眠不足导致出现了各种身体症状。"

[患者] 焦虑地说:"1个月前我又检查出有脑动脉硬化症、轻度脑萎缩,肯定是因为我睡眠有问题才导致的。我现在一到晚上,就会恐慌,就会焦虑,躺在床上辗转反侧。自己控制自己不要去想很多,但是忍不住大脑中还会去想很多事。"

[患者儿子] 询问护士:"我们全家每天都在为睡眠问题穷思竭虑,还上网搜索相关失眠症的信息,护士,您帮我父亲看看吧,到底是不是失眠症,严重不严重,什么原因导致的,有没有什么检查能帮我们确定啊?"

情景二:通过评估,患者的匹兹堡睡眠质量指数为16,阿森斯失眠量表评分为5,根据医嘱建议患者先采取非药物治疗的方法,患者及其家人仍十分焦虑。

[患者] 怀疑地问:"不吃药能行吗? 我觉得就得吃点安眠药让我好好地睡觉,保证每天睡满8h,这样身体才能好。"

[儿子] 苦恼地说:"我父亲现在一有空就往床上躺,试图补觉,也不分白天晚上。有时候自己小憩睡着了,也会觉得自己没睡着,甚至为了补觉,白天都不愿意出门社交了。"

[患者] 在听护士进行睡眠健康宣教的过程中,可以询问如下问题。

◇ 你能具体说说良好的睡眠环境要怎样营造吗?

◇ 晚上不够睡为什么白天不能补觉啊?

◇ 有哪些可以促进睡眠的方法呢?

◇ 最近我都要求自己晚上 9 点上床睡觉,也是在强迫自己入睡,但是躺在床上还是睡不着。但即便是睡不着我也要躺着,躺着也是休息。家里人不理解这种痛苦,总劝我想得少一些,但是我控制不住,越想越多,心情很焦虑。护士,你看我该怎么办?

情景三:因为患者儿子失业,儿媳有不愉快之语,患者为儿女的事情烦恼,导致 3d 没有睡好。医生给其开了安眠药:佐匹克隆片,3.75mg 睡前口服。2 周后,护士上门进行随访,询问患者的睡眠情况有无改善。

[患者] 对护士说:"当天晚上吃了这个安眠药我能睡着了,但是早上 4:00 就醒来了,心情很痛苦。我第 2 天就加倍服用,别说还真管用,之后都能睡 6h 了。"

[患者] 如果护士询问其为什么不按医嘱服药,可不以为然地回答:"医生让我吃的是最小剂量,但我感觉对我这种严重失眠不管用,我自己的身体我自己有数。"

[患者儿子]"我们在网上查了,说安眠药都有依赖性。而且我父亲也感觉虽然吃药能睡着,但第 2 天的精神状态始终是比不上自主入睡的睡眠质量。所以我们前天就直接停药了,停药以后我父亲整晚没有合眼,整个人浑身酸痛,头痛欲裂,痛苦至极!"

[患者]"护士,我现在感觉自己没有力气,一直出汗,坐也不是,躺也不是,还感觉恶心想吐,明明现在已经困得睁不开眼睛,但就是睡不着,我该怎么办啊?"

(三)核心知识点解析

1. **失眠的定义** 失眠是睡眠数量或质量达不到正常需求的一种主观体验。失眠不是一个明确的临床诊断的名称,而是一个复杂的症状群,主要被描述为睡眠质量差、睡眠时间短、睡眠效率低等一系列症状。失眠的主观标准(临床标准)为:①主诉睡眠生理功能障碍;②白天疲乏、头胀、头昏等症状系由睡眠障碍干扰所致;③仅有睡眠量减少而无白天不适(短睡者)不视为失眠。失眠的客观标准是多导睡眠仪(polysomnography,PSG)示:①睡眠潜伏期延长(长于30min);②实际睡眠时间减少(每晚不足 6.5h);③觉醒时间增多(每晚超过 30min)。当老年人主诉失眠时,往往是混淆的,两个人的睡眠时间完全一样,但他们对睡眠的评价却可以完全不同。因此,首先要判断老年人是否存在失眠。其次,仔细观察、耐心询问,寻求失眠的原因,这是解决老年人失眠问题重要而有效的途径,也可帮助老年人找到隐藏在失眠后的其他医疗问题。

2. **失眠的分类及原因** 失眠可以是一过性的、短程的或是慢性的,主要有下列几种。

(1)一过性失眠:常是急性应激情况的结果,如近期要手术、必须住院、丧事、退休、时差等生活上的改变。这种在 1 周至数个月会慢慢消失的一过性失眠,并不需要治疗,但有时要服用少量安眠药以预防这种一过性失眠变成慢性失眠。

(2)慢性失眠:通常持续时间都超过 1 个月,主要的失眠因素是年龄的增长和不易解决的压力,如失业、被送进养老院、并存的疾病、使用可以扰乱睡眠的药物或睡眠习惯不良以及有真正的失眠症。慢性失眠障碍诊断标准:①入睡困难或维持睡眠困难(睡眠潜伏期超过 30min,或者在睡眠开始后保持清醒超过 30min);②有充足的睡眠机会和环境但仍不能很好入睡;③该睡眠障碍引起临床意义的痛苦(如易怒、疲劳、困倦、注意力集中困难);④至少持续 3 个月,每周至少出现 3 次睡眠困难;⑤不是由于其他身体障碍(如疼痛障碍)引起的。

(3)与抑郁症有关的失眠:失眠常常和精神症状有关,最常见的是抑郁症。

(4)和药物有关的失眠:有许多药物可以造成失眠,如突然停止使用镇静药时会引起反跳性失眠;使用抗精神病药物常会引起坐立不安的症状;含有麻黄碱的感冒药,能使人兴奋而睡不着;使用抗高血压药物(如利血平)会造成抑郁和失眠;治疗帕金森病的左旋多巴可引起噩梦和幻觉;使用利尿剂则引起尿频导致睡不安稳。

3. 老年人失眠评估　准确评估失眠是治疗失眠的基础。

(1)失眠的性质:如是否有入睡困难、间断睡眠、早醒以及白天功能受损的表现。

(2)失眠的频率:失眠每周超过 2 ~ 3 个晚上者提示急性失眠,持续时间超过 1 个月者考虑亚急性或慢性失眠。

(3)失眠的相关因素:有无失眠发生的原因或诱发因素,有无使失眠缓解或加重的因素。

(4)睡眠、觉醒周期:包括 24h 睡眠和觉醒的具体时间、上床和最后起床的时间等。

(5)睡前相关行为:上床前是否有剧烈运动、情绪波动、饱食、服用药物、饮茶、咖啡或酒、白天是否午睡或长时间躺在床上等。

(6)其他夜间症状:如噩梦、惊恐发作、梦游、头痛、慢性疼痛、夜尿、盗汗、潮热等。

(7)关于睡眠的认知:是否存在消极想法、歪曲认知。

(8)既往史及疾病史:有无失眠史、治疗情况及治疗依从性、是否存在精神疾患或躯体疾患、用药情况、是否存在其他形式的睡眠障碍。

4. 常用失眠评估工具及辅助检查

(1)睡眠日记:为了确定主诉失眠的老年人是否真的存在睡眠不足,可以让老年人自己连续记录 2 周睡眠日记,然后分析失眠原因,以便采取有针对性的措施。有时通过分析睡眠日记,发现自己为之所焦虑的所谓睡眠不良其实并不存在,从而"失眠"及其导致的焦虑现象能够自发解决。睡眠日记包括记录上床时间、起床时间、睡眠潜伏期、夜间醒来次数和持续时间、使用帮助睡眠的物质或药物、各种睡眠质量指数和白天的功能状态(表 2-5-1)。

表 2-5-1　睡眠日记

问题	星期一	星期二	星期三	星期四	星期五	星期六	星期日
早上起床后 2h 内填写							
昨晚关灯上床的时间							
昨晚入睡(睡着)的时间							
中间醒了几次							
早上醒来时间							
早上起床时间							
昨晚一共睡着几小时							
昨晚一共在床上躺了几小时							
睡眠效率(前两者相除)							
起床后感觉:轻松、一般、不解乏							
晚饭后睡觉前填写							
今天白天觉得困吗							
白天打盹了吗,多长时间							

问题	星期一	星期二	星期三	星期四	星期五	星期六	星期日
锻炼身体了吗,多长时间							
下午 6 点钟后抽烟饮酒了吗							
白天服药了吗,什么药							
有没有进食太饱							

　　(2)匹兹堡睡眠质量指数(Pittsburgh sleep quality index,PSQI)量表:此量表最为常用,用于评估器质性或非器质性睡眠障碍患者过去 1 个月的睡眠质量。该量表由 9 个自评条目(共 18 个自评项目)和 5 个他评项目构成,他评项目不计入总分,仅供临床参考。其中参与计分的 18 个自评项目组成 7 个维度,包括睡眠质量、入睡时间、睡眠时间、睡眠效率、睡眠障碍、催眠药物和日间功能,每个维度按 0 ~ 3 分等级计分,累计各维度得分为 PSQI 总分。总分 0 ~ 21 分,得分越高,表示睡眠质量越差。评估后判断:0~5 分,睡眠质量很好;6 ~ 10 分,睡眠质量还行;11 ~ 15 分,睡眠质量一般;16 ~ 21 分,睡眠质量很差(表 2-5-2)。

表 2-5-2　匹兹堡睡眠质量指数量表

导语:下面一些问题是关于您最近 1 个月的睡眠情况,请选择或填写最符合您近 1 个月实际情况的答案。请回答下列问题:

1. 近 1 个月,晚上上床睡觉通常_____点钟

2. 近 1 个月,从上床到入睡通常需要_____min

3. 近 1 个月,通常早上_____点起床

4. 近 1 个月,每夜通常实际睡眠_____h(不等于卧床时间)

对下列问题请选择 1 个最适合您的答案

5. 近 1 个月,因下列情况影响睡眠而烦恼

(1)入睡困难(30min 内不能入睡)	①无	②< 1 次 / 周	③1~2 次 / 周	④≥ 3 次 / 周
(2)夜间易醒或早醒	①无	②< 1 次 / 周	③1~2 次 / 周	④≥ 3 次 / 周
(3)夜间去厕所	①无	②< 1 次 / 周	③1~2 次 / 周	④≥ 3 次 / 周
(4)呼吸不畅	①无	②< 1 次 / 周	③1~2 次 / 周	④≥ 3 次 / 周
(5)咳嗽或鼾声高	①无	②< 1 次 / 周	③1~2 次 / 周	④≥ 3 次 / 周
(6)感觉冷	①无	②< 1 次 / 周	③1~2 次 / 周	④≥ 3 次 / 周
(7)感觉热	①无	②< 1 次 / 周	③1~2 次 / 周	④≥ 3 次 / 周
(8)做噩梦	①无	②< 1 次 / 周	③1~2 次 / 周	④≥ 3 次 / 周
(9)疼痛不适	①无	②< 1 次 / 周	③1~2 次 / 周	④≥ 3 次 / 周
(10)其他影响睡眠的事情	①无	②< 1 次 / 周	③1~2 次 / 周	④≥ 3 次 / 周

如有,请说明:

6. 近 1 个月,总的来说,您认为自己的睡眠质量
①很好　②较好　③较差　④很差

7. 近 1 个月,您用药物催眠的情况
①无 ②< 1 次 / 周 ③1~2 次 / 周 ④≥ 3 次 / 周

8. 近 1 个月,您常感到困倦吗,难以保持清醒状态吗
①无 ②< 1 次 / 周 ③1~2 次 / 周 ④≥ 3 次 / 周

9. 近 1 个月,您做事情的精力不足吗
①没有 ②偶尔有 ③有时有 ④经常有

10. 近一个月有无下列情况 (请询问同寝室的人)

(1)高声打鼾	①无	②< 1 次 / 周	③1~2 次 / 周	④≥ 3 次 / 周
(2)睡眠中较长时间的呼吸暂停	①无	②< 1 次 / 周	③1~2 次 / 周	④≥ 3 次 / 周
(3)睡眠中腿部抽动或痉挛	①无	②< 1 次 / 周	③1~2 次 / 周	④≥ 3 次 / 周
(4)睡眠中出现不能辨认方向或意识模糊的情况				
	①无	②< 1 次 / 周	③1~2 次 / 周	④≥ 3 次 / 周
(5)睡眠中存在其他影响睡眠的特殊情况				
	①无	②< 1 次 / 周	③1~2 次 / 周	④≥ 3 次 / 周

(3) 阿森斯失眠量表(Athens Insomnia Scale, AIS): 是基于国际疾病分类(International Classification of diseases, ICD) -10 失眠诊断标准设计的自评量表,适用于门诊或社区场所的老年人,用以评估老年人近 1 个月的睡眠情况。AIS 共 8 个问题,分别针对夜间睡眠情况及日间功能进行评估(表 2-5-3)。每题的评分范围为 0 ~ 3 分,总分 0 ~ 24 分,分数越高,代表失眠越严重。AIS 是国际医学界公认的评价失眠的标准量表,主要局限性在于不能获得主观睡眠参数。

表 2-5-3 阿森斯失眠量表

1. 入睡时间(关灯到进入睡眠的时间)
0 分:没有问题 1 分:轻微延迟 2 分:明显延迟 3 分:严重延迟或基本没睡

2. 夜间觉醒
0 分:没有问题 1 分:轻微影响 2 分:明显影响 3 分:严重影响或基本没睡

3. 最终醒来时间较通常时间早醒
0 分:没有问题 1 分:轻微提早 2 分:明显提早 3 分:严重提早或基本没睡

4. 总睡眠时间
0 分:没有问题 1 分:轻微不足 2 分:明显不足 3 分:严重不足或基本没睡

5. 总体睡眠质量(无论睡眠时间长短)
0 分:满意 1 分:轻微不满 2 分:明显不满 3 分:严重不满或基本没睡

6. 白天的情绪状态
0 分:没有问题 1 分:轻微影响 2 分:明显影响 3 分:严重影响

7. 白天的身体状态(体力和脑力等)
0 分:没有问题 1 分:轻微影响 2 分:明显影响 3 分:严重影响

8. 白天的睡意
0 分:没有问题 1 分:轻微思睡 2 分:明显思睡 3 分:严重思睡

评估后判断:总分 < 4 分,无睡眠障碍;总分 4 ~ 6 分,可疑失眠;总分 > 6 分,失眠

（4）多导睡眠仪（PSG）：是睡眠障碍诊断公认的"金标准"，通过监测患者一整夜睡眠脑电、眼电、肌电、口鼻气流、血氧饱和度、鼾声、胸腹运动、腿动等，可客观评价患者睡眠质量和睡眠结构，用于各种睡眠障碍的诊断，有助于对不同睡眠障碍患者进行针对性的治疗。可诊断的睡眠障碍性疾病有失眠症、睡眠呼吸暂停综合征及其他睡眠障碍（嗜睡症、睡惊症、发作性睡病、不宁腿综合征等）。与其他睡眠评估工具相比，PSG 可检测受试者睡眠过程的多项生理指标，能够更为科学地量化评估真实的睡眠情况与睡眠障碍的严重程度，为临床治疗提供参考。但由于场所、费用、设备的限制，PSG 的使用受到一定限制。

（5）体动记录仪：是标准化的睡眠客观评估工具，可通过记录手腕随时间的活动频次测量受试者昼夜节律活动的相关参数，适用于失眠、睡眠呼吸暂停综合征、昼夜节律睡眠障碍等不同形式的睡眠障碍的诊断，质量效果的评价及 PSG 难以记录的特殊人群（如痴呆、精神错乱患者等）睡眠形式的评估。使用成本低，可连续记录 24h 或更长时间，没有场地限制，但需要受试者至少连续佩戴 3 天。

5. 针对失眠的一般护理措施

（1）消除病因：评估导致老年人失眠的具体原因，尽量减少或消除影响老年人睡眠的相关因素，对疼痛、气喘、胸闷、瘙痒等身体不适，应尽量给予针对性处理。

（2）创造良好的睡眠环境：①保持安静，关闭门窗，在老年人睡觉时尽量减少房间内的人员走动，做到走路轻、说话轻。②保证空气清新，可在临睡前 1 ~ 2h 开窗通风，净化空气，增加室内氧气的含量。③温湿度适宜，冬季调节室温在 20 ~ 22℃，夏季以 28℃为宜，相对湿度在 60% 左右。④光线适宜，老年人居室可使用深色的窗帘，睡觉时拉好窗帘，以遮挡室外的光线，睡前关灯或使用柔和暗淡的灯光。⑤环境安全，床要制动，床挡要牢固，尤其是不能自理的老年人，照顾者要随时注意巡视。⑥对晚间有夜尿的老年人，床旁应备好便器。对习惯去卫生间排尿的老年人，要保证通道照明充分，地面平坦、防滑、清洁、无杂物，以防跌倒受伤。⑦床单位要干燥、整洁、舒适，被褥柔软保暖，厚薄适宜，枕头高度适中，床不宜太高，以上下方便为宜。

（3）建立良好的睡眠习惯：①指导老年人制订睡眠作息表，每日固定时间上床、起床，并建立上床时常规，如有规律的一组活动（刷牙 - 洗漱 - 校对闹钟），并每日遵守常规。②合理安排日间活动，积极鼓励老年患者定期运动，增加人际交往和社区活动，减少白天卧床睡眠，不要熬夜。③卧室主要用于睡眠，不要将卧室用于进食、阅读、看电视或其他足以引起兴奋的活动。④避免暴饮暴食，少食刺激性食物，如咖啡、茶、可乐等，宜食富有营养、清淡的食物，可食用一些改善睡眠的食物，如温牛奶、核桃、银耳等可以促进睡眠的食物。晚餐不宜过饱，以不产生饥饿感为宜。⑤做好就寝前准备，睡前不做剧烈运动。寝前为老年人铺好被褥，拍松枕头。协助老年人清洁口腔，用温水洗脸、会阴部。用热水泡洗双脚，按摩双足足底，听舒缓轻音乐。协助老年人睡前排空大小便。⑥采取舒适的睡姿，宜选择右侧卧位，使全身肌肉放松、心胸不受压迫、呼吸舒畅。对有腰部疼痛或关节痛的老年人要注意体位的安置，必要时对疼痛部位如颈部、肩部、肢体等实施按摩。对一些需要支撑的肢体可用软枕衬垫，以减轻疼痛。

（4）心理护理：①指导老年人正确认识失眠，不必过度焦虑和恐惧。随着年龄的增长，睡眠可以发生正常的变化，改变老年人过高地期待有良好的夜间睡眠的想法，偶然一个晚上睡眠不好并不代表健康不佳。②向老年人讲解情绪与失眠的关系，尤其是焦虑、抑郁等情绪对睡眠的不良影响，引导老年人说出心中苦闷，帮助老年人宣泄不良情绪。③当老年人初到一个陌生地方，要主动了解老年人的心理需求，提供必要的帮助，使其尽快熟悉并适应新的环境。④关心体贴老年人，耐心倾听老年人诉说，对老年人提出的疑问认真回答。⑤鼓励老年人的子女多陪陪老年人,以减轻老年人产生孤独和寂寞的负面因素,一些有可能严重影响老年人情绪的事情,避免在睡前告诉老年人。

(5)健康教育:老年人对失眠基础知识的认知及睡眠卫生不良的危害性认识不够,存在知识与行为脱节的现象。因此,必须在老年人群中普及睡眠卫生健康知识,尽早进行有效的睡眠卫生教育和干预,对纠正老年人不良睡眠卫生习惯、提高老年人健康意识和睡眠质量、促进其身心健康有重要的意义。

6. 镇静催眠药物服用的基本原则和方法

(1)小剂量、短期、间断用药:从小剂量开始,以最小药量达到满意的睡眠。鼓励患者开始剂量为一般剂量的1/2,每周用药2次或3次,一般用药不超过3～4周,以免出现依赖性或疗效下降。停药时应先缓慢减量,避免出现反跳。对于已经产生依赖性的患者,特别是长期使用镇静催眠药物的老年患者,可以考虑以小剂量维持,不宜违背其意愿强行撤药。

(2)按需服药:以下情况可"按需用药"。①当预感今晚睡眠会不好时,在上床前15min服用。②根据夜间睡眠情况使用,包括上床30min不能入睡时服用;距起床时间5h,夜间醒来无法再次入睡时服用。③根据第2天的活动需求使用,第2天白天有重要工作或事情时服用。"按需用药"原则能够明显减少镇静催眠药物的不良反应,减少药物用量,提高睡眠效率与睡眠质量,并能够很大程度地减轻紧张、焦虑。

(3)观察药物疗效及不良反应:老年患者服药1周后应对药效和副作用进行评估,以后每隔20～30d评估1次,时间太短评估不一定客观,太长延误治疗。鼓励患者记录睡眠日记,可以作为疗效评估时的参考资料。如果常规剂量疗效不佳,要考虑诊断是否正确、剂量是否足够、作用机制是否合适以及治疗时间是否足够。如常规剂量有严重不良反应告知医生,考虑是否要使用拮抗药或换药。

(4)避免药物之间的相互作用:老年患者因患多种疾病,常需要同时服用多种药物,应全面了解患者的用药情况,防止多种药物同时服用发生相互作用。

7. 老年人失眠用药依从性差的原因　患者依从性是患者对用药指示或处方的自愿合作程度。老年人思维容易固化,对药物缺乏全面了解时,习惯凭经验、直觉判断事物。同时因失眠,常常导致患者注意力不集中、记忆力下降、脾气暴躁。部分老年患者会出现私自用药、用药加量、自行换药,甚至多种药物同时服用的现象,造成药物的不良反应增加、药效减弱或丧失、产生药物反跳作用或依赖性,甚至会引发跌倒、损伤、骨折等意外事件的发生。

8. 提高居家老年人失眠用药依从性的措施

(1)做好药物治疗的健康教育:目前,社区医疗资源有限,对居家失眠老年患者的治疗及护理的普及性和可及性有待提高。有服药史的老年患者往往就近到社区开药,社区医护人员的健康指导对老年患者的用药具有重要作用。应充分发挥社区护理人员的作用,在给患者发药时耐心地对用药方法、用量及可能出现的不良反应进行讲解,可以尽量减少意外情况的发生,即使患者出现各种不良反应时也能有效应对。

(2)建立良好的护患关系:和谐的护患关系使护理人员能全面了解老年患者的情况,及时对各种影响用药依从性的因素进行防范。社区护理人员与老年患者应建立相对固定的服务关系,为患者提供服务咨询电话,制订定期随访计划,指导患者出院后要按时随访,帮助其充分认识随访的意义。要尊重、理解老年患者的心理,全面、系统地了解老年患者的心理状况及其用药情况,一方面便于及时对药效进行评估,另一方面可以有效预防各种药物相互作用的发生。同时对疾病和用药专业化的讲解可以增加老年患者对护理人员的信赖,从而将社区健康教育落到实处,保证社区老年患者的有效管理。

(3)帮助老年患者有效进行药物自我管理:让老年失眠患者学会药物的自我管理,让其具备应对和解决相关症状和问题的能力,能够提高患者用药依从性。护理人员应帮助老年患者了解基本的药物知识,在医生的指导下选用适合自身失眠的药物,学会通过服用最小有效剂量的药物、短期间断性使用来达到满意的睡眠。指导患者在服药期间坚持良好的睡眠习惯,保持乐观的心态,树立不依赖药物的信心,教会患者配合穴位按摩等方法。介绍药物的不良反应,使患者心中有数,指导其注意观察服药后的反应,以便及时发现异常情况。

(4)发挥家庭支持作用:和睦温馨的家庭氛围可以缓解老年患者的负面情绪,而且亲属的支持有助于提高患者的用药依从性。护理人员应多与老年患者的家属进行沟通,鼓励家属积极配合,为其创造良好的睡眠环境,帮助其正确用药,协助观察服药后的不良反应,防止意外事件的发生。

案例二　睡眠呼吸暂停综合征
(一)案例简介

本案例描述的是一位阻塞性睡眠呼吸暂停低通气综合征(obstructive sleep apnea hypopnea syndrome,OSAHS)的老年患者。该患者打鼾 20 余年,白天嗜睡、夜间憋闷 7 年,症状加重 1 个月。患者体型肥胖,有原发性高血压 3 级高危 10 年和冠状动脉粥样硬化 5 年的病史。经护士评估,爱泼沃斯嗜睡量表(Epworth Sleeping Scale,ESS)得分为 9 分,睡眠呼吸暂停初筛量表(STOP-BANG)有 3 个问题回答"是",怀疑患者患有 OSAHS,建议患者去医院进行 PSG 监测。患者去医院检查后,诊断为"轻度阻塞性睡眠呼吸暂停综合征",建议居家治疗,使用口腔矫治器,并从生活方式上进行调整。后患者病情加重,再次进行 PSG 检查,诊断为"重度阻塞性睡眠呼吸暂停综合征"。入院进行 5d 持续气道正压通气(continuous positive airway pressure,CPAP)治疗,病情得到显著改善,出院后继续使用无创呼吸机进行 CPAP 治疗。护士上门进行随访,发现患者 CPAP 治疗依从性较差。护士在此过程中对患者睡眠状况行评估,并实施相应护理,进行健康教育。

【情景准备】
情景一
人物:患者、患者妻子、护士。
地点:患者家中。
物料:床、爱泼沃斯嗜睡量表、睡眠呼吸暂停初筛量表、血压计、体重秤、笔。
情景二
人物:患者、患者妻子、护士。
地点:患者家中。
物料:床、口腔矫治器、健康教育材料。
情景三
人物:患者、患者妻子、护士。
地点:患者家中。
物料:床、无创呼吸机、健康教育材料。

【教学目标】
素养目标:①具有人文关怀意识,恪守职业道德,具有奉献情怀;②具有严谨认真的工作态度,并将专业知识技能与职业素养进行融合发挥功效;③形成尊老爱老、无私奉献的品质,增强学生岗位责任感,培养慎独精神,使其在任何情况下均能自觉地对患者健康负责。

　　知识目标：①熟悉老年 OSAHS 的定义、危险因素和临床表现；②掌握老年 OSAHS 生活方式健康教育的内容；③熟悉影响患者 CPAP 治疗依从性的相关因素。

　　技能目标：①能正确对老年 OSAHS 患者进行评估，并熟练使用相应量表；②能指导老年 OSAHS 患者正确使用口腔矫形器，并进行生活方式的健康教育；③能正确评估患者 CPAP 的治疗情况及睡眠障碍改善的情况，提高患者治疗依从性。

（二）实践教学案例

1. 教师授课信息

【情景说明】

　　患者张伯伯，主诉打鼾 20 余年，白天嗜睡、夜间憋闷 7 年，症状加重 1 个月。经护士评估，怀疑患者患有 OSAHS，建议患者去医院进行 PSG 监测。患者去医院检查后，诊断为"轻度阻塞性睡眠呼吸暂停综合征"，建议居家治疗，使用口腔矫治器，并从生活方式上进行调整。后患者病情加重，再次进行 PSG 检查，诊断为"重度阻塞性睡眠呼吸暂停综合征"。入院进行 5d 持续气道正压通气（CPAP）治疗，病情得到显著改善，出院后继续使用无创呼吸机进行 CPAP 治疗。护士上门进行随访，发现患者 CPAP 治疗依从性较差。

　　情景一：护士到患者家中为其进行家庭访视，了解到患者 20 余年前出现打鼾，白天嗜睡、夜间憋闷 7 年，症状加重 1 个月，夜间睡眠障碍，肢体躁动、憋气、时有憋醒。患者体型肥胖，有原发性高血压 3 级高危 10 年和冠状动脉粥样硬化 5 年的病史。通过评估，爱泼沃斯嗜睡量表得分为 9 分，睡眠呼吸暂停初筛量表有 3 个问题回答"是"，怀疑患者患有 OSAHS，建议患者去医院进行 PSG 监测。护士使用量表对患者进行评估及初步筛查，并根据评估结果，对患者进行疾病相关知识的健康教育。

　　情景二：患者去医院检查后，诊断为"轻度阻塞性睡眠呼吸暂停综合征"，建议居家治疗，使用口腔矫治器，并从生活方式上进行调整。护士上门进行随访，针对患者及其家属的健康教育需求，进行生活方式相关内容的健康教育，指导患者使用口腔矫治器。

　　情景三：患者病情控制不佳，夜间睡眠频繁出现憋气、憋醒，再次进行 PSG 检查，报告提示重度阻塞性睡眠呼吸暂停综合征。入院进行 CPAP 治疗，经过 5d 治疗，患者病情得到显著改善，出院后继续使用无创呼吸机进行 CPAP 治疗。护士上门进行随访，患者对出院以后还要继续进行 CPAP 治疗表示不理解，并对治疗过程中出现的鼻咽部干燥、疼痛、腹胀、鼻部有压痕等不适感不适应，想要中止 CPAP 治疗。护士评估患者的治疗及睡眠改善的情况，实施 CPAP 的护理，并进行了提高治疗依从性的健康指导。

【相关信息】

　　张伯伯，男，71 岁，公司经理，退休，已婚。妻子 66 岁，退休教师，平素身体健康。育有一子一女，儿子 45 岁，女儿 41 岁，均已成家。张伯伯与妻子同住，经济宽裕，儿子及女儿轮流定期上门探望照顾，家庭关系融洽。

【教学目标】

情景一

素养目标：培养敏锐的观察能力，善于发现患者问题。

知识目标：熟悉老年 OSAHS 的定义、危险因素和临床表现。

技能目标：能正确对老年 OSAHS 患者进行评估。

情景二

素养目标：培养尊老爱老、无私奉献的品质及严谨认真的工作态度。

知识目标:掌握老年 OSAHS 生活方式健康教育的内容。

技能目标:能指导老年 OSAHS 患者正确使用口腔矫形器,并进行生活方式的健康教育。

情景三

素养目标:培养学生的人文关怀意识及岗位责任感,使其在任何情况下均能自觉地对患者的健康负责。

知识目标:熟悉 CPAP 治疗依从性的影响因素及护理对策。

技能目标:能正确评估患者 CPAP 的治疗情况及睡眠障碍改善的情况,提高患者治疗依从性。

2. 学生学习信息

【情景说明】

现有一名患高血压及冠心病的 71 岁老年患者,作为一名社区护士,你上门为其进行家庭访视,在此过程中,患者家属向你反馈患者近 1 个月内出现打鼾加重、睡眠过程中经常被憋醒的情况。

情景一:患者神志清楚,慢性病容,精神状态不佳。查体体温 36.3℃,心率 73 次 /min,呼吸 23 次 /min,血压 144/76mmHg,身高 172cm,体重 81kg。患者 20 余年前出现打鼾,白天嗜睡、夜间憋闷 7 年,症状加重 1 个月。对患者进行评估,爱泼沃斯嗜睡量表得分为 9 分,睡眠呼吸暂停初筛量表有 3 个问题回答"是"。

情景二:患者去医院检查后,诊断为"轻度阻塞性睡眠呼吸暂停综合征",建议居家治疗,使用口腔矫治器,并从生活方式上进行调整。

情景三:患者病情控制不佳,夜间睡眠频繁出现憋气、憋醒,再次进行 PSG 检查,报告提示"重度阻塞性睡眠呼吸暂停综合征"。入院进行持续气道正压通气(CPAP)治疗,经过 5d 治疗,患者病情得到显著改善,出院后继续使用无创呼吸机进行 CPAP 治疗。

【学习任务】

情景一:请使用量表对患者进行睡眠障碍的评估及初步筛查,并根据评估结果,对患者进行疾病相关知识的健康教育。

情景二:请对患者及其家属进行生活方式的健康教育,指导患者使用口腔矫治器。

情景三:请评估患者的 CPAP 治疗情况及睡眠改善情况,进行提高治疗依从性的健康指导。

【实施要求】

每个情景护士均有 5 ~ 8min 对患者进行评估或实施护理干预,并进行相关知识的宣教。

【知识储备】

(1)老年 SAS 的分类。

(2)老年 OSAHS 的定义、危害、影响因素。

(3)老年 OSAHS 的综合评估及常用量表。

(4)老年 OSAHS 的治疗方法。

(5)老年 OASHS 日常生活方式的健康教育。

(6)口腔矫治器的护理措施。

(7)CPAP 治疗依从性的影响因素及护理对策。

3. 标准化患者信息

【个人基本信息】

张伯伯,男,71 岁,公司经理,退休。已婚。妻子 66 岁,退休教师,平素身体健康。育有一子一女,儿子 45 岁,女儿 41 岁,均已成家。张伯伯与其老伴同住,经济宽裕,儿子及女儿轮流定期上门探望照顾。

【疾病相关信息】

(1)本次就诊相关信息:患者,男,71 岁。主诉打鼾 20 余年、白天嗜睡、夜间憋闷 7 年,近 1 个月自觉打鼾症状进行性加重。患者自述晨起头痛、口干、疲劳、白天过度嗜睡,夜间睡眠障碍,肢体躁动,憋气,时有憋醒。患者神志清楚,慢性病容,精神状态不佳。查体体温 36.3℃,心率 73 次/min,呼吸 23 次/min,血压 144/76mmHg,身高 172cm,体重 81kg。

(2)既往疾病相关信息:有"原发性高血压 3 级高危 10 年"病史,现服用"苯磺酸左氨氯地平 2.5mg 每天 1 次,厄贝沙坦片 75mg 每天 1 次"控制血压。有"冠状动脉粥样硬化 5 年"的病史,服用"阿托伐他汀钙片 20mg 每晚 1 次,拜阿司匹林 100mg 每天 1 次"治疗。没有手术史。没有药物及食物过敏史。没有家族性遗传病史。

【情景描述】

情景一:护士到患者家中为其进行高血压的家庭访视,其妻子也在家。患者意识清楚,慢性病容,精神状态不佳。查体体温 36.3℃,心率 73 次/min,呼吸 23 次/min,血压 144/76mmHg,身高 172cm,体重 81kg。

患者妻子对护士说:"我觉得我老伴最近 1 个月打鼾特别响,晚上睡着的时候胳膊和腿还不时动来动去,有的时候我感觉他都没呼吸了,严重的时候还会憋醒。护士你能不能给我们初步筛查下,看看是什么毛病?岁数大了,折腾不起,没什么大毛病就不去医院检查了。"

患者不在意地说:"护士,你别听她大惊小怪。我打鼾都 20 多年了,一直没什么事。就是最近这 7 年我晚上睡觉时会感到胸闷,可能是因为岁数大了、病也多了、身体没那么好了。晚上睡得不太好,我早晨起床常常会头痛、口干、疲劳,白天坐着不动的时候,比如看电视、看报纸,甚至和别人说着话呢,不知不觉就自己睡着了。"

[患者]配合护士完成爱泼沃斯嗜睡量表及睡眠呼吸暂停初筛量表的评估。爱泼沃斯嗜睡量表得分为 9 分,睡眠呼吸暂停初筛量表 3 个问题回答"是"。在此过程中可询问护士:"这两个表是做什么用的?评估的结果表明什么?接下来我还需要做别的什么检查吗?"

[患者]①如果护士怀疑患者患有阻塞性睡眠呼吸暂停低通气综合征(OSAHS),可以问护士:"这是个什么病啊?我觉得就是打个鼾而已,能有什么危害,没必要小题大做吧?"②如果护士建议患者去医院进行 PSG 监测,问"PSG 是什么检查?非要去医院做吗?"

情景二:患者去医院检查后,诊断为"轻度阻塞性睡眠呼吸暂停综合征",建议居家治疗,使用口腔矫治器,并从生活方式上进行调整。护士上门进行随访,并对其进行健康教育。

患者疑惑地说:"打鼾这么多年都没有事,怎么一去医院检查就有病了?还要使用口腔矫治器,有用吗?晚上睡觉时用这个东西会不会很不舒服啊?"

[妻子]"护士,医生说除了使用口腔矫形器,还讲了很多日常生活中要注意的事,我们年纪大了,记性不好,能不能再详细给我们讲讲啊?"

[患者]在听护士进行宣教的过程中,可以询问如下问题。

◇ 为什么要控制体重呢?

◇ 我吸烟 20 余年,最多时每天 30 支,自从得了高血压,我已经控制到每天 10 支了,这样还不行吗?

◇ 为什么睡觉的时候,侧卧位比仰卧位好?你能给我示范一下具体应该怎样侧卧吗?

情景三:患者病情进行性加重,不能控制,夜间睡眠频繁出现憋气、憋醒,白天过度嗜睡的情况也加重。再次进行 PSG 检查,报告提示重度阻塞性睡眠呼吸暂停综合征。入院进行持续气道正压通气(CPAP)治疗,经过 5d 治疗,患者病情得到显著改善,遵医嘱出院。出院建议:居家坚持使用无创呼吸机进行 CPAP 治疗,定期复诊,随访追踪,病情变化时及时就诊。护士上门进行随访,询问患者的治疗情况以及睡眠改善情况。

[患者]对出院以后还要继续进行 CPAP 治疗表示不理解,认为不过就是睡觉打鼾的问题,住院也治疗过了,为什么回家后还要坚持居家治疗? 对 CPAP 的治疗原理、基本操作、治疗方式等一知半解。

[患者]在护士针对上述问题进行相关的健康教育后,患者表示接受,愿意坚持治疗。同时提出在进行 CPAP 治疗时常常感到鼻咽部干燥、有刺激感、疼痛不适,有时候还会出现腹痛、腹胀,实在难受,担心自己坚持不下来,应该怎么办? 如果护士询问治疗期间的呼吸方式时,可回答:"没有特别注意,就是鼻子、嘴巴一起呼吸。"

[患者妻子]治疗过程中为防止漏气、保证面罩的密封性,常常造成患者鼻部有压痕,担心会不会导致局部皮肤破损,应该怎么办?

(三)核心知识点解析

1. **老年 SAS 的分类**　老年 SAS 根据多导睡眠监测(PSG)结果可分为阻塞性睡眠呼吸暂停(obstructive sleep apnea,OSA)与中枢性睡眠呼吸暂停(central sleep apnea,CSA)。OSA 是指睡眠过程中发生的完全性上气道阻塞(呼吸暂停)或部分性上气道阻塞(低通气),伴有打鼾、睡眠结构紊乱、动脉血氧饱和度(SaO_2)下降、白天嗜睡等表现的临床综合征。CSA 指睡眠中呼吸暂停时口和鼻气流以及胸、腹呼吸运动同时停止,引起低氧血症、高碳酸血症、睡眠片段化,从而使机体发生一系列病理生理改变的综合征。

2. **阻塞性睡眠呼吸暂停低通气综合征(OSAHS)及其危害**　OSAHS 是一组于睡眠期间反复发作的低血氧饱和度及高碳酸血症引起的心脑等多器官损害的睡眠呼吸障碍性疾病,好发于老年人。在我国该病的发病率为 2% ~ 4%,男性高于女性;随着年龄增加其发病率逐渐升高,年龄每增加 10 岁,OSAHS 的发病率增加 2.2 倍。该病可导致较多临床并发症,如认知功能障碍、高血压病、内分泌疾病、代谢紊乱、心脑血管疾病、自主神经功能紊乱等,造成脑、心、肾、肺等重要脏器损害,影响患者的劳动能力和生活质量,严重者甚至可出现夜间猝死。

3. **老年 OSAHS 主要危险因素**　OSAHS 的直接发病机制是上气道狭窄和阻塞,但其发病并非简单的气道阻塞,而是上气道塌陷,并伴有呼吸中枢神经调节因素障碍。常见的危险因素包括:年龄增加、家族史、长期吸烟、肥胖、上气道解剖异常、颞下颌关节紊乱症及无牙颌、老年衰弱、长期大量饮酒和 / 或服用镇静催眠类或肌肉松弛类药物、部分降低肺顺应性的肺部疾病或任何减少膈肌运动的疾病等。

4. **老年 OSAHS 的症状**　患者通常伴有肥胖,夜间睡眠时很少觉醒。打鼾是 OSAHS 的特征性表现,且与单纯打鼾不同,其音量大、十分响亮,鼾声不规则、时而间断。他人目击到患者呼吸暂停,较重的患者常常夜间出现憋气、憋醒,甚至突然坐起、大汗淋漓,有濒死感。夜间由于呼吸暂停导致夜尿增多,个别患者出现遗尿。多有日间嗜睡,可引起晨起头痛、智力损害。可出现并发症及全身靶器官损害的表现,如高血压、冠心病、肺动脉高压、缺血性或出血性脑卒中、心理异常和情绪障碍等。

需要注意的是,老年患者因为临床症状不典型,可表现为鼾声降低甚至无打鼾,且夜间憋醒发生率明显降低,主诉失眠或睡眠不宁的比例增加,很多老年 OSAHS 的常见症状为夜尿增多,记忆力减退、认知功能改变,易与老龄相关的功能退化相混淆,因此很容易忽略。

5. 对老年 OSAHS 进行综合评估

(1) 完整的睡眠历史记录。

(2) 从家人或陪护处获得相关信息。

(3) 有无精神疾病、服用处方药、饮酒及认知功能障碍的详细信息。

(4) 详细的体格检查,包括身高、体重、颈围、气道评估、鼻咽部特征、扁桃体、舌体大小、有无牙颌等。

(5) 多导睡眠监测(PSG),是诊断 OSA、评估其严重程度和鉴别伴随 OSA 的其他睡眠疾病的标准诊断。PSG 同步记录呼吸努力是鉴别呼吸暂停低通气事件是中枢型还是阻塞型的主要方法。

(6) 老年患者合并其他疾病概率增高,应仔细评估并发症及合并症。

6. **老年 OSAHS 评估常用量表**　量表主要用于基层医院和社区卫生服务机构初筛,若量表初筛评估为睡眠障碍高风险,建议行 PSG。

(1) 爱泼沃斯嗜睡量表(ESS):可用于评估健康老年人群、轻度认知功能损害患者日间嗜睡程度(表 2-5-4)。

表 2-5-4　ESS 量表

以下情况下有无打盹、瞌睡的可能性	从不	很少	有时	经常
坐着阅读时				
看电视时				
在公共场所坐着不动时(如在剧场或开会)				
长时间坐车中间不休息(超过 1h)				
坐着与他人谈话时				
饭后休息时(未饮酒时)				
开车等红绿灯时				
下午静卧休息时				
总分				

注:评分标准:从不 =0 分,很少 =1 分,有时 =2 分,经常 =3 分,各项得分之和为嗜睡评分(EP)。EP 评分标准:正常,EP < 5 分;轻度,EP 为 5 ~ 10 分;中度,EP 为 10 ~ 25 分;重度,EP 为 16 ~ 24 分。分值越高提示嗜睡倾向越明显。

(2) 睡眠呼吸暂停初筛(STOP-BANG)量表:可作为老年 OSA 初筛工具(表 2-5-5)。

表 2-5-5　STOP-BANG 量表

条目	具体内容	是	否
打鼾	打鼾时大声吗		
疲倦	是否经常在日间感到疲倦、疲劳或昏昏欲睡		
观察到呼吸事件	是否有人察觉到您在睡眠中出现呼吸暂停或窒息		
血压	是否患有高血压?或是否正在接受高血压治疗		
体质指数	体质指数是否超过 35kg/m^2		
年龄	年龄是否 > 50 岁		

续表

条目	具体内容	是	否
颈围	颈围是否 > 40cm(喉结处的颈围)		
性别	性别是否为男性		

注:低危为 0 ~ 2 个问题回答"是",中危为 3 ~ 4 个问题回答"是",高危为 ≥ 5 个问题回答"是"。STOP-BANG 量表 = 睡眠呼吸暂停初筛量表。

7. 老年 OSAHS 的治疗方法　老年 OSAHS 患者的治疗主要包括非手术治疗与手术治疗两种方法。非手术治疗包括病因治疗、经鼻辅助通气、口腔矫治器治疗、药物治疗、电刺激治疗;手术治疗包括悬雍垂腭咽成形术、射频消融技术、正颌外科技术、舌部手术等。持续气道正压通气治疗是目前首选的、比较可靠的治疗方法。

8. 老年 OASHS 患者日常生活方式相关健康教育

(1)控制体重:肥胖患者颈部软组织及脂肪堆积影响气道大小,睡眠时又因为重力及肌张力下降,使咽喉根部狭窄,导致 OAS 的发生。患者平时应以清淡饮食为主,不要暴饮暴食,尽量使用小容量的餐具,每餐只吃八分饱,适当增加膳食纤维的摄入,如芹菜、苹果等,以增加饱腹感。运动不仅可以增加患者的肺活量,还可以减轻体重,老年人应选择适合自己的运动方式,如快步走、散步、游泳等,每天运动 1h,持之以恒。

(2)戒烟、戒酒和禁服镇静药物:吸烟增加打鼾的危险度,饮酒增加呼吸暂停和血氧饱和度下降的严重程度,长期大量服用镇静剂及肌肉松弛药均可引起或加重打鼾和呼吸暂停。

(3)体位护理:仰卧位打鼾的程度较侧卧位严重,因此患者采取侧卧位有助于改善气道的阻塞,并同时抬高患者头部,采用与水平位 30° ~ 45° 的睡姿为佳。

(4)环境护理:保持居室空气新鲜,温湿度适宜,预防呼吸道感染。

(5)提高患者的社会支持:重视患者的社会属性,发挥社会、家庭支持系统作用,使患者获得稳定的、充足的物质和经济支持,并给予患者更多的情感和信息支持,通过提高患者的社会支持来改善其生活质量。

9. 口腔矫治器的护理措施　睡眠时佩戴口腔矫治器可以抬高软腭,牵引舌主动或被动向前,以及使下颌前移,而扩大口咽及下咽部,是治疗单纯鼾症的主要手段,也是老年 OSA 非外科治疗的重要辅助手段之一,但对中重度 OSA 患者无效。护理人员应教会患者口腔矫治器的正确戴取及保养方法,向患者说明可能引起的不良反应,如咽干、唾液分泌增多、短暂牙痛或颌痛、咀嚼肌痉挛等,大多在晨起摘去矫治器后症状会缓解。长期使用口腔矫治器者可能导致口腔渐进性改变,需定期复诊,以便及早诊断和处理出现的口腔改变和其他影响治疗的不良反应。

10. 影响患者 CPAP 治疗依从性的因素　CPAP 是目前对老年 OASHS 首选的、比较可靠的治疗方法。CPAP 治疗能减少甚至消除患者睡眠呼吸暂停及低通气,纠正夜间低氧血症和高二氧化碳血症,提高睡眠质量,进而缓解老年 OASHS 患者白天过度嗜睡、疲乏、注意力不集中等症状。待患者习惯治疗后,CPAP 基本是在家中进行。多数患者出院后自我管理能力较差,产生对疾病治疗及转归不利的因素,导致患者治疗依从性较差,病情反复,预后不佳。

(1)认知不足:患者对 OSAHS 的认知程度较低,不认为 OSAHS 是疾病,无须治疗。对于疾病认识的不足导致患者选择治疗方案时倾向于选择短期治疗,如悬雍垂腭咽成形术等,对 CPAP 治疗难以接受。

(2)治疗产生的不适感:在使用呼吸机的过程中,因气道压力的上升,患者由于压力滴定不适应,会出现憋气感。在治疗过程中,患者会出现鼻面罩不适、头带固定松紧问题以及鼻面部皮肤破损,还有的患者会出现咽喉干燥、头痛恶心、腹痛腹胀等。部分患者因不习惯佩戴面罩而无法入睡,呼吸机还会引起较大的噪声,在一定程度上影响了患者的睡眠。患者可能因为上述治疗过程中产生的不适感,难以坚持,因此中断或放弃治疗。

(3)经济负担:呼吸机治疗的成本较高,增加了患者的经济负担。

11. 提高患者对 CPAP 治疗依从性的措施

(1)心理护理:患者的接受和坚持是治疗成功的关键。护理人员在患者治疗前,应全面了解患者的心理社会情况,治疗过程中及时了解并减轻患者治疗的心理压力,增加其治疗的信心,提高其治疗依从性。

(2)健康教育:针对患者的实际情况进行相关的健康教育和指导,提高患者对 OASHS 危害性和严重性的认知,向患者介绍 CPAP 的治疗原理、基本操作、治疗方式等,包括管道、面罩滤过膜的清洗、机器的养护等,并告知患者在治疗期间可能会出现诸多的不适应问题,及时纠正患者在治疗护理期间出现的不良行为,从根本上增强患者治疗的依从性。

(3)压力滴定护理:压力滴定又称为压力设置。设定合适的压力水平是保证疗效的关键,可提高患者治疗的舒适度,保证患者的治疗依从性。老年 OASH 患者普遍高龄、体弱、固执、依从性差,使用呼吸机前不同程度地出现恐惧、焦虑、不安的心理,影响了患者与呼吸机的配合,不能达到较好的人机同步,从而产生压迫感、憋闷、腹胀等不适应情况。故应教会患者进行有效的呼吸,随呼吸机送气而吸气,慢慢调节自己的呼吸与呼吸机同步,消除心理障碍。在患者压力滴定治疗前,禁止患者饮用含咖啡因的饮料,勿饮酒,给予患者一个舒适、安静的睡眠环境。嘱患者睡前进行大小便,并提供床边便器。在患者进行治疗期间,确保呼吸机设备的正常运转,检查鼻面罩通气是否正常,严格监测患者的各项临床指标,观察患者入睡的状况,及时发现有无漏气。

(4)鼻面罩护理:应按照患者的面部轮廓,选取柔软、舒适、密闭性好的鼻面罩,防止出现漏气,让患者有一定时间去适应,在确定患者能够很好接受时再妥善固定。患者持续使用鼻面罩使鼻梁、鼻翼两侧长期受压,可能造成局部皮肤血液循环障碍,出现红、肿、疼痛等,因此固定面罩时应松紧度适宜,面罩下可衬垫纱布或薄吸水海绵。对持续使用呼吸机的患者如病情许可 4～6h 松解一次,每次 5～10min。受压部位涂凡士林并辅以局部皮肤按摩,以减少皮肤摩擦和促进局部血液循环。对于已有破溃者可用金霉素眼膏敷贴,保持局部清洁,定时换药,防止继发感染。

(5)气道护理:协助患者取半卧位或头部抬高 30° 斜坡卧位,床尾抬高 15°～30°,避免身体下滑,头略后仰,充分打开气道,保持呼吸道通畅。指导患者用鼻吸气、缓慢用口呼气,呼吸的频率尽量与呼吸机同步,并做好示范。嘱患者避免用口吸气,不要说话,减少吞咽动作,以减少胃胀气。鼻塞时遵医嘱使用喷雾剂喷鼻,以减轻气道阻力。为了减少气道干燥不适感,应用湿化器加温湿化。冬季注意室内温度和呼吸机湿化的温度要接近,避免因呼吸机管路的温度和室内温度差距过大引起呼吸机管道冷凝水聚集过多,导致患者误吸入气道。

(6)加强随访:对于在家中进行 CPAP 的患者,护理人员应与患者及其家属保持密切联系,进行长期随访指导。定期了解患者治疗情况,并向医师反映,及时解决治疗过程中出现的各种问题,增加干预的成功率。

第三章　老年医养结合照护

第一节　老年人康复运动照护

一、老年人康复运动照护特点

《健康中国行动(2019—2030 年)》中明确将医养结合、体育锻炼等老年健康促进行动列为国家重大行动计划。运动作为老年社会健康促进的重要手段,也正以其"正向、积极、绿色"等关键特征,成为新时代人民健康目标达成的重要途径和必然选择,是老龄社会健康治理体系中的核心要素。老年康复运动对老年康复至关重要,运动可以保持老年人身体的功能和灵活性,有助于保持独立性、预防跌倒和延缓重大残疾的发生。对老年人来说,运动有助于预防和控制慢性疾病、降低痴呆症风险、改善生活质量、减轻焦虑和抑郁症状等。因而,将康复运动与健康融合,实施以健康为中心的老年体育运动发展战略,改善、提高老年人健康水平和生活质量已成为全社会的普遍共识和必然追求。

(一)运动疗法对老年人机体的影响

1. 运动疗法能促进人体血液循环,加快新陈代谢,提高机体免疫力。
2. 运动疗法能促进代偿功能的形成和发展,以弥补丧失的功能,可使老年人达到最大限度的生活自理。
3. 运动疗法能提高中枢神经系统和自主神经系统调节功能,缓解精神和心理压力,改善情绪。
4. 运动疗法能提升呼吸功能,提高老年人的肺活量,增加吸氧量。
5. 运动疗法能改善心脑血管功能,使全身的血液循环和微循环得到改善。
6. 运动疗法能促进脂肪代谢,防止肥胖,降低老年人的血液黏度,减少血栓形成的危险。
7. 运动疗法能延迟骨骼的萎缩老化,提高关节的弹性和灵活性,预防骨质疏松。
8. 运动疗法能提高胃肠功能,促进胃肠蠕动及消化液分泌,增进食欲,预防便秘。
9. 运动疗法能推迟老年人的大脑老化,提高神经功能,还可以促进骨髓的造血功能。
10. 运动疗法能改善老年人的平衡能力,减少跌倒的危险,并能增进身心健康,使老年人心情舒畅,提高生活质量。

(二)运动疗法的分类

1. **按运动用力方式和程度分**

(1)被动运动:是指完全依靠外力帮助下完成的运动,即由治疗师、患者健肢或器械力量协助完成的动作。被动运动适用于各种原因引起的肢体运动功能障碍,可松弛或缓解肌肉痉挛、牵伸挛缩肌腱和韧带;维持和恢复关节活动度,防止肌肉萎缩,防止关节粘连和挛缩,并可增强本体感觉,诱发肢体屈伸反射,为主动运动做准备。

进行被动运动应掌握的原则:①了解各关节活动受限的原因及程度;②活动的肢体应置于舒适、放松的肢体位;③活动顺序从近端关节到远端关节;④运动在无痛范围内进行,逐步增大活动范围至最大限度;⑤操作者的手越接近关节越好,以一手控制拟活动的关节附近,另一手扶托关节远端;⑥运动时一手固定其近端关节以防止代偿性运动,另一手尽量做接近正常范围的关节活动;⑦按照各关节的功能进行各方向的运动,每次做 5 ～ 10 遍,每天 2 次;⑧操作动作应轻柔、缓慢、有节律,避免突然施暴和冲击力。

(2)主动运动:是指整个运动过程无外力的参与,全部由患者自己主动完成的运动。主动运动能增加肌力、改善局部和全身功能,是康复护理中最常用的运动方法。常用各种徒手体操或器械体操。根据患者关节活动受限的方向和程度、肌力的大小以及可以使用的器械,有针对性地进行,内容可简可繁。

主动运动训练时应掌握以下原则:①动作应由易到难,时间由短及长,程度由易到难;②调动患者的积极性,鼓励患者坚持主动运动训练,持之以恒;③选择合适的体位和方法,防止代偿性动作出现;④合理掌握运动时间和运动量,每项运动重复 5 ～ 10 遍,每天进行 2 次。

2. 按肌肉收缩形式分

(1)静力性收缩:也称等长收缩,即肌肉收缩时肌肉起止点两端间的距离不变,张力增加而其肌肉长度不变也不产生关节运动。静力性收缩运动适用于患者早期关节不能运动或不宜运动时的康复治疗。关节被固定或关节有创伤、炎症、肿胀等情况时常常采用此方法使肌肉进行静力收缩以防止和延缓肌肉失用性萎缩。

(2)动力性收缩:也称等张收缩,指肌肉收缩时张力基本不变,仅肌肉长度发生改变而产生关节运动的肌肉活动。动力性收缩又分为向心性收缩和离心性收缩。①向心性收缩(也称等张缩短)见于张力大于阻力的肌肉收缩时,起止点间的距离缩短,关节屈伸按需要进行。向心性收缩训练是运动疗法中最常用的一种,是维持关节活动的主要训练方式。②离心性收缩(亦称等张延伸)与向心性收缩相反,见于阻力大于张力的肌肉收缩时,两端起止点的间距逐渐延长,是肌肉在收缩状态下逐渐放松的过程。离心性收缩主要用于控制肢体动作方向及速度,在医疗体操中运用较多。

3. 根据能源消耗分

(1)放松性运动:以放松肌肉和精神为主要目的的运动,如医疗步行、医疗体操、保健按摩、太极拳等。一般适合于心血管和呼吸系统疾病的患者、精神紧张者、老年人及体弱者。

(2)耐力性运动:以增加心肺功能为主要目的,如医疗步行、骑自行车、游泳,适合于心肺疾患患者及需要增加耐力的体弱患者。

(3)力量性运动:属于抗阻力运动,以增加肌肉力量为主要目的,如各种自持器械医疗体操,抗阻力训练(沙袋、实心球、哑铃等)。一般适合于骨骼肌和外周神经损伤引起的肌肉力量减弱。

(三)老年康复运动护理的要点

康复运动不是简单、盲目地活动肢体,首先由康复医师根据患者的功能障碍情况科学地制订康复计划,再由康复师辅助、指导康复锻炼。患者应该牢记以下注意事项,可以使康复锻炼的成效更好。

1. 科学掌握并学好每一个动作　在医护人员的指导下,学的每一个动作都要按照科学规范的方法去做,确保做出来的动作都科学有效,才能发挥出最大的功效。

2. 保证运动的强度和负荷　在康复锻炼过程中,弄清楚每个动作用哪种重量连续去做几次算为一组。恢复锻炼某一处肌肉,要通过一定程度的锻炼去刺激肌肉,让肌肉达到一定量的负荷从而得到发展。对于负荷和强度要力求适应。对于不同的人,因目的不同、阶段不同,强度的增加也应有所不同。

3. 合理安排康复运动项目　根据不同的患者和病情不断去调整锻炼项目,不能让某个肌肉部位长期受同一个动作的刺激,这样会导致刺激感降低影响锻炼效果。应根据恢复程度和进度,制订一定时期内的恢复课程,安排不同的动作对同一肌肉部位交替刺激。

4. **不可锻炼过度**　要提前了解患者的体能情况,因为康复运动过程中会消耗能量,所以要根据方案来循序渐进,凡事不可过于求成,在确保营养供应和身体状态良好的前提下去锻炼。

5. **不能只练功能障碍部位**　患者身体的恢复,是要整体地平衡和协调,而不是单一针对某个部位,要统筹兼顾各关节、肌肉的锻炼,让患者整体得到改善。

6. **做好防护和准备活动**　在任何运动锻炼之前都应做好热身活动,拉开筋骨,这样不易在锻炼过程中造成拉伤和扭伤等情况。尤其在患者康复运动过程中,更应做好防护工作和热身活动,并且要在医护人员或者家人的陪同下。

7. **做好康复运动记录**　一定要对患者不同时期和阶段的康复运动做好记录,并且根据这些数据去制订和调整接下来的锻炼方案,另一方面还可以让患者看到自身的不足或者进度,从而勉励自己去坚持康复锻炼。

8. **按时按律运动**　任何康复运动,都是要在规定的时间里进行,才能取到最大的效果,切记不能中途放弃或敷衍了事,一定要日复一日地坚持,还要对康复和治疗同时把握和进行,保证全面的监护和治疗。

二、老年人康复运动照护典型案例

案例一　全膝关节置换术后康复主动运动照护

(一)案例简介

本案例描述的是一位有十几年膝关节疼痛史的膝关节骨关节炎(knee osteoarthritis,KOA)老年女性患者,因膝关节疼痛剧烈不能屈伸,严重影响日常生活,在全麻下行全膝关节置换术,手术顺利,生命体征稳定,住院期间经过抗感染、防止深静脉血栓等一系列治疗和护理后,患者症状明显改善,现转入康复专科医院进一步康复治疗。

【情景准备】

情景一

人物:全膝关节置换术后患者及其家属、护士。

地点:康复专科医院门诊预检台。

物料:血压计、脉搏血氧饱和度监测仪等操作用物。

情景二

人物:全膝关节置换术后患者、护士。

地点:骨与关节康复科病房。

物料:已开好的医嘱单、标本采集、康复护理评定采集等操作用物。

情景三

人物:全膝关节置换术患者及其家属、护士。

地点:骨与关节康复科病房。

物料:运动疗法训练等操作用物。

【教学目标】

素养目标:①能与患者进行有效沟通,缓解患者及其家属的焦虑与紧张;②具有高度的责任心、爱心、耐心和团队合作精神;③具有良好的职业素养和护理职业道德。

知识目标:①熟悉膝关节骨关节炎的发病原因、诱发因素、分级标准;②熟悉膝关节骨关节炎的临床症状和相关检查。能够解释相关检查与实验室检查的结果及意义;③熟悉膝关节骨关节炎主要功能障碍及康复治疗原则,及常用治疗的作用机制和用药注意事项;④掌握全膝关节置换术后康复护理及康复护理评定要点;⑤掌握全膝关节置换患者运动疗法技术及康复护理。

技能目标:①能根据患者情况合理有效地完成康复护理病史采集与体格检查工作;②能根据患者情况制订科学合理的康复护理计划和实施护理,并给予患者个性化的健康教育;③能熟练掌握肢体功能位安置、运动疗法技术指导、康复护理评定采集等护理操作技能。

(二)实践教学案例

1. 教师授课信息

【情景说明】

患者陈阿姨2周前外出参加爬山活动,第2天早上起床出现膝关节疼痛、活动受限,不能上下楼梯或蹲下起立,自行服用镇痛药物,但效果不明显。家人将其送至医院。陈阿姨有十几年膝关节骨关节炎病史,本次因膝关节疼痛、不能屈伸,严重影响日常生活,在全麻下行全膝关节置换术,手术顺利,生命体征稳定,住院期间经过抗感染、防止深静脉血栓等一系列治疗和护理后,患者症状明显改善,为进一步康复治疗转入康复专科医院住院。

情景一:患者在丈夫的陪同下来到康复专科医院门诊大厅。患者轮椅推入,意识清楚,不能自行行走。护士将患者安置在观察室,给予患者坐位,测氧饱和度,行体格检查,通知医生。查看患者后,医嘱予以收治骨与关节康复科病房治疗。

情景二:入院后完善实验室等各项辅助检查。医嘱给予口服非甾体抗炎药、氨基葡萄糖,监测生命体征,康复运动处方。

情景三:经过一段时间康复运动疗法训练治疗和康复护理,患者体温正常,症状缓解,已经能够自行步行、独立完成日常活动。病区责任护士通知患者及其丈夫可择日出院,并向患者做了详细的康复健康教育。

【相关信息】

陈阿姨,66岁,女性,已婚,育有1子,与丈夫同住。患者退休前是体育教师,喜欢长跑、跳绳等运动;有十几年的膝关节骨关节炎史。5年前症状加重,口服药物及物理治疗保守治疗,冬季容易复发,常伴有夜间疼痛明显,影响上下楼梯和蹲下起立动作,发作时至社区卫生服务中心配药物服用并行物理治疗,治疗后症状可得到缓解。

【教学目标】

情景一

素养目标:体恤患者的病痛,具有的职业道德和同理心。

知识目标:掌握膝关节骨关节炎的主要临床表现、危险因素等。

技能目标:能正确实施护理病史采集与体格检查、血氧饱和度监测等操作技术。

情景二

素养目标:关爱关心患者,具有的沟通交流能力和团队合作精神。

知识目标:熟悉膝关节骨关节炎主要功能障碍及康复治疗原则,康复护理评定要点。

技能目标:能正确实施康复护理评估、运动疗法技术等操作技术。

情景三

素养目标:具有耐心、责任心,职业责任感提升。

知识目标:掌握全膝关节置换术后康复护理要点。

技能目标:掌握全膝关节置换术后患者运动疗法技术及康复护理,并给予患者个性化的健康教育。

2. 学生学习信息

【情景说明】

作为一名护士,现有一名全膝关节置换术后患者。

情景一:患者在家属的陪同下来到门诊大厅。患者轮椅推入,意识清楚,不能自行行走。

情景二:患者在家属的陪同下入住骨与关节康复科病房。医生查房后,开具康复运动疗法处方。

情景三:经过一段时间的康复运动疗法训练治疗和康复护理,患者体温正常,症状缓解,已经能够自行步行,独立完成日常活动。

【学习任务】

情景一:请对患者进行康复护理病史采集和重点查体,并结合所给信息提出目前患者的护理问题和主要护理措施。

情景二:根据医嘱单正确执行医嘱,并基于患者目前的病情给予准确的健康指导以及向患者解释运动疗法的意义。

情景三:患者康复疗效好,请评估患者目前的身体、心理状况以及家庭支持状况,对患者及其照护者进行居家康复指导,尤其是运动疗法指导。

【实施要求】

每个情景护士均有 5 ～ 8min 对患者进行评估或实施护理干预,并进行相关知识的宣教。

【知识储备】

(1)膝关节骨关节炎的发病原因、诱发因素、分级标准。

(2)膝关节骨关节炎的临床症状和主要功能障碍,及治疗原则。

(3)膝关节骨关节康复护理评定要点,全膝关节置换术后相关的护理计划和护理措施。

(4)全膝关节置换术后患者运动疗法技术,尤其是患者个性化的健康教育。

3. 标准化病人信息

【个人基本信息】

陈阿姨,66 岁,女性,已婚,有一儿子,与丈夫同住。患者生于本地,退休前是体育教师,有十几年的膝关节骨关节炎史。平时自己经常进行长跑、跳绳等运动,注意锻炼身体,季节适宜的时候喜欢和老同事一起出去爬山。

【疾病相关信息】

(1)本次就诊相关信息:患者陈阿姨 2 周前外出爬山,第 2 天早上起床膝关节出现疼痛、活动受限,不能上下楼梯或蹲下起立,自行服用镇痛药,但效果不明显。家人将患者送至医院。陈阿姨有十几年膝关节疼痛的膝关节骨关节炎史,本次因膝关节疼痛、不能屈伸,严重影响日常生活,在全麻下行全膝关节置换术,手术顺利,生命体征稳定,住院期间经过抗感染、防止深静脉血栓等一系列治疗和护理后,患者症状明显改善,为进一步康复治疗转入康复专科医院住院。

(2)既往疾病相关信息:陈阿姨喜欢长跑、跳绳等运动,有十几年的膝关节骨关节炎史。5年前症状加重,予以口服药物及物理治疗等保守治疗,冬季时容易复发,常伴有夜间疼痛明显,影响上下楼梯和蹲下起立动作,每次发作时会到社区卫生服务中心配药物服用及理疗,治疗后症状会有所缓解。没有外伤、手术史。没有药物及食物过敏史。没有家族性遗传病史。

【情景描述】

情景一：某康复医院的门诊大厅，陈阿姨由丈夫轮椅推入来到门诊预检台。她意识清楚、乏力、不能自行行走。

[患者丈夫]进入门诊预检台，就焦急地对护士讲："护士，快看看我太太她膝关节手术后一段时间了，还不能独立走路，以前的医生建议我们来康复医院。"

[患者]手按着膝部，表现无奈，"护士，我怎么还不能独立走路？你有什么办法能让我恢复快一点吗？"

[患者]配合护士完成体温和血氧饱和度的测量。

[患者丈夫]①如果护士询问太太疾病情况，请回答疾病的相关问题，过程中表现出焦虑、自责，询问"我太太什么时候可以走路？"②如果护士询问患者自理能力，请回答"她生活自理，还一直照顾我，有啥事或者生病都是自己扛着的。看到她现在这个样子我真的很内疚。"

情景二：安静的康复病房，陈阿姨半卧在病床上，苍白的面色也有了一丝红晕。丈夫来院参与患者康复训练，护士推着治疗车进入病房。

[患者]如果护士打算给她安置下肢功能位，表现出呼吸平稳，语速平缓，询问"护士为什么给我这个体位？我现在手术的膝关节感觉好多了，但我现在上厕所有点不方便。麻烦你们了。"

[患者]如果护士给她主动运动训练，请说"我现在这个手术的腿能进行屈伸活动了，直腿抬高，现在觉得好多了，我能不能下床走路啊？"

情景三：阳光照进了康复病房，安静的病房里传来了轻松的哼唱声，陈阿姨准备出院，护士拿着药物和健康宣教手册来到病房。

[患者]因为要准备出院，表现出轻松、高兴，倾听护士给她的讲解，然后说"您说得很仔细，不过我还是有几个问题想问问您。"

◇ 我现在恢复得很好，为什么回家还要进行运动训练啊？

◇ 您刚才说的加强行走训练，我还是不知道该怎么样做？

◇ 您说让我回家要注意合理营养，您看我现在这个体型（比较胖），如何减重，减轻下肢负重，还能多吃吗？

[丈夫]对护士表示感激，然后询问"麻烦您再跟我太太强调一下，注意运动的方式，她喜欢各项体育锻炼，听不进我讲的。""还有您教我如何帮助我太太负重练习，这样她可以恢复快点。"

（三）核心知识点解析

1. 引发膝关节骨关节炎的危险因素

（1）年龄：本病患病率随年龄增长而增加，年龄增加使肌肉功能减低，神经反射减弱，传导变慢，造成反应不协调，使关节易受损伤。

（2）遗传与性别：骨性关节炎是内在遗传因素和外在环境因素共同作用的结果，女性多于男性。

（3）高体重指数及软骨异常：非力线负重，如肥胖与关节超负荷有关。代谢异常使软骨变性，如褐黄病、血色病、Wilson病。创伤如关节内骨折、脱位、半月板损伤及机械性磨损，关节损伤及关节内感染致软骨磨损。

（4）骨密度及骨量：近年来研究发现骨密度与骨性关节炎有一定关系，骨量的增加则与骨性关节炎的发生呈正相关。

（5）反复过度性压力：本病与长期职业性及运动性压力过度有关，长期慢性使用某些关节，可引起这些关节的骨性关节炎患病率增加。

（6）基质金属蛋白酶与一氧化氮：基质金属蛋白酶含量的异常增高及其自然组织抑制物水平的相对下降与骨性关节炎的软骨退变过程有关。一氧化氮是引起骨关节炎中软骨细胞凋亡的重要介质之一，关节炎后的很多病理过程与一氧化氮的过量有关。

2. 全膝关节置换术的适应证和禁忌证 全膝关节置换术是指人工关节替代和置换病损的关节。

（1）手术适应证：严重的关节疼痛、不稳、畸形所致膝关节功能缺损或无功能膝（残疾），并有明显的膝关节炎 X 线表现，经保守治疗，包括移动协助（如使用拐杖）、非甾体抗炎药治疗、全身药物治疗和生活方式的改变等均无效或效果不显著者。

（2）手术绝对禁忌证：①关节近期感染或活动性感染（除外已控制的感染）；②败血症、脓毒血症或全身系统感染等；③膝关节恶性疾病；④膝关节痛性融合（多由治疗交感神经营养不良所致，而交感神经营养不良加以外科治疗并无帮助）。

3. 膝关节骨关节炎的临床表现及主要功能障碍有哪些

（1）临床表现

1）疼痛：为该疾病的主要症状，疼痛的程度与活动相关。该病初期为轻、中度间断性隐痛，休息后好转，活动后加重；后期出现持续性疼痛或夜间痛，关节局部有压痛，在伴有关节肿胀时尤其明显。

2）关节活动受限：病情进展缓慢。早期表现为晨僵，活动后可缓解。僵硬持续时间一般较短，很少超过30min。病情进展逐渐出现关节僵硬、活动受限。早期关节活动可触及轻度摩擦感，晚期则可触及明显的沙粒样摩擦感，且伴有明显的疼痛。

3）关节畸形和关节内游离体：可发生膝关节屈曲或内、外翻畸形，尤以内翻畸形为多。关节内游离体，表现为关节活动时发生交锁现象：在行走、下蹲等活动中，膝关节屈伸突然受限，像被卡住一样不能活动，并伴有明显的疼痛；继发性滑膜炎，可发生关节中度积液。

（2）主要功能障碍

1）关节活动范围受限：由于关节受损，膝关节屈伸受到不同程度的影响，有疼痛、不稳、畸形、日常生活活动严重障碍，生活质量下降。

2）日常生活能力障碍：由于疼痛、肌力下降、关节活动度受限，患者的步行能力、转移、如厕等均受到影响。

3）社交及心理障碍：严重膝关节病患的患者昼夜难以忍受的疼痛，造成社交及心理障碍。

4. 全膝关节置换康复评定内容

（1）一般情况评估：主要评估患者的年龄、职业、发病过程及时间，患者全身状况，包括生命体征、精神状态、其他患病情况，如高血压、心脏病、糖尿病或肝肾功能不全等。

（2）专科及局部情况评估：早期切口及引流情况、日常生活活动能力（activities of daily living, ADL）。现行国内外最常用的评分方法为 HSS 膝关节评分系统，考评内容有 7 项。其中，6 项为得分项目，包括疼痛、功能、关节活动度、肌力、屈膝畸形和关节稳定性；另一项为扣分项，内容涉及是否需要支具、内外翻畸形和伸直滞缺程度（表 3-1-1）。结果分优、良、中、差 4 级。

表 3-1-1　HSS 膝关节评分标准

评定内容（100 分）	评定标准	得分
疼痛（30 分）	任何时候均无疼痛	30
	行走时无疼痛	15
	行走时轻微疼痛	10
	行走时中度疼痛	5
	行走时严重疼痛	0
	休息时无疼痛	15
	休息时轻微疼痛	10
	休息时中度疼痛	5
	休息时严重疼痛	0
功能（22 分）	行走、站立无限制	22
	行走 5 ~ 10 个街区（2 500 ~ 5 000m）	10
	行走 1 ~ 5 个街区（500 ~ 2 500m）	8
	行走少于 1 个街区（500m）	4
	不能行走	0
	能上楼梯	5
	能上楼梯，但需支具	2
	屋内行走，无需支具	5
	屋内行走，需要支具	2
活动度（18 分）	每 8min 得 1 分，最高 18 分	18
肌力（10 分）	优：完全能对抗阻力	10
	良：部分对抗阻力	8
	中：能带动关节活动	4
	差：不能带动关节活动	0
屈曲畸形（10 分）	无畸形	10
	5° ~ 10°	5
	> 5°	0
稳定性（10 分）	正常	10
	轻微不稳：0° ~ 5°	8
	中度不稳：5° ~ 15°	5
	严重不稳：> 15°	0

续表

评定内容(100分)	评定标准	得分
减分项目	单手杖	−1
	单拐杖	−2
	双手杖	−3
	伸直滞缺 5°	−2
	伸直滞缺 10°	−3
	伸直滞缺 15°	−5
	每 5° 外翻扣 1 分	
	每 5° 内翻扣 1 分	

（3）心理及社会评估：评估患者的情绪、精神及心理状况。可使用观察及交流的方法，了解患者对疾病的认识及了解程度，家属对康复的期望值。家庭的生活经历，受教育程度，家庭经济状况等。

5. 全膝关节置换术后的康复治疗原则

（1）个体化原则：由于每个患者的体质、病情、心理素质、主观功能要求、手术情况等各异，术后康复治疗没有统一的常规，应因人而异。

（2）全面训练原则：接受手术的大多是老年体弱者，髋、膝关节只是行走负重中的一个关节，单纯处理关节并不足以改善患者的功能，因此必须兼顾患者全身及其他部位的康复。

（3）循序渐进的原则：一般患者的关节本身及其周围组织都有不同程度的病变，所以患者的功能水平只能逐步恢复，切忌操之过急，避免发生再损伤。

6. 全膝关节置换术后的运动疗法训练康复指导

（1）踝泵练习：患者采取仰卧位，膝关节伸直，踝关节全力背伸并坚持片刻，然后踝关节全力跖屈并坚持片刻，一组 20 次。

（2）股四头肌等长收缩训练：术后第 2 天即可开始股四头肌等长收缩练习，尽力背屈踝关节，尽量伸膝，使髌骨向近端牵拉。坚持 15 ~ 20s 后放松，目的是增强股四头肌肌力，保证髌骨活动，防止髌腱挛缩。

（3）压腿：患者取仰卧位，患膝伸直，足踝处垫 20cm 厚的圆枕。收缩股四头肌，膝关节用力向下压向床面，坚持 20s，然后放松。

（4）直腿抬高：患者取仰卧位，足立于中立位，膝伸直，收缩股四头肌完成扣锁机制，抬起下肢至足踝离开床面 20cm，坚持 15 ~ 20s 后放回原位。

（5）最后 5° 伸直：仰卧位，将直径 20cm 的圆枕置于患肢股骨后髁下，下压膝关节，收缩股四头肌。将小腿绷至膝关节完全伸直，坚持 20s，然后将小腿放回原处。

（6）腘绳肌练习：患者取站立位，尽力向后抬小腿，并坚持 20 ~ 30s，然后放回原位。

以上练习均为一组 20 次，每日 2 ~ 3 组，此阶段患者康复训练后，下肢和膝关节可能会出现肿胀加重，增加关节腔积液。可于患者休息时抬高患肢 30cm 左右，至少超过心脏水平，注意全身放平，保持此姿势 2h。可有效消除肿胀、积液，缓解疼痛。

7. 全膝关节置换术后的负重与步态练习及日常生活能力训练

(1) 负重练习:当患者具有一定肌力和平衡能力时,可指导其进行部分负重练习。一般可在术后 3 ~ 7d 开始。可借助平衡杠。助行器部分负重,逐步过渡到术后 6 ~ 8 周完全负重。①让患者患腿、健腿各站在两个体重秤上,将重心逐渐移到患腿,直至承担全部体重约 5s。注意保持身体重心的平衡,并逐渐增加患肢负重程度。②患者取站立位,腿前放一矮凳,嘱其做上、下楼梯的动作。注意保持躯干直立,身体重心放在患腿上。

(2) 步态训练:注意患者在站立相和摆动相时,关节的屈、伸控制,髋、膝、踝的协调运动。骨盆的移动和旋转,在患者获得一定的步行能力后,开始进行上、下楼梯的训练。注意上楼时非手术肢体先上,下楼时手术肢体先下。避免任何会增加下肢关节负荷的运动,如跑、跳、举重等。

(3) 日常生活能力(activities of daily living, ADL)训练:术后 1 周,指导患者从床到座椅、从座椅到床的转移。鼓励患者自行穿、脱衣、裤,如厕,行走。3 ~ 5 周开始指导患者上下楼梯练习。随着患者体力的逐渐恢复,双下肢肌力和 ROM 的增加,可指导患者淋浴的方法,注意浴室地面铺防滑垫,墙壁装有牢固扶手。

8. 全膝关节置换术后患者社区家庭康复指导　一般术后 2 ~ 3 周,患者基本掌握了运动与步行技巧,病情平稳,即可出院。回家后还将会有更长时间的康复锻炼过程。因此,应为患者制订一个家庭和社区的康复训练计划及注意事项。同时让家属熟悉训练细节,协助患者进行康复训练。

(1) 指导患者日常生活活动中如何保护关节:保护关节的要点是保持正确的姿势,减轻对关节的压力。在疼痛时避免继续负重,避免同一姿势长时间负荷,维持正常的关节和骨的力线。

(2) 指导患者运动:适合的运动为室内固定的自行车、滑雪机、登梯机。户外运动有高尔夫球、徒步、骑车、游泳、钓鱼、射击等。继续进行膝关节屈伸活动练习 3 个月,如果活动后出现关节肿胀,必须减少活动次数。可予热敷帮助消肿,如关节有严重的红、肿、热、痛,应及时到医院就诊。

(3) 行走安全指导:保护好膝关节,维持一定的体重。指导患者如何在不平坦的路面,斜坡和户外弯道路面安全行走。

(4) 定期复诊:保持心情舒畅,保证足够的睡眠,注意合理的饮食。定期复诊、随访。

案例二　脑卒中被动康复运动照护

(一) 案例简介

本案例描述的是一位有 20 多年高血压病史的老年男性患者,某日患者在家突发头晕、右侧肢体无力,言语含糊,口角流涎,家人见状立即拨打了急救电话,救护车运送过程中,患者出现了恶心呕吐的症状。在急诊,医生询问患者病史、体格检查后,急查头颅计算机体层扫描(computed tomography, CT)结果提示:左侧丘脑区出血,破入脑室内,拟诊"脑卒中",收入神经内科病房进一步治疗。住院期间患者出现了脑疝的并发症,经过医务人员的严密监护、及时抢救,患者病情逐渐稳定,意识清楚,生命体征稳定,但患侧肢体肌力、肌张力均很低,腱反射也低。康复护理措施早期介入,在不影响临床治疗前提下,责任护士对患者进行康复护理指导,保持抗痉挛体位,以预防压疮、肺部感染及痉挛模式的发生。

【情景准备】

情景一

人物:脑卒中患者及其家属、护士。

地点:急诊室。

物料:血压计、脉搏血氧饱和度监测仪、采集血标本等操作用物。

情景二

人物:脑卒中患者、护士。

地点:神经内科病房。

物料:已开好的医嘱单、静脉输液、康复各项评定等操作用物。

情景三

人物:脑卒中患者及其家属、护士。

地点:神经内科病房。

物料:病床康复训练项目等操作用物。

【教学目标】

素养目标:①能与患者进行有效沟通,缓解患者及其家属的焦虑与紧张情绪;②具有高度的责任心、爱心、耐心和团队合作精神;③具有良好的职业素养和护理职业道德。

知识目标:①熟悉脑卒中的危险因素、临床表现及主要功能障碍症状;②掌握脑卒中康复护理评定及康复护理目标、原则;③掌握脑卒中的护理诊断,并制订相关康复护理计划和护理措施;④掌握脑卒中患者抗痉挛体位的摆放、肢体被动运动技术,并给予患者个性化的康复健康教育。

技能目标:①能根据患者情况合理有效地完成康复护理病史采集与体格检查工作;②能根据患者情况完成科学的康复健康指导和健康教育手册的制作;③能熟练掌握康复抗痉挛体位摆放、肢体被动运动、康复护理评定等康复护理操作技能。

(二)实践教学案例

1. 教师授课信息

【情景说明】

老年人黄先生,65 岁,退休在家,患有高血压病史 20 多年了,血压最高达 200/100mmHg,平时口服左旋氨氯地平每日一片,血压控制管理不佳。家人紧张,患者不以为然。某日患者在家时,觉得有点头晕也没在意,取桌上物品时,结果右手突然没有力气,物品没拿稳掉在地上,家人听见声音,只见患者开始嘴角流涎,说话也含糊不清,右脚迈步有些吃力,即刻拨打 120 急救电话,救护车转运患者送至医院。

情景一:患者由 120 送到医院急诊大厅。患者平车推入,意识清楚,口齿不清,右侧肢体乏力。护士将患者安置在急诊室,给予患者平卧位,测氧饱和度,体格检查,通知医生。查看患者既往病史有高血压史,医嘱完善头颅 CT、血常规、血生化全套、凝血功能、心电图等检查,转入神经内科病房治疗。

情景二:入院后患者卧床休息,完善各项检查,开具医嘱鼻导管持续吸氧、降压治疗。给予抗痉挛体位,监测生命体征和 ADL 日常生活能力状况,关注患者不同时期心理变化。

情景三:经过一段时间的药物治疗、精心护理,患者意识清楚,生命体征稳定,但仍遗留患侧肢体肌力、肌张力均很低,腱反射也低。责任护士对患者做详细的健康教育,以促进疾病的早期恢复并预防并发症的发生。

【相关信息】

黄先生,65 岁,男性,已婚,育有 1 女,与妻子同住。患者退休前是公司的财务总监,有 20多年高血压病史,平时不按时服药,血压控制不佳。每到冬季常伴有头痛、头晕,每次会到社区卫生服务中心配些降血压、降血脂的药物服用,一般几天后症状就会缓解。

【教学目标】

情景一

素养目标:体恤患者的病痛,具有职业道德和同理心。

知识目标:掌握脑卒中的主要临床表现、危险因素、相关检查等。

技能目标:能正确实施康复护理病史采集与体格检查、血氧饱和度监测、体温单绘制等操作技术。

情景二

素养目标:关爱、关心患者,具有良好的沟通交流能力和团队合作精神。

知识目标:掌握脑卒中主要功能障碍症状;掌握脑卒中康复护理评定,并制订相关康复护理计划和护理措施。

技能目标:能正确实施采集康复护理病史、静脉输液、氧气吸入、康复护理评定等操作技术。

情景三

素养目标:具有耐心、责任心,职业责任感提升。

知识目标:掌握为患者提供个性化的健康教育指导方法。

技能目标:能正确实施个性化的健康教育和出院指导。

2. 学生学习信息

【情景说明】

作为一名护士,现有一名脑卒中的患者。

情景一:患者在家属的陪同下来到急诊大厅,患者平车推入,意识清楚,口齿不清,右侧肢体乏力。

情景二:患者在家属的陪同下入住神经内科病房。医生查房后,开具医嘱。

情景三:经过常规药物治疗、康复护理训练,患者病情逐渐稳定,但遗留患侧肢体肌力、肌张力均很低的问题。康复护理措施早期介入,在不影响临床治疗前提下,责任护士对患者进行康复护理指导,保持抗痉挛体位,以预防压疮、肺部感染及痉挛模式的发生。并向患者做详细的康复健康教育。

【学习任务】

情景一:请对患者进行康复护理病史采集和重点查体,并结合所给信息提出目前患者的康复护理问题和主要护理措施。

情景二:根据医嘱单正确执行医嘱,并基于患者目前的病情给予准确的康复健康指导以及向患者解释主要康复运动疗法的意义。

情景三:患者病情平稳,请评估患者目前主要功能障碍症状以及家庭支持状况,对患者及其照护者进行康复指导,尤其是家庭康复功能锻炼的指导。

【实施要求】

每个情景护士均有 5 ~ 8min 对患者进行康复评定或实施护理干预,并进行相关康复知识的宣教。

【知识储备】

(1)脑卒中的主要功能障碍。

(2)脑卒中的运动功能评估。

(3)脑卒中的正确护理诊断,康复护理目标与原则。

（4）脑卒中患者抗痉挛体位的摆放、肢体被动运动技术,以及个性化的康复健康教育。

3. 标准化病人信息

【个人基本信息】

黄先生,65岁,男性,已婚,有妻子、女儿,身体健康。生于本地,退休前是公司的财务总监,有20多年的高血压病史。现在与妻子居住,平时不注意锻炼身体,不按时服用降压药,季节适宜的时候喜欢和老同事外出旅游。

【疾病相关信息】

（1）本次就诊相关信息:某日黄先生在家突发头晕、右侧肢体无力,言语含糊,口角流涎,家人见状立即拨打了急救电话。救护车运送过程中,患者出现了恶心呕吐的症状。送患者到医院。

（2）既往疾病相关信息:黄先生,患有高血压病20多年了,最高达200/100mmHg,平素口服左旋氨氯地平1片/d,不注意按时服药,血压控制管理不佳。家人紧张,患者不以为然。每到冬季常伴有头痛、头晕,每次会到社区卫生服务中心配些降血压、降血脂的药物服用,一般几天后症状就会缓解。没有其他疾病。也没有外伤、手术史。没有药物及食物过敏史。没有家族性遗传病史。

【情景描述】

情景一:某三甲医院的急诊大厅,人头攒动。黄先生由救护车平车推入急诊室。到院后,急诊预检护士快速询问了患者的发病经过,查体发现其言语不清、右侧肢体乏力,体温37℃;心率80次/min;呼吸20次/min;血压180/100mmHg;血氧饱和度95%。快速分诊至神经内科,医生立即为患者安排头颅CT检查,CT结果提示:左侧丘脑区高密度。

[患者妻子]表情紧张,一进急诊大厅,妻子就大声讲:"护士,快看看我先生他怎么了?这一路过来头痛、半面没知觉、呕吐。"

[患者]言语不清,口角流涎,表现出恐惧,含糊不清讲着"护士,我是不是快不行了?我头痛、呕吐,身体动不了吗?"

[患者]配合护士完成体温和血氧饱和度的测量,康复护理评定。

[患者妻子]如果护士询问先生疾病情况,请回答疾病的相关问题,过程中表现出焦虑、自责,询问"我先生生命有危险吗?"如果护士询问患者自理能力,请回答"他生活基本自理,有啥事或者生病都是自己扛着的。看到他现在这个样子我真的很害怕。"

情景二:安静的病房,黄先生平卧在病床上,氧气吱吱地通过绿色的鼻导管缓缓地吸入。护士推着治疗车进入病房,给予患者床上抗痉挛体位摆放。

[患者]如果护士打算给他静脉输液,表现出呼吸平稳,语速平缓,询问"医生给我输的什么药啊?能不能不打针啊?打了静脉针,吃饭、上厕所更不方便,我本来右侧身体就无力气。"

[患者妻子]护士给予患者床上抗痉挛体位摆放,问"为什么?对患者的肢体有帮助吗?"

情景三:早上,阳光照进了病房,安静的病房里传来了轻微的声音,黄先生在病床上做康复被动运动,妻子也在陪伴。护士拿着健康宣教手册在床旁。

[患者]因为病情稳定,肢体被动运动效果较好,表现出轻松、愉快,倾听护士的讲解,然后说"你说得很仔细,不过我还是有几个问题想问问您"。

◇　我现在都逐步恢复了,为什么要用抗痉挛体位啊?不能随意摆放体位啊?

◇　你刚才说的肢体被动运动我应该听懂了,但我还是不知道该怎么样做?

◇　你说让我要保护患侧肢体,是否会发生肩关节脱位?

◇　我也想坚持啊!不过有时候生活习惯不好,我的右侧肢体恢复有希望吗?

[妻子]对护士表示感激,然后询问"麻烦你再跟我先生强调一下,坚持康复训练,我先生是急性子,啥事情都喜欢快。""还有你教教我关节活动的手法,我先生说这方法蛮管用的,每次你们帮他肢体被动运动后,他都会觉得轻松些。"

(三)核心知识点解析

1. 脑卒中的主要功能障碍 由于病变性质、部位、病变严重程度等的不同,患者可能单独发生某一种障碍或同时发生几种障碍。其中以运动功能和感觉功能障碍最为常见。

(1)运动功能障碍:多表现为一侧肢体瘫痪,即偏瘫。脑卒中患者运动功能的恢复,一般经过弛缓性瘫痪期、痉挛期和恢复期3个阶段。

(2)感觉功能障碍:主要表现为痛觉、温度觉、触觉、本体觉和视觉的减退或丧失。

(3)共济障碍:又称共济失调。脑卒中患者常见的共济失调有大脑性共济失调、小脑性共济失调。

(4)言语障碍:包括失语症和构音障碍。

(5)认知障碍:主要包括意识障碍、智力障碍、失认症和失用症等高级神经功能障碍。

(6)ADL能力障碍:脑卒中患者,由于运动功能、感觉功能、认知功能等多种功能障碍并存,导致ADL能力障碍。

(7)继发性功能障碍:包括心理障碍、膀胱与直肠功能障碍、肩部功能障碍、关节活动障碍、面神经功能障碍、疼痛、骨质疏松、失用综合征、误用综合征、深静脉血栓形成。

2. 脑卒中的运动功能评定 脑卒中后运动功能障碍多表现为偏侧肢体瘫痪,是致残的重要原因。评定常采 Bobath、上田敏、Fugl-Meyer 评定等方法。运动功能评估主要是对运动模式、肌张力、肌肉协调能力进行评估。

肢体的运动功能障碍按照脑卒中后各期(弛缓性瘫痪期、痉挛期、相对恢复和后遗症期)的状况,采用 Brunnstrom6 阶段评估法,可以简单分为:I期—迟缓阶段;II期—出现痉挛和联合反应阶段;III期—连带运动达到高峰阶段;IV期—异常运动模式阶段;V期—出现分离运动阶段;VI期—正常运动状态。

3. 脑卒中的康复护理目标和原则

(1)康复目标:采用一切有效的措施,预防脑卒中后可能发生的残疾和并发症(如压疮、坠积性肺炎或吸入性肺炎、泌尿系感染、深静脉血栓形成等),改善受损的功能(如感觉、运动、语言、认知和心理等),提高患者的日常生活活动能力和适应社会生活的能力,即提高脑卒中患者的生活质量,重返家庭和工作岗位,最终成为独立的社会的人。

(2)康复训练的原则:①选择合适的早期康复时机;②康复治疗计划是建立在康复评定的基础上,由康复治疗小组共同制订,并在治疗方案实施过程中逐步加以修正和完善;③康复治疗始终贯穿于脑卒中治疗的全过程,做到循序渐进;④康复治疗要有患者的主动参与和家属的积极配合,并与日常生活和健康教育相结合;⑤采用综合康复治疗,包括物理治疗、作业治疗、言语治疗、心理治疗、传统康复治疗和康复工程等方法。

4. 脑卒中的主要护理诊断

(1)急性意识障碍:与脑出血所致大脑功能受损有关。

(2)清理呼吸道无效:与意识障碍有关。

(3)自理缺陷:与医源性限制及肢体功能障碍有关。

(4)潜在并发症:脑疝、上消化道出血、肺部感染、心肌梗死、非酮症高渗性昏迷、压疮。

5. 脑卒中患者被动运动指导 脑卒中弛缓性瘫痪期是指发病1~3周内(脑出血2~3周,

脑梗死 1 周左右),患者意识清楚或有轻度意识障碍,生命体征平稳,但患肢肌力、肌张力均很低,腱反射也低。康复护理措施应早期介入,以不影响临床抢救,不造成病情恶化为前提。目的是预防并发症以及继发性损害,同时为下一步功能训练做准备。

弛缓性瘫痪期的被动活动:如病情较稳定,在病后第 3 ~ 4 天起患肢所有的关节都应做全范围的关节被动活动,以防关节挛缩。每天 2 ~ 3 次,活动顺序从大关节到小关节循序渐进,缓慢进行,切忌粗暴。直到主动运动恢复。

(1)弛缓性瘫痪期的按摩:对患肢进行按摩可促进血液、淋巴回流,防止和减轻水肿,同时又是一种运动感觉刺激,有利于运动功能恢复。按摩要轻柔、缓慢、有节律地进行,不可用强刺激性手法。对肌张力高的肌群用安抚性质的推摩,对肌张力低的肌群则予以摩擦和揉捏。

(2)弛缓性瘫痪期的主动活动:弛缓性瘫痪期的所有主动训练都是在床上进行的。主要原则是利用躯干肌的活动以及各种手段,促使肩胛带和骨盆带的功能恢复。

(3)翻身训练:尽早使患者学会向两侧翻身,以免长期固定于一种姿势,出现继发压疮及肺部感染等并发症。

6. 抗痉挛体位的目的、意义,以及抗痉挛体位摆放指导

(1)目的及意义:为了预防或减轻痉挛和畸形的出现,根据患者疾病特点设计的一种治疗性体位,以预防以后出现并发症及继发性损害。

(2)以偏瘫患者抗痉挛体位摆放(右侧是患侧)为例:

1)仰卧位:头部垫薄枕,患侧肩胛和上肢下垫一长枕,上臂旋后,肘与腕均伸直,掌心向上,手指伸展位,整个上肢平放于枕上;患侧髋下、臀部、大腿外侧放垫枕,防止下肢外展、外旋;膝下稍垫起,保持伸展微屈。该体位尽量少用,一方面易引起压疮,另一方面易受紧张性颈反射的影响,激发异常反射活动,强化患者上肢的屈曲痉挛和下肢的伸肌痉挛。

2)健侧卧位:健侧在下,患侧在上,头部垫枕,患侧上肢伸展位,使患侧肩胛骨向前向外伸,前臂旋前,手指伸展,掌心向下;患侧下肢取轻度屈曲位,放于长枕上,患侧踝关节不能内翻悬在枕头边缘,防止足内翻下垂。

3)患侧卧位:患侧在下,健侧在上,头部垫枕,患臂外展前伸旋后,患肩向前拉出,以避免受压和后缩,肘伸展,掌心向上;患侧下肢轻度屈曲位放在床上,健腿屈髋屈膝向前放于长枕上,健侧上肢放松,放在胸前的枕上或躯干上。该体位是最重要的体位,是偏瘫患者的首选体位,一方面患者可通过健侧肢体早日进行一些日常活动,另一方面可通过自身体重对患侧肢体的挤压,刺激患侧的本体感受器,强化感觉输入,也抑制患侧肢体的痉挛模式。

第二节 老年人心理与精神照护

一、老年人心理与精神照护特点

第三届国际心理卫生大会将心理健康(mental health)定义为:"所谓心理健康,是指在身体、智能以及情感上与他人的心理健康不相矛盾的范围内,将个人心境发展成最佳状态。"进入老年期,各种生理功能逐渐衰退,并常常面临社会角色的改变、疾病、丧偶等生活事件,老年人必须努力面对和适应这些事件。有很多因素可能影响老年人的心理,如果适应不良,常可导致一些心理问题,如焦虑、抑郁、孤独、自卑、空巢综合征等,甚至出现严重的精神障碍,损害老年人的健康,降低生命质量。随着老龄化和高龄化的快速发展,老年人的心理精神卫生必须受到高度关注,以促进健康老龄化。

2019年7月我国发布的《健康中国行动(2019—2030年)》强调加强心理健康服务体系建设和规范化管理,提出在各级各类医疗机构和专业心理健康服务机构,对发现存在心理行为问题的个体,提供规范的诊疗服务。老年人精神障碍的临床表现往往不典型或明显不同于青年、中年人,其护理常有特殊性,常见的精神障碍包括神经症、精神障碍、老年失智症等。本节后续将就老年人中常见的、对老年人危害较大的老年期抑郁症和老年期痴呆中的阿尔茨海默病患者设计案例来进行重点阐述。

(一) 老年人的心理变化特点

1. **感知觉**　随着老化,老年人的感觉器官逐渐衰退,出现老花眼、听力下降、味觉减退等,这些都会给老年人的生活和社交活动带来诸多不便。例如,由于听力下降,容易误听、误解他人的意思,出现敏感、猜疑甚至有心因性偏执观念。知觉一般尚能保持,只是易发生定向力障碍,影响其对时间、地点、人物的辨别。

2. **记忆**　老年人可能是由于中枢胆碱能递质系统的功能减退,导致记忆能力减退。老年人记忆变化特点为:有意记忆为主,无意记忆为辅;近事容易遗忘,而远事记忆尚好;再认能力可,回忆能力相对较差,有命名性遗忘;机械记忆不如年轻人,在规定时间内速度记忆衰退,但理解性记忆、逻辑性记忆常不逊色。

3. **智力**　智力分为流体智力和晶体智力两大类。流体智力是指获得新观念、洞察复杂关系的能力,主要与人的神经系统的生理结构和功能有关。晶体智力指对词汇、常识等的理解能力,与后天的知识、文化和经验的积累有关。随着年龄增长,老年人的流体智力呈逐渐下降的趋势,高龄后下降明显;而晶体智力则保持相对稳定,随着后天的学习和经验积累,有的甚至还有所提高,到高龄后才缓慢下降。

4. **思维**　由于老年人记忆力的减退,无论在概念形成、解决问题的思维过程,还是创造性思维和逻辑推理方面都受到影响,而且个体差异较大。

5. **人格**　老年期人格(即人的特性或个性,包括性格、兴趣、爱好、倾向性、价值观、才能和特长等)逐渐发生相应改变,如由于记忆减退,说话重复唠叨,再三叮嘱,总怕别人和自己一样忘事;学习新事物的能力降低、机会减少,故多根据老经验办事,保守、固执、刻板,因把握不住现状而易产生怀旧和发牢骚等;对健康和经济的过分关注与担心易产生不安与焦虑。

6. **情感与意志**　老年人的情感和意志因社会地位、生活环境、文化素质的不同而存在较大差异。老化过程中情感活动是相对稳定的,即使有变化也是生活条件、社会地位变化所造成的,并非年龄本身所决定。

(二) 老年人心理变化的影响因素

1. **各种生理功能减退**　各种生理功能减退出现老化现象,如神经组织,尤其是脑细胞逐渐发生萎缩并减少,神经递质功能减退,导致精神活动减弱,反应迟钝,记忆力减退,尤其表现在近期记忆方面。视力及听力也逐渐减退,感知觉能力随之降低。

2. **社会地位的变化**　由于社会地位的改变,可使一些老年人发生种种心理上的变化,如孤独感、自卑、抑郁、烦躁等。

3. **家庭人际关系**　离退休后,老年人的主要活动场所由工作单位转为家庭。家庭成员之间的关系,对老年人影响很大,如子女对老年人的态度、代沟产生的矛盾、相互间的沟通理解程度等。

4. **营养状况**　为维持人体组织与细胞的正常生理活动，老年人需要足够的营养，如蛋白质、糖、脂肪、水、盐类、微量元素、维生素等都是必需的营养物质。当营养不足时，尤其是神经组织及细胞缺乏营养时，常可出现精神不振、乏力、记忆力减退、对外界事物不感兴趣，甚至发生抑郁及其他精神神经症状。

5. **体力或脑力过劳**　体力及脑力过劳均会使记忆减退、精神不振、乏力、思想不易集中，甚至产生错觉、幻觉等异常心理。

6. **睡眠障碍**　研究表明，绝大多数老年人存在入睡困难、觉醒次数多、早醒等睡眠问题，严重者导致睡眠障碍，容易引起注意力不能集中、记忆下降、烦躁、焦虑、易怒、抑郁，甚至引发心理障碍和精神疾病。

7. **疾病**　有些疾病会影响老年人的心理状态，如脑动脉硬化，导致脑组织供血不足，脑功能减退，促使记忆力减退加重，晚期甚至会发生老年期痴呆等。脑卒中等可使老年人卧床不起，生活不能自理，以致产生悲观、孤独等心理状态。

（三）老年人常见心理问题

1. **焦虑**　焦虑（anxiety）包括指向未来的害怕不安和痛苦的内心体验、精神运动性不安以及伴有自主神经功能失调表现三方面症状，分急性焦虑和慢性焦虑两类。

（1）原因：①体弱多病，行动不便，力不从心；②疑病性神经症；③各种应激事件，如离退休、丧偶、丧子、经济窘迫、家庭关系不和、搬迁、社会治安以及日常生活常规的打乱等；④某些疾病如抑郁症、老年失智症、甲状腺功能亢进、低血糖、直立性低血压等，以及某些药物副作用，如抗胆碱能药物、咖啡因、β受体阻滞剂、皮质类固醇、麻黄碱等。

（2）表现：急性焦虑主要表现为惊恐发作（panic attack），突然感到不明原因的惊慌、紧张不安、心烦意乱、坐卧不安、失眠，或激动、哭泣，常伴有潮热、大汗、口渴、心悸、气促、脉搏加快、血压升高、尿频尿急等躯体症状，一般持续几分钟到几小时。慢性焦虑表现为持续性精神紧张，表现为经常提心吊胆，有不安的预感，处于高度的警觉状态，容易被激怒。

2. **抑郁**　抑郁（depression）是一种极其复杂、正常人也经常以温和方式体验到的情绪状态。当抑郁持续2周以上，表现符合《精神障碍诊断与统计手册》第5版（Diagnostic and Statistical Manual of Mental Disorders-Ⅴ，DSM-Ⅴ）的诊断标准则为重性抑郁障碍或抑郁症。

（1）原因：①增龄引起的生理、心理功能退化；②慢性疾病，如高血压病、冠心病、糖尿病及癌症等因躯体功能障碍和因病致残导致自理能力下降或丧失；③较多的应激事件，如离退休、丧偶、失独、经济窘迫、家庭关系不和等；④低血压症；⑤孤独；⑥消极的认知应对方式等。

（2）表现：抑郁症状主要包括情绪低落、思维迟缓和行为活动减少。老年人抑郁的表现特点为以躯体症状为主要表现形式，心境低落表现不太明显，称为隐匿性抑郁（masked depression）；或疑病症状（hypochondriasis）较突出、可出现"假性痴呆"（pseudodementia）等；严重抑郁症老年人的自杀行为很常见，也较坚决，如疏于防范，自杀成功率也较高。

3. **孤独**　孤独（loneliness）是一种被疏远、被抛弃和不被他人接纳的情绪体验。

（1）原因：①离退休后远离社会生活；②无子女或因子女独立成家后成为空巢家庭；③体弱多病，行动不便，降低了与亲朋来往的频率；④性格孤僻；⑤丧偶。

（2）表现：伤感、抑郁情绪，精神萎靡不振，常偷偷哭泣，顾影自怜，如体弱多病，行动不便时，上述消极感会明显加重，久之机体免疫功能降低，容易导致躯体疾病。孤独也会使老年人选择更多的不良生活方式，如吸烟、酗酒、不爱活动等。有的老年人会因孤独而转化为抑郁症，有自杀倾向。

4. **自卑**（inferiority） 即自我评价偏低,当人的自尊需要得不到满足,又不能恰如其分、实事求是地分析自己时,就容易产生自卑心理。

(1)原因:①老化引起的生活能力下降;②疾病引起的部分或全部生活自理能力和适应环境的能力的丧失;③离退休后,角色转换障碍;④家庭矛盾。

(2)表现:一个人形成自卑心理后,往往从怀疑自己的能力到不能表现自己的能力,从而怯于与人交往到孤独地自我封闭。本来经过努力可以达到的目标,也会认为"我不行"而放弃追求。

5. **空巢综合征** 空巢老年人常由于人际疏远、缺乏精神慰藉而产生被疏离、舍弃的感觉,出现孤独、空虚、寂寞、伤感、精神萎靡、情绪低落等一系列心理失调症状,称为空巢综合征（empty nest syndrome）。

(1)原因:①从工作岗位上退下来后感到冷清、寂寞;②对子女情感依赖性强,有"养儿防老"的传统思想,及至老年期正需要儿女做依靠的时候,儿女却不在身边;③本身性格方面的缺陷,对生活兴趣索然,缺乏独立自主、重新设计晚年美好生活的信心和勇气。

(2)表现:①精神空虚,无所事事。子女离家之后,父母原来多年形成的紧张有规律的生活被打破。②孤独、悲观、社会交往少。③躯体化症状,如失眠、早醒、睡眠质量差、头痛、食欲缺乏、心悸、气短、消化不良、高血压、消化性溃疡等。

二、老年人心理与精神照护典型案例

案例一 老年期抑郁症患者照护

(一) 案例简介

老年女性患者,62岁,已退休7年。退休后,不爱出门,不愿与外人接触,食欲减退,体重减轻,自诉经常胃部不适。此外,患者注意力不集中,记忆力减退,生活懒散,睡眠质量差,出现明显自责自罪,认为活着是受罪并有自杀倾向。家属陪同患者到医院就医,诊断为老年期抑郁症。住院期间予以药物治疗、无抽搐电休克治疗（modified electro- convulsive therapy,MECT）和相关护理后,患者症状明显改善,现准备出院。

【情景准备】

情景一

人物:老年期抑郁症患者及其家属、护士。

地点:医养结合病房。

物料:血压计、体温计、已开好的医嘱单等操作用物。

情景二

人物:老年期抑郁症患者及其家属、医生、护士。

地点:医养结合病房。

物料:抢救车。

情景三

人物:老年期抑郁症患者及其家属、护士。

地点:医养结合病房。

物料:病床等操作用物。

【教学目标】

素养目标:①能与患者进行有效沟通,识别和缓解患者的心理困扰;②具有高度的责任心、洞察力和团队合作精神;③具有良好的职业素养和护理职业道德。

知识目标:①熟悉老年人心理健康的标准,以及维护和促进老年人心理健康的一般措施;②熟悉老年期抑郁症的护理评估要点及常见辅助检查;③掌握老年期抑郁症的临床分型及其主要表现;④能够根据老年期抑郁症的不同分型做出正确的护理诊断,并制订相关的护理计划和护理措施。

技能目标:①能根据患者情况正确实施病史采集与体格检查;②能根据患者情况完成科学合理的入院健康宣教和出院健康指导;③能熟练掌握卧位安置、体温单绘制、急救护理、心理护理和用药指导等操作技术。

(二)实践教学案例

1. 教师授课信息

【情景说明】

患者李阿姨退休 7 年期间,总感觉自己一无是处,高兴不起来,消极悲观,不爱出门,不愿与外人接触,食欲减退,胃部疼痛不适,消化科检查无明显病理体征,自行服用"胃药"不能缓解,体重减轻;注意力不集中,记忆力减退,生活懒散,睡眠质量差。患者子女长期未回家探望老人。最近几日拒绝出门、自责自罪明显,常自述活着是受罪,还不如死去。家中保姆发现患者有自杀倾向,便通知患者儿子将患者带去医院就医。

情景一:患者在门诊就诊后考虑老年期抑郁症,转入病房治疗。入院后完善血常规、血浆抗体测定、三碘甲状腺原氨酸、甲状腺素、CT 等辅助检查。诊断为老年期抑郁症后,医生开具医嘱:舍曲林 + 西酞普兰药物治疗;心理治疗;加强营养补充,特别是补充脑营养,补充富含维生素和色氨酸的食物,还要摄入适量的胆固醇。做好心理护理并监测患者生命体征。

情景二:入院当天,患者卧床休息,情绪低落,自述不想住院,想快点死去。病区责任护士通知医生并实时监护,嘱患者家属床旁照护患者且不要离开。夜间,患者以上厕所为由到厕所用玻璃自杀,被家属及时发现并告知医生处理。医生新开医嘱:MECT 治疗。

情景三:经过一段时间的药物、心理治疗和精心护理,患者症状缓解,精神状态好转,食欲增强,不再过分地自责自罪,能认清退休现实。病区责任护士通知患者及其儿子择日可以出院,并向患者做了详细的健康教育。

【相关信息】

李阿姨,62 岁,女性,丧偶,育有 1 儿 1 女。丈夫 3 年前因车祸去世,目前与保姆一起居住。患者退休前是某单位主任,既往体健,性格外向,但胆小怕事,做事谨小慎微,追求完美。退休后,患者闲暇时间增多无所事事,子女常年又不在身边。近半年来开始不愿与人打交道,喜欢胡思乱想,自责自罪,觉得活着没什么意思。

【教学目标】

情景一

素养目标:体恤患者的心理困扰,具有良好的沟通交流能力和同理心。

知识目标:熟悉老年期抑郁症的护理评估要点及常见辅助检查;掌握相关的心理护理和用药护理。

技能目标:能正确实施病史采集与体格检查、入院健康宣教、卧位安置、体温单绘制、用药指导等操作技术。

情景二

素养目标:关爱、关心患者,具有良好的洞察力和团队合作精神。

知识目标:掌握老年期抑郁症临床分型的表现,以及自杀的急救护理。

技能目标:能正确识别自杀倾向、急救护理等操作技术。

情景三

素养目标:具有耐心、责任心,职业责任感提升。

知识目标:熟悉老年人心理健康的标准,以及维护和促进老年人心理健康的一般措施;掌握老年抑郁症患者的健康指导。

技能目标:能正确实施出院的健康指导,尤其是心理护理和用药指导。

2. 学生学习信息

【情景说明】

作为一名护士,现有一名老年期抑郁症的患者。

情景一:患者在家属的陪同下入住病房。患者消瘦,情绪低落,排斥住院。医生查房后,下达了医嘱。

情景二:患者在病床上休息,家属病房里照顾患者。

情景三:经过积极的药物、心理治疗,患者情况好转并可择日出院。患者及其家属获得相应的健康教育和出院指导。

【学习任务】

情景一:请对患者进行病史采集和重点查体,并结合所给信息提出目前患者的主要护理问题和护理措施。根据医嘱单正确执行医嘱,着重掌握心理护理和用药护理。

情景二:做好患者自杀的急救护理,并基于目前状况对护理问题和护理措施动态调整。

情景三:患者病情好转,根据老年人的心理健康标准评估患者,对患者及其照护者进行出院的健康指导,尤其是心理护理和用药指导。

【实施要求】

每个情景护士均有 5 ~ 8min 对患者进行评估或实施护理干预,并进行相关知识的宣教。

【知识储备】

(1)老年人心理健康的标准,以及维护和促进老年人心理健康的一般措施。

(2)老年期抑郁症的护理评估要点及常见辅助检查。

(3)掌握老年期抑郁症的临床分型及其主要表现。

(4)老年期抑郁症的主要护理诊断,相关的护理计划和护理措施。

3. 标准化病人信息

【个人基本信息】

李阿姨,62 岁,女性,丧偶,有一个儿子和一个女儿,子女身体健康,丈夫 3 年前因为车祸去世。生活于本地,退休前是某单位主任,专注于工作,行事严谨,追求完美。现在与儿子请的保姆一起居住,家人偶尔回家探望。退休后就不愿外出和与人打交道,常常居家不愿外出,靠看电视和发呆打发时间。

【疾病相关信息】

(1)本次就诊相关信息:最近 1 周李阿姨拒绝出门,连房间都不怎么出,大部分时间躺在床上,有时候还悄悄流泪。常常自述活着是受罪,还不如死去。家中保姆见状便安慰李阿姨,李阿姨非但不听,还说活着太痛苦了,还不如死去。保姆以为李阿姨仅是嘴上说说就没有多想,有一天下午发现李阿姨拿着一瓶安眠药准备吃,被保姆及时发现并制止。保姆觉得李阿姨现在的情况有些严重,已经有自杀倾向了,便立即通知患者儿子将李阿姨带去医院就医。

（2）既往疾病相关信息：李阿姨退休前身体状况良好，偶尔感冒，无其他慢性疾病，工作期间会到医院定期体检。7年前，李阿姨退休了，由于一下子闲下来了，觉得心里空落落的。老伴去世得早，子女常年又不在身边，容易感到孤独。平常总感觉自己一无是处，高兴不起来，很容易情绪低落。慢慢地，李阿姨不爱出门了，不愿与外人接触，食欲减退，经常胃痛，但检查不出来原因，自己吃药也不怎么缓解，体重减轻，注意力不集中，记忆力减退，生活懒散，睡眠质量变差。这种状况长期未得到缓解，使李阿姨情况变得更差。李阿姨既往无外伤史、手术史、药物及食物过敏史，没有家族性遗传病史。

【情景描述】

情景一：某医养结合病房，医务人员都在各司其职。李阿姨在儿子的陪同下来到护士站。她精神萎靡，情绪低落。

[患者儿子]"护士，上午刚去看了门诊，医生建议我们住院，钱已经交了，现在来办理入院。"

[患者]坐在护士站前的凳子上，表现出抗拒，"我不想住院，没有什么意思"。

[患者儿子]略微不耐烦地回答其母亲"生病了该来看就要来看，不要考虑这么多"。如果护士询问患者儿子其母亲的生活等基本情况，儿子回答不上并说道，"我工作比较忙，平常没有太多时间照顾母亲，我需要打电话问家里保姆。"随后与保姆沟通完成入院相关程序。

[患者]护士对患者进行入院的护理评估。如果护士询问患者有关目前心理状态和身体感受，患者表现出消极悲观，"反正就这样了，该死了"。

情景二：晚间，安静的病房，李阿姨背对着门的方向侧躺在病床上，其儿子坐在床旁玩手机。患者以上厕所为由到厕所用厕所玻璃角划破双手手部动脉，儿子发现其母亲久久未出厕所，便开门查看，发现患者手部流血不止，立即呼叫医务人员。医生和护士到达病房实施急救处理。

[患者儿子]儿子焦急地与母亲沟通，"你一天在想什么啊，心里有事可以告诉我们呀"。

[患者]如果护士给患者包扎止血，患者表现出拒绝，请说"你们不要管我，让我死了算了"。如果护士给患者做心理护理，患者情绪从反抗逐渐转为平静，请说"我一个人孤苦伶仃的，也没有人管我。以前在单位上班还有事做，把时间占到，现在闲下来觉得自己活着也没有意义了，就让我死了算了吧。"

[患者儿子]护士向家属宣教自杀、自伤的预防与应急处理与健康教育。儿子担忧并询问："我母亲这个状态要怎么才能缓解啊，害怕一不注意没看到就……"

情景三：李阿姨今天出院，子女都来到医院准备接她回家。护士拿着出院的药物来到病房。

[患者子女]对护士表示感谢，然后说道"有些问题还想请教下你们"。

◇"我妈妈这个情况，再次出现自杀的概率大不大？我们平常需要怎么预防呢？"

◇"她吃药需要吃到什么时候，因为我妈妈不喜欢吃药，我怕她自己悄悄不吃了。"

◇"这些药跟在医院吃的有差别吗？还有什么需要我们注意的吗？"

[患者]因为要与子女一起回家，表现出愉快，耐心听护士的讲解，然后说"非常感谢你们，但我想知道我这种情况可以完全好了吗？我又害怕自己容易胡思乱想。能不能告诉我，在什么情况下我需要向他人或者来医院求助？"

（三）核心知识点解析

1. **老年人心理健康的标准** 综合国内外心理治疗师对老年人心理健康标准的研究，结合我国老年人的实际情况，老年人心理健康的标准可从以下六个方面进行界定：认知正常；情绪健康;关系融洽;环境适应;行为正常;人格健全。

2. 维护和促进老年人心理健康的一般措施

(1)帮助老年人正确认识和评价衰老、健康和死亡。

(2)做好离退休的心理调节。

(3)鼓励老年人适当用脑。

(4)妥善处理家庭关系。

(5)注重日常生活中的心理保健。

(6)营造良好的社会支持系统。

(7)心理咨询和心理治疗。

3. 老年期抑郁患者护理评估中健康史的内容　多数患者具有数月的躯体症状,如头痛、头昏、乏力,全身部位不确定性不适感,失眠、便秘等。有些患者患有慢性疾病,如高血压病、冠心病、糖尿病及癌症等,或有躯体功能障碍。另外,老年期抑郁症的发病与下列因素有关:

(1)遗传因素:早年发病的抑郁症患者,具有明显的遗传倾向。

(2)生化异常:增龄引起中枢神经递质改变如 5- 羟色胺和去甲肾上腺素功能不足以及单胺氧化酶活性升高,影响情绪的调节。

(3)神经 - 内分泌功能失调:下丘脑 - 垂体 - 肾上腺皮质轴功能失调导致昼夜周期波动规律紊乱。

(4)心理社会因素:生活事件如退休、丧偶、独居、家庭纠纷、经济窘迫、躯体疾病等对老年抑郁症产生、发展有影响。具有神经质性格的人比较容易发生抑郁症。老年人的抑郁情绪还与消极的认知及应对方式如自责、回避、幻想等有关。

4. 老年期抑郁患者的临床表现　老年抑郁症的临床症状群与中青年的相比有较大的临床变异,症状多样化,趋于不典型。老年抑郁症患者更易以躯体不适的症状就诊,而不是抑郁心境。具体表现如下:

(1)疑病性:患者常从一种不太严重的身体疾病开始,继而出现焦虑、不安、抑郁等情绪,由此反复去医院就诊,要求医生予以保证,如要求得不到满足则抑郁症状更加严重。疑病性抑郁症患者疑病内容常涉及消化系统症状,便秘、胃肠不适是此类患者最常见也是较早出现的症状之一。

(2)激越性:激越性抑郁症最常见于老年人,表现为焦虑恐惧,终日担心自己和家庭将遭遇不幸,坐卧不安,惶惶不可终日,夜晚失眠或反复追念着既往不愉快的事,责备自己做错了事导致家人和其他人的不幸,对环境中的一切事物均无兴趣,可出现冲动性自杀行为。

(3)隐匿性:抑郁症的核心症状是心境低落,但老年抑郁症患者以躯体症状为主要表现形式,常见的躯体症状有睡眠障碍、头疼、疲乏无力、胃肠道不适、食欲下降、体重减轻、便秘、颈背部疼痛、心血管症状等,情绪低落不太明显,因此极易造成误诊。隐匿性抑郁症常见于老年人,以上症状往往查不出相应的阳性体征,服用抗抑郁药可缓解、消失。

(4)迟滞性:表现为行为阻滞,通常以随意运动缺乏和缓慢为特点,肢体活动减少,面部表情减少,思维迟缓,内容贫乏,言语阻滞。患者大部分时间处于缄默状态,行为迟缓,重则双目凝视,情感淡漠,对外界动向无动于衷。

(5)妄想性:大约有 15% 的患者抑郁比较严重,可以出现妄想或幻觉,看见或听见不存在的东西;认为自己犯下了不可饶恕的罪恶,听见有声音控诉自己的不良行为或谴责自己,让自己去死。由于缺乏安全感和无价值感,患者认为自己已被监视和迫害。这类妄想一般以老年人的心理状态为前提,与他们的生活环境和对生活的态度有关。

(6)自杀倾向:自杀是抑郁症最危险的症状。自杀行为在老年期抑郁症患者中很常见,而且很坚决,部分患者可以在下定决心自杀之后,表现出镇定自若,不再有痛苦的表情,进行各种安排,如会见亲人等,寻求自杀的方法及时间等。

(7)抑郁症性假性痴呆:抑郁症性假性痴呆常见于老年人,为可逆性认知功能障碍,经过抗抑郁治疗可以改善。

(8)季节性:有些老年人具有季节性情感障碍的特点。抑郁常于冬季发作,春季或夏季缓解。

5. 老年期抑郁患者的辅助检查

(1)抑郁状态评估:可采用标准化评定量表对抑郁的严重程度进行评估,见表 3-2-1。这些量表主要测量患者的抑郁状态,其中流调中心以抑郁量表在社区人群健康调查中应用广泛,汉密尔顿抑郁量表、老年抑郁量表是临床上应用简便并且已被广泛接受的量表。

(2)CT、磁共振成像(magnetic resonance imaging,MRI):可显示脑室扩大和皮质萎缩。

(3)压力与应对评估:应重视老年人压力源的性质、强度、持续时间,以及老年人对压力的应对方式。可采用标准化量表,包括社会再适应量表(social readjustment rating scale,SRRS)、应对方式量表(肖计划编制),特质应对方式问卷(trait coping style questionnaire,TCSQ)等。

表 3-2-1 评估抑郁的量表

量表	功能状态评估
汉密尔顿抑郁量表(Hamilton depression scale,HAMD)	抑郁状态
老年抑郁量表(geriatric depression scale,GDS)	抑郁状态
流调中心用抑郁量表(center for epidemiological studies depression,CES-D)	抑郁状态
Zung 抑郁自评量表(self-rating depression scale,SDS)	抑郁状态
Beck 抑郁量表(Beck depression inventory,BAI)	抑郁状态
患者健康问卷抑郁量表(the depression module of the patient health questionnaire,PHQ-9)	抑郁状态

6. 老年期抑郁患者的常见护理诊断/问题

(1)应对无效:与不能满足角色期望、无力解决问题、认为自己丧失工作能力成为废人、社会参与改变,对将来丧失信心、使用心理防卫机制不恰当有关。

(2)无望感:与消极的认知态度有关。

(3)睡眠型态紊乱:与精神压力有关。

(4)有自杀的危险:与严重抑郁悲观情绪、自责自罪观念、有消极观念、自杀企图和无价值感有关。

7. 老年期抑郁患者的用药护理

(1)密切观察药物疗效和可能出现的不良反应,及时向医生反映。目前临床上应用的抗抑郁药主要有如下几类。①三环类和四环类抗抑郁药:以多塞平、阿米替林、氯丙嗪、马普替林、米安色林等为常用,这些药物应用时间较久,疗效肯定,但可出现口干、便秘、视线模糊、直立性低血压、嗜睡、心动过速、无力、头晕、心脏传导阻滞、皮疹、诱发癫痫等副作用,对老年患者不作首选药物。②选择性 5-羟色胺再摄取抑制药(selective serotonin reuptake inhibitor,SSRI):主要应用的有氟西汀、帕罗西汀、氟伏沙明、舍曲林、西酞普兰及艾司西酞普兰六种。常见不良反应有头痛、影响睡眠、食欲缺乏、恶心等,症状轻微,多发生在服药初期,之后可消失,不影响治疗的进行。③ 5-羟色胺和去甲肾上腺素再摄取抑制剂(serotonin-norepinephrine reuptake inhibitors,SNRIs):主要有文拉法辛、米那普仑、度洛西汀、左米那普仑等,主要用于对当前抗抑郁药治疗无效或不能耐受时。其中,近年上市的左米那普仑安全性、耐受性较好,但对其过敏者、正在使用单胺氧化酶抑制剂的患者、尿路梗阻患者(如前列腺疾病患者)以及哺乳期妇女禁用。

(2)坚持服药:耐心说服患者严格遵医嘱服药,不可随意增减药物,更不可因药物不良反应而中途停服。另外,由于老年抑郁症容易复发,因此强调长期服药,对于大多数患者应持续服药2年,而对于有数次复发的患者,服药时间应该更长。

8. 老年期抑郁患者的其他主要护理措施

(1)日常生活护理:保持合理的休息和睡眠;加强营养。

(2)心理护理:①阻断负向的思维;②鼓励患者抒发自己的想法;③怀旧治疗;④学习新的应对技巧。

(3)严防自杀:①识别自杀动向。首先应与患者建立良好的治疗性人际关系,在与患者的接触中,应能识别自杀动向,如在近期内曾经有过自我伤害或自杀未遂的行为,或焦虑不安、失眠、沉默少语,或抑郁的情绪突然"好转",在危险处徘徊,拒餐、卧床不起等。②环境布置。患者住处应光线明亮,空气流通,整洁舒适,墙壁以明快色彩为主,并挂上壁画,摆放适量的鲜花,以利于调动患者积极良好的情绪,焕发对生活的热爱。③专人守护。对于有强烈自杀企图的患者要专人24h看护,不离视线,必要时经解释后予以约束,以防意外。尤其夜间、凌晨、午间、节假日等人少的情况下,要特别注意防范。④工具及药物管理。凡自伤工具都应管理起来;妥善保管好药物,以免患者一次性大量吞服,造成急性药物中毒。

(4)健康指导:①不脱离社会,培养兴趣;②鼓励子女与老年人同住,避免或减少住所的搬迁;③社区和老年护理机构等应创造条件让老年人进行相互交往和参加一些集体活动。

案例二 阿尔茨海默病患者照护

(一)案例简介

张某,男,72岁。4年前患者开始出现记忆减退、容易迷路的表现。近期患者既往的症状加剧,还出现穿衣困难、不知主动进食、目光呆滞。患者3d前无目的地外出走失,被家人找回送入医院,诊断为阿尔茨海默病,收治入病房。住院期间经过药物、中医等一系列治疗和护理后,患者症状减轻,现准备出院。

【情景准备】

情景一

人物:阿尔茨海默病患者及其家属、护士。

地点:医养结合病房。

物料:血压计、体温计、已开好的医嘱单等操作用物。

情景二

人物:阿尔茨海默病患者及其家属、护士。

地点:医养结合病房。

物料:病床、象棋等操作用物。

情景三:

人物:阿尔茨海默病患者及其家属、护士。

地点:医养结合病房。

物料:病床等操作用物。

【教学目标】

素养目标:①能根据老年人疾病特点提供可接受的护理模式;②具有换位思考、与患者家属有效沟通和心理护理的能力;③具有良好的职业素养和护理职业道德。

知识目标:①熟悉老年期痴呆的分类及阿尔茨海默病的常见辅助检查;②掌握阿尔茨海默病的护理评估要点;③掌握阿尔茨海默病的临床表现,能鉴别与血管性痴呆的差异;④能够根据阿尔茨海默病的不同严重程度做出正确的护理诊断,并制订相关的护理计划和护理措施。

技能目标:①能根据患者情况正确实施病史采集与体格检查;②能根据患者情况完成科学合理的入院健康宣教和出院健康指导;③能熟练掌握卧位安置、体温单绘制、心理护理和用药指导等操作技术。

(二)实践教学案例

1.教师授课信息

【情景说明】

张某,男,72岁,丧偶,工人。4年前家人发现患者经常丢三落四,东西放下即忘。近2年来忘事更严重,外出买菜忘记将菜带回家。在小区散步,竟找不到回家的路。近1年来开始忘记原来很熟练的钳工技术。经常上完厕所返回时走错房间。在家反复无目的地东摸摸西摸摸。不会穿衣,常将双手插入一个衣袖中,或将衣服穿反,或将内衣扣与外衣扣扣在一起,家人纠正,他反而生气。不知主动进食,或光吃饭,或光吃菜。常呆坐呆立,从不主动与人交谈,不关心家人。入院前3d无目的地外出走失,被家人找回送入医院。

情景一:患者在记忆障碍门诊就诊后考虑阿尔茨海默病,转入病房治疗。入院后完善血常规、CT等辅助检查。明确诊断为阿尔茨海默病后,医生开具医嘱:盐酸多奈哌齐片药物治疗;中医治疗;做好心理护理并监测患者生命体征。

情景二:住院期间,患者拒绝进食。入院第3天,患者倚靠在病房门前,嘟嘟囔囔地说看到了老伴,要去找她。护士为患者及其家属提供护理。

情景三:经过一段时间的药物、中医治疗和精心护理,患者症状缓解,精神状态稳定。病区责任护士通知患者及其女儿择日可以出院,并向患者做了详细的健康教育。

【相关信息】

张某,男,72岁,丧偶,汉族,小学文化,育有1女。老伴1年前因脑出血去世,目前与女儿一起居住。患者曾是工人,既往体健。4年前家人发现患者经常丢三落四,东西放下即忘。近2年来忘事更严重,外出买菜忘记将菜带回家。在小区散步,竟找不到回家的路,一直未做处理。1年前,患者既往症状加剧,并出现穿衣困难、不知主动进食、呆坐呆立。被当地医院诊断为"抑郁症",予"艾司西酞普兰10mg/d"治疗3个月后未见好转患者自行停药。此外,患者母亲、二姐有痴呆相关病史。

【教学目标】

情景一

素养目标:能提供阿尔茨海默病患者可接受的护理模式。

知识目标:熟悉阿尔茨海默病的常见辅助检查;基于患者的临床表现开展护理程序。

技能目标:能正确实施病史采集与体格检查、入院健康宣教、卧位安置、体温单绘制、用药指导等操作技术。

情景二

素养目标:关爱关心患者,能合理恰当地安抚患者家属。

知识目标:动态掌握阿尔茨海默病的护理诊断和护理措施。

技能目标:能掌握有效沟通、心理护理等操作技术。

情景三

素养目标:具有耐心、责任心,职业责任感提升。

知识目标:掌握阿尔茨海默病患者的健康指导。

技能目标:能正确实施出院的健康指导,尤其是心理护理和用药指导。

2. 学生学习信息

【情景说明】

作为一名护士,现有一名阿尔茨海默病的患者。

情景一:患者在家属的陪同下入住病房。患者表情呆滞。医生查房后,下达了医嘱。

情景二:患者倚靠在病房门旁嘟囔着要去找老伴,家属难过地看着患者。

情景三:经过积极的药物、中医治疗,患者情况好转,并且择日可以出院;患者及其家属听取了详细的健康教育。

【学习任务】

情景一:请对患者进行病史采集和重点查体,并结合所给信息提出目前患者的主要护理问题和护理措施。根据医嘱单正确执行医嘱,着重掌握入院健康宣教和用药护理。

情景二:配合责任护士做好患者及其家属的心理护理,并基于目前状况对护理问题和护理措施进行动态调整。

情景三:患者病情好转,评估患者目前的身体、心理及家庭支持状况,对患者及其照护者进行出院的健康指导,尤其是心理护理方法。

【实施要求】

每个情景护士均有 5 ~ 8min 对患者进行评估或实施护理干预,并进行相关知识的宣教。

【知识储备】

(1)阿尔茨海默病的常见辅助检查。

(2)阿尔茨海默病的护理评估要点。

(3)阿尔茨海默病的临床表现,相关的护理诊断,护理计划和护理措施。

(4)阿尔茨海默病的健康指导。

3. 标准化病人信息

【个人基本信息】

张老伯,男,72岁,已婚,汉族,小学文化。有1个女儿,身体健康。老伴1年前因脑出血去世。患者非本地人,曾是工人,既往体健。目前与女儿一起居住,平常喜欢下象棋,饭后喜欢去公园与他人下象棋。

【疾病相关信息】

(1)本次就诊相关信息:5d前,张老伯嘟囔着要去找老伴,家人未允许患者独自外出。3d前,患者趁家人不注意独自外出,等家人发现时赶紧在小区附近寻找,但都没有消息。实在没有办法了,家人报警寻找,最后在一个公交站台发现张老伯。找回后就立即送入医院,一是看身体是否受伤,二是看张老伯现在到底处于什么状况。

(2)既往疾病相关信息:张老伯既往体健,偶尔感冒,无其他慢性疾病。4年前,家人发现张老伯经常丢三落四,迷迷糊糊的。最近2年来,更容易忘事了,平常去菜市场偶尔会忘记出门是为了买菜。在小区下象棋,下完后有时竟找不到回家的路。但当时家人以为是上年纪了,正常现象,也没有多管。但是近1年来开始忘记原来很熟练的钳工技术。在家里,连上完厕所回房间都要走错;在家反复无目的地东摸摸西摸摸。再后来,衣服也不会穿了,经常将双手插入一个衣袖中,或者衣服穿反,家人纠正,他反而还生气。吃饭也不好好吃,要么光吃饭,要么光吃菜。一坐就是一天,从不主动与人交谈,不关心家人。出现这些症状的时候家人觉得很有必要去医院看一下,当时在当地医院诊断为"抑郁症",并开了"艾司西酞普兰10mg/d",吃了没有很好的效果。张老伯的母亲、二姐有痴呆相关病史。无外伤史、手术史、药物及食物过敏史。

【情景描述】

情景一:某医养结合病房,医务人员都在各司其职。张老伯坐着轮椅,在女儿的陪同下来到护士站。他目光呆滞,嘴里还在嘟嘟囔囔地说着什么。

[患者女儿] 表情焦急,"护士,刚去看了门诊,医生建议我们住院,钱已经交了,现在来办理入院。"

[患者] 坐在轮椅上,目光无神地看着前方,"我要去找老伴"。

[患者] 配合护士完成生命体征测量、认知量表评估等。如果不配合,尝试疏导;若仍不配合则暂缓测量和评估,等患者状态较好时再进行。

[患者女儿] 如果护士询问父亲疾病情况,请回答疾病的相关问题,过程中表现出焦虑、自责,询问"我父亲还可以好吗?"如果护士询问患者自理能力,请回答"父亲的起居生活基本由我和我的老公负责,现在穿衣、吃饭都有困难。"

情景二:黄昏时刻,张老伯倚靠在病房门旁,望着外面,嘟囔着要去找老伴。女儿端着一碗粥,着急、担忧地看着父亲。护士进入病房。

[患者女儿] 表情担忧,"护士,我父亲抗拒吃饭,今天一整天都还没怎么吃,担心他营养跟不上"。叹气,"现在又闹着要去找我母亲,可是我母亲1年前就去世了"。

[患者] 执着地站立于门旁,拒绝与人接触,"我要去找老伴,她在等我"。

情景三:一缕阳光照进了病房,安静的病房里传来了交谈声,经过1个月的治疗,张老伯今天出院,女儿正收拾行李。护士拿着出院的药物和健康宣教手册来到病房。

[患者女儿] 对护士表示感谢,然后说道"对于我父亲的情况有几点想请教你们"。

◇ "这些药物,父亲状态好的时候会吃,不好的时候就没办法吃,这种情况我们应该怎么办呢?"

◇ "除了吃药,还有其他办法可以缓解这个疾病的进程吗?"

◇ "平常吃饭、穿衣这些日常活动,我们帮助他,他反而会生气,但是他自己又不能很好地完成,请问有什么办法可以解决吗?"

◇ "这次走丢真的吓到我了,平常我们应该如何避免这种情况再次发生呢?"

[患者] 微笑着坐在床旁,等待着回家。"我女儿照顾我费心了,也谢谢你们啊!"

(三)核心知识点解析

1. 阿尔茨海默病(Alzheimer disease,AD)患者护理评估中健康史的内容

(1)有无脑外伤、心脑血管疾病、糖尿病、既往卒中史、吸烟等。

(2)有无AD发病的可能因素:①遗传因素,早发家族性AD(familial Alzheimer disease,

FAD)与第 1、14、21 号染色体存在基因异常有关,65% ~ 75% 散发 AD 及晚发 FAD 与第 19 号染色体 ApoEe4(载脂蛋白 4)基因有关;②神经递质乙酰胆碱减少,影响记忆和认知功能;③免疫系统功能障碍,老年斑中淀粉样蛋白原纤维中发现有免疫球蛋白存在;④慢性病毒感染;⑤高龄;⑥文化程度低等。

2. 阿尔茨海默病患者的临床表现 根据病情严重程度,一般分为 3 期。

第一期:轻度,遗忘期,早期。①首发症状为近期记忆减退;②语言能力下降,找不出合适的词汇表达思维内容甚至出现孤立性失语;③空间定向不良,易于迷路;④日常生活中高级活动,如做家务、管理钱财等出现困难;⑤抽象思维和恰当判断能力受损;⑥情绪不稳,情感较幼稚或呈童样欣快,情绪易激惹,出现抑郁、偏执、急躁、缺乏耐心、易怒等;⑦人格改变,如主动性减少、活动减少、孤僻、自私、对周围环境兴趣减少、对人缺乏热情,敏感多疑。病程可持续 1 ~ 3 年。

第二期:中度,混乱期,中期。①完全不能学习和回忆新信息,远事记忆力受损但未完全丧失;②注意力不集中;③定向力进一步丧失,常去向不明或迷路,并出现失语、失用、失认、失写、失计算;④日常生活能力下降,出现日常生活中基本活动困难,如洗漱、梳头、进食、穿衣及大小便等需别人协助;⑤人格进一步改变,如兴趣更加狭窄,对人冷漠,甚至对亲人漠不关心,言语粗俗,无故打骂家人,行为不顾社会规范,不修边幅,争吃抢喝类似孩童,随地大小便,甚至出现本能活动亢进,当众裸体,甚至发生违法行为;⑥行为紊乱,如精神恍惚,无目的性地翻箱倒柜,爱藏废物,视作珍宝,怕被盗窃,无目的地徘徊、出现攻击行为等,也有动作日渐减少、端坐一隅、呆若木鸡者。本期是本病护理照管中最困难的时期,该期多在起病后的 2 ~ 10 年。

第三期:重度,晚期。①日常生活完全依赖别人,两便失禁;②智能趋于丧失;③无自主运动,缄默不语,成为植物人状态。常因吸入性肺炎、压疮、泌尿系感染等并发症而死亡。该期多在发病后的 8 ~ 12 年。

3. 阿尔茨海默病患者认知评估常用工具

(1)筛查量表(A 级):简易精神状态检查(mini-mental state examination,MMSE)为痴呆的筛查量表,总分范围 0 ~ 30 分,轻度痴呆患者评分为 18 ~ 26 分,中度痴呆评分为 10 ~ 17 分,重度痴呆评分为 < 10 分;蒙特利尔认知评估(Montreal cognitive assessment,MoCA)量表为 MCI 筛查量表,总分为 30 分,≤ 26 分为可疑 MCI 患者。

(2)认知检测(B 级):包括检测情景记忆的加州言语学习测验(california verbal learning test,CVLT)和 Rey 听觉言语学习试验(rey auditory verbal learning test,RAVLT);语义记忆的语义流畅性测验、图片命名任务、词语和图片定义测验;检测执行功能的言语流畅性测试、Wisconsin 卡片分类测验中的持续反应、连线测验(trail making test);加工速度;检测言语功能的 Boston 命名测验、SIB-L 测试;常用于临床药物观察的阿尔茨海默病评定量表,以及认知(ADAS-Cog)检测量表和严重损害量表(severe impairment battery,SIB)。

4. 阿尔茨海默病患者的辅助检查 影像学检查:CT 或 MRI 显示有脑萎缩,且进行性加重;正电子发射体层摄影(positron emission tomography,PET)可测得大脑的葡萄糖利用和灌流在某些脑区(在疾病早期阶段的顶叶和额叶,以及后期阶段的额前区皮层)有所降低。

5. 阿尔茨海默病患者的常见护理诊断 / 问题

(1)记忆功能障碍:与记忆进行性减退有关。

(2)自理缺陷:与认知行为障碍有关。

(3)睡眠型态紊乱:与白天活动减少有关。

(4)语言沟通障碍:与思维障碍有关。

(5)照顾者角色紧张:与老年人病情严重和病程的不可预测及照顾者照料知识欠缺、身心疲惫有关。

6. 阿尔茨海默病患者的日常生活护理

(1)老年期痴呆患者的日常生活护理及照料指导

1)穿着:①衣服按穿着的先后顺序叠放;②避免太多纽扣,以拉链取代纽扣,以弹性裤腰取代皮带;③选择不用系带的鞋子;④选用宽松的内裤,女性胸罩选用前扣式;⑤说服患者接受合适的衣着,不要与之争执,慢慢给予鼓励,例如告诉患者这条裙子很适合她,然后再告知穿着的步骤。

2)进食:①定时进食,最好是与其他人一起进食;②如果患者不停地想吃东西,可以把用过的餐具放入洗涤盆,以提醒患者在不久前才进餐完毕;③患者如果偏食,注意是否有足够的营养;④允许患者用手拿取食物,进餐前协助清洁双手,亦可使用一些特别设计的碗筷,以减低患者使用的困难;⑤给患者逐一解释进食的步骤,并做示范,必要时予以喂食;⑥食物要简单、软滑,最好切成小块;⑦进食时,将固体和液体食物分开,以免患者不加咀嚼就把食物吞下而可能导致窒息;⑧义齿必须安装正确并每天清洗;⑨每天安排数次喝水时间,并注意水不可过热。

3)睡眠:①睡觉前让患者先上洗手间,可避免半夜醒来;②根据患者以前的兴趣爱好,白天尽量安排患者进行一些兴趣活动,不要让患者在白天睡得过多;③给予患者轻声安慰,有助患者入睡;④如果患者以为是日间,切勿与之争执,可陪伴患者一段时间,再劝说患者入睡。

(2)自我照顾能力的训练:对于轻、中度痴呆患者,应尽可能给予自我照顾的机会,并进行生活技能训练,如鼓励患者洗漱、穿脱衣服、用餐、如厕等,以提高老年人的自尊。

(3)患者完全不能自理时应专人护理:注意翻身和营养的补充,防止感染等并发症的发生。

7. 阿尔茨海默病患者的用药护理 目前治疗药物主要有两大类:一类为改善认知功能的药物,包括胆碱能激动剂、促智药、钙通道阻滞剂、神经生长因子等;另一类药物可能防止或延缓病程的发展,主要有抗炎药、抗氧化剂、抗 βAP 药物等。服药应注意以下几点:

(1)全程陪伴:失智老年人常忘记吃药、吃错药,或忘了已经服过药又过量服用,所以老年人服药时必须有人在旁陪伴,帮助患者将药全部服下,以免遗忘或错服。失智老年人常常拒绝服药,需耐心说服,可以将药研碎拌在饭中吃下。对拒绝服药的患者,一定要看着患者把药吃下,让患者张开嘴,观察是否咽下,防止患者在无人看管时将药吐掉。

(2)重症老年人服药:吞咽困难的患者不宜吞服药片,最好研碎后溶于水中服用;昏迷的患者由胃管注入药物。

(3)观察不良反应:失智老年人服药后常不能诉说不适,要细心观察患者有何不良反应,及时报告医生,调整给药方案。

(4)药品管理:对伴有抑郁症、幻觉和自杀倾向的失智老年人,一定要把药品管理好,放到患者拿不到或找不到的地方。

8. 阿尔茨海默病患者的智能康复训练

(1)记忆训练:鼓励老年人回忆过去的生活经历,帮助其认识目前生活中的人和事,以恢复记忆并减少错误判断;鼓励老年人参加一些力所能及的社交活动。通过编写日常生活活动安排表、挂放日历等,帮助记忆。对容易忘记的事或经常出错的程序,设立提醒标志。

(2)智力锻炼:如进行拼图游戏,对一些图片、实物、单词做归纳和分类,进行由易到难的数字概念和计算能力训练等。

(3)理解和表达能力训练:在讲述一件简单事情后,提问让老年人回答,或让其解释一些词语的含义。

(4)社会适应能力的训练:结合日常生活常识,训练老年人自行解决日常生活中的问题。

9. 阿尔茨海默病患者的心理护理及家庭指导

(1)陪伴关心和开导患者:鼓励家人多陪伴老年人,或参加一些学习和力所能及的社会、家庭活动。遇到患者情绪悲观时,应耐心询问原因,予以解释。

(2)维护患者的自尊:注意尊重老年人的人格;对话时要和颜悦色,专心倾听,回答询问时语速要缓慢,使用简单、直接、形象的语言;多鼓励、赞赏、肯定患者在自理和适应方面做出的任何努力。

(3)照顾者的支持与指导:教会照顾者和家属自我放松方法,合理休息,寻求社会支持,适当利用家政服务机构、社区卫生服务机构、医院和专门机构的资源,组织有老年失智症患者的家庭进行相互交流,相互联系与支持。

第三节　老年人意外伤害照护

一、老年人意外伤害照护特点

随着我国经济持续发展及医学技术进步,老年人的预期寿命越来越长。中共中央宣传部于 2022 年 9 月 7 日举行"中国这十年"系列主题新闻发布会,发布会上介绍,我国人均预期寿命已提高到 78.2 岁,并且退休时间延迟和社会活动增加,老年人功能退化、多病共存和反应速度减慢,对周围环境变化的灵敏度降低,导致老年人意外伤害的发生率增大。

在《老年人衰弱预防中国专家共识(2022)》中,衰弱的定义为老年人以肌少症为基本特征的全身多系统(神经、代谢内分泌及免疫等)构成的稳态网体系受损,导致生理储备下降、抗打击能力减退及应激后恢复能力下降的非特异性状态。视觉和听觉功能退化、患有骨关节疾病均会增加老年人意外伤害发生风险。这可能是由于老年人不能及时观察到危险,意外伤害发生时没有能力保护自己。日渐衰弱使得老年人成为发生伤害事件的高危人群。

老年人意外伤害照护的核心:一是有效地评估老年人的各项能力,利用各类量表或评估工具评定老年人的能力,对存在意外伤害高风险的老年人进行筛查和预警,及时地发现老年人自身或周围环境当中可能存在的危险因素并进行干预,加强医院与家庭的联动,并根据老年人的身心需求,构建意外伤害防护方案,最大限度地降低老年人意外伤害发生率,避免发生意外。其二,尽可能地降低老年人意外伤害康复周期,提升意外伤害发生后的康复效果,降低家庭和社会的医疗照护负担。

(一)老年人意外伤害的相关概念及种类

伤害是指当机体突然或者短暂地承受超过其耐受水平的能量所引起的身体损伤,它可以是急性暴露于某种超过生理阈值的能量所引发的机体伤害,或者是由于缺乏某一种或多种生命所必需的元素即水、空气、温度所导致的功能损伤,如溺水、窒息或冻伤。老年人意外伤害则是指老年人在意料之外的突发事件中造成的人体损伤。按国际疾病分类标准(ICD-10 编码)包括交通伤害、跌倒、烧烫伤、触电、中暑、中毒、溺水、锐器伤、挤压碰撞伤、殴打伤、动物伤害、异物梗塞或卡喉及其他共 14 个类型。

（二）老年人意外伤害的高危人群及危险因素

1. **高龄期老年人是意外伤害的高危人群**　年龄的增加是老年人容易发生伤害的重要危险因素,据统计高龄期(≥80岁)意外伤害的发生水平明显高于老年期(60～79岁)的老年人群。年龄增加带来的生理功能减退、心理状态变化、身体协调性及稳定性下降、各种感知水平下降,使得老年人发生跌倒和交通意外的危险性增高,成为意外伤害发生的高危人群。

2. **空巢老年人的意外伤害危险性更大**　"空巢老年人"是指单独居住或与老伴一起生活,身边没有子女或他人照料的老年人。目前"空巢老年人"的数量在我国日渐增多,而独居是老年人意外伤害的危险因素。"空巢"老年人往往生活能力下降,经济能力下降,心理健康程度下降以及风险意识不足,因而成为意外伤害的高危人群。

3. **其他危险因素**

(1)疾病因素:随着我国人口老龄化加剧,老年慢性疾病患者的数量也日益增多。一些慢性疾病会引起老年人群出现生理功能的异常改变,如高血压、糖尿病、心脏病、眼疾病、脑血管疾病等慢性病都是老年人跌倒的危险因素。此外,老年人由于疾病需要长期服用药物,一些药物的不良反应会影响老年人的部分感知觉和对环境的判断,发生跌倒、交通意外和伤害事故的风险就会增加。

(2)环境因素:引起老年人意外伤害的环境因素包括家庭环境及社会环境。据调查,老年人在浴室跌倒的概率高于客厅、厨房等其他区域,跌倒的主要原因是家庭内部环境未能及时规避风险且缺少安全防护措施,如浴室/淋浴房无扶手,地面不平整,座椅无扶手,换鞋处无座椅等。而社会环境因素包括恶劣气候影响、照明光线不足、道路设施老旧、沿街施工建设以及杂物堆放过多等,增加了老年人群意外伤害的风险。

(3)生活习惯因素:包括吸烟饮酒、体育锻炼方式等。饮酒易导致认知能力下降、反应迟钝、视力减退、思维减慢、协调性降低等问题,使人对自己的行为控制能力下降。许多有长时间饮酒习惯的老年人易出现饮酒过量。正确的体育锻炼可以增强体质改善机体功能,但是部分老年人对如何正确地进行体育锻炼存在误区。锻炼方法不当易造成运动损伤和其他各种伤害。

(4)气候因素:受到天气变化的影响,老年人意外伤害的类型易出现季节性变化。例如,夏季气温升高,老年人机体对高温的耐受性降低,易出现中暑;许多老年人喜欢在夏季参加游泳运动,易发生溺水。而在冬季,老年人使用加热设备御寒时,极容易发生烫伤(包括低温烫伤);在使用燃气设备时,疏忽对室内开窗通风的措施,易发生一氧化碳中毒的情况。

（三）老年人意外伤害照护要点

1. **及时有效地评估患者能力**　对于出现意外伤害事件风险较高的老年人,应该评估个人能力及相关危险因素,包括:①日常生活能力;②平衡能力;③肌力;④疼痛;⑤跌倒风险;⑥认知状态;⑦抑郁程度。

(1)ADL评估:常用改良Barthel指数来评估老年患者日常生活能力(表3-3-1),包括进食、洗澡、修饰(洗脸、梳头、刷牙、剃须)、穿脱衣服(包括系鞋带)、大便控制、小便控制、使用厕所(包括擦拭、穿衣、冲洗)、床-椅转移、平地行走50m、上下楼梯等10个方面进行评价,根据是否需要帮助及其程度分为0、5、10、15分4个功能等级。

Barthel指数总分为100分,得分越高表示日常生活的自理能力越好,依赖性越小。评分60分以上者基本能生活自理,59～41分者需要帮助才能完成,40～21分者需要很大帮助才能完成,20分以下者完全需要帮助。患者完全不能完成所定标准时为0分。

表 3-3-1　改良 Barthel 指数评分表

项目	评分	标准
大便	0	失禁或昏迷
	5	偶有失禁（每周 < 1 次）
	10	控制
小便	0	失禁或昏迷或由他人导尿
	5	偶有失禁（每 24h < 1 次）
	10	控制
修饰	0	需要帮助
	5	自理（洗脸、梳头、刷牙、剃须）
用厕	0	依赖他人
	5	需部分帮助
	10	自理（去和离开厕所、使用厕纸、穿脱裤子）
进食	0	较大或完全依赖
	5	需部分帮助（切面包、抹黄油、夹菜、盛饭）
	10	全面自理（能进食各种食物，但不包括取饭、做饭）
转移	0	完全依赖他人，无坐位平衡
	5	需大量帮助（1 ~ 2 人，身体帮助），能坐
	10	需少量帮助（言语或身体帮助）
	15	自理
活动	0	不能步行
	5	在轮椅上能独立行动
	10	需 1 人帮助步行（言语或身体帮助）
	15	独立步行（可用辅助器，在家及附近）
穿衣	0	依赖他人
	5	需一半帮助
	10	自理（自己系开纽扣，关、开拉锁和穿鞋）
上下楼梯	0	不能
	5	需帮助（言语、身体、手杖帮助）
	10	独立上下楼梯
洗澡	0	依赖
	5	自理（无指导能进出浴池并自理洗澡）
总分		

(2)平衡能力评定:临床上常采用综合性功能检查量表对患者动、静平衡进行全面检查,其中最常用的量表为 Berg 平衡量表(表 3-3-2)。主要评定内容包括:从坐位站起;无支持站立;无靠背坐位;从站立位坐下;转移;无支持闭目站立;双脚并拢无支持站立;站立位时上肢向前伸展并向前移动;站立位时从地面捡起物品;站立位转身向后看;转身 360°;无支持站立时将一只脚放在台阶或凳子上;一脚在前的无支持站立;单腿站立等从易到难共 14 项内容。

评分标准:

1)10 ~ 20 分:提示患者平衡功能差,需要坐轮椅。

2)21 ~ 40 分:提示患者有一定的平衡能力,可在辅助下步行。

3)41 ~ 56 分:提示患者平衡功能较好,可独立步行。

4)< 40 分:提示有跌倒的危险。

表 3-3-2 Berg 平衡量表评定方法及标准

检查项目	完成情况	评分
从坐位站起	不用扶手即能够独立地站起并保持稳定	4
	用手扶着能够独立站起	3
	几次尝试后自己可用手扶着站起	2
	需要他人少量的帮助才能站起或保持稳定	1
	需要他人中等或最大量的帮助才能站起或保持稳定	0
无支持站立	能够安全站立 2min	4
	在监护下能够站立 2min	3
	在无支持的条件下能够站立 30s	2
	需要若干次尝试才能无支持地站立达 30s	1
	无帮助时不能站立 30s	0
无靠背坐位,但双脚着地或放在一个凳子上	能够安全地保持坐位 2min	4
	在监护下能够保持坐位 2min	3
	能坐 30s	2
	能坐 10s	1
	没有靠背支持,不能坐 10s	0
从站立位坐下	稍微用手帮助即能安全地坐下	4
	借助于双手能够控制身体的下降	3
	用小腿的后部顶住椅子来控制身体的下降	2
	能独立地坐,但不能控制身体下降	1
	需要他人帮助方能坐下	0

检查项目	完成情况	评分
转移	稍用手扶着就能够安全地转移	4
	绝对需要用手扶着才能够安全地转移	3
	需要口头提示或监护才能够转移	2
	需要一个人的帮助	1
	为了安全,需要两个人的帮助或监护	0
无支持闭目站立	能够安全地站 10s	4
	监护下能够安全地站 10s	3
	能站 3s	2
	闭眼不能达 3s,但站立稳定	1
	为了不摔倒而需要两个人的帮助	0
双脚并拢无支持站立	能够独立地将双脚并拢并安全站立 1min	4
	能够独立地双脚并拢并在监视下站立 1min	3
	能够独立地将双脚并拢,但不能保持 30s	2
	需要别人帮助将双脚并拢,但能够双脚并拢站 15s	1
	需要别人帮助将双脚并拢,但双脚并拢站立不能保持 15s	0
站立位时上肢向前伸展并向前移动	能够向前伸出 > 25cm	4
	能够安全地向前伸出 > 12cm	3
	能够安全地向前伸出 > 5cm	2
	上肢可以向前伸出,但需要监视	1
	在向前伸展时失去平衡或需要外部支持	0
站立位时从地面捡起物品	能够轻易地且安全地将地面物品(如鞋)捡起	4
	能够将地面物品(如鞋)捡起,但需要监护	3
	伸手向下达 2 ~ 5cm 且独立地保持平衡,但不能将地面物品捡起	2
	试着做伸手向下捡物品的动作时需要监护,但仍不能将地面物品捡起	1
	不能试着做伸手向下捡物品(如鞋)的动作,或需要帮助,免于失去平衡或摔倒	0
站立位转身向后看	从左右侧向后看,身体转移良好	4
	仅从一侧向后看,另一侧身体的平衡可以维持	3
	仅能转向侧面,但身体的平衡可以维持	2
	转身时需要监视	1
	需要帮助以防失去平衡或摔倒	0

续表

检查项目	完成情况	评分
转身360°	在4s的时间内,左右均可安全地转身360°	4
	在4s的时间内,仅能从一个方向安全地转身360°	3
	能够安全地转身360°但动作缓慢	2
	需要密切监护或口头提示	1
	转身时需要帮助	0
无支持站立时将一只脚放在台阶或凳子上	能够安全且独立地站,在20s的时间内可完成8次	4
	能够独立地站立,完成8次 > 20s	3
	不需要辅助器具在监视下能完成4次	2
	需要少量帮助能够完成 > 2次	1
	需要帮助以防止摔倒或完全不能做	0
一脚在前的无支持站立	能够独立地将双脚一前一后地排列(无距离)并保持30s	4
	能够独立地将一只脚放在另一只脚的前方(有距离)并保持30s	3
	能够独立地迈一小步并保持30s	2
	向前迈步需要帮助,但能够保持15s	1
	迈步或站立时失去平衡	0
单腿站立	能够独立抬腿并保持 > 10s	4
	能够独立抬腿并保持5 ~ 10s	3
	能够独立抬腿并保持≥ 3s	2
	试图抬腿,不能保持3s,但可维持独立站立	1
	不能抬腿或需要帮助以防摔倒	0

(3)肌力的评估:常用徒手肌力评定法来评定患者的肌力,评定者在借助重力或徒手施加外在阻力的前提下,评定患者所测肌肉(或肌群)产生最大自主收缩能力的一种肌力评定方法。该方法使用方便,不需要专门检查的设备,不受场地、时间等的限制,应用范围较广(表3-3-3)。

表3-3-3 Lovett分级法评定标准

分级	表现
0	无可见或可感觉到肌肉收缩
1	可扪及肌肉轻微收缩,但无关节活动
2	在消除重力姿势下能做全关节活动范围的运动

分级	表现
3	能抗重力做全关节活动范围的运动,但不能抗阻力
4	能抗阻力和一定的阻力运动
5	能抗重力和充分阻力的运动

（4）疼痛的评估：疼痛会影响患者的平衡能力,且长期处于疼痛情况下会对患者的心理状态产生较大的影响。数字分级评分法（numerical rating scale,NRS）是将疼痛程度用 0～10 这11 个数字表示。0 表示无痛,10 表示最痛。患者根据个人疼痛感受在其中相应数字上做记号。

（5）跌倒风险评估（表 3-3-4）：跌倒是发生在老年患者身上常见的意外不良事件,包括行走中跌倒、床旁跌倒、坠床等多种可能,可使用中华护理学会 2021 年 2 月发布的关于《成人住院患者跌倒预防风险评估及预防》文件中所使用的跌倒风险评估临床判定法及时且有效地评估患者的跌倒风险,落实相关护理措施,加强对患者的安全教育,预防及降低患者跌倒的发生率,是建立患者安全体系的重要环节。

跌倒低风险患者应在床边、就餐区、卫生间、盥洗间等跌倒高危区域及腕带上放置防跌倒警示标识。将日常用物、呼叫铃放在患者方便取用位置。宜减少跌倒风险的因素,如协助肌力、平衡及步态功能训练改善步态不稳。使用带轮子的床、轮椅等器具时,静态时应锁定轮锁,转运时应使用安全带或护栏。对于跌倒中风险的患者,应执行跌倒低风险的预防措施,按实际情况实施相应的护理措施。并且告知患者离床活动时应有他人陪同,对于跌倒高风险的患者,应有专人 24h 看护,保持患者在照护者的视线范围内。重点患者应每班床边交接跌倒风险因素及跌倒预防措施的执行情况。

表 3-3-4　跌倒风险评估临床判定法

跌倒风险等级	患者情况
跌倒低风险	昏迷或完全瘫痪
跌倒中风险	存在以下情况之一： · 过去 24h 内曾有手术镇静史 · 使用 2 种及以上高跌倒风险药物
跌倒高风险	存在以下情况之一： · 年龄 ≥ 80 岁 · 住院前 6 个月内有 2 次及以上跌倒经历,或此次住院期间有跌倒经历 · 使用 2 种及以上高跌倒风险药物——存在步态不稳、下肢关节和 / 或肌肉疼痛、视觉障碍等 · 6h 内使用过镇静镇痛、安眠药物

当患者不符合表 3-3-4 跌倒风险评估临床判定法中任何条目时,宜使用 Morse 跌倒风险评估量表（表 3-3-5）进行评估,根据总分判定为跌倒低风险、跌倒中风险、跌倒高风险。

表 3-3-5　Morse 跌倒风险评估量表

项目	评分标准	分值
跌倒史	无	0
	有	25
超过一个疾病诊断	无	0
	有	15
使用助行器具	没有需要 / 卧床休息 / 坐轮椅 / 护士帮助	0
	拐杖 / 手杖 / 助行器	15
	依扶家具	30
静脉输液	否	0
	是	20
步态	正常 / 卧床休息 / 轮椅	0
	虚弱	10
	受损	20
精神状态	正确评估自我能力	0
	高估 / 忘记限制	15

(6)精神状态评估:如果老年人出现记忆衰退、性情改变、认知功能下降等情况,家属需要警惕这有可能是阿尔茨海默病的信号。而认知功能的下降,与老年人的意外伤害的发生率呈正相关。简易精神状态量表(Mini-Mental State Examination,MMSE)是老年认知功能障碍的一种筛查工具,适用于评估患者的总体认知功能。它是目前最具影响力的认知缺损筛选工具之一,总共分为 10 个条目,分别为时间和空间定向力、即刻记忆、连续减 7、延时回忆、物品命名、重复句子、阅读句子、三步指令动作、书写表达、绘图。量表满分为 30 分,分数越高表示认知功能越好(表 3-3-6)。

评分标准:

1)分数在 27 ~ 30 分:正常。

2)分数 < 27 分:认知功能障碍。① 21 ~ 26 分为轻度障碍;② 10 ~ 20 分为中度障碍;③ 0 ~ 9 分为重度障碍。

表 3-3-6　MMSE 评分标准

项目		评分	
定向力 (10 分)	1. 今年是哪一年	1	0
	现在是什么季节	1	0
	现在是几月份	1	0

项目		评分					
定向力 (10分)	今天是几号					1	0
	今天是星期几					1	0
	2. 你住在哪个省					1	0
	你住在哪个县(区)					1	0
	你住在哪个乡(街道)					1	0
	咱们现在在哪个医院					1	0
	咱们现在在第几层楼					1	0
记忆力 (3分)	3. 告诉你3种东西,我说完后,请你重复1遍并记住,待 会还会问你 (各1分,共3分)			3	2	1	0
注意力和计算力 (5分)	4. 100－7=? 连续减5次(93/86/79/72/65。各1分,共5 分。若错了,但下一个答案正确,只记1次错误)	5	4	3	2	1	0
回忆能力 (3分)	5. 现在请你说出我刚才告诉你让你记住的哪些东西			3	2	1	0
语言能力 (9分)	6. 命名能力 出示手表,问这个是什么东西					1	0
	出示钢笔,问这个是什么东西					1	0
	7. 复述能力 我现在说一句话,请跟我清楚地重复1遍(44只石狮子)					1	0
	8. 阅读能力 (闭上你的眼睛)请你念念这句话,并按上面意思去做。					1	0
	9. 三步命令 我给您一张纸请您按我说的去做,现在开始"用右手 拿着这张纸,用两只手将它对折起来,放在您的左边 腿上。"(每个动作1分,共3分)			3	2	1	0
	10. 书写能力要求受试者自己写一句完整的句子					1	0
	11. 结构能力 (出示图案)请你照上面图案画下来					1	0

(7)汉密尔顿抑郁量表(Hamilton depression scale,HAMD):抑郁症患者是自杀高危人群。自杀意念(suicidal ideation)是自杀行为的第一步,是患者有了明确要伤害自己的想法,但尚未形成具体的自杀计划和自杀行为准备,还未出现伤害自己的行为。所以对患者的心理状态是否存在抑郁的情况,需要及时进行评价,如有抑郁应及时给予干预。

汉密顿抑郁量表由 Hamilton 于 1959 编制,是临床上评定抑郁状态时应用得最为普遍的量表,后又经多次修订,版本有 17 项、21 项和 24 项三种,适用于具有抑郁症状的成年患者。且应由经过培训的两名评定者对患者进行 HAMD 联合检查。一般采用交谈与观察的方式,检查结束后,两名评定者分别独立评分。

2. **创造安全环境** 要对老年人的居住环境、身体状况、用药情况等进行现场评估,及时指出并纠正存在的意外伤害危险因素,如对容易发生意外的场所内桌椅放置情况,卫生间内地面是否防滑,淋浴室或浴缸是否有安全扶手,出入口处道路是否通畅,常用生活物品的放置位置是否合理,煤气灶周围物品放置等进行检查。对老年患者经常使用的辅助器具,定期检查其安全性,如轮椅的安全带、刹车装置是否有效,床上护栏有无松动,居住环境内的扶手有无老化等等。尽早发现潜在问题及危险因素,及时排除,创造安全的环境。

3. **加强防范意识** 加强对老年患者安全防范意识的宣教,可从口头宣教、指导手册、影视资料等各方面入手,多方面地进行指导,针对老年患者的记忆容易下降,接受能力降低的特点,用图文声并茂的方式,加大宣传的频次,以提高宣教效果,让老年患者充分了解和掌握降低意外伤害的方法,如改变不良的生活方式、穿着合适舒适的衣裤鞋袜、选择正确且适合自己的辅助器具,通过护理干预措施提高老年患者对意外伤害知识、态度和行为(knowledge,attitude,practice,KAP)的掌握程度。

对于老年患者而言,其子女或主要照护者是他们的主要监护人,也是其安全环境的创造者。在加大对患者安全防范意识提高的同时,也需要提高其主要照护者的安全意识,针对容易出现老年人意外伤害的主要环节,照顾者应提前做出预警和干预,加大对患者的看护力度。并且,照护者应该正确掌握并具备一定的急救知识和技能,在发生意外伤害情况后能及时做出反应,以免意外伤害事件导致更严重的后果。

二、老年人意外伤害照护典型案例

案例一 防走失照护

(一)案例简介

本案例描述的是一位患有 2 年阿尔茨海默病(AD)病史的老年女性患者,2 天前因外出后始终未归,家属多番寻找未果。昨日被好心市民发现在毗邻小区的花园彻夜逗留,后通过警方寻找到家属,紧急送医救治,诊断为中度阿尔茨海默病,收治入院。住院期间经过对症治疗及精心看护后,患者症状有所改善,现准备出院。

【**情景准备**】

情景一

人物:AD 患者及其家属、民警、护士。

地点:急诊大厅。

物料:护理病历、血压计、体温计、采血器材等。

情景二

人物:AD 患者、患者甲、护士。

地点:老年病房。

物料:水果刀、病号服、手腕带。

情景三

人物:AD 患者及其家属、护士。

地点:门诊大厅。

物料:出院小结、宣教手册、身份识别卡。

【教学目标】

素养目标:①能与患者及其家属有效沟通,缓解其紧张、焦虑情绪;②具有高度的责任心、爱心、耐心和团队合作精神;③具有良好的职业素养和护理职业道德。

知识目标:①熟悉 AD 的病因、主要临床表现、疾病发展过程;②掌握 AD 的常见症状的护理评估要点,能够对 AD 患者做出正确的护理诊断,并制订相关的护理计划和护理措施;③掌握 AD 患者的康复措施,并给予患者家属相关的健康教育;④掌握老年人走失的预防及干预措施。

技能目标:①能根据患者情况,及时判断出患者的状态,明确主观资料的收集来源,合理有效地完成病史采集与体格检查工作;②能根据患者情况完成科学合理的健康指导和健康教育手册的制作;③能严格落实病室内安全防护措施、落实住院患者身份识别措施等护理工作要点。

(二)实践教学案例

1. 教师授课信息

【情景说明】

患者王阿婆是独居老年人,患有阿尔茨海默病 2 年余,近期出现记忆力减退,认知障碍症状加重,2d 前自行离家外出后,因记不清回家的路,在毗邻小区逗留彻夜未归。早晨好心的社区居民发现了王阿婆,除了衣物因便溺污染之外,身体各处无明显外伤及活动障碍,不能准确对答,无明确身份信息识别物,随即报警求助。因王阿婆的子女已于前日在派出所登记走失,派出所及时联系到了家属。王阿婆得到及时送医救治。

情景一:患者在家属及民警的陪同下来到医院急诊大厅。患者乘坐轮椅入院,表情透露出迷茫,面色欠佳,体形较瘦,衣着搭配不符合当季特点,有明显便溺的痕迹。护士将患者安置于急诊观察室,予以卧床休息,进行体格检查,监测生命体征,向患者家属了解病情,通知医生,遵医嘱完成标本的采集。查看患者既往确诊 AD,医生诊疗评估后考虑 AD 引起的认知障碍加重,转入病房治疗。

情景二:入院后在住院病房内,患者对陌生环境表现出不适应,并且到处走动,会擅自拿取他人物品占为己有,对其他患者及医务人员的询问难以正确对答。护士排除其自伤的危险因素,安抚患者情绪并做好解释工作,协助其穿着病号服佩戴手腕带,落实安全防护措施,防止患者走失。

情景三:经过一段时间改善认知的康复治疗和精心护理,患者认知障碍得到改善,能基本正确地与医务人员及家人进行对答交流,病区责任护士通知其家属择日可以出院,并向他们做了详细的健康教育。

【相关信息】

王阿婆,76 岁,女性,丧偶,育有 1 子。丈夫早年因病去世,目前独居。患者退休前为环卫工人,生活较为拮据。2 年前被诊断为 AD,未规律服用药物,未参与认知功能康复治疗。目前认知障碍明显,对答不切题,穿衣及行为怪异,生活不能自理。

【教学目标】

情景一

素养目标:能理解患者的行为表现、安抚患者家属的情绪;具有职业道德和同理心。

知识目标:掌握 AD 的主要病因、临床表现、疾病发展过程。

技能目标:能正确实施病史采集与体格检查,完成标本的采集。

情景二

素养目标:能体恤患者的病情,具有同理心与耐心;能安抚其他患者的情绪,具有护患沟通能力。

知识目标:掌握 AD 的护理评估要点,能够对 AD 患者做出正确的护理诊断,并制订相关的护理计划和护理措施。

技能目标:正确使用言语技巧;正确落实病室内安全防护及住院患者身份识别措施;对可能出现的意外情况,及时做出预判,落实相关干预措施。

情景三

素养目标:具有耐心、责任心,职业责任感提升。

知识目标:掌握对 AD 患者及其家属进行主要疾病康复指导、用药指导等的方法。

技能目标:能正确对 AD 患者实施康复训练及健康指导,包括促进认知能力提高的方法、健康教育手册制作等操作技术。以及指导 AD 患者主要照护者的注意事项。

2. 学生学习信息

【情景说明】

作为一名护士,现有一名中度阿尔茨海默病(AD)的患者。

情景一:患者自行走失后,在民警及家属的陪同下来到急诊大厅。患者乘坐轮椅,仪表凌乱,神情迷茫,对答不切题,无明显外伤。

情景二:患者在老年病房,行为异常,日夜颠倒,与其他患者出现矛盾,并有再次走失的风险。

情景三:经过对症治疗及护理后,患者情况好转,择日即可出院。

【学习任务】

情景一:请对患者及其家属进行病史采集和重点查体,并结合所给信息提出目前患者的护理问题和主要护理措施。

情景二:正确做好所有患者的问题沟通及解释,合理处置并防止患者可能出现的意外情况,做好重点患者的病情观察及看护。

情景三:患者病情好转,请评估患者目前的身体、心理状况以及家庭支持状况,对患者及其照护者进行居家康复指导,尤其是改善认知及防走失的指导。

【实施要求】

每个情景护士均有 5 ～ 8min 对患者进行评估或实施护理干预,并进行相关知识的宣教。

【知识储备】

(1)AD 的病因、主要临床表现、疾病发展过程。

(2)AD 的常见症状的护理评估要点,能够对 AD 患者做出正确的护理诊断,并制订相关的护理计划和护理措施。

(3)AD 患者康复措施,并给予患者家属相关的健康教育。

(4)老年人走失的预防及干预措施。

3. 标准化病人信息

【个人基本信息】

王阿婆,76 岁,女性,丧偶,育有 1 子,儿子已婚工作较忙,丈夫早年因病去世,目前独自在老房子里生活。生于本地,退休前为环卫工人,经常收集废纸及塑料瓶等物品,进行回收补贴家用,生活较为拮据,考虑到儿子工作繁忙不愿意让他过多照护,以费用过高为由不接受儿子聘用私人陪护,平时每天的生活以捡拾废品为主。儿子每逢周末会前来探望老人,并为其添置生活用品。

【疾病相关信息】

(1)本次就诊相关信息:患者患上 AD 2 年多来,并没听医生的话进行治疗,每天的生活内容非常简单,就是以捡废品为主。2d 前的早晨,患者一如既往地出门捡拾废品。根据隔壁邻居反映,患者当时穿着怪异,仪容仪表凌乱,自己却浑然未觉。患者沿着周边社区的主干道一路查看路边的垃圾箱,寻找废旧物品,由于周围道路刚刚完成路面改造,周围环境出现变化,越走越不认识路了,哪里是自己的家都认不出来了。最后天都黑了,患者摸索着走进了毗邻的小区,实在饿得走不动了,只好在社区健身园里休息过夜,自己也想不起大小便到底怎么解决的了,最后便溺在了身上。第 2 天一早,在花园中晨间锻炼的好心市民发现患者,但她说不清自己的情况,只好报警求助。

(2)既往疾病相关信息:患者 2 年前因为健忘就诊,当时被医生诊断为 AD,建议其长期服药并积极参与 AD 的康复训练以控制病情发展。当时患者并未给予足够重视,为节省开支,一直未规律服用药物,未参与认知功能的康复治疗,2 年多来逐渐出现记忆力减退明显,认知障碍逐渐加重,对答交流困难,穿衣及行为怪异并经常外出拾荒晚归,家中堆放了许多废品,甚至一些无用且明显污染的垃圾。患者没有其他疾病,也没有外伤、手术史,没有药物及食物过敏史,有 AD 的家族遗传病史。

【情景描述】

情景一:某医院的急诊大厅,由派出所民警带着一名神情焦急的中年男性,以及轮椅推入一名面色苍白的消瘦老太太,老人仪容仪表较为凌乱,身上衣着搭配不符合当季穿着,并且带有泥土及解便污渍,随身带着快递纸箱及塑料瓶等废旧物品,神情略显迷茫。

[家属] 神情紧张,一脸担心的样子,精神欠佳,进入急诊大厅,边走边与民警打招呼:"民警同志,实在是给你们添麻烦了,我找了我妈一天一夜都没找到,只好报警。还好被你们及时发现了,实在是不好意思。"

[民警] 一边安抚家属情绪并说明当时的情况:"好了,人已经帮你找到了,别担心了。老太太认知不是很好,是隔壁小区的居民发现的,当时已经在健身花园里坐了一个晚上,发现她不回家才通知我们的。"

[患者] 如果护士检查患者有无外伤及肢体活动障碍,虽然配合检查,但是神情透露出迷茫。如果护士询问姓名等个人信息,身在何处,周围的人是谁,有无疼痛,难以清晰回答、答非所问或请回答:"我叫王小妹,今年 28 岁,我出去玩了……现在在家啊,这是我的儿子,没什么痛的地方。"等部分答案正确。

[民警] 如果护士询问患者被发现时的大致情况,请回答:"当时老太太已经离家外出超过 24 小时,独自坐在户外,面色欠佳,走不动路,所以我们找了轮椅给送来了。"

[家属] 如果护士询问患者既往史,则表示具体情况不太了解,就是这两年脑子越来越不好使了,经常忘记事情,之前去医院查过,说她得了阿尔茨海默病,其他方面应该没什么太大问题。如果护士询问患者的主要照顾者,请回答:"她以前脾气很倔不要我们照顾,生活基本都能自理,我就每个星期去给她送点生活用品,带几个小菜,上星期天我去她家发现她不在家,等了很久也没回来,才发觉不对劲。"

[民警] 训诫家属要做好老年人的看护,"家属也要多注意,老太太年纪大了还有阿尔茨海默病,你平时不能让她一个人待在家里,一定要多加看护,下次要注意,我们先走了。"

[家属] 如果护士询问患者是否出现过此类情况,是否还有其他既往病史及过敏史,表示:"平时她经常外出,最近也经常会晚回家,但是从来没有过在外彻夜不归的情况。像这次这样,

真的是第一次。"如果护士询问是否有既往史与家族史,对既往史予以否认但直系亲属中也有AD患者。

[患者]如果护士要进行采血操作,表现出非常不配合,肢体挣扎较为明显。操作过程需要家属配合及协助。

情景二:在老年病房里,王阿婆在房间里到处走动,时不时地翻找其他患者的水果刀等物品放在自己的枕头底下,对于其他患者的指责,她表示否认,情绪较为激动。

[患者]夜间并未卧床休息,在房间里到处走动,并翻找其他患者床头柜的物品,表示这些东西都是自己的,将水果刀等物品藏在了枕头底下。

[患者甲]非常生气,反复向王阿婆说明东西不是她的,不应该乱动。打铃呼叫值班护士。

[患者]置若罔闻,沉浸在自己的世界里。

[患者甲]如果护士耐心向其解释王阿婆的AD病情及疾病特点,进行疏导,安抚其愤怒情绪,表示理解。

[患者]如果护士要求患者卧床休息,表现出不解及对周围环境陌生的表现:"我要回家,这不是我家,我要回去。"如果护士耐心安抚患者解释自己的身份及生病住院的原因,表现出理解请回答:"那你说得对,生病了是要住医院的,原来我在医院里啊,那我不回去了。"如果护士以住院患者都需要穿好病号服为由,劝导患者换下自己衣服并戴上手腕带(为了对患者加以识别,以防走失),请回答:"行吧,你说得也有道理。"配合更换病号服、佩戴腕带。

[患者]如果护士要拿回其他患者的水果刀等物品,情绪激动并极力反对,"这个东西是我的,干吗要拿走?"如果护士从侧面引导获取患者信任,表示利器较为危险并代为保管,请回答:"医生我肯定是相信的,那就在你那里放着吧,要用的时候问你拿,别丢了!"

[护士]安抚患者情绪,嘱其卧床休息,拉好床挡,检查患者的手腕带并落实安全防护措施,加强对患者病室的巡视频次,必要时安排专人看护。

情景三:患者经过治疗后,症状已有所好转,患者家属准备带王阿婆离院返家,临走之前家属愁容满面,询问护士如何防止走失的情况再次发生,非常担心老太太再次发生意外,如果不能及时发现后果不堪设想。

[家属]因为母亲要出院,表现出高兴,但也将自己的担心向护士全盘托出,表示自己一直以来因工作繁忙无暇照料母亲,对于母亲之前反常的行为自己始终没有引起重视,他害怕母亲如果再发生意外,性命堪忧。表示后悔:"都怪我上班太忙了,母亲一直都很为我们着想,什么事情都自己做,不要我们管,其实她年纪已经很大了,该要我们照顾了。我很害怕如果这样的事情再发生一次,母亲的身体会怎么样……"

[家属]如果护士告知可以考虑有条件的情况下聘请专人看护或送专业的养老机构,家属表示有一定困难。请回答:"现在专人看护的费用较高,另外将母亲送入养老机构,她会非常不习惯,她喜欢外出多走走。"

[家属]如果护士告知需要家属投入更多的精力关心患者,另外可在患者的背后或衣服内侧缝制个人信息、佩戴身份识别卡以及定位手环。请回答:"这个倒是可以,个人信息和联系方式都写清楚了,这样就算意外走丢也很快会被人发现联系我们了。这手环也很高科技,定位系统一看就知道人在哪里,马上就能找到。"

[家属]提出自己也有工作时间,如果不在家怎么办,如果护士提出可以在家中安装摄像头实时关注患者情况,在门口安装开门报警装置并可以和社区取得联系,如发现患者出门,及时阻拦并找回。请回答:"这倒是个好方法,现在网络这么发达,我在单位里也可以及时关注到

家里的情况了。"

[患者]向护士表示感谢,自己可以回家了。如果护士做出院宣教,建议其在无人陪伴的情况下不要外出,外出时一定要佩戴身份识别卡及定位手环,请回答:"医生的话我肯定听的。"

[家属]如果护士进行AD的相关康复指导,请回答:"宣教手册我一定会仔细阅读并落实的,父母年纪大了是该我们来照顾他们了。"向护士表示感谢并离开。

(三)核心知识点解析

1. AD的主要临床表现及疾病发展过程

(1)主要临床表现:该疾病主要表现为记忆力减退、语言障碍、视觉空间机能损害、思维迟钝、注意力散漫和情感障碍及人格变化等特点,同时伴随着社会活动能力和自身生活能力的减退。

(2)疾病的发展过程:早期症状表现为短期记忆丧失,也称为近事遗忘,即很难记住最近发生的事件。该症状出现的主要原因为大脑神经细胞中关于思考、学习和记忆(认知功能)的部分被破坏或完全被破坏。随着病情的加重,可能出现语言问题、方向迷失及肌肉萎缩等其他病理现象。随着患者的身体状况下降,许多基本身体功能逐渐丧失,最终导致死亡。

2. AD评估的内容

可使用简易精神状态量表MMSE(见表3-3-6)对老年患者进行筛查及评估。总共分为10个条目,分别为时间和空间定向力、即刻记忆、连续减7、延时会议、物品命名、重复句子、阅读句子、3步指令动作、书写表达、绘图。量表满分为30分,分数越高表示认知功能越好。

3. 患者住院期间走失的主要因素

(1)自身因素:文化程度低、性别(男性大于女性)、年龄增高、陌生的医院环境、无法接受自己患病的事实、情绪的波动、无法适应住院生活节奏和内容感觉受拘束等情况,都会增加住院患者走失的风险。

(2)照护者因素:子女或患者的主要照护者安全意识淡薄,看护不到位,知识缺乏不了解AD的主要表现;住院期间子女因工作等因素不能陪伴,雇佣护工陪护,而部分护工缺乏专业培训素质参差不齐,责任心不强甚至擅自离岗,看护不到位。

(3)工作人员因素:①医务人员评估能力和沟通技能差,责任心不强,宣教不到位,风险防范意识不强,未加强看护重点患者;护理人员工作繁忙人力不足,尤其是在交接班的时段。②其他岗位人员,例如,医院内人员流动大,门卫不易察觉患者外出的行踪。

(4)医疗机构设备原因:没有专门的全球定位系统定位和报警系统,没有预防AD患者走失的特殊衣服、手腕带缺少显著标识,未在出口处建立防走失设施。

(5)环境因素:患者走失还受时间段和天气的影响。研究发现,AD患者易走失的时段为吃早饭前、晚饭后到睡觉前,且在温暖天气走失率高于寒冷天气。

4. 老年人走失导致的不良后果

AD患者一旦走失,会给患者及家庭带来无法预知的后果,甚至会导致患者的死亡。研究表明,AD患者一旦走失大于24h,存活的概率为50%。发生伤害的主要类型包括户外暴露时间过长引起的冻伤、脱水、跌倒、交通意外、溺亡等。

5. 防止患者住院期间走失

(1)正确、有效地评估患者的病情及活动能力,对既往有走失情况的高风险患者,应重点看护,每班交接,做好护理记录。

(2)协助患者穿着特殊标记的病号服,佩戴好手腕带、身份识别卡,以便其他工作人员发现患者时可以及时判断患者是否存在走失的情况,落实相关安全防护措施,夜间限制病房出口及病区内电梯的使用。

（3）做好 AD 患者及其家属的相关宣教,鼓励家属关注患者的病情,加强看护。

（4）对重点患者应派专人看护。

6. 预防社区老年人走失的主要措施

（1）警惕 AD 患者的异常行为:如发现老年人频繁提及过去的事,且身体素质好、行动能力强,伴有精神亢奋或梦游等症状时,应引起重视。加强看护,避免其独居以及独自外出,适当安排一些患者感兴趣的活动,缓解其过激的行为及情绪。

（2）加强风险时段及环节监控:①对早餐前,及晚餐后,睡前等容易出现监管盲区的空档,增加对患者的关注度及关注频率;②可在家中安装监控设备,对于照顾者需要外出而无暇做到 24 小时看管时,针对高风险时段,有条件地加强监控;③增加开门报警和离床报警等监控设备,帮助照顾者可以在第一时间发现患者的异常情况;④患者随身携带记录联系电话和基本信息的身份识别卡片,或在患者常穿着的衣服上缝制个人信息,方便他人识别;⑤佩戴带有定位功能的物品,手机实时监控患者的行踪,一目了然。

7. AD 的康复指导内容

（1）开展多元化的健康指导:发放健康科普知识手册,组织观看影音科普材料,增强患者及其家属对 AD 的科学认识。

（2）坚持进行认知功能康复训练:如夹乒乓球、健康体操、卡牌游戏等,可在家进行,训练患者认知功能,减缓患者认知功能消退。

（3）坚持言语功能训练:鼓励患者歌唱简单儿歌、念古诗、玩数字卡牌游戏、朗诵等,锻炼患者的语言能力,并反复训练,加强训练效果。

（4）提高自理能力的训练:指导患者进食、洗脸、洗手等,耐心引导,循序渐进。

（5）提高注意力护理:护理人员应注意患者注意力的训练,指导患者完成识图归类、拼图、积木等训练任务,增强其注意力。

（6）增加社会活动:积极参与户外运动,鼓励患者多与他人交流。

（7）给予患者更多的言语支持和鼓励,及时肯定患者的进步,增强患者的康复信心。

案例二 防跌倒照护

（一）案例简介

本案例描述的是一位患有骨质疏松症的老年女性患者,3d 前因在医养结合病房的浴室内洗澡时滑倒,当即出现右髋部疼痛明显及活动受限,不能站立行走,逐渐出现活动后疼痛加剧,经诊断为右股骨颈骨折,经髋关节置换术之后,恢复良好,现准备出院。

【情景准备】

情景一

人物:患者及其家属、护士。

地点:医养结合病房。

物料:护理病历、血压计、体温计等器材。

情景二

人物:患者、护士。

地点:医养结合病房。

物料:三角枕。

情景三

人物:患者及其家属、护士。

地点:医养结合病房。

物料:助行器、出院小结、宣教手册。

【教学目标】

素养目标:①能与家属有效沟通,缓解家属的紧张、焦虑情绪;②对意外事件有预见性;③具有高度的责任心、爱心、耐心;④具有良好的职业素养和护理职业道德。

知识目标:①熟悉老年患者跌倒的常见部位及主要原因;②掌握髋关节置换患者的护理要点,并给予相关的健康教育;③掌握易跌倒老人家庭照护的要点,并给予相关健康教育;④掌握骨质疏松症的健康教育。

技能目标:①能根据患者情况合理有效地完成病史采集与体格检查工作;②能根据患者情况完成科学合理的健康教育和健康教育手册的制作;③能熟练掌握辅助器具的使用等护理操作技能;④能严格落实病室内安全防护措施,防止患者跌倒。

(二) 实践教学案例

1. 教师授课信息

【情景说明】

患者张阿姨 3d 前在病房浴室洗澡时,不慎滑倒。跌倒后感到右髋部疼痛,右下肢活动受限,不能站立行走,逐渐出现活动后疼痛加剧,送医救治后经诊断为右股骨颈骨折,随后全麻下行髋关节置换术,术后一周恢复良好,准备出院。

情景一:患者在家属陪同下,由救护车平车送入急诊。患者右髋部有明显的肿胀及疼痛,皮肤表面有大片淤青,右下肢无法活动,自行翻身较为困难。护士将患者安置于急诊观察室,予以卧床休息,右下肢制动,向患者家属了解病情,进行体格检查,监测生命体征,通知医生,遵医嘱完成标本的采集并进行下肢 X 线摄片。查看患者检查结果确诊为右股骨颈骨折,准备进行手术治疗。

情景二:患者行右髋全关节置换术后,现转入外科普通病房,患者术后恢复良好,伤口已结痂,可下床进行适当的活动。患者在去上厕所的过程中,并未按要求穿着合适的衣裤、鞋袜,未使用辅助器具,行走不稳,差点再次跌倒。护士及时发现患者的情况,协助患者上厕所并对其强调了安全防护措施的重要性。

情景三:经过一段时间治疗和精心护理,患者手术部位恢复良好,右下肢活动功能良好,基本掌握康复训练方法及助行器的使用方法,病区责任护士通知其家属择日可以出院,并向他们做了详细的防跌倒健康教育。

【相关信息】

张阿姨,65 岁,女性,已婚,育有 1 女,目前与老伴同住。患者退休前为普通工人,生活能自理,作息规律,偶尔参与体育锻炼。5 年前体检发现患有骨质疏松症,未引起重视。在家喜欢穿宽松衣物及拖鞋,家中浴室未安装扶手及防滑设施。

【教学目标】

情景一

素养目标:体恤患者的病痛,具有职业道德和同理心。

知识目标:熟悉股骨颈骨折的常见病因、症状、体征。

技能目标:能正确实施病史采集与体格检查,完成标本的采集。

情景二

素养目标:关爱关心患者,具有良好的沟通交流能力。

知识目标:掌握易跌倒患者的护理要点,正确评估患者能力,落实防护措施,防止意外发生,并给予患者相关的健康教育。

技能目标:正确进行辅助器具的使用指导,防止患者发生意外。

情景三

素养目标:具有耐心、责任心,职业责任感提升。

知识目标:掌握患者主要疾病的康复指导方法,用药指导等。

技能目标:能正确实施髋关节置换术后康复训练的方法及健康教育,包括肢体训练方法、辅助器具的使用、预防并发症、健康教育手册制作等操作技术。指导患者预防及改善骨质疏松,以及防止跌倒的方法。

2. 学生学习信息

【情景说明】

作为一名护士,现有一名右股骨颈骨折后行髋关节置换术的老年女性患者。

情景一:患者在病房跌倒后,在家属的陪同下由救护车送至医院。平车推入急诊大厅,右下肢有明显的肿胀及淤青,主诉下肢疼痛,X线摄片提示右股骨颈骨折及骨质疏松。

情景二:患者恢复早期进行肢体活动时,未按照要求穿着合适的衣裤、鞋袜,未使用辅助器具,再次跌倒的风险增大,并未引起重视。

情景三:经过对症治疗及护理后,患者情况好转,择日可以出院;患者及其家属在病房内针对自己的疑问请教护士。

【学习任务】

情景一:请对患者及其家属进行病史采集和重点查体,并结合所给信息提出目前患者的护理问题和主要护理措施。

情景二:正确评估患者情况,指导患者选择正确的穿着及辅助器具的使用方法,落实安全防护措施,防止患者出现意外情况。

情景三:患者病情好转,评估患者目前的身体、心理状况以及家庭支持状况,请对患者及其家属进行居家康复指导,尤其是下肢康复训练及辅助器具的指导。

【实施要求】

每个情景护士均有 5 ~ 8min 对患者进行评估或实施护理干预,并进行相关知识的宣教。

【知识储备】

(1)老年患者跌倒的常见部位及主要原因。

(2)预防老年患者跌倒的护理要点。

(3)易跌倒老人家庭照护的要点。

(4)骨质疏松症的健康教育。

3. 标准化病人信息

【个人基本信息】

张阿姨,65 岁,女性,已婚,育有 1 女,与老伴同住。生于本地,退休前为普通职工,家中的大小事务都由她一手操办,平时偶尔会出门跳广场舞。饮食上,觉得牛奶有腥味难以接受,不爱喝牛奶,也没有规律补充钙剂。平时在家图舒服,所以爱穿居家服及塑料拖鞋。

【疾病相关信息】

(1)本次就诊相关信息:患者平时在家喜欢较为宽松的睡衣睡裤及拖鞋,因为全棉的比较舒服。5d 前,在家中浴室洗澡的时候,脚底打滑,在淋浴室里滑倒摔了一跤,右侧臀部着地,当场就坐在地上爬不起来了,疼得龇牙咧嘴的,赶紧喊来老伴帮忙,才勉勉强强躺上了床。后来发现休息之后,右大腿非但疼痛没有好转,还越来越肿,淤青也泛了出来,而且右腿还动不了。这才联系女儿,叫救护车送入医院。

(2)既往疾病相关信息:患者5年前退休体检时被发现有骨量下降的症状,当时医生提出注意饮食补钙或每日补充钙剂、加强体育锻炼等建议,患者当时并未引起足够重视,以不符合饮食习惯为由未遵医嘱,之后未再复查。没有其他疾病,也没有手术史,没有药物及食物过敏史。

【情景描述】

情景一:某医院急诊大厅,患者在家属陪同下,由救护车平车送入急诊。家属神情焦急,而患者在搬动过程中带有明显痛苦面容,身着居家服和拖鞋,右手一直扶着自己的右臀部,右侧下肢难以活动并有明显的肿胀和淤青。

[家属]神情紧张,一脸担心的样子,对护士说道:"护士,护士,您快帮我妈看看,她洗澡摔倒了,她的腿不能动了还疼得厉害。"

[患者]面色痛苦,右手一直扶在自己的右臀部外侧,"护士,我刚不小心在家摔了一跤,腿疼得厉害而且不能动了,我的腿是不是断了?"

[患者]配合护士进行体格检查并测量生命体征。如果护士触摸患者患腿,患者表现出极其疼痛;如果护士询问跌倒过程,患者做相关描述。

[家属]如果护士问患者的情况,请回答疾病及跌倒发生时的相关情况,过程中表现出担心、焦虑、自责,询问:"我妈妈的情况严重吗? 好得了吗? 会不会以后不能走路了?"如果护士询问患者的自理能力及活动能力,请回答:"我父母平时住在一起,平时家事都是她一手操办,所有的事情都是她自己做的,活动能力没问题,平时她还去跳广场舞呢。"

[患者]进行摄片等检查的过程中,表现出躯体移动障碍,右侧下肢疼痛明显,需要极大帮助以完成转移。

[患者]如果护士告知确定需要手术治疗,表现出焦虑及恐惧,"妈呀,居然要开刀,这么严重。"

[家属]如果护士详细解释及说明髋关节置换术的相关概念,则焦虑及紧张情绪得到缓解,放下心来说道:"妈,你别害怕,医生说把坏了的关节换了就好了,恢复很快的。"

情景二:在外科病房里,患者经过评估属于跌倒高风险患者,并未引起患者重视,术后恢复早期开展肢体活动时,未按照要求穿着合适的衣裤鞋袜,未使用辅助器具。护士及时发现患者情况,落实相关安全宣教及防护措施,防止意外发生。

[患者]手术顺利,术后恢复良好,护士对其进行跌倒风险评估提示其跌倒高风险,患者按医生要求早期下床活动,一定要独自去洗手间上厕所不需要他人帮助,但是下肢肌力不足,步态不稳,并未引起重视,再次跌倒风险大大增加。

[患者]如果护士进行劝阻,表现出不以为然,说道:"没事的,我从来都是生活自理的,不用别人帮忙,上厕所有人看着多不好意思。"

[患者]如果护士告知不要穿拖鞋,要穿着舒适的运动鞋或者棉鞋,合身舒适的衣裤,否则容易滑倒,则表示:"我从来不穿运动鞋的,穿拖鞋和睡衣不是更方便吗?"

[患者]如果护士建议使用助行器下床活动进行下肢功能训练,增加安全性,则表示"我还这么年轻应该不需要使用助行器吧,这不是老年人采用的吗?"

情景三:患者经过手术治疗后,恢复情况良好,伤口已拆线,目前可进行扶栏站立,非常高兴。患者家属准备带患者离院返家。在患者离院前,护士拿着出院的药物和健康宣教手册来到病房。

患者因为要出院,表现出轻松、高兴,倾听护士给她的讲解,然后说"您说得很仔细,不过我还是有几个问题想问问您。"

◇ 髋关节置换手术后有什么绝对的禁忌吗?

◇ 俗话说伤筋动骨一百天,要吃点什么才能给我这条腿好好补补?

◇ 我是真的不喜欢喝牛奶,还有别的方法补钙吗?

◇ 我现在腿能动了,回家还要继续做训练吗?

◇ 您刚才说的康复训练方法我应该听懂了,但我还是不知道该怎么样做?

◇ 您说过跌倒之后再次跌倒的风险比较大,有什么预防的好方法吗?

[家属]认真听取健康教育内容后,询问:"麻烦您再告诉我一下在家中什么位置需要特别注意防止跌倒。""您看我在家里哪些位置安装护栏合适?""我回去就给我妈买合适的运动服和运动鞋。"向护士表示感谢并离开。

(三)核心知识点解析

1. 股骨颈骨折的病因、症状、体征

(1)病因:股骨颈骨折多见于老年人,常由于老年患者骨质疏松后,因外伤或轻微外力就可使股骨颈处发生骨折。

(2)症状:外伤史导致髋部疼痛,下肢活动受限,不能站立或行走。有时,感觉不敏感的老人伤后不会立即出现活动障碍,随着时间的推移,髋部疼痛进行性加重,逐渐出现活动后疼痛加剧,甚至完全不能行走。

(3)体征:患侧髋关节肿胀、疼痛、活动受限。

2. 全髋关节置换术的术前、术后护理要点

(1)术前护理要点:①病情观察,密切观察患者的生命体征,观察肢体的肿胀、畸形、疼痛情况,观察肢体神经功能、感觉及运动情况,观察肢体的血液循环、皮肤温度及足背动脉搏动情况。②体位,平卧时保持外展中立位;侧卧位时选择健侧卧位,两腿之间夹枕。③饮食,高维生素、高蛋白、高纤维素易消化、清淡饮食。④评估患者的全身情况制订护理计划,指导患者床上翻身及解便的技巧。⑤用药观察及指导,对于使用抗血栓药物及止痛药的患者做好用药观察。

(2)术后护理要点:①病情观察,同术前护理。②引流管的管理,保持引流管的通畅,观察引流量的多少,更换引流袋时应严格无菌操作;术后 48 ~ 72h,如果引流量 ≤ 20mL/d,可拔出引流管。③体位,人工全髋关节置换术后两下肢应保持外展 30° 中立位,且两下肢间放置外展支架,避免屈曲内旋动作,有利于恢复及防止髋关节脱位的发生。④预防感染,鼓励患者深呼吸、有效咳嗽,保持呼吸道通畅,及时清除分泌物;为防止泌尿系感染,教会患者床上大小便,鼓励患者多饮水,进行生理性冲洗,每天饮水量 ≥ 2 500mL。⑤尽早开始功能锻炼,患者早期以主动活动为主、被动活动为辅,拔管前主要是进行踝关节主动背伸、跖屈,拔管后可适当进行股四头肌锻炼,伤口愈合后即可坐起,在床边进行膝关节功能锻炼,术后 3 个月可负重行走。⑥预防并发症。

3. 全髋关节置换术后的康复训练方法

(1)术后第一天开始股四头肌的锻炼和踝泵练习。

(2)可抬高床头 30°,在腘窝下垫枕头,膝关节保持微曲状态,同时可以活动踝关节,防止远端关节僵硬。

（3）术后 1 周可遵医嘱使用助行器下床活动,X 线检查确定骨折愈合前不可以完全负重,一般 3 个月可完全负重。

（4）全髋关节置换术患者不能过度外旋或内收,不能过度屈髋,防止脱位。

4. 防治骨质疏松 骨质疏松性骨折会增加致残率或致死率,因此骨质疏松症的预防与治疗同等重要。骨质疏松症的主要防治目标包括改善骨骼生长发育,促进成年期达到理想的峰值骨量;维持骨量和骨质量,预防增龄性骨丢失;避免跌倒和骨折。

（1）骨质疏松症初级预防:指尚无骨质疏松但具有骨质疏松症危险因素者,应防止或延缓其发展为骨质疏松症并避免发生第一次骨折。

（2）骨质疏松症二级预防和治疗:指已有骨质疏松症或已经发生过脆性骨折,防治目的是避免发生骨折或再次骨折。防治措施主要包括:①调整生活方式;②加强营养均衡膳食;③充足日照,促进维生素 D 的合成;④规律运动,有助于骨健康及疾病的康复;⑤戒烟限酒,少喝浓茶咖啡;⑥服用钙剂或有助于骨健康的补充剂;⑦避免服用或少用影响骨代谢的药物。

5. 预防患者住院期间跌倒

（1）做好患者的跌倒风险评估,对于跌倒高风险的患者,落实各项安全防护措施,包括:在病原一览表上做好标记;重点患者床头卡悬挂防跌倒标识;高风险患者每班做好交接;加强重点患者的巡视,发现问题及时处理。

（2）向患者及其家属做好入院宣教,详细介绍病室环境,加强安全宣教。向患者提供合身的病衣裤,拉好床栏,指导其使用呼叫铃的方法。

（3）合理布置病史环境,保持整洁,减少杂物堆放,保持地面干燥。走廊、卫生间、配膳室等重点位置应加强清洁,如地面湿滑,及时清理,并正确放置警示标志。

（4）对于病区内有设备损坏的情况,应悬挂警示标志并及时维修。

6. 预防跌倒的健康宣教内容 预防跌倒的主要内容包括治疗原发疾病、有效功能锻炼、健康教育、营造安全环境、合理用药干预、使用保护器具。

（1）治疗原发疾病:老年人跌倒的主要原因为下肢原发疾病,积极治疗足部疼痛或者疾病可以有效预防跌倒。

（2）有效进行功能锻炼:规律且有效的物理治疗训练及居家康复训练,如步态、平衡、肌力、力量和耐力训练等,可以预防跌倒。步态不稳的老年人应选用适合的辅助器具。

（3）健康教育:使用多元化的健康教育方式,针对文化程度不同、理解能力不同的老年人,开展个体化的健康教育。

（4）营造安全环境:大多数跌倒发生在家中,所以对家庭环境,包括地板、照明、家具、厕所及浴室等进行评估,判断是否存在滑倒、绊倒的风险至关重要。对评估结果进行改进,如保持光线充足、地面整洁、道路通畅等。

（5）合理用药干预:对老年人常用药物进行评估,尤其是影响精神、视觉、步态和平衡等的药物,以及精神类药物,尽量减少使用跌倒高风险的药物。

（6）使用保护器具:穿着合适的衣裤鞋袜可以预防跌倒,使用护膝、软垫、髋部护具、防滑鞋、助行器等,可以减小意外发生后的损伤。

案例三　防虐待照护

（一）案例简介

本案例描述的是一位在家遭受护工虐待的高龄男性患者,因家属发现其精神萎靡、神情紧张、体形消瘦,无法判断原因送医就诊。经检查发现身上多处非暴露位置有散在淤青、体形消瘦,判断为重度营养不良,疑似遭受他人长期虐待,随后收治入院。住院期间经过对症治疗及精心看护后,患者症状有所改善,现准备出院。

【情景准备】

情景一

人物:患者及其家属、护士。

地点:门诊。

物料:护理病历、血压计、体温计、采血器材等。

情景二

人物:患者、护士。

地点:老年病房。

物料:饭菜。

情景三

人物:患者及其家属、护士。

地点:门诊大厅。

物料:出院小结、宣教手册。

【教学目标】

素养目标:①能与患者及其家属有效沟通,缓解其紧张、焦虑情绪;②具有高度的责任心、爱心、耐心和团队合作精神;③具有良好的职业素养和护理职业道德。

知识目标:①熟悉老年人虐待的概念及分类;②掌握老年人虐待的心理护理措施,并给予患者家属相关的健康教育;③掌握预防老年人虐待的干预措施。

技能目标:①能根据患者情况合理有效地完成病史采集与体格检查工作;②能根据患者情况完成科学合理的健康指导和健康教育手册的制作;③能熟练掌握心理护理操作技能。

(二)实践教学案例

1. 教师授课信息

【情景说明】

患者王老伯是高龄老年人,与儿子分居异地,日常生活由家中护工照顾。本次因儿子回本地出差,突然回家探望,发现老年人精神萎靡,神情紧张,体形消瘦,来院就诊。经检查发现,患者身上多个非暴露处有散在淤青,体重指数(body mass index,BMI)为15.2,确诊为多次受到外伤及长期营养不良。

情景一:患者在家属的陪同下来门诊就诊。患者乘坐轮椅,精神萎靡,面色欠佳,护士将患者安置于诊查床上,进行体格检查,监测生命体征,查体发现患者体形消瘦,全身各处有散在淤青,向患者家属了解病情,通知医生,遵医嘱完成标本的采集。医生诊疗评估后诊断为多处外伤及长期营养不良,考虑疑似长期遭受他人虐待,转入病房治疗。

情景二:入院后在住院病房内,患者对陌生环境表现出不适应,与他人接触神情紧张,回避与他人交流。护士安抚患者情绪并做好解释工作,协助其进餐,落实生活护理措施。

情景三:经过一段时间改善认知的康复治疗和精心护理,患者症状及营养状况得到改善,心理状况良好,病区责任护士通知其家属择日可以出院,并向他们做了详细的健康教育。

【相关信息】

王老伯,85岁,男性,身高1.72m,体重45kg,丧偶,有1子。妻子早年因病去世,儿子结婚后住在异地。患者退休前为建筑工人,生活作风淳朴。5年前因活动能力低下,日常生活能力及行动能力下降,考虑到老年人生活不便,儿子为其聘请住家护工照顾其起居。因护工文化程度低,脾气暴躁,未接受规范化培训,经常对患者打骂,未尽到照顾责任,疑似因对患者不满对其进行虐待。目前患者精神萎靡,体形消瘦,全身有散在淤青,活动能力差,生活不能自理。

【教学目标】

情景一

素养目标:能理解患者的行为表现,安抚患者家属的情绪,具有职业道德和同理心。

知识目标:熟悉老年人虐待的概念及分类。

技能目标:能正确实施病史采集与体格检查,完成标本的采集,协助患者完成检查。

情景二

素养目标:能体恤患者的病情,具有同理心与耐心;能安抚患者的情绪,具有护患沟通能力。

知识目标:掌握老年人虐待的心理护理要点及措施。

技能目标:正确使用言语技巧。能协助患者做好生活护理。

情景三

素养目标:具有耐心、责任心,职业责任感提升。

知识目标:掌握预防老年人遭虐待的干预措施。

技能目标:能正确对患者及其家属进行康复训练及健康指导,包括改善营养、生活能力提高等操作技术;掌握指导主要照护者的注意事项。

2. 学生学习信息

【情景说明】

作为一名护士,现有一名疑似被虐待的患者。

情景一:患者遭长期虐待后,在家属的陪同下来到门诊就诊。患者乘坐轮椅,精神萎靡,神情紧张,身体多处非暴露部位有淤青,体型消瘦。

情景二:患者在老年病房,不愿意与人交流,进食情况差。

情景三:经过对症治疗及护理后,患者情况好转,择日可以出院。

【学习任务】

情景一:请对患者进行病史采集和重点查体,并结合所给信息提出目前患者的护理问题和主要护理措施。

情景二:正确做好与该患者的沟通及解释,做好心理护理,协助落实生活护理。

情景三:患者病情好转,请评估患者目前的身体、心理状况以及家庭支持状况,对患者及其照护者进行居家康复指导,尤其是心理健康及营养支持的指导。

【实施要求】

每个情景护士均有 5 ~ 8min 对患者进行评估或实施护理干预,并进行相关知识的宣教。

【知识储备】

(1)老年人虐待的概念和分类。

(2)老年人虐待的心理护理措施。

(3)预防老年人遭虐待的干预措施。

3. 标准化病人信息

【个人基本信息】

王老伯,85 岁,男性,身高 1.72m,体重 45kg,丧偶,育有 1 子,儿子已婚居住于外地,妻子早年因病去世,目前在老房子里与住家护工一起生活。王老伯生于本地,退休前为建筑工人,生活作风较为淳朴,因年事已高,逐渐行动能力下降,生活难以自理。于是经他人介绍,儿子找来一名住家保姆照顾父亲的生活起居。

【疾病相关信息】

(1)本次就诊相关信息:王老伯已经85岁高龄,住在外地的儿子担心他的生活没人照料,经过他人的介绍,请来一名自称有多年照护经验的住家护工。刚来的头两个星期,这护工的工作还算勤快,家中家务活、买菜、做饭都一手包办,人也挺老实的,儿子就把人留下了,付了她一年的工钱。谁知自此以后,护工阿姨对他的态度就越来越冷淡,经常嫌弃他吃太多了上厕所麻烦,所以他尽量减少要求吃东西和喝水的次数。平时护工还经常和朋友长时间打电话聊天,对他不管不顾,王老伯实在憋不住尿在裤子上,还会遭到护工的打骂,有掐大腿等行为,导致大腿内侧、手臂内侧、腹部等多个非暴露部位都有淤青。王老伯自己不会用手机,每次儿子打视频电话来,护工都抢着接电话,匆匆讲几句后,经常向儿子以王老伯的名义提要买东西,之后就挂断电话。还经常当面埋怨王老伯就喜欢吃一些没营养的东西,害她在这里过得不好,所以护工把儿子网上买来的营养品都偷偷吃掉了,给王老伯就吃点稀饭、白面条充饥。因长期营养不良,王老伯精神越来越差,身体越来越消瘦,儿子突然出差回来看看发现父亲状态不佳,以为得了什么大病,送医院救治。

(2)既往疾病相关信息:患者既往没有其他疾病,也没有外伤、手术史,没有药物及食物过敏史。

【情景描述】

情景一:某医院的急诊观察室内,一名神情焦急的中年男性用轮椅推入一名面色苍白、神情紧张的老先生,体形消瘦。

[家属]神情紧张,一脸担心的样子,进入门诊,"护士,您帮我看看我父亲精神这么差,瘦得不成人形了,是得了什么病? 应该看什么科?"

[患者]精神萎靡,体形消瘦,有气无力的样子。

[家属]如果护士询问有何不适,回答"爸爸,快告诉护士你哪里不舒服?"

[患者]说话声音较轻,表示没吃饭,"没什么不舒服,就是饿了想吃东西。"

[家属]如果护士询问饮食情况,非常疑惑:"护工说我爸爸平时吃得都挺好的呀,胃口也不错,怎么会饿呢?"

[患者]如果护士体格检查发生身上多处非暴露处有淤青询问其原因,神情紧张,支支吾吾:"我干活的时候,不小心自己撞到的。"

[家属]"爸爸,我怎么不知道你经常撞到东西? 怎么这么不小心? 我不是给你请了护工了吗? 你为什么不让她去做?"

[患者]眼神回避问题,配合护士进行标本采集及生命体征的监测。

情景二:在病房里,王老伯躺在病床上,鲜少言语,不怎么跟别人交流,对于医院提供的饭菜也几乎不吃。

[患者]如果护士关心其身体情况有什么需要帮助的,则表示自己都很好不需要他人过多帮助。

[患者]如果护士询问之前在家中的情况,则避而不答或顾左右而言他。

[患者]如果护士询问为何吃得很少,是否不对胃口,表现出困扰说道:"我不敢多吃,我怕护工嫌弃我上厕所次数太多。"

[患者] 如果护士表示没有人会责怪他,请回答:"我真的不想给别人添麻烦。"

[患者] 如果护士解释身上的非暴露部位的淤青难以由外伤形成,应该是存在其他情况造成的,"唉,你别多问了,真的是我自己弄的。"

[患者] 如果护士表示医务人员完全可以信任,并且有任何困难都可以想办法帮其解决,如果隐瞒病情会导致医生判断错误延误治疗,则全盘托出被家中护工虐待的情况,并且觉得自己有错:"请你不要告诉我儿子,我真的不想让他担心,好不容易请来一个护工,是我自己不好,都怪我没用。"

[患者] 如果护士耐心劝导其情绪,父母并不是子女的负担,神情得到放松,说道:"你说得对,我如果没把自己照顾好,他才是真的担心,我的想法错了。"

[患者] 如果护士协助其取半卧位进餐,表示感谢:"护士,你真好,你们的饭菜也很好吃。"

情景三:王老伯经过治疗后,病情已有所好转,神情放松,脸色也恢复了红润。今天他出院,儿子正准备接他回家。护士拿着出院的药物和健康宣教手册来到病房。

[患者] 经过几天的治疗,身体情况得到了明显的好转,脸色红润神情放松。

[家属] 看到父亲情况好转非常高兴,同时也表现出歉意:"爸爸,看到你恢复真是太好了,都怪我不好,没及时发现你的情况。"

[患者] 表示理解:"儿子,爸爸不怪你,你也是为了我好。"

[家属] 向护士表示感谢,倾听护士的讲解,表示:"您说得很仔细,但是我还有几个问题想问问您。"

◇ 我应该如何判断,我父亲身上的淤青是疾病还是外伤原因引起的?

◇ 那我爸爸年纪这么大了,如何提高他的营养情况?

◇ 我也不能一直贴身照顾他,如何预防虐待情况再次发生?

(三)核心知识点解析

1. **老年人虐待的概念** 老年人虐待的概念是在家庭或养老机构中,因负有责任关系的人作为或者不作为,导致对老年人造成伤害,包括身体虐待、精神虐待、物质虐待和疏于照料。

2. **老年人虐待具体分类** 老年人虐待主要分为4类,即身体虐待、精神虐待、经济剥削及疏于照料。

(1)身体虐待:对老年人进行行动限制或禁闭,剥夺其睡眠或实施暴力。

(2)精神虐待:对老年人造成言辞伤害,侵犯尊严或自我价值,造成精神伤害。

(3)经济剥削:限制或剥夺老年人的个人财产或金钱,包括诈骗。

(4)疏于照料:对老年人没有履行应尽的照料义务及行为,不提供适当的食物、衣物、住所、个人卫生条件等。

3. **老年人虐待的心理护理措施** 心理护理干预措施首先要正确认识到老年人的心理状态。因幸福感、生活等受到心理、生理及社会的影响,所以对患者心理干预前首先要保证患者有安全舒适的环境、健康的生活方式、定期锻炼及足够营养。通常情况下,对带有紧张及不安情绪的老年患者进行的心理护理包括:首先,与老年人建立完善、紧密、互相信赖的关系;其次,为老年人创建良好的休养及生活环境;再次,完善对老年人的心理支持系统;最后,对老年人进行健康教育。

4. **判断患者的营养状况** 临床上常用体重指数(BMI)来判断营养状况,其计算公式为:BMI= 体重(kg)/ 身高的平方(m²)。BMI 评价标准见表 3-3-7。

表 3-3-7　体重指数 BMI 评价标准

BMI 指数	评价标准
18.5 ~ 23.9	正常
< 18.5	轻度营养不良
< 17.5	中度营养不良
≤ 16	重度营养不良
≥ 24	超重
≥ 28	肥胖

5. 判断病理性淤青和外伤性淤青　正常淤青与有无外伤史存在因果关系,并且有局部肿痛或皮肤破损情况,常出现在肢体易产生碰撞的部位。病理性淤青如白血病,需要观察有无伴随症状,常伴有胸闷、发热、贫血、气短等不适症状。

6. 老年人饮食健康注意事项

(1)老年人味觉、食欲较差,为老年人做饭要注意色、香、味。

(2)老年人胃肠道吸收能力下降,需要较多的蛋白质来补偿组织蛋白的消耗,所以要多吃些鸡、鱼肉、瘦猪肉以及豆类制品等。

(3)数量适当,不要暴饮暴食。

(4)多吃水果蔬菜,保证维生素及纤维素的摄入,保持大便通畅。

(5)营养均衡,蛋白质、脂肪、碳水化合物、维生素、矿物质和水是人体所必需的六大营养素,这些营养素广泛存在于各种食物中,为平衡营养,各种食物要吃一点。

(6)口味清淡,少油少盐。避免给心脏、肾脏增加负担,引起血压增高。老年人一般每天吃盐量以 6g 以下为宜。

(7)饭菜要做得软一些、烂一些,以利消化。

(8)饮食要以温热熟食为主,避免吃生冷食物,引起胃肠道不适。

(9)吃时要慢。有些老年人习惯于吃快食,久而久之对健康不利。

7. 预防老年人遭虐待的干预措施　老年人虐待涉及经济、社会、家庭、文化等多重因素,其成因、表现、后果非常复杂,需积极整合资源,跨部门跨领域协同治理。从家庭的角度来说,子女应落实对老年人的照顾义务,多探望和关心患者,而不是单单物质上的照顾。从社会角度来说,要做到以下几个方面:①建立完善体系保障老年人的合法权益,从法律角度保障老年人的健康;②加大对养老体系和制度的建设和完善,让老年人摆脱处于养老关系的弱势地位;③加强思想道德宣传教育,提倡尊老爱老的社会风气;④立足社区,以老年群体的养老和医疗需要为导向,不断完善养老与医疗服务体系,加强对社区弱势老年群体的监测与预警,做到老年人遭受虐待主动发现、及时处理;⑤加强对养老机构及养老护理员的资质监管,让养老服务规范化、合法化。

第四章 老年护理机构照护

第一节 老年人常见症状照护

一、老年人常见症状照护特点

老化是人类面临的一种复杂的自然现象。随着年龄的增长,人体各系统、器官、组织和细胞逐渐发生形态、功能和代谢等一系列退行性变化。因此,随着社会老龄化的进程,老年人健康问题的发生率不断上升。据统计,30%的居家老年人和50%的住院老年人有尿失禁,80%的老年人有营养不良。由于疾病和生理功能的减退,大多数老年人存在一系列常见症状,如认知障碍、吞咽障碍、慢性疼痛、尿失禁、便秘、听觉障碍、视觉障碍及压力性损伤等,这些症状被称为"老年综合征",对老年人的活动有不同程度的影响,甚至导致其生活质量下降。

(一)老年人常见系统老化的特点

1. **呼吸系统** 老年人由于咽喉黏膜、肌肉发生退行性变或神经通路障碍,防御反射变得迟钝,因而出现吞咽功能失调,易发生呛咳、误吸甚至窒息。

2. **消化系统** 老年人唾液腺分泌减少,唾液中的淀粉酶减少,直接影响对淀粉类食物的消化;牙齿松动、脱落,咀嚼能力下降,影响营养的消化与吸收而发生营养不良;胃蠕动减慢,胃排空时间延长,代谢产物、毒素不能及时排出,容易发生消化不良、便秘等。

3. **泌尿系统** 老年人由于肌肉收缩无力,使膀胱既不能充满,也不能排空,故容易出现尿外溢、残余尿增多、尿频、夜尿增多等。其中,老年女性因盆底肌肉松弛,易发生压力性尿失禁,造成生活的不便与困窘;老年男性因前列腺增生,容易发生排尿不畅,甚至排尿困难。

4. **内分泌系统** 老年人甲状腺的重量可减轻40%~60%,滤泡减少、滤泡间纤维增生,伴有炎症细胞浸润和结节形成。三碘甲状腺原氨酸水平随年龄增长而降低,导致老年人基础代谢率下降,耗氧量降低,营养吸收和代谢障碍等。因此,老年人容易出现整体性迟缓、怕冷、毛发脱落、思维反应慢、抑郁等现象。

5. **运动系统** 老年人的肌纤维萎缩、弹性下降,肌肉总量减少,肌肉力量减弱,容易出现疲劳、腰酸腿痛等。老年人由于肌肉力量、敏捷度下降,加上脑功能衰退,活动更加减少,导致动作迟缓、笨拙、步态不稳等。

6. **神经系统** 老年人脑的体积逐渐缩小,重量逐渐减轻;神经内膜增生、变性,神经束内结缔组织增生,可致神经传导速度减慢,感觉迟钝,信息处理功能和记忆功能减退,出现注意力不集中、性格改变、应激能力下降和运动障碍。

7. **感觉器官** 老年人视网膜周边带变薄,出现老年性黄斑变性,色素上皮层细胞及其细胞内的黑色素减少,脂褐质增多,使视力显著下降,对低色调颜色难以辨认、对光的反应和调适能力降低。老化对内耳与耳蜗功能的影响较为严重,最先失去对高频率声音的辨认,随着听力敏感度的普遍下降而发生沟通困难,出现老年性耳聋。定位功能减退,造成在噪声环境中听觉障碍明显。

(二)老年人常见症状及影响

1. **压力性损伤** 是由压力或压力联合剪切力导致的皮肤和/或皮下组织的局部损伤,通常位于骨隆突处,但也可能与医疗器械或其他物体有关。老年人由于皮肤衰老、活动能力受限、感知觉障碍等原因,是压力性损伤的易患人群。

2. **吞咽障碍**　是指食物或液体从口腔到胃运送过程发生障碍,常有咽部、胸骨后或食管部位的梗阻停滞感觉,是临床常见老年综合征之一。吞咽障碍常见的原因有衰老引起的机体功能减退、吞咽相关肌肉及神经病变和/或慢性疾病治疗中药物的不良反应、侵入性操作、进食体位不当等。吞咽障碍可引起营养不良、脱水、吸入性肺炎、窒息,甚至死亡。

3. **认知障碍**　老年人认知障碍是指老年人的注意力、记忆力、语言能力、执行能力、计算能力、推理能力和定向力等一项或多项功能受损,导致老年人的社会功能和生活质量受到影响。轻度认知功能障碍(mild cognitive impairment,MCI)被定义为介于正常衰老与痴呆之间的一类过渡性的亚临床状况。与正常老年人群相比,MCI 患者更易发生 AD。随着人口老龄化加重,认知功能受损和痴呆症患者的数量逐渐增加,而现有药物仅能够改善症状而不能预防发病或逆转其过程,这无疑会带来沉重的社会与经济负担。

4. **尿失禁和便秘**　尿失禁是指无意识的尿液排出,常与紧张、用力、体力消耗、打喷嚏或咳嗽相关。老年人可因衰老导致括约肌松弛或其他原因,如女性盆底肌肉松弛、男性前列腺增生等,对大小便排泄的能力减弱。尿失禁是一个常见而易被忽视的问题,同时也是一个表明老年人需要照护的重要指标。随着尿失禁程度的逐渐加重,生活质量也逐渐降低,抑郁、焦虑等心理问题愈发凸显。尿失禁程度严重且长期卧床在特定情况下还可引发失禁性皮炎等一系列皮肤问题。

便秘是老年人的常见症状,便秘程度随增龄而加重。据资料统计,老年人的便秘发生率为5% ~ 30%,长期卧床老年人可高达80%,严重影响老年人的生活质量。

5. **视听觉障碍**　视觉障碍包括视力下降、视野缺损、色视觉缺乏、盲等。常见的原因有白内障、角膜浑浊、眼球萎缩、青光眼等,是老年人致残的原因之一。

听觉障碍又称听觉受损,是指感测或理解声音的能力完全或部分降低。老年性耳聋是老年人最常见的听觉障碍,部分老年人在耳聋刚开始时可伴有耳鸣,常为高频声,其出现频率随年龄而渐增,60 ~ 70 岁达顶峰。听觉障碍会让老年人感到孤独、不爱交流、心情烦躁。

6. **慢性疼痛**　骨关节炎占老年人慢性疼痛原因的30.2%;其他可能导致老年人疼痛的慢性疾病有癌症相关疼痛、神经病理性疼痛、手术后慢性疼痛、糖尿病外周神经病变、纤维肌痛、肌筋膜疼痛、外周血管疾病相关性疼痛、创伤相关疼痛等。患慢性疾病种类越多,慢性疼痛的可能性也越大。慢性疼痛的发病与季节和职业有关,常发于春、冬两季,从事重体力劳动职业者患慢性疼痛概率较轻体力劳动职业者明显增高。

二、老年人常见症状照护典型案例

案例一　压力性损伤照护

(一)案例简介

本案例描述的是一位脑卒中伴有下肢瘫痪病史的老年女性患者,因长期卧床,由老年照护机构照料。护理人员清洁皮肤时发现患者骶尾部皮肤发红,未给予重视。查房时,发现骶尾部皮肤有红斑,压之不褪色。随后,该部位出现了水疱,经过伤口换药和护理,1 周后病情未见好转,转入医院伤口门诊进行伤口换药处理。

【情景准备】

情景一

人物:压力性损伤患者、护理人员、护工。

地点:养老院。

物料:润肤乳、带有床挡的病床。

情景二

人物:压力性损伤患者、护理人员。

地点:养老院。

物料:体位辅助用具、带有床挡的病床等。

情景三

人物:压力性损伤患者、护理人员。

地点:伤口门诊。

物料:医嘱单、换药包、换药床等。

【学习目标】

素养目标:①能与患者进行有效沟通,缓解患者及其家属的焦虑与紧张;②具有高度的责任心、爱心、耐心和团队合作精神;③具有良好的职业素养和护理职业道德。

知识目标:①熟悉压力性损伤的危险因素、分级标准;②熟悉1期和2期压力性损伤的诊断标准;③掌握压力性损伤的分期及临床表现的护理评估要点,能够对压力性损伤不同分期做出正确的护理诊断,并制订相关的护理计划和护理措施;④掌握压力性损伤患者皮肤护理的方法、翻身技巧,并给予患者个性化的健康教育。

技能目标:①能根据患者情况合理有效地完成压力性损伤危险因素的评估;②能根据患者情况完成科学合理的健康指导;③能熟练掌握协助翻身、气垫床的使用、伤口换药等护理操作技能。

(二)实践教学案例

1. 教师授课信息

【情景说明】

患者李奶奶半年前因脑卒中致下肢瘫痪,出院后由女儿照顾。1个月前,女儿因需要照顾年幼的外孙,无力再照顾年迈的母亲,遂安排李奶奶入住某照护机构。李奶奶意识清楚,大小便不能自理,须由护工照顾。近1周,李奶奶听闻女儿生病住院的消息,茶饭不思,饮食量明显减少。昨晚,护工为其更换尿垫时发现李奶奶骶尾部有红斑,以为是尿渍所致,未重视。

情景一:今晨查房时,护理人员为李奶奶翻身,发现骶尾部有鸡蛋大小6cm×7cm大小的红斑,指压不褪色。查看其他部位的皮肤,未发现异常。护理人员使用气垫床减轻局部压力,并勤给患者翻身,查看患者饮食状况。

情景二:夜班护理人员接班时,发现气垫床充气不足,患者骶尾部出现5cm×6cm水疱,立刻给予消毒、抽水、无菌敷料保护。

情景三:经过1周的处理,骶尾部伤口未见明显好转,转入社区伤口门诊进行进一步处理。

【相关信息】

李奶奶,70岁,女性,已婚,育有1女。丈夫5年前因肺癌去世。半年前因脑卒中致双下肢瘫痪,不能自理,由女儿照顾。1个月前,女儿因需要照顾外孙,无力照顾年迈的李奶奶,遂与家人商量后,将李奶奶送至老年照护机构。李奶奶退休前是中学教师,有10多年的糖尿病史。

近1周,李奶奶听闻女儿生病住院的消息,茶饭不思,不愿意进食,也不愿意接受护工生活上的照料。

【教学目标】

情景一

素养目标:关爱、关心患者,具有良好的沟通交流能力。

知识目标:掌握压力性损伤的危险因素和预防措施等。

技能目标:能正确实施压力性损伤的危险因素评估;会为患者进行正确翻身。

情景二

素养目标:体恤患者的病痛,具有良好的职业道德和同理心。

知识目标:掌握压力性损伤的分期标准;能阐述2期压力性损伤的护理要点。

技能目标:能正确评估压力性损伤的伤口分期;会正确使用医用气垫床。

情景三

素养目标:具有耐心、责任心,职业责任感提升。

知识目标:掌握压力性损伤伤口换药的方法,卧床患者的皮肤护理要点等。

技能目标:能正确实施伤口换药技术;会为卧床患者进行健康指导。

2. 学生学习信息

【情景说明】

作为一名护理人员,现有一名压力性损伤的患者。

情景一:患者双下肢瘫痪卧床,不愿意进食,大小便不能自理,骶尾部皮肤发红。

情景二:夜班交班时观察患者皮肤状况,患者侧卧位躺在床上,骶尾部皮肤有5cm×6cm水疱。

情景三:患者在老年照护机构发生压力性损伤,经过处理,伤口未见好转,来医院伤口门诊就诊。

【学习任务】

情景一:请对患者进行皮肤状况的评估,并结合所给信息提出主要护理措施。

情景二:根据设定的情景,对伤口情况进行判断和处理。

情景三:患者伤口情况不见好转,请评估患者目前的身体、心理状况,对患者伤口进行换药,并做好健康指导工作。

【实施要求】

每个情景护理人员均有5~8min对患者进行评估或实施护理干预,并进行相关知识的宣教。

【知识储备】

(1)压力性损伤的发生原因、评估方法、分期标准。

(2)1、2期压力性损伤的临床表现和护理措施。

(3)长期卧床患者压力性损伤的预防措施和健康指导。

3. 标准化病人信息

【个人基本信息】

李奶奶,70岁,女性,已婚,有一女儿,身体欠佳。丈夫5年前因为肺癌去世。生于本地,退休前是中学教师,有10余年的糖尿病病史。现居住在老年照护机构,女儿每周探望1~2次,近1周女儿生病住院,未来探望,很担心女儿身体。

【疾病相关信息】

(1)本次疾病相关信息:1周前,听闻女儿生病住院的消息,很担心,于是茶饭不思,营养状况下降,不愿意配合护工翻身、拍背,甚至有悲观厌世的情绪,觉得活在世上就是累赘。昨晚护工给她更换尿布时,发现屁股后边皮肤发红,护工让她翻身,她不愿意配合。今天早晨护理人员交班时,发现屁股后边的红斑压一下也不褪色,护理人员在夜班交接班时,她的屁股后边出现水疱。

(2)既往疾病相关信息:李奶奶10多年前有糖尿病,一直用胰岛素治疗。半年前因为脑卒中住进了医院,经过治疗,双下肢仍瘫痪,卧床不起,一直由女儿照顾。1个月前,女儿因为照顾外孙,无力再照顾年迈的母亲,因此,家人商议后,将李奶奶送至老年照护机构,并雇用了1个护工长期照料。

【情景描述】

情景一:某老年照护机构的病房内,李奶奶躺在带有床挡的病床上,右手握住床挡,表情淡漠,眼睛望着窗外,似乎有很多心事。

[护工]"护士,我昨天晚上给李奶奶更换尿布时,发现她屁股下面有点红,我给她揉了一下,不知道要不要紧。"

[患者]如果护士打算协助翻身,表现出抵抗情绪,说"我不要翻身了,死了算了,活着也是拖累。"

[护工]护士询问李奶奶饮食情况时,说:"她听说女儿生病住院了,最近情绪很低落,也不好好吃饭,最近体重都下降了,胰岛素也不愿意打。"

[患者]如果护士要使用气垫床,说:"用这个很贵吧,我不要用了,涂点药膏就好了,省着点钱给我女儿治病用。"护士说明气垫床的用途后,配合将气垫铺上。

情景二:安静的病房里,李奶奶侧卧躺在病床上,桌上还有未吃完的饭菜,眼睛盯着电视,对进来交班的护士不愿意搭理。

[患者]如果护士观察皮肤情况,不抵抗,也不愿意回答问题,问到为什么不吃饭时,回答:"我女儿都生病了,我怎么吃得下去,如果我好好的,我还能帮衬着她"

[患者]如果护士要处理屁股后边的水疱,就说:"这个不要紧,也不疼不痒",如果护士解释并要进行水疱处理,请配合。

情景三:医院伤口门诊的换药床上,李奶奶侧躺在上面,接受护士为其换药。

[患者]如果护士为其换药,询问护士:"本来就是个小伤口,怎么还来医院了呢"。护士向她解释时,患者表示理解并好好配合。

[患者]对护士表示感谢。

[护士]告知李奶奶注意事项并进行健康教育。

(三)核心知识点解析

1. 引起脑卒中老年患者压力性损伤的因素

(1)无翻身能力:患者翻身能力受限会导致体位受限,无法自由改变,从而导致皮肤及相关组织长时间受压,引起压力性损伤。

(2)卧床时间>1个月:长时间卧床后,相关部位由于长时间受压,组织部位的血液循环受阻,可导致皮下组织坏死,最终引起压力性损伤。

(3)大小便失禁:大脑神经中枢受损可导致患者大小便失禁,可引起肛门、会阴、臀部皮肤红肿,加上活动受限,引起压力性损伤风险较高。

(4)营养不良:机体存在营养不均衡情况,免疫力降低,因而发生压力性损伤风险较高。

(5)原发性疾病:患者伴有糖尿病发生压力性损伤风险较高,由于糖尿病患者存在着小血管内皮增生,血管的收缩、扩张不协调,因而皮肤敏感性较低,易发生压力性损伤。

2. 患者压力性损伤风险评估 Braden 评分量表是目前世界上最广泛用于预测压力性损伤发生的一种方法,从 6 个方面进行评估(表 4-1-1),确定危险等级,分值越低,说明病情越重,发生压疮的危险因素越高。轻度危险:15 ~ 16 分,中度危险:13 ~ 14 分,高度危险:≤ 12 分,极度危险(难免压疮):≤ 9 分。

表 4-1-1 Braden 评分表

评分内容	评估计分标准			
	1 分	2 分	3 分	4 分
感知能力	完全受限	大部分受限	轻度受限	无损害
潮湿程度	持续潮湿	常常潮湿	偶尔潮湿	罕见潮湿
活动能力	卧床	坐椅子	偶尔步行	经常步行
移动能力	完全受限	非常受限	轻微受限	不受限
营养摄取能力	非常差	可能不足	充足	丰富
摩擦力和剪切力	存在问题	潜在问题	不存在问题	

3. 压力性损伤的分期 按照最新的 2019 年《压力性损伤的预防和治疗:临床实践指南》分级标准可以分为:

(1)1 期:在骨隆突处的皮肤完整伴有压之不褪色的局限性红斑。

(2)2 期:部分皮层缺失,无腐肉,也可能表现为一个完整的或破裂的血清性水疱。

(3)3 期:全层组织缺失,可见皮下脂肪暴露,但骨、肌腱、肌肉未外露,有腐肉存在。

(4)4 期:全层组织缺失,伴有骨、肌腱或肌肉外露,伤口床的某些部位有腐肉或焦痂。

(5)深部组织损伤为局部皮肤完整但出现颜色改变,如紫色或褐红色,或有瘀伤,或充血水疱。

(6)难以分期为全层组织缺失,溃疡底部有腐肉(黄色、黄褐色、灰色、绿色或褐色)覆盖,或者伤口床有焦痂(碳色、褐色或黑色)附着。

4. 1 期压力性损伤的皮肤护理

(1)保持皮肤清洁并适当保湿。

(2)大小便失禁后立即清洁皮肤。

(3)避免使用碱性肥皂和清洁剂。

(4)使用隔离产品保护皮肤不受潮。

(5)避免用力摩擦皮肤。

(6)建议使用硅胶泡沫敷料。

5. 2 期压力性损伤的护理 处理原则:防止继续受压和少量渗液管理。

(1)用生理盐水清洁伤口,并用无菌纱布吸干;泡沫敷料贴于伤口上;一周更换或粘贴不牢时更换。也可根据压力性损伤的临床情况,使用聚合膜敷料治疗未感染的 2 期压力性损伤。

(2)注意:敷料下面存在液体是正常现象,无须移除敷料,若伤口出现感染症状,及时移除。

(3)水疱的处理

1)小水疱(直径小于5mm):生理盐水清洁伤口,用泡沫敷料覆盖。

2)大水疱(直径大于5mm):生理盐水清洁伤口,无菌注射器抽出疱内液体,挤出疱液,早期保留疱皮,用敷料覆盖。

6. 3期、4期、不可分期压力性损伤及深部组织损伤的护理 处理原则:控制渗液+控制感染。

(1)采用不同方式清除坏死组织,机械清创或外科清创或自溶清创后充分引流,控制感染、潜行和窦道处理、保护暴露的肌腱、韧带和关节面。

(2)渗液量少,无感染迹象的压力性损伤,推荐使用水凝胶敷料。

(3)渗液量多,用含银离子的敷料(如藻酸盐根等)来控制伤口感染,具体视伤口情况而定。敷料应选择能分散压力,控制感染并能吸收渗液的。

(4)可考虑将胶原敷料应用于难愈合的压力性损伤,以提高愈合率,减少伤口炎症的迹象和症状。

不可分期压伤:应先清除伤口内焦痂和坏死组织,再确定分期。

深部组织损伤:皮肤完整时采用1期压伤类似的方法局部减压,待坏死组织界限分明时实施清创,再确定分期。

7. 压力性损伤患者体位的改变和活动

(1)适当增加翻身频率。

(2)实时监测皮肤与支撑面间的压力分布,对肢体进行按摩。

(3)30°侧卧位优于90°侧卧位。

(4)抬高床头≤30°。

8. 医用气垫床的基本功能和使用方法 医用气垫床是根据物理学原理研制,采用三段式循环气流设计,随着气流的波浪起伏,自动改变人体受压部位,专门针对长期卧床病患防止压力性损伤使用。

使用方法如下:①将气垫平放在卧床上,在表面覆盖一张被单,将气垫上的两根充气导管分别连接于主机充气导管接嘴上;②接通电源,打开电源开关,主机便开始工作;③首次使用时,将充气强弱转换开关顺时针旋转至"强"位置,待充气结束后,将开关旋转至适当位置,使气压适中;④夜间或病人感觉气压变化强时,可将转换开关逆时针旋转至弱充气状态。

9. 对压力性损伤患者进行健康教育 心理支持、社会支持可降低应激情绪对患者的消极影响。指导和训练局部减压的技巧,协助患者根据其病情特点和危险程度、活动能力和潮湿情况等选择适宜的减压床垫和坐垫及坐垫套,告知增加营养的必要性和方法,使患者主动配合和参与。

案例二 吞咽障碍照护

(一)案例简介

本案例描述的是一位吞咽障碍的老年男性患者,2周前,因头晕、呕吐、意识不清入院,诊断为"脑梗死、高血压病"。住院期间,经过一系列治疗,患者意识转清,但右侧肢体活动不利未见明显改善,还伴有吞咽障碍,为求进一步康复治疗,患者转入康复医院进一步治疗。

【情景准备】

情景一

人物:吞咽障碍患者及其家属、护理人员。

地点:康复医院。

物料:病床、小汤圆等。

情景二

人物:吞咽障碍患者、护理人员。

地点:康复医院。

物料:病床、温开水。

情景三

人物:吞咽障碍患者及其家属、护理人员。

地点:康复医院。

物料:病床、米粥等。

【学习目标】

素养目标:①能与患者进行有效沟通,缓解患者及其家属的焦虑与紧张;②具有高度的责任心、爱心、耐心和团队合作精神;③具有良好的职业素养和护理职业道德。

知识目标:①熟悉吞咽障碍的发生原因和临床表现;②熟悉常用吞咽试验的实施方法;③掌握吞咽障碍患者的评估内容和实施方法;④掌握吞咽障碍患者进食护理的要点,并给予患者个性化的健康教育。

技能目标:①能正确实施海姆立克急救法;②能正确实施洼田饮水试验,并判断患者吞咽障碍的严重程度;③能对吞咽障碍的患者实施正确的喂养技术。

(二)实践教学案例

1.教师授课信息

【情景说明】

患者张老伯2周前,突然头晕、呕吐、意识不清,急诊入院,诊断为"脑梗死、高血压病",住在神经内科病房进行系统治疗。经过脱水降颅内压、改善脑循环、降低血压等一系列治疗,张老伯3d前意识转清,但右侧肢体活动不利未见明显改善,还伴有吞咽困难,医生允许出院,张老伯也着急回家,遂办理出院。其儿子为求进一步康复治疗,将张老伯转入康复医院。

情景一:张老伯在康复医院接受治疗,坐在病床旁,右侧肢体不能活动。老伴李阿姨特地带来了张老伯喜欢的肉馅汤圆,一边聊天,一边给张老伯喂食。突然,张老伯无法言语,面色涨红,出现窒息的痛苦表情。

情景二:张老伯半卧位在病床上,神情痛苦,想与老伴说话,但话语表达不清楚,很着急。值班护理人员倒好温开水,让张老伯端坐。

情景三:午饭时间到了,张老伯房间的窗帘紧闭,他在观看电视节目,电视音量很大,护理人员嘱家属过来一起给张老伯喂食,并告知喂食的注意事项。

【相关信息】

张老伯,73岁,男性,已婚,育有1女1子。生病前与妻子李阿姨同住。2周前因突发头晕、呕吐、意识不清入院,诊断为"脑梗死、高血压病"。经过治疗,张老伯病情改善,但右侧肢体活动受限,吞咽困难。医生允许出院,张老伯也着急回家,其儿子为求进一步康复治疗,将张老伯转入康复医院。

【教学目标】

情景一

素养目标:关爱、关心患者,具有沟通交流能力。

知识目标:掌握吞咽障碍的发生原因和临床表现。

技能目标:能正确实施海姆立克急救法。

情景二

素养目标:体恤患者的病痛,具有职业道德和同理心。

知识目标:熟悉常用吞咽试验的实施方法;掌握吞咽障碍患者的评估内容和实施方法。

技能目标:能正确实施洼田饮水试验。

情景三

素养目标:具有耐心、责任心,职业责任感提升。

知识目标:掌握吞咽障碍患者进食护理的要点,并给予患者个性化的健康教育。

技能目标:能对吞咽障碍的患者实施正确的喂养技术。

2. 学生学习信息

【情景说明】

作为一名护理人员,现有一名吞咽障碍的患者。

情景一:患者老伴在床边给患者喂食,患者出现无法言语,面色涨红,出现窒息的痛苦表情。

情景二:患者半卧位在病床上,神情痛苦,想与老伴说话,但话语表达不清楚,很着急。

情景三:午饭时间已到,患者病房内窗帘紧闭,在观看电视节目,电视音量很大。

【学习任务】

情景一:请判断患者目前发生的紧急情况,并做出正确的处理。

情景二:根据设定的情景,通过试验对患者的吞咽功能进行评估。

情景三:根据情景,协助患者进食,并对喂食的注意事项进行健康教育。

【实施要求】

每个情景护理人员均有 5 ~ 8min 对患者进行评估或实施护理干预,并进行相关知识的宣教。

【知识储备】

(1)吞咽障碍的发生原因和临床表现。

(2)吞咽功能评估的内容和方法。

(3)清醒患者海姆立克急救法的实施要点。

(4)吞咽障碍的康复指导和喂食方法。

3. 标准化病人信息

【个人基本信息】

张老伯,73 岁,男性,已婚,育有两个孩子,一儿一女。妻子 70 岁。生于本地,退休前是话剧演员,有 10 余年的高血压病史,不吸烟、饮少量酒(100g/d)。生病前与妻子同住,儿女每逢节假日会来探望,平时与老同事一起下棋聊天,偶尔参加业余的话剧演出活动,妻子有糖尿病 5 年。

【疾病相关信息】

(1)本次就诊相关信息:2 周前张老伯因为突然头晕、呕吐、意识不清入院就诊,入院后诊断脑梗死和高血压病。经过治疗,虽然患者病情有所改善,但右侧肢体活动受限,包括右侧手不能拿物,右侧下肢走路拖地,无法正常行走,吃东西时吞咽困难。医生允许张老伯出院,他也着急回家,遂办理出院。医生建议张老伯可以到康复机构进一步进行康复锻炼,于是张老伯的儿子将其转入康复医院。

(2)既往疾病相关信息:张老伯10年前在体检时查出有高血压,一直口服降压药物氨氯地平,每天1次,每次1片。血压控制较好,退休前是话剧演员,喜欢唱歌。不吸烟,喝少量白酒,每天喝100g左右。无外伤和手术史,无药物过敏史,母亲生前有高血压。

【情景描述】

情景一:康复医院的病房内,张老伯坐在病床旁的椅子上,头颈向右倾斜,右侧手臂弯曲,不能用力。老伴李阿姨特地带来了张老伯喜欢的肉馅汤圆,一边询问张老伯身体状况,一边坐下来给张老伯喂食。

[患者]很开心,看到老伴送来自己爱吃的汤圆,忍不住凑上前来。老伴吹了吹冒着热气的汤圆。张老伯一口咽下去,突然无法言语,面色涨红,出现窒息的痛苦表情。

[妻子]紧张地站起,对着门外大声呼喊"护士,护士,你快过来,你看我们家老张这是怎么了?"

[患者](护士实施海姆立克急救法),张老伯一口将汤圆吐出来,瞬间面色改善,松了口气,坐在了椅子上。

[妻子]一边抹眼泪,一边说,"住院的时候我都没看到他,再看到就成这样了,想做点他爱吃的,谁想到差点害了他。"

情景二:安静的病房里,张老伯半卧躺在病床上,神情痛苦,眼睛盯着电视上的话剧节目,看到激动处,想与老伴说话,但话语表达不清楚,很着急。

[患者]如果护士过来评估患者的吞咽情况,表现出厌烦情绪,不配合。护士请妻子协助患者坐起,倒温开水,妻子表示配合。

[妻子]配合护士协助患者坐起,并询问护士,"我们家老张的病怎么不见好转?吃东西也总是呛咳。"

情景三:午饭时间到了,张老伯的病房房间窗帘紧闭,他坐在座椅上观看电视上的话剧节目,音量很大。护士嘱家属过来一起给患者喂食,并告知喂食的注意事项。

[妻子]对张老伯说,"老张,午饭时间到了,该吃饭了,我来喂你好不好?"

[患者]张老伯还是自顾自地看电视,不愿意吃饭,担心再次噎住。如果护士进来,告诉他饮食的重要性,表示配合。请妻子关掉电视。如果护士让他自己尝试吃饭,手臂无法抬起,请护士完成此次喂食。

[妻子]询问护士注意事项,尝试给张老伯喂食。

(三)核心知识点解析

1. 吞咽障碍导致噎呛的临床表现

(1)早期表现:进食时突然不能说话、欲说无声,患者面部涨红,并有呛咳反射;如果食物吸入气管,患者感到极度不适,大部分患者常不由自主地一手呈"V"字状紧贴于颈前喉部,并用手指口腔,呼吸困难,甚至出现窒息的痛苦表情。

(2)中期表现:患者出现胸闷、窒息感,食物吐不出,两手乱抓,两眼发直。

(3)晚期表现:患者出现满头大汗、面色苍白、口唇发绀、突然猝倒、意识模糊、烦躁不安,提示食物已误入气管,不及时解除梗阻,可出现大小便失禁、鼻出血、抽搐、昏迷,甚至呼吸心跳停止。

2. 清醒患者海姆立克急救法要点

(1)老年人取站立位或坐位,倾身向前,头部略低、张嘴。

(2)施救者站在老年人身后,双臂分别从两腋下前伸并环抱老年人,一手握拳置于脐上两横指、上腹部中央,另一手从前方握住手腕,形成"合围"之势,突然用力收紧双臂,双手向后、向上快速用力挤压,迫使老年人上腹部下陷。反复实施,直至阻塞物排出为止。

3. 洼田饮水试验的分级和注意事项 患者端坐,喝下 30mL 温开水,观察所需时间及呛咳情况。评价如下:

(1)1 级:5s 内能 1 次顺利将水咽下。

(2)2 级:5s 内分 2 次以上将水咽下而无呛咳。

(3)3 级:5s 内 1 次咽下,但有呛咳。

(4)4 级:5 ～ 10s 内分 2 次以上咽下并有呛咳。

(5)5 级:10s 内不能将水全部咽下并频繁呛咳。

1 级为正常,2 级为可疑异常,3 ～ 5 级为异常。

注意事项:专人负责;做饮水试验时,不要告诉患者,以免患者紧张,影响试验分级;测试者给患者喂水或告诉家属喂水时,剂量要准确,并根据患者平时呛咳的情况决定喝水的方法,以免造成患者不适感。

4. 吞咽障碍患者的进食环境准备

(1)病房:进餐时尽量停止不必要的治疗或其他活动。

(2)餐具:使用适当餐具,必要时用围兜或者围裙。

(3)家具:座椅要有扶手。如果在轮椅上或床上进餐,须调整好餐桌高度。

(4)环境:保持安静,尽量让照顾者和电视的声音最小化,同时鼓励老年人和照顾者之间的适当交流;就餐环境光线应适当,避免光线过暗或过亮。

(5)其他:就餐设备齐全、清洁;照顾者和 / 或老年人能够熟练使用。

5. 吞咽障碍患者进食注意事项

(1)注意力集中:老年人进餐时应精力集中,不宜谈论令人不快的事情,情绪不稳定时不宜进餐。

(2)进食量及速度适宜:避免一次进食过多,应少食多餐、细嚼慢咽;对于进食慢的患者,配餐员可将餐盘留下,不强调在规定的时间内收回。

(3)鼓励自我进食:能够自主进食的患者,护理人员应用多种方法鼓励老年人自己进食,而不是帮助进食。

(4)进餐时段巡视:跨学科团队应从不同方面检查进餐的过程、进餐的服务、进餐环境和老年人个人的喜好。

6. 对老年吞咽障碍患者协助喂食

(1)辅助用具:确保有义齿、眼镜、助听器或其他辅助设备以方便进食。

(2)照顾者和老年人位置:照顾者给老年人喂食应该和老年人座椅保持在相同的水平面,保持视线与老年人接触。

(3)喂食速度适当:调整进食的速度和每口喂食的量,避免过快或强迫喂食。

(4)促进老年人张口进食:交替流质和固体食物。

(5)喂食到恰当部位:根据患者情况调整喂食到口腔的不同部位(比如患者存在右侧面瘫,则从左边进食)。对于频繁发生呛咳的患者,照顾者可用汤勺将少量食物送至舌根处,让患者吞咽,待完全咽下,张口确认无误后再送入食物。

(6)确保安全:患者发生呛咳时宜暂停进餐,待呼吸完全平稳后,再喂食物。若患者频繁呛咳且严重,应停止进食。

案例三　认知障碍照护

(一)案例简介

本案例描述的是一位住在养老院的轻度认知障碍老年女性患者。半年前,女儿和朋友们发觉一向健谈的患者话语变少,在养老院经常走错房间,看自己既往爱看的电视节目时打瞌睡,女儿探望时以为母亲是疲劳所致。1周前,女儿来养老院探望,发现母亲说话费力,以为是脑卒中,遂送到医院就诊,经检查患者为轻度认知障碍。为接受更规范的治疗,女儿将母亲送至专业照护机构。

【情景准备】

情景一

人物:认知障碍患者及其家属、护理人员。

地点:照护机构。

物料:病床、评估量表等。

情景二

人物:认知障碍患者、护理人员。

地点:照护机构。

物料:病床、彩色拼图、数字游戏卡、健康教育手册等。

【学习目标】

素养目标:①能与患者进行有效沟通,缓解患者及其家属的焦虑与紧张;②具有高度的责任心、爱心、耐心和团队合作精神;③具有良好的职业素养和护理职业道德。

知识目标:①熟悉轻度认知障碍的诊断标准;②了解轻度认知障碍与失智症的区别;③掌握轻度认知障碍的评估方法和临床表现;④掌握轻度认知障碍非药物干预的方式。

技能目标:①能正确评估患者认知障碍的程度;②能正确实施认知干预的方法;③能对患者及其家属实施正确的健康教育。

(二)实践教学案例

1.教师授课信息

【情景说明】

患者李阿姨,半年前一向健谈的她话语开始变少,在养老院经常走错房间,看自己既往爱看的电视节目时打瞌睡,女儿探望时以为母亲是疲劳所致。1周前,女儿来养老院探望,发现母亲说话费力,以为是脑卒中,遂送到医院就诊。经过检查,患者为轻度认知障碍。为了接受更规范的治疗,女儿将母亲送至专业照护机构。

情景一:患者在女儿陪同下来到专业的老年照护机构,因为是新环境,入住病房后,李阿姨不怎么说话,左看看右看看,似乎对这里并不是很满意,护理人员过来进行评估。

情景二:患者和女儿坐在病房聊天,时不时回忆很久以前的往事,护理人员拿着彩色拼图卡片过来给李阿姨做认知训练。

【相关信息】

李阿姨,75岁,女性,已婚,育有1女。丈夫10年前因肺癌病逝。半年前话语变少,记忆力减退,专注力下降,女儿以为疲劳所致,未重视。1周前,女儿来养老院探望她,发现母亲说话费力,以为是脑卒中,遂送到医院就诊。经过检查,患者为轻度认知障碍。医生建议接受规范的干预,于是女儿将她送至专业的照护机构治疗。

【教学目标】

情景一

素养目标:关爱、关心患者,具有良好的沟通交流能力。

知识目标:熟悉轻度认知障碍的诊断标准;掌握轻度认知障碍的临床表现。

技能目标:能正确使用评估量表对患者进行评估。

情景二

素养目标:体恤患者的病痛,具有耐心、责任心,职业责任感提升。

知识目标:掌握轻度认知障碍的认知干预方法。

技能目标:能指导和训练患者进行认知训练,并对患者及其家属进行针对性的健康教育。

2. 学生学习信息

【情景说明】

作为一名护理人员,现有一名轻度认知障碍的患者。

情景一:患者坐在床边,不怎么说话,左看看右看看,似乎对这里并不是很满意。

情景二:患者和女儿坐在病房聊天,时不时回忆很久以前的往事。

【学习任务】

情景一:请使用恰当的评估量表判断患者目前的认知水平。

情景二:对患者进行认知干预,并对患者及其家属进行健康教育。

【实施要求】

每个情景护理人员均有 5 ~ 8min 对患者进行评估或实施护理干预,并进行相关知识的宣教。

【知识储备】

(1)轻度认知障碍的诊断标准和临床表现。

(2)轻度认知障碍的评估方法。

(3)认知障碍的干预措施。

(4)患者及其家属认知障碍的健康教育。

3. 标准化病人信息

【个人基本信息】

李阿姨,75 岁,女性,已婚,有一个女儿。丈夫 10 年前因肺癌病逝。3 年前,为了减轻女儿的照顾压力,李阿姨主动提出要到养老院生活。李阿姨生于本地,退休前是会计,有 10 余年高血压病史,不吸烟、不喝酒。女儿每周来养老院探望。李阿姨平时性格外向,喜欢在养老院跟朋友们唱歌、跳舞。

【疾病相关信息】

(1)本次就诊相关信息:半年前,一向健谈的她话语变少,在养老院经常走错房间,看自己既往爱看的电视节目时打瞌睡,女儿探望时以为母亲是疲劳所致。1 周前,女儿来养老院探望,发现母亲说话费力,以为是脑卒中,遂送到医院就诊。经检查患者为轻度认知障碍。为接受更规范的治疗,女儿将母亲送至专业照护机构。

(2)既往疾病相关信息:李阿姨 10 年前在体检时查出有高血压,一直口服降压药物氨氯地平,每天 1 次,每次 1 片。血压控制较好,退休前是会计,喜欢唱歌、跳舞。不吸烟,不喝酒,没有其他疾病,也没有外伤、手术史,没有药物及食物过敏史,没有家族性遗传病史。

【情景描述】

情景一:李阿姨在女儿陪同下来到专业的老年照护机构,因为是新环境,入住病房后,李阿姨不怎么说话,左看看右看看,似乎对这里并不是很满意,护士过来进行评估。

[女儿]向护士说明,"护士,我妈妈过来住院,我们刚到,还不知道这里如何管理,现在我们需要做些什么呢?"

[患者]对女儿说,"我觉得以前的养老院就挺好的,这里的人我也不认识"。如果护士介绍自己和医院的情况,可以说:"那就住下来看看吧"。

[患者]如果护士拿来表格,询问一些情况,可以说,"我自己看吧",然后戴上老花镜,在女儿的帮助下把表格填完。

情景二:李阿姨和女儿坐在病房聊天,回忆着很久以前的往事,有说有笑,护士拿着彩色拼图卡片过来给李阿姨做认知训练。

[患者]如果护士拿来拼图做训练,请配合她。在做的过程中,要慢慢来,有思考,不要着急做完。

[女儿]在李阿姨拼图的过程中要鼓励,并询问护士,"我妈妈还需要什么训练,这些训练有用吗?"

(三)核心知识点解析

1. 轻度认知障碍的诊断标准

(1)以记忆减退为主诉(有家属或知情者证实)。

(2)客观检查有与年龄和教育程度不符的记忆损害。

(3)总体认知功能正常。

(4)日常生活功能正常。

(5)不符合痴呆诊断标准。

2. 轻度认知障碍与阿尔茨海默病的关系　轻度认知障碍(mild cognitive impairment,MCI)是指记忆力和/或其他认知功能减退,但日常生活能力和社会功能相对保留,且未达到痴呆的病理状态。MCI介于认知正常和痴呆之间,被认为是AD的临床前或前驱阶段。

3. 老年MCI的评估包括哪些

(1)简易智力状况检查表:老年认知障碍认知功能的评估量表主要有简易智力状况检查表(MMSE)和蒙特利尔认知评估量表(MOCA)。MOCA是由Nasred- dine在MMSE基础上研制而成的评估工具,主要用于评定认知功能。

(2)情绪评定:老年抑郁量表(GDS),由美国学者编制,作为专用于筛查老年人抑郁症的量表。

(3)日常生活自理能力评估:一般采用日常生活能力量表(ADL)评估。

4. 轻度认知障碍非药物干预措施

(1)运动干预:运动可以提升老年人的手足协调性和身体平衡能力,运动干预的学习过程可以促进老年人将注意力集中于分配、记忆力及执行能力方面,形成有效的维护和保护作用。

(2)认知干预:分为传统认知干预和计算机辅助认知干预。传统认知干预成本低、易掌握、易执行、终身受益。利用计算机软件及网络平台的计算机辅助认知训练能实现个体化认知训练,全面调动患者的视觉、听觉、触觉等,让患者通过训练和学习来改善认知能力。

(3)严肃游戏干预:严肃游戏是一种新型的认知干预模式,其主要以应用为目的开展游戏,游戏内容为知识技巧传授和专业化训练。

（4）其他干预措施：包括音乐疗法、动物疗法、心理干预等。音乐疗法是通过音乐调节人的生理和心理，以达到消除负面心理状态、改进生理健康的目的。动物疗法是近年才出现的一种干预措施，其让受过训练的动物与认知功能障碍患者长期相处，可以愉悦患者的身心，提升患者的自我认知能力。心理干预主要针对患者的抑郁、焦虑等负性心理进行系统性治疗。

5. **老年 MCI 的认知训练**

（1）算术训练：设计简单的加减数学题，题型由易到难，每组 6 题，共 7 组，做成作业本发放给患者，要求每天进行 1 组训练。

（2）辨认照片：制作图片，将 8 张名人图片制作为一张整的图片，在每个名人图片旁备注对应名称，患者先观看图片 10s，然后遮盖对应人物姓名，让其回忆，熟练后更换照片。

（3）怀旧疗法：鼓励患者回忆既往生活经历，包括童年趣事、儿时经典游戏、成长中的快乐时光、难忘的节日、最得意的一件事、兴趣爱好、工作经历，古今物品比较，分享老照片回忆往日时光，每周围绕一个主题干预 1 次。

（4）记录训练日记：因患者文化程度不一，在设计记录表格时宜简单易懂，要求患者每天用"√"或"×"记录自己的训练情况，同时鼓励患者记录自己的训练体会。

案例四　排泄照护

（一）案例简介

本案例描述的是一位住在老年照护机构 5 年的老年女性患者。1 年前开始出现尿频，1 个月前出现尿失禁，多发生在改变体位时，平卧时无漏尿，自主排尿时尿量减少，排尿时下腹部有酸胀感。实施行为治疗后，情况有所改善，但继而出现便秘，大便干结，无法自行排出。

【情景准备】

情景一

人物：尿失禁患者、护理人员。

地点：照护机构。

物料：病床等。

情景二

人物：尿失禁患者、护理人员。

地点：照护机构。

物料：病床等。

情景三

人物：便秘患者、护理人员、护工。

地点：照护机构。

物料：病床、手套、便盆等。

【学习目标】

素养目标：①能与患者进行有效沟通，缓解患者及其家属的焦虑与紧张；②具有高度的责任心、爱心、耐心和团队合作精神；③具有良好的职业素养和护理职业道德。

知识目标：①熟悉尿失禁和便秘的发生原因和临床表现；②熟悉尿失禁和便秘的辅助检查方式；③掌握尿失禁行为治疗的方法；④掌握尿失禁和便秘的护理要点，并给予患者个性化的健康教育。

技能目标：①能正确指导患者实施盆底肌功能锻炼；②能根据患者尿失禁及便秘情况完成

科学合理的健康指导;③能对便秘患者实施恰当的排便护理,并学会人工取便法解除便秘。

(二)实践教学案例

1. 教师授课信息

【情景说明】

患者王阿姨1年前开始出现尿频,未引起足够重视。1个月前天气转凉,王阿姨发生感冒咳嗽,每次咳嗽或者改变体位时,出现尿失禁,平卧时无漏尿,自主排尿时尿量减少,排尿时下腹部有酸胀感。王阿姨不好意思跟护理人员讲,觉得很丢人。

情景一:护理人员在为患者更换床单时,发现床单上有尿渍,询问患者,患者不好意思地回答说漏尿,护理人员对患者进行尿失禁的评估。

情景二:护理人员指导王阿姨进行盆底肌功能锻炼和膀胱训练。

情景三:经过一段时间的锻炼,王阿姨尿失禁症状有所减轻,今天清晨,王阿姨告诉护理人员腹胀不适,已经4d没解大便,使用了开塞露也不见好转,遂求助护理人员帮忙。

【相关信息】

王阿姨,70岁,女性,已婚,未育子女。丈夫5年前肝癌去世,独居。3年前,经朋友介绍住进老年照护机构。既往有高血压10年,1年前开始出现尿频,未引起足够重视。1个月前天气转凉,王阿姨感冒咳嗽,每次咳嗽或者改变体位时,出现尿失禁,平卧时无漏尿,自主排尿时尿量减少,排尿时下腹部有酸胀感。王阿姨不好意思跟护理人员讲,觉得很丢人。

【教学目标】

情景一

素养目标:关爱、关心患者,具有沟通交流能力。

知识目标:掌握老年人尿失禁的常见原因。

技能目标:能对尿失禁患者进行评估。

情景二

素养目标:具有耐心、责任心,职业责任感提升。

知识目标:掌握尿失禁行为治疗的具体措施。

技能目标:能制订个性化的健康教育方案。

情景三

素养目标:体恤患者的病痛,具有职业道德和同理心。

知识目标:掌握便秘的护理要点,并给予患者个性化的健康教育。

技能目标:能为便秘患者实施腹部按摩。

2. 学生学习信息

【情景说明】

作为一名护理人员,现有一名尿失禁合并便秘的患者。

情景一:早晨为患者更换床单时,发现患者床单上有尿渍,询问患者具体情况。

情景二:患者在护理人员指导下进行尿失禁的行为治疗方案。

情景三:患者告知护理人员4d未排大便,腹部胀痛不适。

【学习任务】

情景一:请评估患者目前发生的情况,并做出判断。

情景二:指导患者进行盆底肌功能锻炼和膀胱锻炼。

情景三:根据患者情况,为患者实施腹部按摩,并做好个性化的健康指导。

【实施要求】

每个情景护理人员均有 5 ~ 8min 对患者进行评估或实施护理干预,并进行相关知识的宣教。

【知识储备】

(1)尿失禁和便秘的护理评估要点和临床表现。

(2)尿失禁的行为治疗措施。

(3)尿失禁患者的健康教育。

(4)协助排便的方法。

(5)便秘患者的健康教育。

3. 标准化病人信息

【个人基本信息】

王阿姨,70 岁,女性,已婚,未育子女。丈夫 5 年前因为肝癌去世,独居。生于本地,退休前是大学老师。有 10 余年的高血压病史。3 年前,经朋友介绍住进老年照护机构。平素很爱干净,经常约老朋友一起跳舞。

【疾病相关信息】

(1)本次就诊相关信息:1 年前开始,晚上起来小便次数增多,每晚 4 ~ 5 次,白天也出现尿频,没有引起足够重视。1 个月前因为天气转凉,王阿姨感冒咳嗽,每次咳嗽或者跳舞时,会漏尿,但平躺时无漏尿,排尿时下腹部还有酸胀感。但王阿姨不好意思跟别人讲,觉得是老年人都有的正常现象,说了很丢人,也不太愿意跟朋友出去跳舞了。

(2)既往疾病相关信息:王阿姨 10 年前在体检时查出有高血压,一直口服降压药物氨氯地平,每天 1 次,每次 1 片。血压控制较好,退休前是大学老师,特别喜欢干净。不吸烟,不喝酒,闲暇之余约上在机构里的朋友一起跳舞。没有外伤、手术史。没有药物及食物过敏史。没有家族性遗传病史。

【情景描述】

情景一:晨起值班护士在为王阿姨更换床单,发现床单上有尿渍,询问患者,患者支支吾吾不愿回答,护士对她进行尿失禁的评估。

[患者]当护士再三追问时,说,"护士,这种现象已经很久了,我没有跟别人讲,多丢人呢。"

[患者]如果护士跟她解释,这是老年人常见的现象,但需要治疗时,她很吃惊,说,"这个不用治疗,我平时多注意就好了"。

情景二:清晨,王阿姨站在窗前,看着窗外跳舞的一群阿姨,脸上露出郁闷的表情,她也希望跟以前一样,跟着老朋友们一起跳舞。

[患者]如果护士过来帮助你进行功能锻炼,询问,"护士,这个管用吗?真的能恢复吗?这该怎么做呢,会不会很难?"

[患者]配合护士做不同体位的盆底肌功能锻炼,表现出很积极的样子,询问,"护士,这个一天做几次?做多久会有效果?"

情景三:晚饭时间到了,护工敲门让王阿姨去餐厅用餐,王阿姨躺在床上,无精打采。

[患者]对护工说不想吃饭了,肚子胀,吃不下。告诉护工自己已经 4d 未大便,用了开塞露,也不管用。

[护工]告诉护士王阿姨未大便的情况,请护士过来帮忙。

[患者]当护士告诉王阿姨,这属于便秘时,王阿姨表现出,"我经常这样,很难受,不知道

怎么办"。护士打算为王阿姨进行腹部按摩,说,"让护工也听一下吧"。

[患者] 如果护士讲解排便的注意事项,王阿姨耐心倾听。

(三) 核心知识点解析

1. 尿失禁的种类及发生原因是什么

(1)神经性尿失禁:当患有严重脑动脉硬化、脑卒中、脑肿瘤及颅内感染等疾病时,易发生尿失禁。

(2)损伤性尿失禁:如膀胱颈括约肌受损。

(3)充盈性尿失禁:因前列腺增生肥大、尿道狭窄、膀胱结石、膀胱颈肿瘤等引起下尿道梗阻而发生。

(4)压力性尿失禁:因膀胱颈括约肌老化松弛,若有腹部压力增高便使尿液外溢。

(5)急迫性尿失禁:因老年人泌尿系炎症造成逼尿肌反射,使膀胱收缩而产生。

(6)精神性尿失禁:老年人精神受到强烈刺激、周围环境突然改变,也会发生尿失禁。

2. 尿失禁行为治疗的内容包括什么

(1)生活方式干预:如合理膳食、减轻体重、戒烟、规律运动等。

(2)盆底肌肉训练:可分别在不同体位进行训练。①站立位训练:双脚分开与肩同宽,尽量收缩骨盆底肌肉并保持 10s,然后放松 10s,重复收缩与放松 15 次。②坐位位训练:双脚平放于地面,双膝微微分开,与肩同宽,双手放于大腿上,身体微微前倾,尽量收缩骨盆底肌肉并保持 10s,然后放松 10s,重复收缩与放松 15 次。③仰卧位训练:双膝微屈约 45°,尽量收缩骨盆底肌肉并保持 10s,然后放松 10s,重复收缩与放松 15 次。

(3)膀胱训练:可增加膀胱容量,以应对急迫性的感觉,并延长排尿间隔时间。让患者在白天每小时饮水 150 ~ 200mL,并记录饮水量及饮入时间。根据患者平常的排尿间隔,鼓励患者在急迫性尿意感发生之前如厕排尿。若能自行控制排尿,2h 没有尿失禁现象,则可将排尿间隔再延长 30min。直到将排尿时间逐渐延长至 3 ~ 4h。

3. 如何给尿失禁老年人做健康指导

(1)皮肤护理:指导患者及其照护者及时更换尿失禁护理用具;注意会阴部清洁卫生,每日用温水擦洗,保持会阴部皮肤清洁干燥;变换体位、减轻局部受压、加强营养等,预防压力性损伤等皮肤问题的发生。

(2)饮水:向老年人解释尿液对排尿反射刺激的必要性,保持每日摄入的液体量为 2 000 ~ 2 500mL,适当调整饮水时间和量,睡前限制饮水,以减少夜间尿量。避免摄入有利尿作用的咖啡、浓茶、可乐、酒类等饮料。

(3)饮食与大便管理:告知老年人均衡饮食,保证足量热量和蛋白质供给;摄取足够的纤维素,必要时用药物或灌肠等方法保持大便通畅。

(4)康复活动:鼓励老年人坚持做盆底肌肉训练与膀胱训练、健身操等活动,减缓肌肉松弛,促进尿失禁的康复。

(5)其他指导:老年人的卧室尽量安排在靠近厕所的位置,夜间应有适宜的照明灯,厕所应设有与痴呆、认知障碍相关的标识。必要时,指导老年人按医嘱使用药物。

4. 便秘的护理要点有哪些

(1)提供适当排便环境:为老年人提供单独、隐蔽的排便环境和充足的排便时间。

(2)采取适当排便姿势:在老年人自身情况允许的条件下,让老年人采取坐姿或抬高床头,利用重力作用增加腹压,促进排便。

（3）遵医嘱使用缓泻药：在医嘱指导下,护理人员协助老年人服用缓泻药,观察用药后效果。

（4）使用简易通便剂：如开塞露和甘油栓。

（5）灌肠法。

（6）建立健康的排便习惯：鼓励老年人每天在固定的时间排便,并形成习惯。比较理想的排便时间是早餐后,因为餐后肠蠕动增加可以引起排便反射。

5. 便秘患者健康教育有哪些

（1）多饮水：可以在清晨空腹饮一杯温开水,以刺激肠蠕动。

（2）摄取足够的膳食纤维：指导老年人酌情添加粗制面粉、玉米粉、豆制品、芹菜及韭菜等,适当多吃带馅面食,如水饺、馄饨、包子等,有利于保证更全面的营养,又可以预防便秘。

（3）多食产气食物及维生素 B 丰富的食物：如白薯、香蕉、生蒜、生葱、木耳、银耳、黄豆、玉米及瘦肉等,利用其发酵产气,促进肠蠕动。

（4）增加润滑肠道食物：对体重正常、血脂不高、无糖尿病的患者,可清晨空腹饮一杯蜂蜜水等。

（5）少饮浓茶或含咖啡因的饮料,禁食生冷、辛辣及煎炸刺激性食物。

（6）避免久坐久卧,若身体条件允许可适当参加体育锻炼。

（7）腹部按摩：取仰卧位或者站立位,用手掌从右下腹开始沿顺时针向上、向左、再向下至左下腹,按摩至左下腹时应加强力度,每天 2 ~ 3 次,每次 5 ~ 15 圈。

（8）收腹运动和肛提肌运动：收缩腹部与肛门肌肉 10s 后放松,重复训练数次,以提高排便辅助肌的收缩力,增强排便能力。

案例五　视听障碍照护

（一）案例简介

本案例描述的是一位视觉障碍伴有老年性耳聋的老年女性患者,傍晚时分被发现其跌倒在养老院院内的花园池旁,当即不能自行行走,被护理人员扶着走到房间。休息片刻后,并无大碍。护理人员跟她讲话时,患者因为耳聋,无法听清,于是护理人员打电话请家属第2天来院。

【情景准备】

情景一

人物：视听障碍患者、护理人员。

地点：花园。

物料：无。

情景二

人物：视听障碍患者、护理人员及其家属。

地点：照护机构。

物料：病床等。

【学习目标】

素养目标：①能与患者进行有效沟通,缓解患者的焦虑与紧张；②具有高度的责任心、爱心、耐心；③具有良好的职业素养和护理职业道德。

知识目标：①熟悉老年人视觉障碍的原因和临床表现；②了解老年人视觉障碍环境危险因素；③掌握视听障碍患者健康指导的要点；④掌握视听障碍患者的护理要点。

技能目标：①能正确评估患者视听障碍的严重程度；②能根据患者情况完成科学有效的健康指导。

（二）实践教学案例

1. 教师授课信息

【情景说明】

患者王阿姨，傍晚时分被发现其跌倒在养老院院内的花园池旁，当即不能自行行走，被护理人员扶着走到房间。休息片刻后，并无大碍。护理人员与她讲话时，患者因为耳聋，无法听清。

情景一：护理人员跑到花园旁，看到跌倒的王阿姨，询问在此处的原因，王阿姨是爱猫人士，过来是喂小猫的。

情景二：家属到医院后，了解目前跌倒的情况，并接受护理人员的健康指导。

【相关信息】

王阿姨，82 岁，女性，已婚，育有 1 子。丈夫 15 年前去世，目前居住在养老院。既往有高血压 20 年，一直服用降压药；有慢性青光眼病史，视力较差。傍晚时分被发现其跌倒在养老院院内的花园池旁，当即不能自行行走，被护理人员扶着走到房间。休息片刻后，并无大碍。护理人员跟她讲话时，患者因为耳聋无法听清。

【教学目标】

情景一

素养目标：关爱、关心患者，具有良好的沟通交流能力。

知识目标：掌握视觉障碍患者的护理要点。

技能目标：能正确评估患者视觉障碍的严重程度。

情景二

素养目标：具有耐心、责任心，职业责任感提升。

知识目标：掌握视听障碍患者健康指导的要点。

技能目标：能制订个性化的健康教育方案。

2. 学生学习信息

【情景说明】

作为一名护理人员，现有一名视听障碍的患者。

情景一：傍晚时分，患者王阿姨跌倒在养老院院内的花园池旁。

情景二：患者及其儿子在养老院的病房内，儿子大声地对着母亲讲话。

【学习任务】

情景一：请评估患者的视觉障碍程度，并给予及时处理。

情景二：对患者及其家属进行视听障碍的健康指导。

【实施要求】

每个情景护理人员均有 5 ~ 8min 对患者进行评估或实施护理干预，并进行相关知识的宣教。

【知识储备】

（1）老年人视听障碍的临床表现。

（2）老年人视听障碍的护理要点。

（3）老年人视听障碍的健康指导。

3. 标准化病人信息

【个人基本信息】

王阿姨，82 岁，女性，已婚，有一个儿子，丈夫 15 年前去世，目前居住在养老院。非常喜欢小动物,经常到养老院的花池中为小猫投喂食物。平时不喜欢热闹,不愿意跟人交流。

【疾病相关信息】

(1)本次就诊相关信息:傍晚时分被发现其跌倒在养老院院内的花园池旁,当即不能自行行走,被护理人员扶着走到房间。休息片刻后,并无大碍。

(2)既往疾病相关信息:既往有高血压20年,一直服用降压药,有慢性青光眼病史,视力较差。患者因为耳聋,无法听清。不吸烟,不喝酒,没有外伤和手术史,也没有食物和药物过敏史。

【情景描述】

情景一:傍晚时分,王阿姨带着自备的猫粮,走到养老院的花池旁喂小猫,因为光线较暗,路也不平,跌倒在花池旁。

[患者]护士过来时,主动说,"快把我扶起来"。如果护士询问怎么到这里来了,表示听不清,让护士大点声。

[患者]如果护士过来扶她,就慢慢站起来,请求护士帮忙扶到房间。

情景二:王阿姨的儿子已经在病房,正扯着嗓子大声地跟她说话,还叮嘱王阿姨不要乱跑了。

[家属]看到护士过来,着急地问道:"我妈妈不要紧吧?这可怎么办呢?她也听不清"。

[家属]当护士建议他带母亲去佩戴助听器时,儿子痛快地答应,如果护士跟他讲视听障碍的预防措施,认真倾听,并表示感谢。

(三)核心知识点解析

1. 视听障碍老年人的护理要点

(1)提供安静、光线充足、地面平整及无障碍的环境。

(2)采取措施预防跌倒。

(3)严重视听障碍者,协助做好生活护理。

(4)清洁眼部及耳部,加强眼耳部卫生。

(5)根据视听情况,采取有效的沟通方式。

2. 引起老年人视觉障碍的原因

(1)老化引起视功能变化。

(2)眼科疾病,如开角型青光眼、白内障、闭角型青光眼、视网膜病变、老年性黄斑变性等,引起老年人视力的减退或失明。

3. 视觉障碍的患者日常生活注意事项

(1)调节室内光线:提高照明度可弥补老年人视力下降所造成的部分困难。

(2)指导阅读时间及材料:避免用眼过度疲劳,尤其是精细的用眼活动最好安排在上午进行,看书报、电视的时间不宜过长。

(3)物品妥善放置:帮助老年人熟悉日常用品放置的位置,使用的物品应简单,特征性强。

(4)日常生活护理:注意饮水、饮食和睡眠,保证一定的运动量。

4. 视觉障碍的老年人健康指导主要内容

(1)定期眼科检查。

(2)根据定期眼科检查的情况,更换适合的眼镜。

(3)滴眼剂的正确使用和保存。

(4)患者的外出活动尽量安排在白天进行,避免光线突然变强或变暗。

5. 老年性耳聋的护理措施

(1)创造有助于交流的环境:①在安静的环境中进行交流,交流前先正面进入老年人的视线,轻拍老年人以引起注意;②对老年人说话要清楚且慢,不高声喊叫,使用短句表达意思;③必要时在沟通中可采用书面交谈或手势等非语言交流技巧辅助交谈;④帮助老年人把需要解释和说明的事记录下来;⑤指导照顾者多与老年人交谈。

(2)适当运动:运动能够促进全身血液循环,使内耳的血液供应得到改善。锻炼项目可以根据自己的身体状况和条件来选择,例如散步、慢跑、打太极拳、做八段锦等。

(3)病情监测:监测并指导老年人在听觉障碍短期内加重时及时检查和治疗。

(4)建立良好的生活方式:清淡饮食,减少动物性脂肪的摄入。多吃新鲜蔬果。一些中药和食物,如葛根、黄精、核桃仁、山药、芝麻、黑豆等,对于延缓耳聋的发生也有一定作用。避免过度劳累和紧张情绪。指导患者戒烟酒等。

(5)科学用药:注意避免服用具有耳毒性的药物,必须服用时尽量选择耳毒性低的药物,同时嘱咐老年人及其家属严格遵照医嘱执行。用药剂量不可过大,时间不可太长,并加强观察药物的副作用。

(6)心理支持:听觉障碍的老年人可能会产生自卑、烦躁等负性情绪,故除了帮助患者树立克服听觉障碍所带来的困难的信心外,还应鼓励老年人使用正性的调适方法,如指导其从家人、朋友处得到良好的情感支持等。

6. 老年性耳聋患者健康指导

(1)指导患者定期听力检查:指导老年人监测听力,尽早发现和治疗老年性耳聋。

(2)安全指导:向患者及其家属讲解生活的安全措施,安装报警器或扩音装置。

(3)佩戴合适的助听器。

(4)积极治疗相关慢性疾病:指导老年人早期、积极治疗慢性疾病。

案例六　慢性疼痛照护

(一)案例简介

本案例描述的是一位头颈部疼痛反复发作1年的老年男性患者。1个月前,老伴去世,患者悲伤过度导致彻夜难眠,头颈部疼痛加重,尤其是夜间加重,每次服止痛药后症状能缓解,2～4h后又复发。长时间的疼痛使患者脾气暴躁,甚至产生轻生的念头,为缓解症状,患者来老年医院就诊,经过一系列治疗,现准备出院。

【情景准备】

情景一

人物:慢性疼痛患者、护理人员。

地点:病房。

物料:病床、疼痛量表等。

情景二

人物:慢性疼痛患者、护理人员。

地点:病房。

物料:病床等。

情景三

人物:慢性疼痛患者及其家属、护理人员。

地点:病房。

物料:病床。

【学习目标】

素养目标:①能与患者进行有效沟通,缓解患者及其家属的焦虑与紧张;②具有高度的责任心、爱心、耐心和团队合作精神;③具有良好的职业素养和护理职业道德。

知识目标:①了解慢性疼痛的发生机制和临床表现;②熟悉慢性疼痛治疗的方式;③掌握慢性疼痛评估的方法;④掌握慢性疼痛患者健康教育的策略。

技能目标:①学会使用疼痛评估量表进行疼痛评估和记录;②能根据患者疼痛特点制订科学的健康教育策略;③能对慢性疼痛患者做好心理疏导。

(二)实践教学案例

1. 教师授课信息

【情景说明】

患者张老伯出现头颈部疼痛,并反复发作 1 年余,医院就诊无明显器质性改变,平时疼痛时,以口服止痛药布洛芬缓解疼痛。1 个月前,其老伴去世,患者悲伤过度导致彻夜难眠,头颈部疼痛加重,尤其是夜间加重,服止痛药后症状能缓解,2 ~ 4h 后又复发。

情景一:患者在病房内坐立不安,双手捂住头部,来回走动,护理人员将患者安置在单人间病房,遵医嘱给予患者布洛芬口服止痛药,嘱患者儿子看护好患者。

情景二:患者躺在病床上,两眼望着窗外发愣,想起去世的老伴,眼泪在眼眶里打转,用手扶住头部,疼痛的感觉又来了。

情景三:经过一段时间的治疗,张老伯精神好转,患者疼痛程度减轻,睡眠改善。护理人员通知患者及其家属可以出院,并向患者做了详细的疼痛健康教育。

【相关信息】

张老伯,75 岁,男性,已婚,育有 1 子,妻子 1 个月前因车祸去世,目前独居。1 年前,患者出现头颈部疼痛,并反复发作,曾就医检查并无明显器质性疾病,平时疼痛时,口服止痛药布洛芬缓解疼痛。1 个月前,因老伴去世,患者悲伤过度导致彻夜难眠,头颈部疼痛加重,尤其是夜间加重,服止痛药后症状能缓解,2 ~ 4h 后又复发,遂来院就诊,经过药物、心理和物理治疗,患者疼痛减轻后出院。

【教学目标】

情景一

素养目标:体恤患者的病痛,具有职业道德和同理心。

知识目标:能使用疼痛评估量表进行疼痛评估和记录。

技能目标:能使用疼痛评估工具对患者进行疼痛评估。

情景二

素养目标:具有耐心、责任心,职业责任感提升。

知识目标:掌握慢性疼痛干预措施。

技能目标:能运用心理疗法对疼痛患者实施心理疏导。

情景三

素养目标:关爱、关心患者,具有沟通交流能力。

知识目标:掌握疼痛的护理要点,并给予患者个性化的健康教育。

技能目标:能根据患者疼痛特点制订科学的健康教育策略。

2. 学生学习信息

【情景说明】

作为一名护理人员,现有一名医院老年科的慢性疼痛患者。

情景一:患者出现头颈部疼痛,在儿子陪同下入住老年病房,并接受治疗。

情景二:患者情绪低落,头痛仍持续。

情景三:经过积极的药物、心理和物理疗法,患者疼痛缓解,请通知患者及儿子可以办理出院,并向患者做详细的疼痛健康教育。

【学习任务】

情景一:请评估患者目前疼痛的情况。

情景二:请针对患者的心理状况实施心理疏导。

情景三:根据患者情况,进行出院前关于慢性疼痛的健康教育。

【实施要求】

每个情景护理人员均有 5 ～ 8min 对患者进行评估或实施护理干预,并进行相关知识的宣教。

【知识储备】

(1)疼痛评估工具的使用。

(2)慢性疼痛的干预措施。

(3)慢性疼痛患者出院健康教育。

3. 标准化病人信息

【个人基本信息】

张老伯,75 岁,男性,已婚,有一个儿子,儿子身体健康,妻子 1 个月前因车祸去世,目前独居。生于本地,是一名农民。有 30 年的饮酒史和吸烟史。吸烟 2d 1 包,饮白酒,每天 150g(3 两)。现在一个人居住,儿子在城里成家,每逢节假日带孙子看望爷爷,平时喜欢跟老友一起打牌,妻子去世前,日常家务都由妻子照料。

【疾病相关信息】

(1)本次就诊相关信息:1 个月前,张老伯妻子因为车祸突然去世,他悲伤过度,整天彻夜难眠,头部和颈部疼痛加重,尤其是夜间更明显,服用止痛药后症状能稍微缓解,但 2 ～ 4h 后又复发,夜间最高疼痛达到 9 分。为了进一步缓解疼痛,儿子陪同他来院就诊。

(2)既往疾病相关信息:1 年前,张老伯头颈部疼痛,并且反复发作,曾到医院就医检查,并没有明显器质性疾病,医生开了止痛药,平时疼痛时,口服止痛药布洛芬缓解疼痛。张老伯患糖尿病 10 年,平时采用胰岛素维持治疗,血糖控制得较好。没有外伤、手术史。没有药物及食物过敏史。没有家族性遗传病史。

【情景描述】

情景一:张老伯在病房内坐立不安,双手捂住头部,来回走动,情绪烦躁。病房内儿子陪在身边。

[患者] 捂着头部,对着儿子发火,说:"活着有什么意义,每天痛苦不堪,不如死了算了,我就可以去找你妈妈了。"

[患者] 如果护士过来询问疼痛的情况,说:"你们就知道问,先给我开点药啊。"

[患者] 如果护士给予安慰,坐下来,按照护士的提问回答。0 分是无痛,10 分是难以忍受的疼痛,目前疼痛的评分是 6 分,头部和颈部疼痛,晚上明显。

[儿子]询问护士,"护士,是否可以先让医生开点止痛药,在家吃了布洛芬,现在又头痛了。"

情景二:张老伯躺在病床上,两眼望着窗外发愣,想起去世的老伴,眼泪在眼眶里打转,用手扶住头部,疼痛的感觉又来了。

[患者]如果护士过来给你送口服药,请按照指示去做。如果护士询问是否可以坐下来聊一聊,请回答:"你坐吧!"

[患者]如果护士询问关于张老伯妻子的事情,请慢慢地告诉护士,妻子生前很勤劳,家里家外都安排得很妥当,他们夫妻很恩爱,计划年底一起出去旅游、散心。平时张老伯不善对妻子表达感情,现在妻子去世,对他打击非常大。

情景三:经过一段时间的治疗,张老伯精神好转,患者疼痛程度减轻,睡眠改善。护士通知患者及其家属可以出院,并向患者做了详细的疼痛健康教育。

[患者]因为要出院了,特别感谢护士对他的关心,担心出院后头痛又加剧。

[儿子]询问护士,"护士,我爸出院后还应该注意什么? 平时可以做些什么事情?"

(三) 核心知识点解析

1. 老年慢性疼痛特点

(1)持续疼痛时间长,一般3个月以上。

(2)原因复杂,常伴随多种基础疾病如骨关节痛、恶性肿瘤、糖尿病等。

(3)通常有多种表现疼痛的行为,如表情、声音、走路姿势等。

(4)缺乏典型交感神经症状。

(5)除躯体疾病外,常伴有心理疾病。

(6)需要综合治疗,单一治疗不能缓解疼痛。

(7)受知识层次的影响,无法正确表达疼痛,容易延误疾病的诊断和治疗。

(8)有很多疼痛病因不可治愈,如晚期恶性肿瘤。

(9)老年人对疼痛治疗不积极,认为其为衰老的一种正常结局。

2. 老年人慢性疼痛评估工具有哪些

(1)单维评估工具:主要有视觉模拟量表、面部表情、数字评价量表、词语描述量表等。

(2)多维评估工具:主要有疼痛简明记录表(brief pain inventory,BPI)、McGill 疼痛情况调查表(McGill pain questionnaire,MPQ),可对疼痛进行多方面的评估,包括疼痛程度、部位、功能影响、活动能力、情绪及社会参与等。

3. 视觉模拟疼痛量表

视觉模拟疼痛量表(visual analogue scale,VAS),是使用一条长约10cm 的游动标尺,一面标有 10 个刻度,两端分别为"0"分端和"10"分端,"0"分表示无痛,"10"分表示难以忍受的最剧烈的疼痛。使用时将有刻度的一面背向患者,让患者在直尺上标出能代表自己疼痛程度的相应位置。

4. 老年人慢性疼痛的干预措施

(1)药物治疗:一线的止痛药物有非甾体抗炎药(布洛芬等),二线和三线的药物主要有对乙酰氨基酚等。

(2)物理治疗:循序渐进的体育锻炼可让老年人重新活跃,水疗、瑜伽、太极等低氧运动是合适的选择,经皮电刺激神经治疗也对慢性疼痛有效。

(3)心理干预、认知行为治疗:学习识别令人沮丧的负面认知和信念;正念减压治疗、放松训练、生物反馈可减轻焦虑、抑郁等症状,可与治疗师一对一或组成治疗小组进行治疗。

（4）科普相关知识：了解与疼痛相关的知识及治疗方法，调整对治疗反应的期望值，可帮助老年人正确对待慢性疼痛。

5. 老年人慢性疼痛心理调适要点

（1）重视、关心患者的疼痛。

（2）认真倾听患者的主诉，给予适当安慰，减轻他们的心理负担。

（3）指导患者或家属遵医嘱按时服用止痛药物。

（4）为患者施行有效的非药物止痛疗法。

第二节　老年人安全照护

一、老年人安全照护的特点

相比较社区，养老机构是为年龄偏大、疾病状况复杂、认知功能减退的老年人提供复杂护理的，因此，与压力性损伤、跌倒、药物治疗、使用物理约束和感染控制有关的不良事件发生率居高不下。养老机构照护过程中可能出现的安全风险直接影响入住老年人的生命安全。

（一）影响老年人安全的因素

1. 常见的心理因素　老年人普遍存在不服老、不愿麻烦他人的心理，有时会高估自己的能力而发生意外。比如独自上厕所时不小心滑倒；自己倒热水时没有控制好暖瓶而导致烫伤。因此要对老年人进行有效的健康指导，使其正确了解并承认自己的健康状况和能力。护理人员应熟悉老年人的生活规律和习惯，及时给予指导和帮助，并给予充分的尊重以减少因需要他人照顾而带来的无用感，无助感。

2. 机构病区环境因素　如灯光、地面、病床、扶手、呼叫铃、轮椅刹车等存在隐患可能导致老年人跌倒或坠床。浴室地面一定要做防滑处理。卫生间与卧室间地面应避免台阶或其他障碍物，有条件时，两侧墙壁应设扶手以防跌倒。夜间应有适当的照明。卫生间应设坐便器，高度以 52 ～ 57cm 为宜，同时坐便器两侧应设扶手以帮助老年人坐、起。为预防老年人站起时血压波动而头晕失衡，可在便器前安装竖直扶手。

3. 组织架构及管理因素　有研究发现，机构的组织架构及管理制度，护理管理者对护理风险的了解程度、机构护理风险管理成熟度以及护理人员培训效果是护理安全的重要影响因素。因此管理者应加强监督检查，加强护理人员培训，提高其专业技术、安全隐患识别能力和安全应急处理能力。从而有效提高老年医疗护理机构护理安全。

（二）老年人常见安全问题

1. 安全用药　老年人由于药动学的改变，各系统、器官功能及代偿能力逐渐衰退，机体耐受性降低，对药物的敏感性发生变化，易发生药物不良反应；随着年龄的增长，老年人记忆力减退，学习领悟能力下降，对药物的分类、用药方法、用药时间常不能正确理解，影响用药安全和疗效。

2. 坠床　经评估有坠床危险的老年人应有专人守护，床两侧设床挡，如发现老年人睡近床边缘时，要及时护挡，必要时向床中央推，以防坠床摔伤；精神烦躁的加安全约束。

3. 自伤　护理机构的老年人出现抑郁等心理问题时容易情绪低落、悲观厌世，严重时产生自杀念头。自伤行为实施前往往老年人异常镇定，会做各种安排。这种假象常使得亲人疏于防范,很容易造成无可挽回的后果。因此,对有抑郁倾向或抑郁症的老年人要及时疏导、加强看护、积极治疗。

二、老年人安全照护典型案例

案例一 老年人安全用药照护

(一)案例简介

本案例描述的是一位有 5 年 2 型糖尿病病史的老年男性患者,确诊糖尿病后,医生建议试行饮食控制治疗,3 个月后,因无法严格控制饮食,接受"二甲双胍、瑞格列奈片"口服降糖药物治疗。1 周前,自测空腹血糖 12.0mmol/L,遂到社区医院就诊,医嘱予以口服二甲双胍 + 胰岛素皮下注射控制血糖,医生嘱患者按时正确服药,随后患者回到老年照护机构,用药过程中由护理人员指导和辅助用药。

【情景准备】

情景一

人物:糖尿病患者及其家属、护理人员。

地点:照护机构。

物料:口服药单、温水等操作用物。

情景二

人物:糖尿病患者及其家属、护理人员。

地点:病房。

物料:长效胰岛素、冰箱等。

情景三

人物:糖尿病患者及其家属、护理人员。

地点:病房。

物料:病床等操作用物。

【教学目标】

素养目标:①能与患者进行有效沟通,缓解患者及其家属的焦虑与紧张;②具有高度的责任心、爱心、耐心和团队合作精神;③具有良好的职业素养和护理职业道德。

知识目标:①熟悉 2 型糖尿病的发病原因和发病机制;②熟悉 2 型糖尿病治疗的药物种类和作用机制;③了解 2 型糖尿病辅助检查的种类,能够解释血糖监测值的结果和意义;④掌握 2 型糖尿病口服药物和胰岛素治疗的护理要点;⑤掌握 2 型糖尿病安全用药的措施。

技能目标:①能根据患者情况辅助并监测患者安全用药;②能熟练掌握血糖监测、胰岛素笔的使用等护理操作技能;③能根据患者情况完成科学合理的健康指导和健康教育手册的制作。

(二)实践教学案例

1. 教师授课信息

【情景说明】

患者王老伯 1 周前,自测空腹血糖 12.0mmol/L,遂到社区医院就诊,医嘱予以口服二甲双胍 1.5g/d 继续口服,增加短期胰岛素皮下注射来控制血糖,医生嘱患者按时正确用药,随后患者回到老年照护机构,用药过程中由护理人员指导和辅助用药。

情景一:上午在社区门诊开完药后,患者在女儿的陪同下回到照护机构,女儿将医生开具的用药单交给机构的护理人员,正好到了要吃午饭的时间,护理人员过来叮嘱并协助患者口服降糖药物二甲双胍,确保用药安全。

情景二:清晨,患者的自测空腹血糖值为11.9mmol/L,患者不知道该如何使用胰岛素笔注射,请求护理人员的帮助,护理人员协助患者进行胰岛素的注射和健康指导。

情景三:经过一段时间口服药物和胰岛素治疗,患者血糖控制较好,患者自认为血糖得到了有效控制,在饮食上就不再控制,开始吃大鱼大肉,体重也增加了不少,护理人员为患者进行糖尿病的自我管理教育。

【相关信息】

王老伯,72岁,男性,已婚,育有1女。妻子3年前肺癌去世,目前住在老年照护机构。患者退休前是某酒店的大厨,有30多年的饮酒史和吸烟史。5年前被诊断为2型糖尿病,从此戒烟。因饮食上无法很好控制,确诊后3个月开始接受"二甲双胍、瑞格列奈片"口服降糖药物治疗。1周前,自测血糖较高,女儿带患者到社区医院就诊,医生嘱患者在口服药物的基础上增加短期胰岛素注射治疗。

【教学目标】

情景一

素养目标:体恤患者的病痛,具有职业道德和同理心。

知识目标:掌握2型糖尿病口服药的使用方法和护理要点。

技能目标:能正确指导患者口服降糖药物。

情景二

素养目标:关爱、关心患者,具有良好的沟通交流能力。

知识目标:掌握胰岛素的作用机制和使用方法。

技能目标:能教会患者血糖自我监测和正确使用胰岛素笔。

情景三

素养目标:具有耐心、责任心,职业责任感提升。

知识目标:掌握2型糖尿病自我管理对策等。

技能目标:能根据患者情况完成科学合理的糖尿病健康指导。

2. 学生学习信息

【情景说明】

作为一名护理人员,现有一名2型糖尿病的患者。

情景一:患者自社区门诊回来,医生开具了口服降糖药和胰岛素,患者女儿递给你两张服药单。

情景二:患者要吃午饭,对护理人员说不会使用胰岛素笔。

情景三:患者近期饮食不控制,体重有所增加,自认为有降糖药和胰岛素可以避免血糖升高。

【学习任务】

情景一:根据医生开的口服药单,协助患者服用口服降糖药并告知安全用药的意义。

情景二:基于患者目前的血糖值,告诉患者血糖值的意义,并教会患者正确使用胰岛素笔。

情景三:请评估患者目前的身体、心理状况,对患者及其照护者进行糖尿病的健康教育,尤其是安全用药的指导。

【实施要求】

每个情景护理人员均有 5 ~ 8min 对患者进行评估或实施护理干预,并进行相关知识的宣教。

【知识储备】

(1)老年 2 型糖尿病的发病原因、临床表现和辅助检查。

(2)老年 2 型糖尿病口服药物和胰岛素的用法。

(3)老年 2 型糖尿病药物治疗的护理问题和护理措施。

(4)老年 2 型糖尿病患者健康管理的要点。

3. 标准化病人信息

【个人基本信息】

王老伯,72 岁,男性,已婚,有一女儿,女儿身体健康,妻子 3 年前因为肺癌去世。生于本地,退休前是某酒店的大厨,有 30 多年的饮酒史和吸烟史。现在一个人居住在老年照护机构,女儿每逢节假日会来探望。平时饮食管不住嘴,也不喜欢锻炼身体,偶尔跟老友打牌喝酒。

【疾病相关信息】

(1)本次就诊相关信息:1 周前,王老伯参加朋友女儿的婚礼,喝酒有点多,饮食上也没有控制,回到照护机构,护理人员给测了个空腹血糖,是 12.0mmol/L,护理人员电话通知他女儿带患者到社区医院就诊,医生开出药方,嘱患者在口服药物的基础上增加短期胰岛素注射治疗,患者对打胰岛素很排斥,觉得打胰岛素以后,会产生依赖,皮肤会烂掉,出门也不方便了。

(2)既往疾病相关信息:王老伯 5 年前无明显原因地出现烦渴、多饮、多尿,消瘦,到医院就诊,被诊断为 2 型糖尿病。从此患者开始戒烟,起初,医生让他实施饮食控制,但 3 个月后饮食控制效果不好,便开始口服"二甲双胍、瑞格列奈片"降糖药物。3 年前,王老伯因为妻子去世,受到很大打击,自己感觉不吃药也死不了,口服降糖药物不规律,饮食上也不控制,也不喜欢运动。王老伯母亲有糖尿病。他没有外伤、手术史,没有药物及食物过敏史。

【情景描述】

情景一:某老年照护机构的病房,上午王老伯在女儿的陪同下去医院就诊,刚刚回到照护机构的住处,恰逢到了用午餐时间。

[女儿] 对着王老伯说,"爸爸,现在马上要吃午饭了,从现在开始一定要好好吃药,不要忘记了。"

[患者] 表现出无所谓的表情,说:"这个药以前就吃过,好像也没有什么效果,医生也不给加点量,索性我们自己加点量。每天吃 3 次,有时候会忘记,我中午多吃点。"

[女儿] 叫来护士劝说王老伯好好吃药。

[患者] 如果护士给患者讲解口服药的作用和安全用药的重要性,王老伯就认真听着,尤其说到可能引起的并发症时,表示会好好吃药,但会忘记。

情景二:清晨,患者的自测空腹血糖值为 11.9mmol/L,尽管护士帮助用胰岛素笔打过胰岛素,但患者还是不知道该如何使用胰岛素笔注射。

[患者] 护士问王老伯是否会用胰岛素笔时,王老伯不好意思地回答:"这个还是不会用,你能再教教我吗?"

[患者] 对胰岛素笔的剂量调节,有点迟疑,护士告诉他时,表示感谢,如果护士让患者自己尝试,王老伯拿着胰岛素笔不敢下手,手还一直发抖。在护士的鼓励下,第一次尝试使用,感觉很高兴。

情景三:女儿来院探望,看到父亲又胖了一些,王老伯去护士站称一下体重,看到飙升的数字,一脸无所谓的样子。

[女儿]父亲说:"爸爸,你要控制一下体重,你平时也不爱运动,不控制好,血糖又会上去的。"女儿叫来护士,请护士帮忙劝说父亲。

[患者]如果护士过来询问,让王老伯控制一下体重,他说:"我现在该吃的药按时吃着,还打着胰岛素,血糖控制得也不错,体重嘛,我就好吃点好吃的,就先不管了,人活着不能享受美食,那还有什么快乐呢?"

[患者]听到护士说自我管理的重要性,表示认同,并承诺,好好管住嘴,迈开腿。

(三)核心知识点解析

1. 全面评估老年人用药情况

(1)用药史:详细评估老年人的用药史,建立完整的用药记录,包括既往和现在的用药记录、药物过敏史、引起不良反应的药物及老年人对药物的了解情况。

(2)各系统老化程度:仔细评估老年人各脏器的功能情况,如肝、肾功能的生化指标。

(3)用药能力和作息时间:包括视力、听力、阅读能力、理解能力、记忆力、吞咽能力、获取药物的能力、发现不良反应的能力和作息时间。

(4)心理-社会状况:了解老年人的文化程度、饮食习惯、家庭经济状况、对当前治疗方案和护理计划的认识程度和满意度、家庭的支持情况,对药物有无依赖、期望及恐惧等心理。

2. 老年人用药差错的危险因素　包括服用多种药物、认知障碍、耳聋、自理能力欠缺、既往服药依从性差、缺乏药物相关信息、经济困难、文盲、缺乏支持系统、不恰当的自我治疗史、家中放过期药物或借用他人药物等。

3. 老年人用药的剂型选择　口腔黏膜干燥的老年人服用片剂、胶囊制剂时要给予充足的水量送服。胃肠功能不稳定的老年人不宜服用缓释剂,因为胃肠功能的改变影响缓释药物的吸收。对吞咽困难的老年人不宜选用片剂、胶囊制剂,宜选用液体剂型,必要时也可选用注射给药。老年人由于皮肤弹性组织减少,常造成注射部位皮肤出血,应延长按压时间。由于体温下降,血液循环减慢,老年人使用栓剂药物需要更长的融化时间。接受静脉治疗的老年人要预防循环超负荷,特别注意观察出现血压升高、呼吸加快、气喘等肺水肿的症状体征。

4. 老年人用药的护理要点

(1)住院的老年人:护理人员应严格执行给药操作规程,按时将早晨空腹服、食前服、食时服、食后服、睡前服的药物分别送到患者床前,并照护其服下。

(2)出院带药的老年人:护理人员要通过口头和书面的形式,向老年人解释药物名称、剂量、用药时间、作用和不良反应。用较大字体的标签注明用药剂量和时间,以便老年人识别。

(3)空巢、独居的老年人:护理人员可将老年人每天需要服用的药物放置在专用的塑料盒内,盒子有4个小格,每个小格标明用药的时间,并将药品放置在醒目的位置,促使老年患者养成按时用药的习惯。

(4)精神异常或不配合治疗的老年人:护理人员需协助和督促患者用药,并确定其是否将药物服下。

(5)吞咽障碍与意识不清的老年人:一般通过鼻饲管给药。对意识清楚但有吞咽障碍的老年人,可将药物加工制作成糊状物后再给予服用。

(6)外用药物:护理人员应向老年人详细说明外用药的名称、用法及用药时间,在盒子外贴红色标签,注明外用药不可口服,并告知家属。

5. **护理人员开展用药安全的健康教育**　护理人员可借助宣传媒介,采取专题讲座、小组讨论、发宣传材料、个别指导等综合性教育方法,通过门诊教育、住院教育和社区教育 3 个环节紧密相扣的全程健康教育计划的实施,反复强化老年人循序渐进学习疾病相关知识、药物的作用及自我护理技能,提高患者的自我管理能力,促进其用药依从性。

6. **通过行为治疗提高老年人的用药依从性**

(1)行为监测:建议老年人记录用药日记、病情自我观察记录等。

(2)刺激与控制:帮助老年人将用药行为与日常生活习惯联系起来,如设置闹钟提醒用药时间。

(3)强化行为:当老年人用药依从性好时及时给予肯定,依从性差时当即给予批评。

7. **老年人用药健康指导注意事项**

(1)加强老年人用药的解释工作:护理人员要以老年人能够接受的方式,向其解释药物的种类、名称、用药方式、药物剂量,药物作用、不良反应和期限等。必要时,以书面的方式,在药袋上用醒目的颜色标明用药的注意事项。此外,要反复强调正确用药的方法和意义。

(2)鼓励老年人首选非药物性措施:指导老年人如果能以其他方式缓解症状的,暂时不要用药,如失眠,便秘和疼痛等,应先采用非药物性措施解决,将药物中毒的危险性降至最低。

(3)指导老年人不随意购买及服用药物:一般健康老年人不需要服用滋补药、保健药、抗衰老药和维生素。只要注意调节好日常饮食,注意营养,科学安排生活,保持平衡的心态。对体弱多病的老年人,要在医师的指导下,辨证施治,适当服用滋补药物。

(4)加强家属的安全用药教育:对老年人进行健康指导的同时,还要重视对其家属进行有关安全用药知识的教育,使他们学会正确协助和督促老年人用药,防止发生用药不当造成的意外。夜间睡眠时给药,一定要唤醒患者后服用,防止误吸发生。

8. **胰岛素使用过程注意事项**

(1)正确保管。

(2)准确用药。

(3)抽吸药物顺序。

(4)注射部位的选择和更替。

(5)监测血糖。

(6)严格无菌操作。

9. **糖尿病的血糖控制目标**　根据 2020 版《中国 2 型糖尿病防治指南》,糖尿病综合控制目标:空腹血糖应在 4.4 ～ 7.0mmol/L,非空腹血糖 ≤ 10.0mmol/L,HbA1c(%) < 7.0。

10. **糖尿病综合管理要点**　包括糖尿病教育、医学营养治疗、运动治疗、血糖监测和药物治疗,如胰岛素常见不良反应(低血糖反应、胰岛素过敏、注射部位皮下脂肪萎缩或增生、水肿和视物模糊)。

案例二　坠床照护

(一)案例简介

本案例描述的是一位偏瘫意外坠床的老年男性患者。因脑梗死导致偏瘫卧床,自理能力受限,平时安全带约束包括床挡拉起。晚间家属喂食后,忘记将床挡拉起,患者从床上跌落到地面,眉弓处有约 2cm×3cm 大小伤口,有出血。护理人员立即给予伤口压迫止血,呼叫医生,CT 检查未发现骨折。给予清创缝合、补液观察,并给予安抚患者及其家属。

【情景准备】

情景一

人物:脑梗死患者及其家属、护理人员。

地点:照护病房。

物料:带有床挡的病床、约束带、纱布等。

情景二

人物:脑梗死患者及其家属、护理人员。

地点:内科病房。

物料:防坠床的宣教手册等。

【教学目标】

素养目标:①能与患者及其家属进行有效沟通,缓解患者及其家属的焦虑与紧张;②具有高度的责任心、爱心、耐心和团队合作精神;③具有良好的职业素养和护理职业道德。

知识目标:①了解坠床的危险因素;②掌握坠床后患者存在的护理问题和应急处理措施;③掌握坠床的预防措施。

技能目标:①能根据患者情况正确处理坠床引起的意外损伤;②教会家属预防坠床的防护措施;③能熟练实施紧急止血包扎技术。

(二)实践教学案例

1. 教师授课信息

【情景说明】

患者李爷爷因脑梗死导致偏瘫,住在养老院,因自理能力重度缺乏,长期卧床,护理人员嘱家属陪护。平时两侧床挡拉起,给予安全带约束保护。今日晚间,家属为方便老年人进食,将一侧床挡拉下,安全带解开。进食完毕家属去洗餐具。家属没有及时将床挡拉起、安全带保护,在家属离开的间隙患者发生坠床。

情景一:患者从床上跌落到地面。头部碰到床旁桌上,眉弓处有约2cm×3cm大小伤口,鲜血直流,家属听到声音,小跑赶回病房,着急地大喊护理人员。

情景二:患者头部伤口已经缝合,包扎着纱布,平躺在床上,正在输液。患者对着家属发火,家属很自责,护理人员过来做预防坠床的健康宣教。

【教学目标】

情景一

素养目标:体恤患者的病痛,具有职业道德和同理心。

知识目标:掌握坠床后存在的护理问题和应急处理措施。

技能目标:能根据患者情况正确处理坠床引起的意外损伤,并正确实施止血包扎技术。

情景二

素养目标:关爱患者,具有爱伤观念和沟通交流能力。

知识目标:掌握坠床的预防措施。

技能目标:教会家属预防坠床的防护措施。

2. 学生学习信息

【情景说明】

作为一名护理人员,现有一名偏瘫意外坠床的患者。

情景一:患者从床上跌落到地面。头部碰到床旁桌上,眉弓处有约2cm×3cm大小伤口,鲜血直流。

情景二:患者头部伤口已经缝合,包扎着纱布,平躺在床上,正在补液中。患者对着家属发火,家属很自责。

【学习任务】

情景一:判断患者损伤的程度,并实施紧急处理。

情景二:患者病情好转,请评估家属预防坠床知识知晓的程度,教会家属预防坠床的防护措施。

【实施要求】

每个情景护理人员均有 5～8min 对患者进行评估或实施护理干预,并进行相关信息的宣教。

【知识储备】

(1)坠床的危险因素。

(2)易发生坠床的危险时段。

(3)坠床后的应急处理。

(4)防坠床的预防措施。

3. 标准化病人信息

【个人基本信息】

李爷爷,86 岁,男性,已婚,有一女儿,女儿有高血压,妻子 10 年前因为糖尿病去世。生于本地,有 30 多年的饮酒史和吸烟史。现在住在养老院,平时有护工照顾,女儿每周会来探望。

【疾病相关信息】

(1)本次就诊相关信息:李爷爷住在养老院,因自理能力重度缺乏,患者长期卧床,平日主要由家属/护工陪护。平时两侧床挡拉起,给予安全带约束保护。今日晚间,家属为方便老年人进食,将一侧床挡拉下,安全带解开。进食完毕家属去洗餐具。家属没有及时将床挡拉起、安全带保护,在家属离开的间隙,患者从床上跌落到地面。头部碰到床旁桌上,眉弓处有约 2cm×3cm 大小伤口,鲜血直流。

(2)既往疾病相关信息:李爷爷 8 年前患脑梗死致右侧肢体偏瘫,加上年龄大,自理能力受限,无法下床活动,需要他人照护。高血压 15 年余,一直口服降压药物,血压稳定在 140/90mmHg 以下。没有其他疾病。也没有外伤、手术史。没有药物及食物过敏史。没有家族性遗传病史。

【情景描述】

情景一:患者从床上跌落到地面。头部碰到床旁桌上,眉弓处有约 2cm×3cm 大小伤口,鲜血直流,患者在地上不敢动,家属听到声音,小跑赶回病房。

[女儿]表情紧张,语速加快,大喊:"护士,护士,快来啊,我爸从床上掉下来了。"

[患者](哎哟哎哟……),如果护士不让移动,就暂时不要动,对护士说:"头流血了。"

[患者]配合护士完成头部包扎。

[女儿]因为自己没看好,很自责,追问护士:"护士,我爸没事儿吧?"

情景二:李爷爷半卧在病床上,双侧床挡架起,约束带绑在身上,他很不开心,很想把约束带拿掉。护士拿着宣传手册进入病房。

[患者]看到护士进来,大声喊叫:"我不是犯人,我不要绑着个带子。"

[女儿]对护士说:"我爸很烦躁,他不愿意绑这个约束带。护士,我看着他,能不能不绑这

个带子？"如果护士给家属讲解约束的重要性,家属接受指导并表示感谢。

(三)核心知识点解析

1. 坠床的危险因素

(1)生理因素:身体功能下降,小脑和前庭系统功能减退,出现重心改变,反应时间变长,平衡能力也减退。

(2)病理因素:心律失常、躁动不安、意识不清、肢体功能障碍等。

(3)环境因素:未选择合适的床,没有床挡保护,躁动患者没有约束保护等。

(4)药物因素:服用某些药物后(如安眠药、降压药、降糖药、血管活性药、利尿剂等)强行下床,可能会因直立性低血压、头晕等坠床。

(5)心理因素:自尊心强,不愿寻求帮助自行上下床等,也会导致坠床的发生。

2. 坠床容易发生的时间段

(1)夜间最多,其次是早晨及午睡起床时。

(2)患者体力不支、改变体位、床上取用物、睡梦中翻身及下床时。

3. 坠床后患者存在的护理问题

(1)有受伤的危险:与坠床有关。

(2)急性疼痛:与坠床后损伤有关。

(3)移动能力障碍:与坠床后损伤有关。

(4)恐惧:与未预期到的突然坠床有关。

(5)健康维护能力低下:与相关知识缺乏有关。

4. 坠床后的处理

(1)检查确认伤情:①询问老年人坠床情况,对过程是否有记忆。如不能记起坠床过程,提示可能为晕厥或脑血管意外,需要行 CT、MRI 等检查确认。②询问是否有剧烈头痛或口角歪斜、言语不利、手脚无力等,提示可能为脑卒中,处理过程中注意避免加重脑出血或脑缺血。③检查有无骨折,如查看有无肢体疼痛、畸形、关节异常、肢体位置异常、感觉异常及大小便失禁等,以确认骨折情形,请专科医生会诊。

(2)有外伤、出血者,立即止血包扎并进一步观察处理。急性疼痛部位予以冰敷,减轻充血、水肿。

(3)如果老年人试图自行站起,可协助其缓慢起立,坐位或卧位休息,确认无碍后方可放手,并继续观察。

(4)查找坠床危险因素,评估坠床风险,制订防范措施及方案。

(5)对坠床后意识模糊的老年人,应特别注意:①有呕吐者,将头偏向一侧,并清理口腔、鼻腔呕吐物,保证呼吸道通畅;②有抽搐者,移至平整软地面或身体下垫软物,防止碰、擦伤,必要时使用牙间垫等,防止舌咬伤,注意保护抽搐肢体,防止肌肉、骨骼损伤;③如发生呼吸、心跳停止,应立即进行胸外心脏按压、口对口人工呼吸等急救措施。

(6)立即观察患者意识、心率、血压、呼吸等,警惕内出血及休克征象。严密观察生命体征、意识、瞳孔大小及对光反射,警惕有无颅脑损伤等。

(7)心理护理:针对坠床后出现恐惧的老年人进行心理护理,帮助其分析产生恐惧的原因,共同制订针对性的措施,以减轻或消除恐惧心理。

(8)健康指导:着重如何预防老年人再次发生坠床。积极开展预防老年人跌倒的指导干预,将有助于减少老年人跌倒的发生,减轻老年人跌倒所致伤害的严重程度。

5. 坠床的预防

(1)身体瘫痪、意识模糊、易躁动或翻身幅度过大的患者、老年人,应在床周围加设床挡来防止坠床,尤其是偏瘫患者,一定要设置床挡,并安排专人看护。

(2)对于易躁动者,护理员应向患者或家属说明安全的重要性,并经其同意后使用保护带,注意保护带松紧适宜,避免对身体造成损伤。

(3)给老年人、病患使用的床垫其软硬度应适中,避免床垫过软造成翻身不便,容易发生坠床的危险。

(4)正确使用设备,住院的病患正确使用信号灯。有任何需求,在不明确自己是否能做到时,应寻求帮助。

(5)老年卧床患者需小心改变体位,遵循"平躺30s,坐起30s,站30s"后再行走,避免突然改变体位。尤其夜间下床时会有头晕、四肢无力,步态不稳的情况,一定要缓缓行动,必要时需他人帮忙。

(6)生活用品应放置在触手可及的地方,穿着合适,衣服大小松紧适当,病情许可时,抬高床头,使患者适当坐起休息。

(7)老年人应多吃含钙丰富、低盐、适量蛋白质、丰富维生素 C 的食物,加强营养。

案例三　自伤照护

(一)案例简介

本案例描述的是一位有 2 年重症肌无力病史的老年男性患者,2d 前,因重症肌无力第 2 次住院后,出院回到老年照护机构,由护工照顾。凌晨 4:50,护理人员巡视病房的过程中,发现患者床下有血滴。掀开被子一看,床单布满鲜血,患者右手腕被割伤,身子底下压着一把血淋淋的水果刀。

【情景准备】

情景一

人物:自伤老年男性患者、护工、护理人员。

地点:照护机构病房。

物料:无菌纱布、绷带、病床等操作用物。

情景二

人物:自伤老年男性患者、护理人员。

地点:照护机构病房。

物料:病床等操作用物。

【教学目标】

素养目标:①能与患者进行有效沟通,缓解患者及其家属的焦虑与紧张;②具有高度的责任心、爱心、耐心和团队合作精神;③具有良好的职业素养和护理职业道德。

知识目标:①熟悉老年人自伤的危险因素;②掌握有自伤倾向患者的心理护理要点;③掌握老年人预防自伤的护理措施;④掌握老年人预防自伤的健康教育要点。

技能目标:①能根据患者情况做出科学的处理;②能识别患者自伤的危险因素,并寻找患者家庭支持系统,解决患者的问题;③能熟练掌握止血包扎技术。

（二）实践教学案例

1. 教师授课信息

【情景说明】

患者陆老伯 2 年前被诊断为"重症肌无力"。2 周前，第二次入院治疗，经过治疗后，2d 前出院回到老年照护机构，因女儿工作在外地，无法照料，因此雇用了护工照顾。今天凌晨 4:50，护理人员巡视病房的过程中，发现患者有异常。

情景一：护理人员发现陆老伯床下有血滴，掀开被子一看，床单布满鲜血，患者右手腕被割了一道口子，身子底下压着一把血淋淋的水果刀。

情景二：女儿坐在陆老伯的床旁，陆老伯两眼无光，眼睛直直地看着窗外，护理人员过来了解患者目前的情况，并打算给他们做健康指导。

【相关信息】

陆老伯，62 岁，男性，已婚，育有 1 女。妻子 1 年前因车祸去世，目前居住在老年照护机构。患者退休前是商场经理。2 年前被诊断为重症肌无力，由妻子照顾，1 年前妻子意外去世，陆老伯对生活失去了信心，整天闭门不出，女儿因经常出差，无法照料他，遂入住老年照护机构，雇用了一个护工长期照料。2 周前，因重症肌无力再次入院，出院后回到照护机构，产生了轻生的念头。

【教学目标】

情景一

素养目标：体恤患者的病痛，具有职业道德和同理心。

知识目标：掌握患者自伤后的紧急处理措施。

技能目标：能正确处理患者出现的自伤状况，并给予心理上的安抚；能正确实施止血包扎技术。

情景二

素养目标：关爱关心患者，具有良好的沟通交流能力。

知识目标：掌握老年人预防自伤的护理措施和预防自伤的健康教育要点。

技能目标：能识别患者自伤的危险因素，并寻找患者家庭支持系统，解决患者的问题。

2. 学生学习信息

【情景说明】

作为一名护理人员，现有一名自伤的老年患者。

情景一：陆老伯床下有血滴，掀开被子一看，床单布满鲜血，患者右手腕被割了一道口子，身子底下压着一把血淋淋的水果刀。

情景二：女儿坐在陆老伯的床旁，陆老伯两眼无光，眼睛直直地看着窗外。

【学习任务】

情景一：请及时处理目前患者存在的问题。

情景二：向患者及其家属进行身体和心理状况的评估，并进行预防自伤的健康指导。

【实施要求】

每个情景护理人员均有 5 ~ 8min 对患者进行评估或实施护理干预，并进行相关知识的宣教。

【知识储备】

（1）刀割伤所致出血的现场处理措施。

（2）老年人自伤的危险因素。

(3)预防自伤的心理评估。

(4)预防自伤的健康教育。

3. 标准化病人信息

【个人基本信息】

陆老伯,62岁,男性,已婚,有一个女儿,女儿身体健康,妻子1年前因乳腺癌去世。生于本地,目前居住在老年照护机构。患者退休前是商场经理,不吸烟、不喝酒。性格比较内向,生病前喜欢书法,女儿因经常出差,无法照料他,遂入住老年照护机构,雇用了一位护工长期照料。

【疾病相关信息】

(1)本次就诊相关信息:2周前,陆老伯因重症肌无力第二次入院治疗,经过2周的治疗后,出院回到照护机构,因为是第二次入院,病情较前更加严重,双下肢已经无法站立行走,须坐轮椅才能活动,双手尚有力气,于是在凌晨4:50左右,拿出准备好的水果刀,割向了自己手腕。

(2)既往疾病相关信息:2年前陆老伯被诊断为重症肌无力,由妻子悉心照顾,但1年前妻子突然去世,本来就内向的陆老伯在原有身体疾病的基础上,亲人的离世更是雪上加霜,他对生活失去了信心,整天闭门不出。陆老伯没有其他疾病。也没有外伤、手术史。没有药物及食物过敏史。没有家族性遗传病史。

【情景描述】

情景一:凌晨4:50,照护机构的病房内,陆老伯躺在床上一动不动,手腕上的血滴在了地上,护士这时候正好过来查房。

[患者]当护士进病房后,发觉不对劲时,不要讲话,当护士掀开被单,发现水果刀和"鲜血"时,用微弱的口气说:"不要管我。"

[患者]当护士拿来止血包扎的用品处理伤口时,本能地回避,不让护士包扎,但因为没有太大力气,只能接受处理。

情景二:经过处理,陆老伯没有生命危险,女儿从外地赶回来,此时正坐在他床旁,安慰的话语说了很多,可是陆老伯两眼无光地面向窗外。

[女儿]女儿见护士过来,伤心地询问:"护士,这可怎么办好呢,我已经没有妈妈了,我爸爸现在还这样。"

[患者]如果护士用诚恳的语气想了解陆老伯现在的想法,他觉得自己现在很没有用,还拖累家人。

[女儿]如果护士向他们介绍如何预防发生意外,要耐心倾听并表示感谢,如果护士建议女儿回到本地工作,女儿要说:"我会想办法回来的。"

(三)核心知识点解析

1. 老年人自伤的常见原因

(1)增龄引起的生理、心理功能退化,抗压能力降低。

(2)慢性疾病如高血压、冠心病、糖尿病及癌症等由躯体功能障碍和因病致残导致自理能力下降或丧失导致的心理问题。

(3)经历较多的应激事件,如离退休、丧偶、失独、经济窘迫、家庭关系不和等。

(4)焦虑、抑郁等精神障碍。研究发现老年人自杀和自杀企图有50%～70%继发于抑郁症。

(5)消极的认知方式。

2. 患者自伤后的应急处理

患者自伤后护士立即查看伤情,并报告值班医生进行处理。取走存在安全隐患的器具,将患者安置于安全的环境中,避免进一步的伤害。同时安抚患者家属,共同评估和分析患者自伤的原因,避免再次刺激患者的情绪。

3. 有自伤倾向老年人的心理护理要点

(1)阻断负向的思考:有自伤倾向的患者常会不自觉地对自己或事情保持负向的看法,护理人员应该协助患者确认这些负向的想法并加以取代和减少;可以帮助患者回顾自己的优点、长处、成就来增加正向的看法;协助患者检视其认知、逻辑与结论的正确性,修正不合实际的目标;协助患者完成某些建设性的工作和参与社交活动,减少患者的负向评价,并提供正向增强自尊的机会。

(2)鼓励患者抒发自己的想法:老年自伤倾向患者思维过程缓慢,思维活动减少,甚至有虚无罪恶妄想。在接触语言反应很少的患者时,应以耐心、缓慢以及非语言的方式表达关心与支持,通过这些活动逐渐引导患者注意外界,同时利用治疗性的沟通技巧,协助患者表述其看法。

(3)怀旧治疗:有研究显示,怀旧治疗是通过引导老年人回顾既往的生活,重新体验过去的生活片段,并给予新的诠释,协助老年人了解自我,减轻失落感,增加自尊及增进社会化的治疗过程。怀旧治疗作为一种心理社会治疗手段在国外已经被普遍应用于老年抑郁症、焦虑及老年痴呆的干预,在我国也得到初步运用,其价值已经得到肯定。也有研究显示,怀旧治疗的效果存在个体差异,某些个体不适应怀旧治疗。

(4)学习新的应对技巧:为患者创造各种个人或团体人际接触的机会,以协助患者改善处理问题、人际互动的方式、提升社交能力。教会患者亲友识别和鼓励患者的适应性行为,忽视不适应性行为,从而改变患者的应对方式,减弱自伤动机。

4. 老年人自伤的预防

(1)识别自杀动向:首先应与患者建立良好的治疗性人际关系,在与患者的接触中,应能识别自杀动向,如在近期内曾经有过自我伤害或自杀未遂的行为,或焦虑不安、失眠、沉默少语,或抑郁的情绪突然"好转",在危险处徘徊,拒餐、卧床不起等,给予心理上的支持,使他们振作起来,避免意外发生。

(2)环境布置:患者住处应光线明亮,空气流通、整洁舒适,墙壁以明快色彩为主,以利于调动患者积极良好的情绪,焕发对生活的热爱。

(3)专人守护:对于有强烈自杀企图的患者要专人 24h 看护,不离视线,必要时经解释后给予约束,以防意外。尤其夜间、凌晨、午间、节假日等人少的情况下,要特别注意防范。

(4)工具及药物管理:尽量减少老年人单独行动,凡能成为患者自伤的锐器、利器等工具都应管理起来。妥善保管好药物,以免患者一次性大量吞服,造成急性药物中毒。

5. 老年人预防自伤的健康指导

(1)不脱离社会,培养兴趣:老年人要面对现实,合理安排生活,多与社会保持密切联系,常动脑,不间断学习;参加一定限度的力所能及的劳作;按照自己的志趣培养爱好,如种花、钓鱼、跳舞、书法、摄影、下棋、集邮等。

(2)鼓励子女与老年人同住:子女对于老年人给予生活和精神上的照顾。营造和睦、温暖的家庭和社交圈。

(3)社会重视:老年护理机构应创造条件让老年人进行相互交往和参加一些集体活动,开展心理讲座,开设心理咨询等。

第五章 老年医疗照护

第一节 老年人常见慢性疾病照护

一、老年人常见慢性疾病照护特点

随着我国老龄化程度的加深、疾病模式以及生活方式的改变,慢性疾病呈现出高发态势,数据显示我国老年人患慢性疾病比例高达75.23%。慢性疾病已严重威胁我国老年群体的身心健康,成为影响国家经济和社会发展的重要公共卫生问题。国务院在《"十三五"国家老龄事业发展和养老体系建设规划》中指出,要重视老年人常见慢性疾病的指导和干预。老年慢性疾病以慢性非传染性疾病,如高血压、冠心病、糖尿病、骨关节疾病等居多,并且这些疾病的起病、病程发展、临床表现及并发症等方面在老年人与中青年人中有所不同。因此,护理人员应了解老年人慢性疾病的特点,做好相关疾病的筛查与预防,采取有针对性的护理措施,为老年人提供良好的护理服务。

(一)老年人慢性疾病的患病特点

1. **多病共存** 老年人由于机体功能衰退、脏器功能降低、免疫力低下、认知功能下降以及肢体活动障碍等病理生理特点,并且很多疾病存在相似的危险因素或具有一定的相关性,往往同时患有几种疾病。

2. **症状和体征不典型** 多病共存使得老年人疾病的临床表现变得更为复杂且不典型,老年人就诊时常因一种疾病改变、掩盖或干扰另一种疾病的临床表现,使疾病的鉴别诊断和治疗变得困难。此外,老年人的反应减弱,对疾病和病痛的感知敏感性降低也是原因之一。例如急性心肌梗死老年患者可无痛或仅有一些不适感;老年人发生严重感染时可能只表现为低热,甚至不发热,很少出现高热。

3. **病程长,恢复慢** 老年人的疾病多呈慢性、进行性,一旦患病很难彻底治愈,大多需要长期服药控制。疾病一般早期变化缓慢,在相当长时间内可无症状,但疾病发展到一定阶段,器官功能处于衰竭的边缘,一旦发生应激反应,病情可在短时间内迅速恶化。

(二)老年人慢性疾病的照护需求

严峻的老龄化趋势、高慢性病患病率及因慢性病所致严重失能化,老年人的健康照护需求不断增加;然而由于家庭功能弱化,社区老年护理服务不足且资源较少使护理服务供需失衡。因此,探讨老年人慢性疾病健康照护需求在老年护理工作中显得尤为重要。

1. **日常生活照护的需求** 随着年龄的增长和慢性疾病的发展,老年人的健康问题日渐增多且复杂化,这些问题严重影响其日常功能,从而使其支持性照护需求增加。例如患有帕金森病的老年人穿衣和进食,患有退行性骨关节炎的老年人行走和家务等都需要帮助。护理人员可以通过健康教育,指导老年人在现有机体状态下,量力而行,完成日常生活活动。对于具有部分自理功能的老年人,护理人员除了要注意其缺损的功能之外,还应注意到残存功能,根据老年人的实际自理能力提供全补偿、部分补偿和支持-教育系统,这样既能帮助老年人保持现存功能,又能减轻老年人的依赖心理,鼓励老年人最大限度地发挥残存的功能,最终达到自觉采取健康的生活方式,充分发挥自身力量,维护个体的日常生活能力,完成基本的日常生活活动。

2. 医疗信息支持的需求　老年慢性疾病患者的信息需求主要集中在疾病自我管理、健康行为指导及信息交流质量等方面。他们希望对自己的身体状况、疾病的转归等有更详细的了解，希望能够更多地参与自身健康决策，希望医护人员给予疾病管理、康复训练、饮食护理及用药护理等专业、准确的指导。因此，应积极推进延续性护理，充分发挥社区服务的功能，加强居家卫生保健，特别是对老年慢性疾病自我管理信息的宣讲，提升老年慢性病患者对疾病的正确认知，为老年慢性疾病患者更好地在家接受长期照护服务提供依托。

3. 社会心理照护的需求　大多数患慢性疾病的老年人由于长期受到疾病的折磨，难以治愈，以及因疾病造成身体状况不佳或障碍限制了他们参与社交活动等原因，很容易出现一些不良情绪，如自责、内疚等，甚至于有的老年人还会表现出厌世、自暴自弃等心理。因此，护理人员应及时了解老年人的心理状态，有针对性地实施心理护理干预，帮助老年人正确认识疾病，建立起克服疾病的信心。引导老年人与社会联系，鼓励他们积极参与各种力所能及的娱乐、社交、家庭活动，使他们认识到自己在社会中的价值，保持积极乐观的生活态度，促进自我概念的正向发展，促使心理朝着良好的状态发展。

二、老年人常见慢性疾病照护典型案例

案例一　冠状动脉粥样硬化性心脏病照护

（一）案例简介

本案例描述的是一位有 20 年高血压病史的老年男性患者，1 个月前无明显诱因出现夜间胸闷症状，随即入院就诊，诊断为冠状动脉粥样硬化性心脏病 [简称冠心病（coronary artery heart disease，CHD）]。住院期间，经过经冠状动脉造影术（coronary arterial angiography，CAG）和经皮冠状动脉介入治疗（percutaneous coronary intervention，PCI）及氧疗、扩血管、日常生活指导等治疗和护理，症状明显改善，现准备出院。

【情景准备】

情景一

人物：冠心病患者及其家属、护士。

地点：心内科病房。

物料：血压计、脉搏血氧饱和度监测仪、采集血标本等操作用物。

情景二

人物：冠心病患者及其家属、护士。

地点：介入导管室。

物料：已开好的医嘱单、静脉输液、微量输液泵等操作用物。

情景三

人物：冠心病患者及其家属、护士。

地点：心内科病房。

物料：病床等操作用物。

【教学目标】

素养目标：①能够主动、热情耐心地与患者进行有效沟通，缓解患者及其家属的焦虑与紧张；②具有高度的责任心、爱心、耐心和团队合作精神；③具有良好的职业素养和护理职业道德。

知识目标:①熟悉冠心病的病因、临床分型;②熟悉稳定型心绞痛的治疗要点及主要的实验室检查与辅助检查的结果及意义;③掌握稳定型心绞痛的临床表现及分级;④掌握稳定型心绞痛常见症状的护理评估要点,能够做出正确的护理诊断,并制订相关的护理计划和护理措施;⑤掌握稳定型心绞痛 PCI 术前术后护理要点及疾病康复指导内容,并给予患者个性化的健康教育。

技能目标:①能根据患者情况合理有效地完成病史采集与体格检查工作;②能根据患者情况完成科学合理的健康指导和健康教育手册的制作;③能熟练掌握心电监护技术、心电图、静脉输液、静脉血标本采集、微量泵使用等护理操作技能,能够配合医生完成冠状动脉介入治疗。

(二)实践教学案例

1. 教师授课信息

【情景说明】

患者唐老伯,1 个月前开始无明显诱因下出现夜间胸闷,坐起喝水后症状缓解。由于白天没有明显不适症状,唐老伯也就没当回事。老伴不放心,趁周末女儿来家中看望时,告诉了女儿父亲最近的身体情况。唐老伯仍表示没什么大问题,只是晚上醒来有时候会感到些许胸闷,但是喝杯水以后就会感觉舒服点。女儿觉得不放心,坚持带唐老伯去了医院。

情景一:患者在女儿和老伴的陪同下来到医院门诊就诊。医生查看病史,发现患者既往有脑梗死史,且患高血压 20 余年,建议患者入院完善相关检查,行冠状动脉造影检查以明确疾病诊断。患者和老伴有些紧张,似乎没想到会这么严重。女儿为其办理了入院手续,带着患者来到心内科病房,责任护士接待了患者,并做了体格检查,采集病史并录入。

情景二:入院后患者完善心电图、心脏超声、心肌损伤标志物等辅助检查后,择期行冠状动脉造影。显示:左前降支近段狭窄 90%,回旋支中段狭窄 50%。同时行经皮冠状动脉介入治疗。其间护士妥善安置患者,协助医生完成术中配合,安抚患者、缓解其焦虑情绪,并做了术后相关知识指导。

情景三:经过介入治疗,以及后续的观察及护理,患者夜间胸闷症状明显改善,并无其他不适主诉。病区责任护士通知患者及其家属近期可以出院,并向患者做了详细的健康教育。

【相关信息】

唐老伯,65 岁,男性,已婚,育有一女。与妻子二人同住。患者退休前经常应酬,有 30 多年的饮酒史和吸烟史。5 年前发生过一次脑梗死,经过活血抗凝治疗后无明显后遗症。之后在妻子的督促下开始戒酒戒烟,但始终没能成功,现每 2d 吸 1 盒烟。平日身体健朗,无胸闷胸痛、头晕等不适主诉。

【教学目标】

情景一

素养目标:体恤患者的病痛,具有良好的职业道德和同理心。

知识目标:熟悉冠心病的主要临床表现、病因等。

技能目标:能正确实施病史采集与体格检查、静脉血标本采集、心电图等操作技术。

情景二

素养目标:关爱关心患者,具有良好的沟通交流能力。

知识目标:掌握冠心病稳定型心绞痛的分级标准;解释主要的实验室检查与辅助检查的结

果及意义;掌握 PCI 术前术后的护理。

技能目标:能正确实施心电监护、微量泵的使用等操作技术,配合医生完成冠状动脉介入治疗。

情景三

素养目标:具有耐心、责任心,职业责任感提升。

知识目标:掌握稳定型心绞痛患者 PCI 术后的疾病康复指导内容。

技能目标:能正确实施稳定型心绞痛患者的相关健康指导,制作个性化的健康教育手册。

2. 学生学习信息

【情景说明】

作为一名护士,现有一名疑似冠状动脉粥样硬化性心脏病(CHD)的患者。

情景一:患者在家属的陪同下来到病房。患者步履稳健,只是表情有些许紧张和不安。

情景二:患者入住病房完善检查后,择期行冠状动脉造影术(CAG)和经皮冠状动脉介入治疗(PCI)。患者表现得有些焦虑和恐惧。

情景三:经过后续的观察和治疗,患者现无不适主诉,请通知患者及其女儿择期可以出院,并向患者做详细的健康教育。

【学习任务】

情景一:请对患者进行病史采集和重点查体,并结合所给信息提出目前患者的护理问题和主要护理措施。

情景二:根据医嘱单正确执行医嘱,向患者解释冠状动脉介入治疗的过程及意义,缓解其焦虑情绪。并给予患者 PCI 术后相关护理。

情景三:患者病情好转,请评估患者目前的身体、心理状况以及家庭支持状况,对患者及其照护者进行出院健康指导,尤其是用药及生活方式指导。

【实施要求】

每个情景护士均有 8 ~ 10min 对患者进行评估或实施护理干预,并进行相关知识的宣教。

【知识储备】

(1)冠心病的病因、临床分型、辅助检查。

(2)稳定型心绞痛的临床表现及分级。

(3)稳定型心绞痛的治疗要点,PCI 术前术后护理要点。

(4)稳定型心绞痛常见症状的护理评估要点、护理措施。

3. 标准化病人信息

【个人基本信息】

唐老伯,65 岁,男性,已婚,有一女儿,女儿、妻子均身体健康。生于本地,退休前经常应酬,有 30 多年的饮酒史和吸烟史。现与妻子二人同住,女儿每逢节假日会来探望。不下雨的天气晚饭后总要和妻子慢走 1h 锻炼。喜欢打麻将,隔三差五总要约上老朋友一起喝茶打麻将。退休前习惯发号施令,性格比较强势。

【疾病相关信息】

(1)本次就诊相关信息:1 个月前某天晚上唐老伯从梦中醒来,觉得胸口有点闷,他揉了两下,起来喝了杯水,感觉又好像不闷了。第 2 天早上起来量了血压,也跟平时差不多,他没在意。后来陆续又有几个晚上觉得胸闷,同样喝了水感觉好些。老伴看他总是晚上醒过来,想让他去医院检查一下,他总是觉得没关系。在他看来,除了这几天夜间胸闷以外,没有其他症状,白天也没有觉得劳累心慌,因此没必要大惊小怪。也许只是年纪大了,睡眠质量差了点而已。周末女儿一家过来看望老两口,问起父母的身体情况。老伴儿不放心,说起唐老伯夜间胸闷的现象,让女儿带着去医院看一看。唐老伯觉得母女俩小题大做,不愿意去医院。女儿说起朋友父亲也是因为胸闷最后发现是心脏出了问题,才让唐老伯勉强跟着去了医院。

(2)既往疾病相关信息:唐老伯20多年前体检中发现高血压,此后服用药物控制,先后根据血压调整过用药。目前口服苯磺酸氨氯地平(每次 5mg,2 次 /d),血压控制较平稳,控制在140/80mmHg 左右。BMI 指数在 25 左右,甘油三酯偏高,低密度脂蛋白偏高,体检时医生告诫要减重、戒烟酒,但唐老伯未遵医嘱。5 年前曾因左半侧肢体麻木就诊,确诊为腔隙性脑梗死,经住院活血、降脂治疗后症状好转,未留下明显后遗症。有吸烟饮酒史 30 余年,脑梗死住院治疗后在老伴的监督下开始减少吸烟饮酒量,但一直无法彻底戒烟酒。一年前体检中发现空腹血糖偏高,医生建议先通过运动及调整饮食控制血糖,目前暂时没有服用降糖药物。没有其他疾病。也没有外伤、手术史。没有药物及食物过敏史。没有家族性遗传病史。

【情景描述】

情景一:患者在女儿和老伴的陪同下来到病房护士台,女儿把入院资料交给了护士,老伴则在一旁和患者絮絮叨叨。患者有些不耐烦,表情又有些紧张和不安。他皱着眉头,好像在听老伴说着什么,又好像没心思听。他想不通,怎么只是胸口有点闷,就要住院来做什么造影检查。

[女儿]表情有些紧张,一边把资料交给护士,一边说:"我爸最近说胸闷,医生说住院好好检查一下,要做个造影。"

[老伴]一边埋怨一边对老伴说:"我早跟你说来医院检查,你总说不要紧。这下好了。"

[患者]表现得不耐烦,又有些紧张,"我怎么知道会这么严重,我以为没关系的,我又没有别的不舒服。"一边对护士说,"小姑娘,我这应该没问题的吧,医生说进来做个检查,没什么事就能马上出院的。"一边配合护士完成体温、血压和血氧饱和度的测量。

[老伴]①如果护士询问唐老伯疾病情况,请回答疾病的相关问题,过程中表现出担心、埋怨,并询问"他这样应该不是什么大问题吧?"②如果护士询问患者平日生活习惯,请回答"脑梗死之后戒烟戒酒了大概个把月,后来好了伤疤忘了疼,又开始抽烟了,不听劝阻。""体检时医生说让他稍微减减肥,肚子越来越大,他也不听。好说歹说的才肯跟我一起晚饭以后散散步。平时动不动就跟老同事喝茶打麻将,一坐就是一下午。"

情景二:唐老伯坐在轮椅上,被送到介入导管室进行介入治疗,老伴紧张地跟在身后。唐老伯显得有些焦虑,双手放在腿上不停地相互揉搓。护士推着唐老伯进入了导管室。

[患者]①如果护士准备给他静脉输液,表现出有些紧张,并询问"这给我输的什么药啊?为什么还要用这个机器?之前在病房已经吊了很多水了,还要吊多少啊?"②如果护士准备给他连接心电监护仪的导联线,问护士为什么需要用这个机器,有什么用处。他这样是不是很严重,所以才需要用这个监护。③术后如果护士需要检查左手桡动脉穿刺点情况,伸出左手配合护士,并询问"我觉得这个手有点胀,有点疼。是不是可以把这个压迫器绑得稍微松一点?什么时候可以拆掉?"④如果护士给他做 PCI 术后相关宣教,认真倾听并询问"那我今天是不是就不能下床了?""我这个手术做完是不是就没有问题了?"

情景三:唐老伯跟老伴在病房走廊的宣教栏前一边认真看宣教内容,一边在讨论着什么。护士上前通知他们明天可以出院了,并请他们回到病房进行相关的出院健康指导。

[患者]表现得很愉悦很轻松,认真倾听护士给他的讲解,然后说"谢谢你们这段时间的照

顾,放好支架以后我觉得舒服多了,晚上再没有发生胸闷之类的,能够一觉睡到天亮。就是有些问题,我还想再问问您。"

✧ 我现在都恢复了,是不是就没有什么问题了? 关于戒烟这个事,我尽量做到,真的一点都不能抽了吗? 我也想戒烟的,就是戒不掉。

✧ 您刚才说的新加的抗凝药物我会按时吃的,就是这个抗凝药吃多了会不会有什么副作用? 我应该注意点什么?

✧ 让我多吃蔬菜水果,清淡饮食,不要吃太饱,那应该怎么安排一日三餐的量呢? 我之前血糖也有点偏高,医生也说让我饮食控制。

[老伴] 对护士表示感谢,另外表示一定会监督唐老伯,让他成功戒烟。然后询问"麻烦您再跟他强调一下,一定不能抽烟,一口都不能抽。把后果讲严重点,让他知道再抽烟的危害性。""还有锻炼,我应该带他做些什么运动比较好呢? 每次运动的时间控制在多少比较适合? ""如果他下次再有哪些不舒服了,就要带他来医院就诊了吧? 如果没有不舒服,那我们一般多久过来复查一次呢? ""家里需要备点什么药物,万一他又胸闷不舒服了我是否可以先给他吃点药? "

(三)核心知识点解析

1. 冠心病的定义　冠状动脉粥样硬化性心脏病指冠状动脉粥样硬化使血管腔狭窄、阻塞和/或因冠状动脉功能性改变(痉挛)导致心肌缺血缺氧或坏死而引起的心脏病,简称冠心病,亦称缺血性心脏病。

2. 冠心病的病因　①年龄、性别;②血脂异常;③高血压;④吸烟;⑤糖尿病和糖耐量异常;⑥肥胖;⑦缺少体力活动;⑧进食过多动物脂肪、胆固醇、糖和钠盐;⑨遗传因素;⑩A型性格等。

3. 冠心病的临床分型　近年趋于根据发病特点和治疗原则将本病分为慢性冠状动脉病(chronic coronary artery disease,CAD)或称慢性缺血综合征(chronic ischemic syndrome,CIS)和急性冠脉综合征(acute coronary syndrome,ACS)两大类。前者包括稳定型心绞痛、冠脉正常的心绞痛(如X综合征)、无症状性心肌缺血和缺血性心力衰竭(缺血性心肌病)。后者主要包括不稳定型心绞痛、非ST段抬高心肌梗死(non-ST- segment elevation myocardial infarction,NSTEMI)、ST段抬高心肌梗死(ST-segment elevation myocardial infarction,STEMI)和冠心病猝死。

4. 冠心病常见的实验室及辅助检查　①实验室检查:血糖、血脂检查、血清心肌损伤标志物[包括心肌肌钙蛋白、肌酸激酶(creatine kinase,CK)和同工酶(CK-MB)];②心电图;③多层螺旋CT冠状动脉成像(CTA):有助于冠脉管壁钙化情况和管腔狭窄程度的判断;④放射性核素检查:主要包括核素心肌显像和负荷试验、放射性核素心腔造影和正电子发射断层心肌显像(positron emission tomography and computed tomography,PET/CT);⑤冠状动脉造影;为有创性检查,是目前冠心病临床诊断的金指标;⑥其他检查:二维超声心动图、双源CT。

5. 稳定型心绞痛的主要临床表现

(1)主要症状:发作性胸痛。典型胸痛的特点如下。

1)部位:主要在胸骨体中、上段之后,或心前区,界限不很清楚,常放射至左肩、左臂内侧达无名指和小指,或至颈、咽或下颌部。

2)性质:常为压迫样、憋闷感或紧缩样感,也可有烧灼感,但与针刺或刀割样锐性痛不同,偶伴濒死感。有些患者仅觉胸闷而非胸痛。发作时,患者往往不自觉地停止原来的活动,直至症状缓解。

3) 诱因:体力劳动、情绪激动、饱餐、寒冷、吸烟、心动过速、休克等。疼痛的发生往往是在劳力或情绪激动的当时,而不是在其之后。

4) 持续时间:疼痛出现后常逐渐加重,持续 3 ~ 5min,一般休息或舌下含服硝酸甘油可缓解。

(2) 体征:平时无明显体征。心绞痛发作时,患者可出现面色苍白、出冷汗、心率增快、血压升高,心尖部听诊有时出现第四或第三心音奔马律;可有暂时性心尖部收缩期杂音,是乳头肌缺血以致功能失调引起二尖瓣关闭不全所致。

6. 稳定型心绞痛的分级 加拿大心血管学会(Canadian Cardiovascular Society,CCS)建议对稳定型心绞痛程度进行如下分级:

Ⅰ级:一般体力活动(如行走和上楼)不引起,费力、快速或长时间用力才引起的心绞痛。

Ⅱ级:日常体力活动稍有限制,行走或快步上楼、登高、饭后行走或上楼、寒冷或风中行走、情绪激动时发作心绞痛或仅在睡醒数小时内发作。以一般速度在一般条件下平地步行 200m 以上的距离或上一层以上的楼梯时受限。

Ⅲ级:日常体力活动明显受限,以一般速度在一般条件下平地步行 200m 的距离或上一层楼梯时即感受限。

Ⅳ级:不能无症状地进行任何体力活动,休息时亦可出现心绞痛综合征。

7. 稳定型心绞痛的治疗原则

(1) 发作期:①休息;②药物治疗,如口服硝酸甘油、硝酸异山梨酯。

(2) 稳定期:①药物治疗,改善心肌缺血及减轻症状,可选用 β 受体阻滞剂、硝酸酯制剂、钙通道阻滞剂、曲美他嗪等;预防心肌梗死和改善预后,可选用阿司匹林、氯吡格雷、调节血脂药物、血管紧张素转化酶抑制剂或血管紧张素受体拮抗剂等。②非药物治疗:如运动锻炼疗法、血管重建治疗。

8. 经皮冠状动脉介入治疗(PCI)术后患者的护理

(1) 妥善安置患者至病床,查看静脉输液、伤口、末梢循环状况等,查看交接记录单,了解患者术中情况,如病变血管情况、置入支架的个数、病变是否全部得到处理、术中有无异常、抗凝血药用量等。

(2) 对于复杂病变或基础疾病严重的患者行心电、血压监护至少 24h。严密观察有无心律失常、心肌缺血、心肌梗死等急性期并发症。对血压不稳定者应每 15 ~ 30min 测量 1 次,直至血压稳定后改为每 1h 测量 1 次。

(3) 即刻做 12 导联心电图,与术前对比,有症状时复查。

(4) 不同穿刺部位的观察与护理

1) 经桡动脉穿刺者术后可立即拔除鞘管,对穿刺点局部压迫 4 ~ 6h 后,可去除加压弹力绷带。使用专门的桡动脉压迫装置进行止血时,保持腕部制动即可,一般术后使用压迫器压迫 2 ~ 4h 后开始减压,气囊充气式压迫器每 2h 缓慢抽气 1 ~ 2mL,注意边减压边观察,若发现渗血,及时适当还原压力,直至止血,必要时报告手术医生,给予重新压迫。经桡动脉穿刺者除急诊外,如无特殊病情变化,不强调严格卧床休息,但仍需注意病情观察。

2) 经股动脉穿刺进行冠状动脉造影术后,接受 PCI 治疗的患者在拔除鞘管,常规压迫穿刺点 15 ~ 20min 后,若穿刺点无活动性出血,可进行制动并加压包扎,1kg 沙袋压迫 6 ~ 8h,穿刺侧肢体限制屈曲活动。24h 后拆除弹力绷带自由活动。

(5)指导患者合理饮食,少食多餐,避免过饱、保持大便通畅,卧床期间加强生活护理,满足患者生活需要。

9. 稳定型心绞痛患者常见的护理诊断

(1)疼痛:胸痛,与心肌缺血、缺氧有关。

(2)活动无耐力,与心肌氧的供需失调有关。

(3)知识缺乏:缺乏控制诱发因素及药物应用的知识。

(4)潜在并发症:心源性休克、心力衰竭、心律失常。

(5)恐惧,与病情危重有关。

10. 稳定型心绞痛患者的健康指导内容主要有哪些

(1)合理膳食:宜摄入低热量、低脂、低胆固醇、低盐饮食,多食蔬菜、水果和粗纤维食物如芹菜、糙米等,避免暴饮暴食,注意少量多餐。

(2)戒烟限酒。

(3)适量运动:运动方式应以有氧运动为主。

(4)调整心态,减轻精神压力,逐渐改变急躁易怒性格,保持心理平衡。

(5)避免诱发因素:告知患者及其家属过劳、情绪激动、饱餐、用力排便、寒冷刺激等都是心绞痛发作的诱因,应注意尽量避免。

(6)教会患者及其家属心绞痛发作时的缓解方法:胸痛发作时应立即停止活动并舌下含服硝酸甘油。如果服用硝酸甘油不缓解,或心绞痛发作比既往频繁、程度加重、疼痛时间延长,应立即到医院就诊,警惕心肌梗死的发生。

(7)告知患者应定期复查心电图、血压、血糖、血脂、肝功能等。

(8)指导患者出院后遵医嘱服药,不要擅自增减药量,自我监测药物的不良反应。外出时随身携带硝酸甘油以备急需。

案例二 高血压照护

(一)案例简介

本案例描述的是一位有 15 年原发性高血压病史的老年男性患者,冬天受凉后出现头痛、晕眩、疲劳、口服降压药物后血压控制不稳定,到医院门诊就医后,被收治入病房。住院期间,患者突发高血压危象,经过及时救治、后续完善相关实验室检查与降压药物调整后,现无不适主诉,血压控制平稳。患者在住院期间参加病房高血压管理健康小讲堂,提高自我管理能力。

【情景准备】

情景一

人物:高血压患者及其家属、护士。

地点:内科病房。

物料:体温计、血压计、血氧饱和度监测仪、心电图机等操作用物。

情景二

人物:高血压患者、护士。

地点:内科病房。

物料:静脉输液、心电监护等操作用物。

情景三

人物:高血压患者及其家属、病友、护士。

地点:内科病房示教室。

物料:PPT、健康教育宣传手册等操作用物。

【教学目标】

素养目标:①能与患者进行有效沟通,缓解患者及其家属的焦虑与紧张;②具有高度的责任心、爱心、耐心和团队合作精神;③具有良好的职业素养和护理职业道德。

知识目标:①熟悉高血压的定义、病因、临床表现;②掌握高血压并发症及其临床表现;③掌握高血压患者常见症状的护理评估要点,能够针对患者的具体情况提出正确的护理问题,并制订相关的护理计划和护理措施;④掌握老年高血压的健康教育内容,并给予患者个性化的健康指导。

技能目标:①能根据患者情况合理有效地完成病史采集与体格检查工作;②能根据患者情况完成科学合理的健康指导和健康教育手册的制作;③能熟练实施血压测量、静脉输液、心电图、心电监护仪使用等护理操作技能。

(二)实践教学案例

1. 教师授课信息

【情景说明】

患者陈老伯,患有高血压15余年,平日里规律服用奥美沙坦酯,血压控制在140/80mmHg左右,每个月1次门诊复查,病情控制较好。一周前小孙女生日,他去儿子家里吃了顿晚饭。晚归时感觉有些冷飕飕,第2天起床时出现鼻塞、喉咙痛、头也晕乎乎的。他没当回事,自行到药店购买了感冒灵冲剂服用。喝了3d,鼻塞、喉咙痛的症状好转了,但还是觉得有些头晕。周末儿子一家来看望陈老伯,他高兴地从沙发上站起来时,突然一阵头晕目眩。儿子赶忙扶着他坐下,帮他量了血压,160/100mmHg。陈老伯说早上起来按时吃药了,血压不应该这么高。休息了一会儿,又量了一次血压,170/90mmHg。儿子不放心,要求带陈老伯去医院看看。

情景一:患者在儿子的陪同下来到医院。儿子一脸担心,反而患者神情轻松,满不在乎,并拒绝了儿子想要搀扶他的手。儿子去挂了号,等待医生接诊。医生量了血压,并询问了患者的主诉。考虑到患者在服药情况下血压仍然升高并伴有头晕症状,且患者儿子强烈要求住院治疗。医生将患者收治入内科病房完善检查,调整用药。病房责任护士接待了患者及其家属,并进行了相关体格检查及入院病史的采集。

情景二:患者今天外出做了24h动态血压检查,刚从寒冷的室外回到暖烘烘的病房,儿子的电话就打来了。不知儿子在电话那头说了什么,患者气呼呼地挂断了电话。他一手捂着胸口拍了两下,一手按了按太阳穴。在病床上坐了一会儿就猛地起身往病房厕所走去,刚关上门,厕所就传来阵阵呕吐声。患者跌坐在马桶上,按下了紧急按钮。护士立刻小跑着过来查看情况,将患者扶至病床上平卧。测量血压,给予氧气吸入,遵医嘱静脉用药及心电监护仪使用。

情景三:经过一段时间的护理及降压药物的调整,患者血压保持平稳,头晕、头痛、疲乏等症状也已经缓解,能够自行日常活动。今天病房组织开展了高血压管理健康小讲堂,护士向患者及参与的病友们普及知识,使患者了解了高血压防治和自我管理的相关内容。

【相关信息】

陈老伯,70岁,男性,已婚,育有一子。妻子5年前因脑血管意外去世,目前独居。患者退休前开了一家收益不错的小公司,现在公司交给了儿子,但他时不时还会关心公司业务。退休前经常应酬,有30多年的饮酒史和吸烟史。15年前被诊断为高血压后仍没有戒烟戒酒,1d约吸1盒烟。退休后不需要应酬,陈老伯减少了抽烟喝酒的次数,但仍没有完全戒烟酒。退休前每年都会按时体检,根据结果调整高血压药物。退休后按时服药,每个月 1 次门诊随访。血压控制较平稳,平日也很少有头疼脑热的。

【教学目标】

情景一

素养目标:体恤患者的病痛,具有职业道德和同理心。

知识目标:掌握高血压的定义、病因、分级等。

技能目标:能正确实施病史采集与体格检查、测量血压等操作技术。

情景二

素养目标:关爱、关心患者,具有良好的沟通交流能力。

知识目标:掌握高血压的临床表现、常见并发症及其临床表现。掌握高血压常见并发症的护理。

技能目标:能正确实施静脉输液、心电监护仪的使用等操作技术。

情景三

素养目标:具有耐心、责任心,职业责任感提升。

知识目标:掌握高血压日常生活指导,常用药物的不良反应等。

技能目标:能运用多媒体为高血压患者开展健康小讲堂,并能结合患者实际情况实施有针对性的健康指导,为患者制订一份健康教育计划。

2. 学生学习信息

【情景说明】

作为一名护士,现有一名老年高血压病患者。

情景一:患者在家属的陪同下来到门诊就诊,入住病房。患者神情轻松,有些埋怨家属的小题大做,反而家属满脸担心。

情景二:患者在外出检查回到病房后,突发头痛呕吐。医生查看患者后,下达了医嘱。

情景三:经过完善检查,调整药物后,患者血压平稳。今日病房举办高血压管理健康小讲堂,请组织患者及病友共同参与。

【学习任务】

情景一:请对患者进行病史采集和重点查体,并结合所给信息提出目前患者的护理问题和主要护理措施。

情景二:根据医嘱单正确执行医嘱,并基于目前的病情正确判断患者目前的状况,给予及时准确的处理。

情景三:患者病情好转,请对患者及其家属进行高血压知识科普,提高其自我管理能力。

【实施要求】

每个情景护士均有 8 ~ 10min 对患者进行评估或实施护理干预,并进行相关知识的宣教。

【知识储备】

(1)高血压的定义、病因、分级。

(2)高血压的主要临床表现及并发症。

(3)老年高血压患者的主要护理问题、护理措施以及健康指导。

(4)老年高血压患者的健康教育,尤其是生活干预和改善以及用药指导和护理。

3. 标准化病人信息

【个人基本信息】

陈老伯,70岁,男性,已婚,育有一子,妻子5年前因脑血管意外去世,目前独居。患者退休前开了一家收益不错的小公司,现在公司交给了儿子,但他时不时还会关心公司业务。退休前经常应酬,有30多年的饮酒史和吸烟史。退休后,他经常和老朋友一起出去聚餐、旅游,没事的时候就在家里喝茶、浇花。陈老伯年轻时习惯了发号施令,性格强势又倔强。

【疾病相关信息】

(1)本次就诊相关信息:1周前陈老伯的小孙女生日,他去儿子家里吃了顿晚饭。晚归时感觉有些冷飕飕,第2天起床时就有些鼻塞、喉咙痛、头也晕乎乎的,但没有咳嗽、流涕。他觉得就是着凉了,没当回事,自行到药店购买了感冒灵冲剂服用(1次1盒,2次/d)。喝了3d,鼻塞、喉咙痛的症状好转了,但还是觉得有些头晕。他觉得感冒已经好了,就不再继续喝感冒灵冲剂。至于头晕,他认为是这些天温度骤降没适应造成的,再休息两天就好了。周末儿子一家来看望陈老伯,他很高兴,猛地从沙发上站起来准备抱一抱小孙女,随之而来一阵头晕目眩。陈老伯连忙扶住沙发扶手,这才没有跌倒。儿子赶忙扶着他坐下,等他缓过来,问了他还有哪里不舒服,又帮他量了血压,160/100mmHg。儿子问他降压药是不是又忘了吃,陈老伯说早上起来按时吃药了,这几天感冒了头一直晕乎乎的。休息了一会儿,又量了一次血压,170/90mmHg。儿子实在不放心,好说歹说地才把陈老伯带去医院。

(2)既往疾病相关信息:陈老伯15年前在一次体检中发现血压偏高,医生建议他改变饮食习惯、戒烟酒,未遵医嘱。一次晨起时他感觉头晕目眩,就诊后诊断为原发性高血压,予降压药物控制血压,并未戒烟酒,吸烟1盒/d,有需要应酬时更是烟酒不忌。此后每年体检血压始终偏高。退休后在妻子的督促下减少吸烟并戒酒,规律服用奥美沙坦酯(每次20mg,2次/d),每月1次门诊复查,血压控制在140/80mmHg左右。在冬季的时候,陈老伯的血压会偏高,但没有其他头晕、疲乏等伴随症状。曾有胃溃疡、轻度脂肪肝、高尿酸血症。没有手术史,没有外伤史。没有药物及食物过敏史。没有家族性遗传病史。

【情景描述】

情景一:陈老伯在儿子的陪同下结束看诊,办完了住院手续,来到病房。儿子满脸担心,反而患者神情轻松,满不在乎,并拒绝了儿子想要搀扶他的手。病房责任护士接待了患者及其家属,并进行了相关体格检查及入院病史的采集。

[儿子]一脸担心,有些无奈。对接待的护士说道:"护士,我爸爸他最近血压有点高,早上降压药吃过了没用。医生说住进来查一查,再把药物调整一下。"

[患者]先是不赞同地看了儿子一眼,无所谓地说:"老毛病了,到冬天血压就会高一点,他大惊小怪,非要我住院,没事的。"

[儿子]没有理会父亲的抱怨,继续向护士解释道:"我父亲早上站起来的速度快了点,就差点晕倒。幸亏我动作快扶住他,不然就摔了。该做什么检查就做,不要有顾虑。"

[患者]配合护士完成血压的测量及相关病史的采集。

[儿子]①如果护士询问父亲疾病情况时,让父亲回答疾病的相关问题,过程中如果父亲表现出满不在乎,就补充:"我父亲脾气犟,一定要感到很不舒服了才肯说,不然都觉得没问题。年轻的时候就是的,应酬到胃溃疡了都还自己扛着,要不是胃出血了我们都不知道。"②如果护士询问患者的自理能力,请回答"我们分开住的,平时休息天我也会过去看他。他生活上自理没问题,从不麻烦我。我给他请了个钟点工阿姨帮忙打扫卫生和烧饭。"

情景二:陈老伯今天外出做了 24h 动态血压监测,刚从寒冷的室外回到暖烘烘的病房,他觉得胸口闷闷的。儿子打来电话关心他,他觉得儿子小题大做,根本不需要住院,跟儿子争执了几句就挂了电话。气呼呼的陈老伯觉得胸口更闷了,头也一跳一跳地痛。他一手捂着胸口拍了两下,一手按了按太阳穴。在病床上坐了没一会儿他又觉得胃里翻江倒海般,就猛地起身往厕所走去,把早饭全吐了出来。陈老伯觉得自己很不对劲,按下了紧急按钮。

[患者] 脸色苍白,呼吸急促,紧紧抓着护士的手,在护士的搀扶下回到病床躺下。①如果护士问他现在的感受,边喘气边回答:"我头痛,一跳一跳的。胸口也闷,刚才一阵还想吐,把今天吃的早饭都吐完了。"②如果护士给他氧气吸入及测量血压,配合护士,并担心地问:"我这是怎么了? 之前从来没这样过,我觉得很难受,喘不上气,头很痛,天花板也在转。"

[患者] ①如果护士准备给他静脉输液,表现出很焦虑,并说"血压高为什么要打吊针? 吃药不行吗? 我现在的情况是不是很严重?"②如果对护士的解释并不十分满意,表现出情绪激动,并说:"我儿子呢? 打电话让我儿子过来。"③如果认同护士的解答,表现出放松下来,并说:"你们不要给我儿子打电话了,他又要大惊小怪了。"

[患者] 如果护士表示需要使用心电监护监测,表现出抗拒,"一定要用这个机器吗? 我现在感觉好很多了。"

情景三:冬日的阳光照进病房示教室,暖洋洋的让陈老伯的心情也变得很好。他正和病友们参加病房组织的高血压管理小讲堂。他的儿子也来一起参与,他们认真倾听着护士讲解的知识,时不时记下笔记。结束后,他向护士提出了自己的疑问。

[患者] 谢谢你们这段时间对我的照顾,特别是发病的时候。没有你们我这次大概出不了医院了。刚刚您讲解的知识很丰富,发的宣传资料也很有用。我还有些自己的疑问,想请教一下。

◇ 我前几年到冬天的时候血压也会有点偏高,医生说这是正常现象。为什么这次会这么严重? 出去做了个检查,回来就天旋地转的。我那次真的以为自己不行了。

◇ 我之前也都是按医生开的按时吃药,这不就没控制好嘛! 如果在家里也像之前在医院里那样又是头痛又是吐的,我该怎么办?

◇ 我也想戒烟啊! 说实话,以前老太婆在的时候还有人管管我,现在一个人实在控制不住。你让我不要喝酒我忍一忍大概能做到,真的一口烟都不让我抽,我大概做不到。

[儿子] 同样对护士表示感激,然后说"麻烦您再跟我父亲强调一下,回家后要适量运动,他就是不肯动。让他每天早上下楼散步都不情愿。他很固执,我的话不肯听的。您跟他再说说。""还有您说的要低盐饮食,要多吃蔬菜水果。具体要怎么做呢? 我爸年轻的时候老去饭店吃饭应酬,现在菜也要烧得又鲜又咸。喜欢吃肉,说吃蔬菜像吃草一样,不喜欢。我妈在的时候还会监督我爸的饮食。这几年阿姨帮他烧菜,只能听他的。您再跟他说说,不能吃得太重口味了,要多吃蔬菜。您说的他还会听听。""这次真的要谢谢你们,如果不是你们,我爸这次肯定危险了。我以后也尽量顺着他,不让他情绪太激动了。"

(三) 核心知识点解析

1. 高血压及老年高血压的定义

(1)高血压是一种以动脉血压持续升高为特征的进行性心血管损害的疾病,分为原发性高血压(primary hypertension)和继发性高血压(secondary hypertension),是心脑血管病最主要的危险因素。经非同日 3 次测量,一般间隔 2 周,收缩压 ≥ 140mmHg 和 / 或舒张压 ≥ 90mmHg 就考虑诊断为高血压。

(2) 老年高血压 (elderly hypertension) 是指年龄 ≥ 65 岁, 在未使用高血压药物的情况下, 血压持续或 3 次以上收缩压 ≥ 140mmHg 和 / 或舒张压 ≥ 90mmHg。

2. 引起高血压的危险因素

(1) 遗传因素: 原发性高血压有明显的家族聚集性, 约 60% 的高血压患者有高血压家族史。

(2) 环境因素: 饮食习惯; 吸烟和长期饮酒; 精神刺激。

(3) 其他因素: 体重增加; 睡眠呼吸暂停综合征; 口服避孕药、麻黄碱、肾上腺皮质激素等。

3. 高血压严重程度判断 高血压按血压水平分类见表 5-1-1、表 5-1-2。

表 5-1-1 诊室血压的分类 [a] 和高血压分级的定义 [b]

分类	收缩压 /mmHg		舒张压 /mmHg
最佳血压	< 120	和	< 80
正常血压	120 ~ 129	和 / 或	80 ~ 84
正常高值血压	130 ~ 139	和 / 或	85 ~ 89
1 级高血压 (轻度)	140 ~ 159	和 / 或	90 ~ 99
2 级高血压 (中度)	160 ~ 179	和 / 或	100 ~ 109
3 级高血压 (重度)	≥ 180	和 / 或	≥ 110
单纯收缩期高血压	≥ 140	和	< 90

[a]: 根据坐位诊室的血压和血压的最高水平, 无论是收缩压还是舒张压, 定义血压分类; [b]: 单纯收缩期高血压根据指定范围的收缩压值分为 1 级、2 级和 3 级。

表 5-1-2 高血压定义的更新

收缩压 /mmHg	逻辑符号	舒张压 /mmHg	JNC7 指南	2017ACC/AHA 指南
< 120	和	< 80	正常血压	正常血压
120 ~ 129	和	< 80	高血压前期	血压升高
130 ~ 139	或	80 ~ 89		1 级高血压
140 ~ 159	或	90 ~ 99	1 级高血压	2 级高血压
≥ 160	或	≥ 100	2 级高血压	

JNC7: 美国预防、检测、评估与治疗高血压全国联合委员会第 7 次报告 (The Seventh Report of the Joint National Committee on Prevention, Detection, Evaluation and Treatment of High Blood Pressure); ACC: 美国心脏病协会 (American College of Cardiology); AHA: 美国心脏协会 (American Heart Association)。

4. 高血压的临床表现及并发症有哪些

(1) 临床表现: 早期常无症状。后期可有头晕、头痛、颈项板紧、疲劳、心悸、耳鸣等症状, 也可出现视物模糊、鼻出血等较重症状。

（2）并发症：高血压危象；高血压脑病；急性左心衰竭；脑血管意外，如脑出血、脑血栓形成、腔隙性脑梗死、短暂性脑缺血发作等。

5. 高血压患者主要的护理诊断

（1）疼痛：头痛，与血压升高所致的脑供血不足有关。

（2）活动无耐力：与血压升高所致的心、脑、肾循环障碍有关。

（3）有受伤的危险：与视物模糊、低血压反应、意识障碍有关。

（4）潜在并发症：高血压危象、高血压脑病等。

6. 老年高血压患者护理

（1）环境舒适：应保持良好的生活环境，如干净整洁、温湿度适宜、光线柔和等，以利于老年患者充分休息。

（2）适当运动：根据老年高血压患者危险性分级确定活动量。极高危组患者需绝对卧床休息；高危组患者以休息为主，可根据身体耐受情况，指导其做适量的运动；中危及低危组患者应选择适合自己的运动方式，坚持运动，运动量及运动方式的选择以运动后自我感觉良好为标准。

（3）疾病管理：老年人血压波动大，应每日定点、多次测量血压；老年人易发生直立性低血压，测血压时必须强调测量立位血压。同时注意观察有无靶器官损害的现象。

（4）病情观察：如发现患者意识发生改变，应绝对卧床休息，床头抬高 15°～30°，做好口腔护理和皮肤护理，以避免口腔溃疡和压力性损伤的发生。

（5）用药护理：治疗前检查有无直立性低血压；选择对合并症有益处的药物，从小剂量开始，逐渐递增；避免药物间的相互作用；观察不明显的药物不良反应，如虚弱、眩晕、抑郁等；为防止血压过低，应定时监测血压。

（6）心理护理：鼓励患者使用正向调试法，如通过与家人、朋友间建立良好关系以得到情感支持，从而获得愉悦感；指导家属尽量避免导致患者情绪紧张的因素，减轻患者的心理压力和矛盾冲突。

7. 高血压并发症的护理

（1）高血压危象：抬高床头 30°，密切监测患者的心率、血压、呼吸、意识以及脏器功能。保持环境安静，保持呼吸道通畅。意识不清时防止坠床以及发生抽搐时舌咬伤。降压治疗过程中，密切观察血压变化。

（2）高血压脑病：应嘱患者绝对卧床休息，监测血压，遵医嘱给予降压药、利尿剂、镇静剂，观察并记录用药后的效果。患者躁动不安、抽搐时，防止舌咬伤；恶心、呕吐时，防止误吸。

（3）急性左心衰竭：应嘱患者双腿下垂，采取坐位，配合吸氧、强心、利尿等不同的治疗，评估疗效，判断其意识的清醒程度及降压效果，出现异常情况，及时告知医生处理。

（4）脑血管意外：观察患者生命体征、神志变化，记录头痛的性质、程度、时间、发作规律、伴随症状及诱发因素等。患者出现呕吐时，应采取平卧位，头偏向一侧，避免将呕吐物吸入气道。

8. 老年高血压患者生活方式指导

（1）限制食盐摄入，建议每日摄盐量应 < 5g。同时，应警惕过度限盐导致的低钠血症。

（2）平衡膳食：鼓励老年人摄入多种新鲜蔬菜、水果、鱼类、豆类及制品、粗粮、脱脂奶其他富含钾、钙、膳食纤维及多不饱和脂肪酸的食物。

（3）戒烟、避免吸二手烟。

（4）限制饮酒：不鼓励老年人饮酒。饮酒者应限制每日饮酒量。

（5）适度减轻体重，建议将体重指数（body mass index，BMI）控制在 25kg/m² 以内。

（6）坚持规律有氧运动，可根据个人爱好和身体状况选择容易坚持的运动方式。

（7）保持心理健康：避免情绪波动和应激，保持精神愉快、心理平衡和生活规律，治疗焦虑、抑郁等精神疾患。

9. **老年高血压患者的用药及常见药物不良反应**　见表 5-1-3。

表 5-1-3　老年高血压患者降压药物的选用及不良反应观察

降压药名称	老年高血压患者适应性	不良反应
利尿剂	老年和高龄老年高血压、单纯收缩期高血压或伴心力衰竭患者；难治性高血压的基础药物之一	可引起低血钾，长期应用者应定期监测血钾，并适量补钾
钙通道阻滞剂	老年高血压、单纯收缩期高血压、冠状动脉或颈动脉粥样硬化及周围血管病患者，可作为一线降压药物	可导致心跳加快、面部潮红、脚踝部水肿、牙龈增生等
血管紧张素转换酶抑制剂	可降低心脏前后负荷、不增加心率、不降低心脑肾血流、不引起直立性低血压、无停药反跳现象	最常见的不良反应为持续性干咳，症状较轻者可坚持服药，不能耐受者可改用血管紧张素 II 受体拮抗剂；其他不良反应有低血压、皮疹、高钾血症，偶见血管神经性水肿及味觉障碍
血管紧张素 II 受体拮抗剂	具有强效、长效、平稳降压的特点，对老年 ISH 有效	不良反应小，偶有腹泻，长期应用可升高血钾
β 受体阻滞剂	伴快速性心律失常、冠心病、心绞痛、慢性心力衰竭的高血压患者	疲乏、肢体冷感、激动不安、胃肠不适等，影响糖、脂代谢
α 受体阻滞剂	不作为一般高血压治疗的首选药，适用于高血压伴前列腺增生患者，也用于难治性高血压患者的治疗	直立性低血压、晕厥、心悸等

案例三　糖尿病照护

（一）案例简介

本案例描述的是一位有 15 年糖尿病（diabetes mellitus，DM）病史的老年女性患者，曾探望照顾外孙女 2 周，回家后经常感觉口渴，身体疲惫。入院前 1 周出现头痛、恶心、烦躁，体重下降。到医院就诊，诊断为 2 型糖尿病，收治入院。住院期间经过监测血糖，调整降糖药物的治疗和护理后，症状明显好转，现准备出院。

【情景准备】

情景一

人物：糖尿病患者及其家属、护士。

地点：急诊预检台。

物料：血压计、脉搏血氧饱和度监测仪，血糖测试仪等操作用物。

情景二

人物:糖尿病患者、护士。

地点:内分泌病房。

物料:已开好的医嘱单、胰岛素注射等操作用物。

情景三

人物:糖尿病患者、护士。

地点:内分泌病房。

物料:病床等操作用物。

【教学目标】

素养目标:①能与患者进行有效沟通,缓解患者的不良情绪;②具有高度的责任心、爱心、耐心和团队合作精神;③具有良好的专业素养和护理职业道德。

知识目标:①熟悉糖尿病的常见分型、急慢性并发症的主要临床表现;②熟悉糖尿病的主要相关检查,能够解释主要实验室检查的结果及意义;③熟悉糖尿病的诊断、治疗要点及用药的注意事项,对患者做出正确的护理诊断,并制订个性化的护理计划和护理措施;④掌握糖尿病患者口服降糖药物的护理、胰岛素的使用、低血糖的急救及预防措施、能制订个性化的健康教育计划。

技能目标:①能根据患者的情况有效地完成病史采集;②能根据患者的情况完成个性化、科学合理的健康指导;③能熟练掌握快速血糖监测、胰岛素皮下注射等护理操作技能。

(二)实践教学案例

1. 教师授课信息

【情景说明】

患者马阿婆,2周前去女儿家照顾5岁外孙女,女儿为其准备了可口的饭菜,马阿婆每天陪伴外孙女,按时服用降糖药物,但未能每天监测血糖。1周后回到家,先感觉口渴,身体疲惫。之后出现头痛,继而恶心。自觉心情烦躁,较2周前体重下降3kg。马阿婆由丈夫李老伯陪同来院就诊。

情景一:患者在李老伯的陪伴下,下午来到急诊大厅。患者精神萎靡,痛苦面容,主诉头痛、恶心。护士将患者安置在观察室,给予平卧位,抬高床头,测量生命体征,通知医生。了解患者的既往史有糖尿病后,测量空腹快速血糖为17.8mmol/L。医生下达医嘱:检查头颅CT、血常规、生化全套、动脉血气、血酮体后考虑2型糖尿病,收治入院。

情景二:入院后完善心电图、B超等辅助检查。开具医嘱:血糖化血红蛋白的测定、胰岛素皮下注射,二甲双胍+阿卡波糖等药物治疗,并监测血糖情况。

情景三:经过一段时间的血糖监测、降血糖药物的治疗和护理,患者精神好,血糖恢复至正常水平,症状缓解,病区责任护士通知患者及其丈夫李老伯择日出院,并向患者做了个性化的健康教育。

【相关信息】

马阿婆,68岁,女,已婚,退休教师,育有1女,与丈夫李老伯同住。其女儿婚后育有一女,现5岁,马阿婆甚是喜爱。患者于15年前,体检时查空腹血糖15mmol/L,门诊再次复检后确诊为2型糖尿病。其间坚持药物治疗,因担心胰岛素注射会导致身体发胖,所以拒绝使用。在家中未进行血糖自测,隔周去医院配药并测量血糖。

【教学目标】

情景一

素养目标：能安抚患者情绪，具有职业道德和同理心。

知识目标：掌握糖尿病的常见分型、急慢性并发症的主要临床表现及诊断标准、治疗原则。

技能目标：能有效采集病史，实施快速血糖测量等操作技术。

情景二

素养目标：关爱患者，具有良好的沟通能力、病情观察能力和团队协作能力。

知识目标：掌握糖尿病的治疗原则；解释主要的实验室检查与辅助检查的结果和意义；掌握糖尿病的护理评估，制订个性化的护理计划和护理措施。

技能目标：能有效采集病史，实施快速血糖测量、胰岛素皮下注射等操作技术。

情景三

素养目标：具有爱心、耐心，护理职业责任感提升。

知识目标：掌握糖尿病患者使用胰岛素的护理、低血糖的急救与预防措施、饮食和用药指导等。

技能目标：能正确指导患者胰岛素的使用方法，制订并开展符合患者需求的健康教育。

2. 学生学习信息

【情景说明】

作为一名护士，现在有一名患糖尿病多年，近期不适的患者。

情景一：患者在家属的陪伴下来到急诊大厅。患者精神萎靡，痛苦面容，主诉头痛、恶心。

情景二：患者在家属的陪同下入住内分泌病房。医生查房后，下达了医嘱并执行。

情景三：经过控制并监测血糖，口服药物和药物静脉注射的治疗。患者症状缓解，请通知家属择日出院，并向患者做好详细的健康教育。

【学习任务】

情景一：请对患者进行病史采集和重点查体，结合所获得的信息，提出目前患者主要的护理问题和护理措施。

情景二：根据医嘱正确执行，解释主要实验室检查的意义，并给予相应的健康指导。

情景三：患者病情好转，请评估患者目前的身体、心理、家庭支持等情况，对患者和照护者进行居家健康指导，尤其是胰岛素的使用。

【实施要求】

每个场景护士均有 5 ～ 8min 对患者进行评估或实施护理干预，并进行相关知识的宣教。

【知识储备】

(1)糖尿病的分型及临床表现、诊断标准、治疗原则、主要辅助检查的临床意义。

(2)糖尿病急性和慢性并发症的临床表现和护理。

(3)老年糖尿病患者的护理评估、主要护理问题、护理措施。

(4)老年糖尿病患者的居家健康指导，尤其是口服降糖药物、胰岛素的使用，低血糖的急救及预防。

3. 标准化病人信息

【个人基本信息】

马阿婆，68 岁，女，已婚，育有 1 女，其女儿婚后育有一女，现 5 岁，马阿婆甚是喜爱。生于本地，退休教师，注重自己的形象。现与丈夫李老伯同住。不定期去看望外孙女，平日会注意自己血糖的情况,且按时服药。闲暇时间,喜欢养花、旅游。

【疾病相关信息】

(1)本次就诊相关信息:入院2周前曾去女儿家照顾5岁外孙女。与女儿及家人相处融洽,能按时服药但忽视了血糖的监测。从女儿家回来后,因为自觉疲惫,未到医院随访血糖,由其丈夫李老伯代为配药。回家后经常出现口渴,但未重视。近一周陆续出现头痛,伴恶心,情绪也开始烦躁,前两天测体重下降了3kg。遂在丈夫李老伯陪同下来医院就诊。

(2)既往疾病相关信息:15年前,马阿婆在职工体检时查空腹血糖为15mmol/L,且2个月内无诱因下体重下降了5kg,门诊就诊后确诊为糖尿病。马阿婆年轻时喜欢甜食,确诊后尽可能不吃含糖的食物,但有时也会偷偷喝一些含糖饮料。不能接受血糖测试扎针的疼痛,所以隔周去医院配药时,会在医院测量随机血糖。药物治疗后,餐后血糖10mmol/L左右,空腹血糖6mmol/L左右。作为退休教师,马阿婆注重个人形象,曾听病友说胰岛素打针很疼,皮肤下会产生硬结,且容易引起肥胖,因此一直不能接受胰岛素注射。多年来对口服药物治疗的依从性较好,一直服用二甲双胍(每次0.5g 2次/d),阿卡波糖(每次0.1g 3次/d)。没有其他疾病史,无手术史,无过敏史,有2位姐姐,均患有糖尿病多年。

【情景描述】

情景一:某三甲医院的急诊大厅,忙碌的急诊室,李老伯搀扶着马阿婆来到急诊预检台。马阿婆皱着眉头,时不时地摸摸头,一阵恶心袭来,马阿婆难受地闭起眼睛。

[李老伯]神清紧张,扶着妻子马阿婆坐到急诊预检台,问道:"护士,护士,我老伴头痛,我们要找医生。"

[患者]皱着眉,不耐烦地说:"护士,我头痛,想吐,但吐不出来。快找医生来!"

[患者]①如果护士询问是否有口渴、多尿,请回答:"最近喝水是比以前多了,而且解尿也多。"②如果护士询问是否有腹泻、腹痛、肢端麻木、胸闷胸痛、皮肤瘙痒、视物模糊、感染、外伤,请回答:"没有。"

[李老伯]①如果护士询问疾病情况,请回答疾病相关问题,过程中表现出焦虑、紧张。询问"我老伴是不是脑出血了?"②如果护士询问患者的自理能力,请回答"我和老伴同住,就最近1周她脾气也变怪了,以前很好的,什么都好的呀,除了糖尿病其他疾病都没有的。"

[患者]配合护士完成测量快速血糖。

情景二:内分泌病区,马阿婆躺在病床上,经过急诊的处置,头痛有所缓解,还有点恶心。但依旧口渴。护士推着治疗车进入病房。

[患者]如果护士准备给她皮下胰岛素注射,焦虑地询问"是打胰岛素吗?会发胖的呀,我不想打。"

[患者]如果护士准备给她测量快速血糖,不耐烦地询问"怎么又要测血糖呀?刚才不是都抽过血了嘛。"

[患者]配合护士完成皮下胰岛素注射、测量快速血糖。

情景三:安静的病房,马阿婆正在床上给李老伯打电话,说着出院又可以看望外孙女了。护士拿着药和/或健康宣教的资料来到病房。

[患者]明天一早出院,表现得很开心,能耐心倾听护士的健康指导。在护士结束以后说:"谢谢,您说得很清楚,让我学到了很多,但我还有一些问题想要问您。"

　◇　我一直有按时吃药,为什么还会血糖增高啊?

　◇　血糖多少算是正常啊?我平时怎么知道自己血糖控制得好不好啊?

◇ 胰岛素会有很多不良反应，我还是不想用胰岛素，只吃药可以吗？

◇ 您说还要注意低血糖，我怎么知道自己低血糖了呢？如果发生低血糖我该怎么办？

[患者]对护士的详细解释表示感谢。

（三）核心知识点解析

1. 糖尿病的常用分型及相关临床表现

（1）1型糖尿病：胰岛β细胞破坏，导致胰岛素绝对缺乏。发病年龄常小于30岁，常伴有自发酮症，多数患者需要胰岛素治疗，伴有体重减轻、乏力等。

（2）2型糖尿病：以胰岛素抵抗为主伴胰岛素进行性分泌不足和以胰岛素进行性分泌不足为主伴胰岛素抵抗。多见于40岁以上人群或老年人，起病隐匿，部分患者通过体检发现，随病程进展，出现急、慢性并发症。

（3）其他特殊类型糖尿病：病因学相对明确，如胰腺炎、库欣综合征、应用糖皮质激素、巨细胞病毒感染等引起的一些高血糖状态。

此外，高血糖患者还可表现为代谢紊乱症候群，多饮多食多尿和体重减轻。神经末梢病变时，常有皮肤瘙痒，四肢酸痛、麻木等。

2. 糖尿病的并发症及主要临床表现

（1）糖尿病急性并发症

1）糖尿病酮症酸中毒（diabetic ketoacidosis，DKA）：以高血糖、高血酮和代谢性酸中毒为主要表现。早期为乏力、"三多一少"（多饮、多食、多尿、体重下降）症状加重。随后失代偿期出现食欲减退、恶心、呕吐、头痛、烦躁、呼吸有烂苹果味（丙酮味）。晚期出现反应迟钝、昏迷。血糖多为16.7 ～ 33.3mmol/L。

2）高渗高血糖综合征（hyperglycemic hyperosmolar syndrome，HHS）：是以严重高血糖、高渗、脱水、无明显酮症为特点的急症。随着病程进展出现严重的脱水和神经精神症状，如反应迟钝、嗜睡、定向力障碍。晚期昏迷抽搐。血糖多为33.3 ～ 66.6mmol/L。

（2）糖尿病慢性并发症

1）糖尿病大血管病变：主要是下肢动脉病变，表现为下肢动脉的狭窄或闭塞。

2）糖尿病微血管病变：包括糖尿病肾病、糖尿病视网膜病变、糖尿病心肌病等。

3）糖尿病神经病变：主要表现为手套袜子感、肢端麻木、踩棉花感。

4）糖尿病足：足部感染、溃疡或深部组织破坏，导致足部畸形酸痛麻木。严重者导致截肢。

（3）低血糖：诊断标准为血糖低于2.8mmol/L，但血糖 ≤ 3.9mmol/L就属于低血糖范畴。主要表现为心悸、出汗、饥饿感、焦虑、面色苍白等。严重时发生抽搐、昏迷。持续6h以上的严重低血糖可导致永久性脑损伤。

3. 糖尿病的主要相关检查

（1）血糖测定：血糖测定的方法有静脉血浆葡萄糖测定、毛细血管血葡萄糖测定和24小时动态血糖测定。静脉血浆葡萄糖测定用于诊断糖尿病，后两种仅用于糖尿病的监测。24小时动态血糖测定是通过葡萄糖感应器监测皮下组织间液的葡萄糖浓度而反映血糖水平的监测，可以全面、连续及可靠地监测全天血糖信息。

（2）糖化血红蛋白A1（glycosylated hemoglobin A1，GHbA1或HbA1）：测定HbA1是葡萄糖与血红蛋白的氨基发生非酶催化反应的产物，是不可逆反应，其浓度与平均血糖呈正相关。HbA1有a、b、c三种，以HbA1c最为主要，可反映取血前8 ～ 12周血糖的平均水平，因可以补充一般血糖测定只反映瞬时血糖值的不足，成为糖尿病病情控制的监测指标之一。

（3）其他：①病情未控制的糖尿病患者，可有高甘油三酯、高胆固醇、低密度脂蛋白升高；血液检查 CO_2 结合力下降，CO_2 分压下降，血 pH < 7.35；血钾正常或偏低，血钠、氯降低；血尿素氮和肌酐常偏高；血清淀粉酶和白细胞数也可升高。②糖尿病高渗状态时，血钠可在 155mmol/L、血浆渗透压显著升高达 330 ～ 460mmol/L，无或有轻度酮症，血尿素氮及肌酐升高，白细胞明显升高。③糖尿病足的 X 线检查可见足的畸形。

4. 糖尿病的诊断标准及治疗原则

（1）诊断标准：血糖正常值是空腹血糖 3.9 ～ 6.1mmol/L。患者有糖尿病的症状，随机血糖 ≥ 11.1mmol/L，或空腹血糖 ≥ 7.0mmol/L（空腹是至少 8h 没有摄入热量；随机血糖是一天中任意时间的血糖。）急性感染或其他应激状态下，可出现血糖升高，如没有明确的糖尿病病史，应在应激消除后复查。

（2）治疗原则：早期、长期、综合、全面达标及治疗方案的个体化原则。综合治疗包括糖尿病教育、饮食治疗、运动锻炼、药物治疗、自我检测和心理疏导共 6 个方面，以及降糖、减压、调脂和改变不良生活习惯 4 项措施。通过纠正患者不良的生活方式，调整代谢紊乱，防止急慢性并发症发生的风险。

5. 糖尿病的护理评估和主要护理诊断

（1）护理评估

1）病史：询问患者有关因素。如糖尿病家族史、病毒感染史等；评估起病时间、主要症状及特点，如"三多一少"症状，以及糖尿病原症状加重的表现，如恶心、呕吐、烦躁、头痛等。评估有无胰岛素治疗、饮食习惯，以及有无应激状态等。病程长的患者，评估有无心悸、胸闷，肢端麻木、视物模糊，皮肤瘙痒等。评估患者用药和治疗情况。

2）心理社会情况：评估患者对疾病知识的了解程度，患病后有无焦虑、恐惧，家庭成员对本病的认识程度等。

3）身体评估：生命体征、精神状态。有无消瘦或肥胖；皮肤黏膜有无破损感染，或不易愈合的伤口；眼部是否有白内障、视力减退等；是否有触觉、温觉的异常。

（2）护理诊断

1）营养失调：高于机体需要量与胰岛素分泌或作用缺陷有关。

2）知识缺乏：与缺乏胰岛素使用相关知识有关。

3）焦虑：与疾病发作、病程迁延有关。

4）潜在并发症：低血糖、酮症酸中毒、高渗高血糖综合征等。

6. 老年糖尿病患者非药物护理措施

（1）患有糖尿病的老年人对本病知识欠缺，过分担忧或焦虑。对糖尿病患者及其家属进行健康指导，使其掌握糖尿病的基础知识，从而获得较好的治疗效果。

（2）饮食治疗，适当控制饮食能够减轻胰岛 β 细胞的负担，因此需要做到严格控制主食（稻米、小麦、玉米等谷物）。限制甜食，可使用甜味剂代替，如木糖醇、甜菊片等。三餐定时定量进食，同时也要做到均衡营养。饥饿时可增加蔬菜、豆制品等副食。

（3）保持体重稳定在标准体重的 ±5% 以内 [40 岁以上者，标准体重（kg）= 身高（cm） － 100]。每周定期测量体重 1 次，如体重改变 > 2kg，应报告医师并协助查明原因。

（4）适当的运动可以减轻体重，改善血脂和血糖水平，还可以增加胰岛素的敏感性，降低血压，减低高凝血症的危险等。运动不宜在空腹时进行。三餐后散步 20 ～ 30min 是老年患者改善餐后血糖的有效措施之一。

7. **糖尿病患者口服降糖药物护理指导** 护理人员应了解各类降糖药物的作用、剂量、用法、不良反应和注意事项,指导患者正确服用。

(1)磺脲类(如格列美脲、格列吡嗪、格列齐特等):适用于具有一定胰岛功能,无急性并发症的轻、中度糖尿病患者,于早餐前半小时口服,主要不良反应是低血糖。

(2)双胍类药物(如二甲双胍):适用于肥胖的 2 型糖尿病患者,与磺脲类药物合用有协同作用,与胰岛素合用可以减少胰岛素的用量。不良反应是腹部不适、恶心、呕吐、畏食等,故餐中或餐后服药或从小剂量开始,可减轻不适症状。

(3)α 葡萄糖苷酶抑制剂(如阿卡波糖):主要降低餐后血糖,当患者进食时同时服用,可以抑制餐后高血糖。故需要与第一口饭同时服用,不进餐不服药。适宜于老年糖尿病患者。

(4)噻唑烷二酮类(如格列酮类):可以增加外周组织对胰岛素的敏感性。不良反应为水肿,有心力衰竭和肝病患者要遵医嘱用药。

8. **糖尿病患者使用胰岛素的护理指导**

(1)注射途径:静脉滴入、皮下注射(胰岛素注射器、胰岛素笔)、胰岛素泵。

(2)注射部位的选择:皮下注射,皮肤疏松的部分,如上臂三角肌、臀大肌、大腿前侧、腹部等。腹部吸收胰岛素最快,其次分别为上臂、大腿和臀部。注射部位要经常轮换,长期注射同一部位可能导致皮下脂肪萎缩或增生、局部硬结。尽量每一天同一时间在同一部位注射,并进行腹部、上臂、大腿外侧和臀部的轮换;在同一部位注射时,每次注射点相距 1cm 以上,且选择无硬结的部位。防止感染,注射时应严格执行无菌操作,针头一次性使用。

(3)注意事项:熟悉各类胰岛素的名称剂量作用,准确执行医嘱,按时注射。未开封的胰岛素放于 2 ~ 8℃冷藏保存,已开封使用的胰岛素在常温下 25 ~ 30℃,可使用 28 ~ 30d,无须放入冰箱,但应该避免过冷、过热、太阳直射、剧烈摇晃等,因可能导致蛋白质凝固变性失效。

(4)监测血糖:常规血糖监测 2 ~ 4 次 /d,如发现血糖波动过大或持续高血糖,及时通知医生。

(5)不良反应:低血糖,注射部位荨麻疹或皮疹,注射部位皮下脂肪萎缩或增生、水肿,视物模糊。发生不良反应,需及时就诊。

9. **糖尿病患者发生低血糖的急救及预防措施**

(1)临床表现:糖尿病患者发生低血糖分为餐后 4 ~ 5h 发生的反应性低血糖,及用药不当引起的药物性低血糖。一般血糖低于 2.8mmol/L 时可出现低血糖症状,如心悸、出汗、饥饿感、性格改变、意识改变,严重时发生抽搐、昏迷。老年人应特别注意观察夜间低血糖症状的发生。

(2)急救措施:尽快补充糖分。轻者给予糖水、含糖饮料、饼干等,15min 后测血糖仍低于 2.8mmol/L,继续补充以上食物。病情危重时,可出现意识不清,应给予静脉推注 50% 葡萄糖 40 ~ 60mL,或静脉输液 10% 葡萄糖。患者清醒后,可改为进食。反复的或长时间低血糖会导致脑部损伤。

(3)预防措施:患者应充分了解使用的降糖药物,不能随意更改或增加或减少药物及剂量。老年人血糖不宜控制过严,一般空腹血糖不超过 7.8mmol/L,餐后不超过 11.1mmol/L。普通胰岛素注射后应在 30min 内进餐。指导患者及其家属了解低血糖反应及紧急处理措施。患者随身携带一些糖块以及信息识别卡,以便应急之用。

10. **糖尿病患者出院健康指导**

(1)增加对疾病的认识,如讲解或宣传资料的方式,让患者及其家属了解糖尿病的临床表现、治疗方法,提高患者对治疗的依从性,配合治疗。

（2）定期随访,监测血糖、血压、体重,了解糖尿病的控制目标。每 3 ~ 6 个月复查糖化血红蛋白。每年全面体检 1 ~ 2 次,尽早防治慢性并发症。

（3）用药与家庭护理指导:告知患者口服降糖药物及胰岛素的名称、剂量、给药时间方法,叮嘱患者遵医嘱服用药物,教会其观察药物疗效和不良反应。对使用胰岛素者,教会患者或家属正确的胰岛素皮下注射方法,注射胰岛素前,先测量血糖。指导患者及其家属掌握日常居家饮食,运动治疗的原则和方法,注意生活规律及个人卫生。指导家属掌握常见急性、慢性并发症的主要临床表现,必要时随时就诊。协助患者正确处理疾病可能所致的生活压力,树立战胜疾病的信心。

案例四　股骨颈骨折照护

（一）案例简介

本案例描述的是一位摔跤后导致股骨颈骨折的高龄老人,从不愿意手术到配合接受在全麻下行左侧全髋关节置换术,术后康复锻炼第 3 周开始能够借助助行器行走。其间老人多次出现思想变化,恐惧、害怕、固执、担忧等,最终在医护人员的精心医治下顺利康复出院。

【情景准备】

情景一

人物:股骨颈骨折患者及其家属、护士。

地点:通往病房的走廊。

物料:体格检查用物、平车、转运交接单等操作用物。

情景二

人物:股骨颈骨折患者及其家属、护士。

地点:骨科病房。

物料:医嘱单、静脉输液、T型枕等操作用物。

情景三

人物:股骨颈骨折患者及其家属、护士。

地点:骨科病房。

物料:助行器、拐杖等操作用物。

【教学目标】

素养目标:①具有医患交流和沟通能力;②具有同理心和人文关怀意识;③具有良好的职业素养和护理职业道德。

知识目标:①熟悉股骨颈骨折的分类和处理原则;②熟悉股骨颈骨折的主要临床表现和辅助检查;③掌握股骨颈骨折患者围手术期的主要护理措施;④掌握股骨颈骨折患者各阶段的康复护理指导。

技能目标:①能根据患者病情正确地完成病史采集与体格检查;②能根据患者情况完成科学合理的健康指导和健康教育手册的制作;③能够熟练掌握平车转运、搬运法、体位安置、静脉输液、行走辅助用具使用等护理操作技能。

（二）实践教学案例

1. 教师授课信息

【情景说明】

患者赵奶奶 5h 前在寓所整理物品时不慎被地上的纸盒绊倒,臀部着地。当时患者感到左侧臀部疼痛,不能自行起身,后在朋友的扶助下站起,勉强移步至床上休息。2h 前疼痛加剧,尤其是翻身侧卧时,其家属将患者送至医院急诊。经询问病史、体格检查,结合髋部核磁共振检查结果,以"左股骨颈骨折"收治入院。

情景一:医院连廊。赵奶奶躺在平车上,双手不时地揉着左侧的臀部。护士推平车将赵奶奶送到骨科病房,与病房的护士做好转运交接后,一起将赵奶奶送至病室,并安置到病床上。

情景二:赵奶奶接受了在全麻下行左侧全髋关节置换术。术后第 2 天,赵奶奶正在床上休息。主管护士推着治疗车进入病房,准备给患者静脉输液,并进行康复功能锻炼的指导。

情景三:术后 3 周,赵奶奶已经能够扶着助行器在病房里缓慢行走。今天出院,女儿到医院准备接奶奶回养老院。

【相关信息】

赵奶奶,90 岁,女性,已婚,育有 1 女。爱人 30 多年前因肝硬化去世,目前住养老院。退休前是大学的英语教授。性格开朗,喜欢与人交往;兴趣广泛,弹琴、打台球、写作都很擅长。平时生活完全自理,作息安排规律,每天都会锻炼身体。女儿女婿工作都很忙,周末有时会到养老院探望。否认其他疾病史。

【教学目标】

情景一

素养目标:具有同理心和人文关怀意识。

知识目标:熟悉股骨颈骨折的主要临床表现及常见股骨颈骨折的类型。

技能目标:能正确实施生命体征测量、疼痛评估、平车转运、搬运法等操作技术。

情景二

素养目标:具有耐心、责任心,职业责任感提升。

知识目标:熟悉股骨颈骨折的处理原则,掌握围手术期的主要护理措施及康复锻炼计划。

技能目标:能正确实施病史采集与体格检查、静脉输液、体位护理、深静脉血栓预防等操作技术。

情景三

素养目标:具有医患交流和沟通能力。

知识目标:熟悉股骨颈骨折患者出院康复指导内容。

技能目标:能正确执行出院医嘱,为患者制订一个个性化的健康教育计划。

2. **学生学习信息**

【情景说明】

作为一名护士,现有一名股骨颈骨折的老年女性患者。

情景一:患者摔跤致臀部着地,因左侧臀部疼痛加剧,不能行走来院就诊,做磁共振提示"左股骨颈骨折",急诊收治入院。此刻,患者正躺在平车上,要将其转运到骨科病房。

情景二:患者昨天接受了在全麻下行左侧全髋关节置换术。今天为术后第 2 天,术后医嘱给予静脉输液。

情景三:术后 3 周,患者已经能够扶着助行器缓慢行走,今日出院。

【学习任务】

情景一:请完成对患者生命体征的测量、疼痛评估、转运交接和搬运法等操作。

情景二:根据医嘱单正确执行医嘱,并基于患者目前的病情给予深静脉血栓预防和康复锻炼指导,告知注意事项。

情景三:请评估患者目前的身心状况,对患者及其照护者进行出院康复指导,尤其是使用助行器的注意事项和预防骨质疏松的指导。

【实施要求】

每个情景护士均有 8 ～ 10min 对患者进行评估或实施护理干预,并进行相关知识的宣教。

【知识储备】

(1)股骨颈骨折的分类、诊断依据和处理原则。

(2)股骨颈骨折患者围手术期的主要护理措施和康复锻炼指导。

(3)股骨颈骨折患者的出院康复指导。

3. 标准化病人信息

【个人基本信息】

赵奶奶是一名 90 岁女性,已婚,有一女儿,女儿身体健康,爱人 30 多年前因肝硬化去世。生于宁波,大学就读于北京,毕业后长期居住并在北京工作。退休前是大学的英语教授。性格开朗,喜欢与人交往;兴趣广泛,弹琴、打台球、写作都很擅长。平时生活完全自理,作息规律,每天都会锻炼身体。平时独居,女儿和女婿工作都很忙,经常出差,周末有空的时候会到家中探望。3 年前觉得自己上了年纪,一个人在家中万一有点啥事也没个照应,就与女儿商量住进了养老院。

【疾病相关信息】

(1)本次就诊相关信息:今天早上朋友帮着赵奶奶一起整理房间时把一个纸箱子放了衣柜旁,赵奶奶转身准备到卫生间去的时候没注意,不小心绊了一跤。当时手扶了一下,但是没撑住,一屁股坐在了地上。当时就觉得左边的屁股有点疼,自己爬不起来,在朋友的帮助下勉强移步至床上休息,心想在床上躺躺应该就没啥事。赵奶奶之前有过几次摔跤的经历,当时都是自己爬起来,用热水袋或是膏药贴敷,隔几天就能恢复。这次没成想到了中午,赵奶奶左边的屁股越来越疼了,而且自己在床上翻身也有点困难,朋友着急了,给养老院的护士汇报了这件事情。护士立刻为她检查了全身情况,觉得有可能是骨折了,马上打电话通知她女儿,并拨打急救电话,把她送到了医院。

(2)既往疾病相关信息:既往身体都挺好的,没有什么基础性疾病,也没有药物及食物过敏史。

【情景描述】

情景一:医院连廊。赵奶奶躺在平车上,双手不时地揉着左侧的臀部,面容痛苦,额头一排密密的汗珠。护士推着平车,将赵奶奶送到骨科病房。

[家属] 表情凝重,手搂着母亲的手,大声说"妈,您别着急啊! 一会儿咱们到了病房再问问医生,是不是一定要手术。"

[患者] 表情痛苦,心事很重,"我不要手术! 我的好多老朋友都说,年纪大了动手术会要命的。再说了,我之前摔过几跤,不是躺几天就好了嘛! ""这家医院不是中西医结合医院嘛,他们一定有什么特别的中药秘方,说不定只要贴几贴膏药,躺几天就没事了。"

情景二:前天赵奶奶接受了在全麻下行左侧全髋关节置换术。今天是术后第 2 天,脸色有些苍白,嘴唇有点干痂,两腿之间夹着一个 T 字型的枕头。护士推着治疗车进入病房,准备给奶奶静脉输液。

[患者] "护士,我这两条腿之间为什么要放个枕头啊,这样我不舒服,你能不能帮我拿掉啊! "如果护士指导你更换体位和功能锻炼,表现出害怕、担忧。"我今天才术后第 2 天,能这么动吗? 会不会关节脱位啊? "

[家属]无奈、不知所措。"护士,您替我说说我妈,她不肯留置尿管,说是要自己拔掉;现在好不容易适应了,又吵着到厕所大便,说是她既往一直有点便秘的,如果不到马桶上大便,她是拉不出来的。"

情景三:术后3周,赵奶奶已经能够扶着助行器在病房内慢慢行走了。今天出院,女儿特地早早地赶到医院准备接奶奶回养老院。护士拿着出院的药物和健康宣教手册来到病房。

[患者]要出院了,表现出不舍及对出院后康复的担忧顾虑,"护士,我还有几个问题想问问您。"

◇ 我听病友说回家不能坐低矮的椅子或沙发,是吗?

◇ 我之前自己也挺注意的,每天会喝点牛奶,每周也会服用2次钙片,你刚才说这样还不够是吧?

◇ 这次摔跤可把我摔怕了,我以后还是多坐坐,少活动,这样就不会摔跤了。

[女儿]对护士表示感激,然后询问"麻烦您再给我妈强调一些关于功能锻炼的注意事项。我妈这人特别要强,我怕她活动过度,等会儿关节脱位了。另外您再给我们讲讲日常生活中还有哪些要注意的?"

(三)核心知识点解析

1. 老年人不慎跌倒后怀疑髋部发生骨折时的现场处理

让患者平卧,患肢不负重,肢体中立位外展。在搬动患者时,对患肢要有一定牵引力量,以避免骨折的移位加重,增加患者痛苦和治疗难度。

2. 股骨颈骨折分类

(1)按骨折线的部位分类:①股骨头下骨折;②经股骨颈骨折;③股骨颈基底骨折。前二者属于关节囊内骨折,由于股骨头的血液供应大部分中断,易发生骨折不愈合或股骨头缺血坏死。基底骨折由于两骨折端的血液供应受干扰较小而较易愈合。

(2)按骨折线的方向分类:①内收骨折,远端骨折线与两侧髂嵴连线的夹角(Pauwels角)大于50°。由于骨折面接触较少,容易再移位,故属于不稳定性骨折。②外展骨折,远端骨折线与两侧髂嵴连线的夹角小于30°。由于骨折面接触多,不容易再移位,故属于稳定性骨折。

(3)按移位程度分类:常采用Garden分型,可分为4种类型。①Ⅰ型,不完全骨折;②Ⅱ型,完全骨折但不移位;③Ⅲ型,完全骨折,部分移位且股骨头与股骨颈有接触;④Ⅳ型,完全移位的骨折。

3. 股骨颈骨折的诊断依据

(1)有外伤史。

(2)临床表现:髋部疼痛,局部压痛和轴向叩击痛阳性;患肢短缩,外旋畸形;髋部肿胀和瘀斑较少出现;下肢活动受限,不能站立和行走。但嵌插型骨折患者髋部疼痛不明显,受伤后仍能行走,数日后髋部疼痛及不适感,摄片后才发现股骨颈骨折。

(3)影像学检查:髋部正侧位X线片可明确骨折的部位、类型、移位情况,是选择治疗方法的重要依据。

4. 股骨颈骨折的患者出现外旋畸形的原因 内收型骨折患者可出现患肢缩短,45°~60°的外旋畸形。主要是由于骨折远端失去了关节囊及髂股韧带的稳定作用,附着于大转子的臀中肌、臀小肌及臀大肌的牵拉和附着于小转子的髂腰肌及内收肌群的牵拉,而发生外旋畸形。若外旋畸形达到90°,应怀疑有转子间骨折。

5. 股骨颈骨折患者的处理原则

(1)非手术治疗:适用于年龄过大,全身情况差或合并有严重心、肺、肾、肝等器官功能障碍者。

(2)手术治疗:对内收型骨折和有移位的骨折,老年人的股骨颈头下型骨折、股骨颈经颈型骨折、股骨颈陈旧骨折不愈合以及影响功能的畸形愈合等,应采取手术治疗。

6. 股骨颈骨折患者术前护理要点

(1)患肢护理:观察患肢末梢血运,如感觉、运动、颜色、肿胀、温度、足背动脉搏动等情况,若发现患肢远端动脉搏动不清、感觉迟钝、肿胀严重、两侧肢端温度及皮肤颜色不同等异常,应立即通知医生及时处理。

(2)皮肤护理:加强皮肤护理,以防皮肤受压破溃,影响手术。

(3)牵引护理:①行牵引治疗者,保持患肢外展30°中立位,穿丁字鞋防外旋;保持持续有效的牵引,牵引锤保持悬空,勿随意加减牵引锤重量,以免影响骨折的愈合;牵引绳不可随意放松也不可有其他外力作用,以免影响牵引力;保持对抗牵引力量,应抬高床尾15～30cm。②骨牵引针眼处皮肤要保持清洁,以无菌新型敷料覆盖或每天用0.1%安多福消毒2次,并注意观察局部有无疼痛突然加剧,有无分泌物,预防感染。③定期测量被牵引肢体的长度,与健侧肢体进行对比,防止过度牵引。

(4)心理护理:了解患者及其家属的心理状态,讲解手术方法及成功案例,指导患者正确对待疾病,树立战胜疾病的信心。

(5)术前训练:①指导患者做踝关节、足趾关节、股四头肌、踝泵运动、单腿抬臀及引体向上等运动,以预防发生深静脉血栓、压疮、关节僵硬和肌肉萎缩等。②指导患者学会床上做扩胸运动和深呼吸,以增加肺活量,防止术后坠积性肺炎;早戒烟以预防呼吸道感染。③指导患者进行床上大小便适应性训练。

(6)积极控制并发症:对有糖尿病、高血压或肺部炎症的患者,积极预防和治疗。

(7)便秘预防:由于患者长期卧床,胃肠蠕动差,易出现便秘。要鼓励患者多饮水、摄入粗纤维膳食、按摩腹部等刺激肠蠕动以促进排便。必要时口服润肠液或使用开塞露等。

(8)预防性用药:患者术前半小时遵医嘱静脉滴入抗生素等。

7. 股骨颈骨折患者术后护理要点

(1)严密监测生命体征并记录,观察切口渗血及引流情况,保持引流通畅。

(2)体位护理:术后给予去枕平卧位,患肢穿丁字鞋或行皮牵引,患肢保持外展15°～30°中立位,防止髋关节脱位,可在两腿之间放置三角形垫,膝部垫薄枕。6h后可适当摇高床头15°～30°。术后1d,可取半卧位休息,但屈髋小于90°,避免患肢受压。取健侧卧位时两腿之间夹一定位枕,保持患肢于外展位,避免过度屈髋内收。术后3～5d,可扶助行器或双拐下地部分负重行走,术后1个月可用单拐行走,后逐步弃拐行走。

(3)密切观察患肢末梢血液循环,注意患肢感觉、活动和肢端皮温、肤色的情况,出现异常及时通知医生处理。

(4)积极采取各种措施缓解疼痛。

(5)观察有无关节脱位、关节感染、关节磨损、假体松动、深静脉血栓形成以及神经、血管损伤等并发症。向患者讲解注意事项,加强防范意识。

8. 人工全髋关节置换术后康复锻炼

(1)术后1～3d:患肢保持外展中立位,防止髋关节脱位,开始下肢肌肉收缩练习。关节可做小角度运动,踝关节和趾间关节可以进行主动的背伸和跖屈练习,以保持肌张力,促进下肢血液回流。同时进行深呼吸练习。术后 2 ~ 3d,可以在医生指导下坐起,进行轻度屈伸练习,时间一般限定在 30min 之内。

(2)术后 3 ~ 7d:大多数患者 3d 后伤口疼痛基本消失,如患者一般状况好,为初次手术,且采用骨水泥固定,则可以鼓励患者早期下地站立。采用的方法:先在床上坐起,没有头晕等不适后,再坐在床边进行适应,注意坐起活动时,屈髋不能大于 90°,否则将导致髋关节脱位。下床时,应保持先下健肢再下患肢,双手把持床沿,逐渐下床。没有头晕等症状后在有人保护或双拐保护下开始行走。

(3)术后 8 ~ 14d:大多数患者可以在此期间下床站立。并开始练习行走,行走应扶助行器或双拐,防止跌倒。采用骨水泥固定的患者可以负重,而采用非骨水泥固定的应不负重或部分负重,待术后 6 ~ 8 周再完全负重。对于特殊情况的患者应根据手术医生的指导进行活动,否则可能出现不必要的风险。

(4)术后 3 周 ~ 3 个月:患者在活动时屈髋不能超过 90°,不坐矮凳,不做下蹲动作,不做盘腿动作,不过度内旋或外旋下肢。侧卧时应健肢在下,患肢在上,两腿间放置厚垫,防止关节内收、内旋。弃拐时间因人而异,一般要在行走平稳且无疼痛时进行。骑自行车练习要根据患者的身体情况和生活需要而定,一般不主张过早和过多地进行此项练习。必要时可在术后 6 周进行,开始时一定要有人帮助。

9. 人工全髋关节置换术后患者出院指导

(1)出院后继续医院内的训练内容,实施次数和时间取决于具体情况,不要短时间超强度训练,应以不引起疼痛为度。如出现疼痛应适当减量。术后 4 ~ 6 周内使用助行器、拐杖行走,6 ~ 12 周使用单手杖行走,3 个月可进行简单活动,如散步、慢速走、游泳等。

(2)日常生活中注意事项

1)坐位:术后第 1 个月内坐的时间不宜过长,以免发生水肿,亦可用冷敷及抬高患肢来改善,保持膝关节低于或平齐于髋部,不宜坐过低的椅子、沙发,不要交叉腿和踝,前弯腰不要超过 90°,坐时身体向后靠,腿向前伸。

2)如厕:用加高的自制坐便器如厕,或帮助其身体后倾、患腿前伸如厕。

3)取物:术后 2 周内不要弯腰捡东西,不要突然转身或伸手去取身后的物品。

4)乘车:向前坐,身体向后靠,腿尽量前伸。

5)淋浴:伤口愈合后可进行淋浴,因站着淋浴有一定的危险,故可坐一个高凳子,喷头可为移动的手持喷头,并准备一个带长柄的沐浴海绵以便能触到下肢和足。

6)穿脱鞋袜:请别人帮忙或使用鞋拔子,选择不系带子的宽松鞋,外侧切口者可在内侧提鞋,行前内侧切口者可在外侧提鞋。

7)完全康复后可进行的体育活动:散步、园艺、骑车、打台球、跳舞等,并保持适当的体重。避免进行对新髋关节产生过度压力造成磨损的活动,如跳跃、快跑、网球等。

案例五　尿路感染照护

(一) 案例简介

本案例描述的是一位有 4 年尿路感染(urinary tract infection,UTI)病史的老年女性患者,一周前无明显诱因出现尿液浑浊,伴尿频、尿急、尿痛,腰部疼痛,自测口表温度 37.6℃。口服消炎药后症状无明显好转。至医院门诊就医,诊断为尿路感染,后收治入病房。予尿细菌培养、抗感染、心理护理、日常生活指导后,患者各种症状明显改善,现准备出院。

【情景准备】

情景一

人物:UTI 患者及其家属、护士。

地点:内科病房。

物料:体温计、血压计、血氧饱和度监测仪、尿标本采集等操作用物。

情景二

人物:UTI 患者、护士。

地点:内科病房。

物料:已开好的医嘱单、静脉留置针等操作用物。

情景三

人物:UTI 患者及其家属、护士。

地点:内科病房。

物料:病床等操作用物。

【教学目标】

素养目标:①能够主动、热情耐心地与患者进行有效沟通,缓解患者及其家属的焦虑与紧张;②具有高度的责任心、爱心、耐心和团队合作精神;③具有良好的职业素养和护理职业道德。

知识目标:①熟悉尿路感染的病因、感染途径及易感因素;②熟悉尿路感染相关辅助检查的结果及意义;③掌握尿路感染常见症状和体征,能够针对患者具体情况做出正确的护理诊断,并制订相关的护理计划和护理措施。

技能目标:①能根据患者情况合理有效地完成病史采集与体格检查工作;②能根据患者实际情况完成有针对性的健康指导,为患者制订一个健康教育计划;③能熟练实施皮内注射、静脉留置针、清洁中段尿采集等护理操作技能。

（二）实践教学案例

1. 教师授课信息

【情景说明】

患者徐阿婆,1 周前晨起如厕时发现尿液有些浑浊,伴随着有些刺痛感,同时小便次数也变多了,而且一有尿意必须马上上厕所,否则小便就会控制不住地流出来。腰部也觉得有些酸痛,自觉有些发热,量了体温 37.6℃。去社区卫生服务中心配了点消炎药,吃了 3d,体温恢复了正常。但尿急、尿痛、腰部疼痛的症状没有明显改善。丈夫带她来到某三甲医院就诊。

情景一:患者在老先生的陪同下来到医院门诊大厅。老先生扶着患者步履缓慢,她眉头紧皱,左手扶着腰部轻轻按揉。医生考虑患者既往有尿路感染病史,口服消炎药 3d 无明显改善,建议患者住院进一步完善相关检查,以进行后续治疗。责任护士接待了患者及其家属,进行相关体格检查,采集病史并录入,并且遵医嘱采集清洁中段尿进行细菌培养。

情景二:床位医生在详细了解患者病史后,开具医嘱:予左氧氟沙星 + 头孢联合抗感染治疗。由于患者青霉素过敏,在使用头孢类药物前,责任护士先进行了头孢类药物皮试。确定没有药物过敏后,为患者进行静脉留置针操作。

情景三:经过一段时间的抗感染治疗和精心护理,患者体温正常,尿急、尿频、尿痛,腰部酸痛症状缓解,不影响患者日常生活。病区责任护士通知患者及其家属择日可以出院,并向患者做了详细的健康教育。

【相关信息】

徐阿婆,71岁,女性,已婚,育有1子1女。平时与老先生两人居住,日常生活都能自己照料。患者退休前是某公司的会计师,无吸烟饮酒史。4年前因排尿时有烧灼感、尿急被诊断为尿路感染。此后反复发作,一般情况下无发热、腰部酸痛等伴随症状。每次出现尿痛、尿急等症状时都会到社区卫生服务中心配些抗生素服用,一般服药3d后症状就会缓解。

【教学目标】

情景一

素养目标:能体恤患者的病痛,具有职业道德和同理心。

知识目标:掌握尿路感染常见症状和体征、病因等。

技能目标:能正确实施护理体格检查、病史采集、清洁中段尿标本采集等操作技术。

情景二

素养目标:能主动关爱关心患者,注意保护患者隐私;具有沟通交流能力。

知识目标:熟悉尿路感染相关辅助检查的结果及意义。

技能目标:能正确实施皮内注射、静脉留置针等操作技术。

情景三

素养目标:具有耐心、责任心,职业责任感提升。

知识目标:掌握尿路感染的感染途径及易感因素,患者日常生活指导等。

技能目标:能根据患者实际情况实施有针对性的健康指导,为患者制订一个健康教育计划。

2. 学生学习信息

【情景说明】

作为一名护士,现有一名尿路感染(UTI)急性发作的老年女性患者。

情景一:患者在家属的陪同下来到门诊就诊。患者眉头紧皱,左手扶着腰部轻轻按揉。医生将其收入病房进一步完善检查治疗。

情景二:完成了相关实验室检查后,医生下达了医嘱。

情景三:经过抗感染对症治疗后,患者症状明显改善,请通知患者及其家属择日可以出院,并向患者做详细的健康教育。

【学习任务】

情景一:请对患者进行病史采集和重点查体,根据医嘱完成清洁中段尿标本的采集,向患者解释相关辅助检查的意义。

情景二:根据医嘱单正确执行医嘱,根据患者的情况进行相应的操作,并选择适合患者的静脉输液方式。

情景三:患者病情好转,请评估患者目前的身体、心理状况以及家庭支持状况,向患者及其照护者强调尿路感染的感染途径及易感因素,实施有针对性的健康指导。

【实施要求】

每个情景护士均有8 ～ 10min对患者进行评估或实施护理干预,并进行相关知识的宣教。

【知识储备】

(1)尿路感染的病因、感染途径及易感因素。

(2)尿路感染相关辅助检查的结果及意义。

(3)尿路感染常见症状和体征,主要护理诊断、护理措施以及健康指导。

3. 标准化病人信息

【个人基本信息】

徐阿婆,71 岁,女性,已婚,育有 1 子 1 女。平时与老伴两人居住,日常生活都能自己照料。患者退休前是某公司的会计师,无吸烟饮酒史。子女每逢双休日都会前来探望,一家人一起吃饭聊天,其乐融融。老夫妻俩平日互相照顾,子女也都很孝顺,家庭关系很和睦。徐阿婆因为职业的关系,很细心很讲究,家里也打扫得一尘不染。前几年还经常和老同事们一起出去旅游,平时也很注意锻炼身体,天气好的情况下,夫妻俩每天都会到公园里打太极、散步。

【疾病相关信息】

(1)本次就诊相关信息:徐阿婆的女儿最近生病了,没人照顾外孙,她和老伴就去女儿家里帮忙照看了一段时间。一周前女儿痊愈回家后,徐阿婆也就回了自己家。一段时间不在家里,徐阿婆觉得处处都需要打扫一下。忙活了大半天,她觉得有点累,腰也有点酸。她没在意,觉得休息 2d 就会好。第 2 天起床如厕时发现小便颜色有些深,还有点浑浊,同时小便时还伴有刺痛的感觉。她用干净的毛巾清洗了一下,好像又没那么难受了。当天上午,她刻意多喝了几杯水,想着这样会不会好点。到了下午,小便的次数也增多了,而且一有便意就必须马上解尿,有种憋不住的感觉,腰部酸痛的感觉也越来越明显。晚上睡觉时,老伴觉得她身体有些热,让她量了量体温,口表温度 37.6℃。因为有尿路感染的病史,徐阿婆想大概又复发了。于是隔天就去社区卫生服务中心配了点消炎药(左氧氟沙星,2 次 /d,1 片 / 次),但既往管用的消炎药这次却没发挥作用,徐阿婆尿频尿急的症状并没有明显好转,体温倒是降下来了。徐阿婆的老伴觉得这样不行,就带她来医院就诊。

(2)既往疾病相关信息:徐阿婆 4 年前因排尿时有烧灼感、尿急被诊断为尿路感染。此后每当过于劳累,或是阴雨天气时就会反复发作,尿频、尿急、尿痛症状较为明显,一般情况下无发热、腰部酸痛等伴随症状。每次出现尿痛、尿急等症状时都会到社区卫生服务中心配些抗生素服用,一般服药 3d 后症状就会缓解。徐阿婆有高血压十多年,一直口服奥美沙坦(每次 20mg,2 次 /d),血压稳定在 130/80mmHg 左右。2 型糖尿病 8 年余,目前口服二甲双胍 + 胰岛素治疗(二甲双胍 500mg,3 次 /d;赖脯胰岛素 25R 16u ~ 8u,早晚餐前),血糖控制尚可。四十多年前生育一子一女行剖宫产手术,没有外伤史。对青霉素类药物过敏,没有食物过敏史。没有家族性遗传病史。

【情景描述】

情景一:徐阿婆在老伴的搀扶下来到了肾内科病房。徐阿婆眉头微微皱着,左手扶着老伴,右手轻轻揉着自己的腰部。老伴将入院所需的相关资料交给了护士,责任护士将徐阿婆带到了自己的床位边进行相关查体及病史采集,并且在治疗前需完成清洁中段尿标本的采集。

[丈夫]有些皱纹的脸上满是担心和心疼。一边轻轻埋怨老伴,小声说:"跟你讲了不要太累,你看看,又生病了吧?"一边很礼貌地对护士说:"她的老毛病又犯了,吃了药没什么用,医生让我们住院打吊针,效果比较好。"

[患者]叹了口气,有些无奈地对老伴和护士说:"我哪知道会这样。我比较爱干净,家里太久没住,我就稍微打扫了一下。第 2 天就不舒服了。唉!人老了,一不当心就要生病。我觉得自己已经很注意了。"

[患者]配合护士完成体格检查和病史采集。如果护士询问相关情况,请根据疾病相关信息进行回答。

[丈夫]如果护士说到可能要使用抗生素治疗,急忙补充道:"她青霉素过敏。第一次做试

验的时候就不舒服,医生说不能用的。"并且拿出前几天在社区卫生服务中心配的口服药物给护士,说:"之前就吃了这个药,吃了3d,但是没用。她还是说不舒服。"

[患者] 对护士说道:"我小便不舒服已经快1周了,想想可能这个尿路感染又发了,我就自己多喝了水,又拿新毛巾好好清洗了一下。后来又有点发热,想想熬不过去了,就去配了点药吃。以前吃3d就好了,这次怎么就不管用了。"表现得有些不好意思,难以启齿,"我也不知道怎么就得了这个毛病,我自己感觉很注意,很干净的。怎么动不动就要发作?"

[患者] 如果护士准备给她采集清洁中段尿进行细菌培养,表现出有些不好意思,询问:"你告诉我怎么做,我自己来留小便吧。"听了护士解释后,勉强接受此项操作。

[患者] 如果护士告知相关实验室检查的目的,表示疑问:"这样留出来的小便标本有什么区别?这样的尿培养结果什么时候能出来?在此期间还需要进行什么检查吗?"

情景二:徐阿婆和老先生半侧着身子面对面坐在病床上,老先生手里拿着手机给徐阿婆看,两人轻声地有说有笑。病房里气氛轻松愉悦。护士推着治疗车进入病房。

[患者] ①如果护士接下来需要进行皮内注射,请说"哎哟,皮试我以前做过的,很痛的。我不能用青霉素的。"护士进行解释后,配合护士进行操作,并请护士操作轻柔一点。②如果护士需要进行静脉输液,询问:"那我的小便标本结果都没有出来,就要打吊针了吗?现在要用的这个药和我之前吃的抗生素有什么区别?"③如果护士准备进行静脉留置针操作,表现抗拒,表示留置针不方便日常活动。护士解释后,配合护士进行操作。

情景三:徐阿婆在老先生的陪伴下在病房走廊里散步,经过药物的对症治疗,她的不适症状已经基本控制了,医生告诉他们过2d就可以出院了。她和老先生心情都很不错,边走边说着什么。责任护士拿着出院带药和健康宣教手册来到他们身边,请他们回病房做相关宣教。

[患者] 听说明天就可以出院,向护士表示感谢。然后说"这段时间谢谢你们的照顾,你们的打针技术都很好,也很耐心。谢谢你们。您刚刚说的那些我知道了,但还是有些疑问。"

◇ 我觉得平时都已经很注意了,您说的用专用的棉质毛巾,我也一直是这样做的,可是这次还是复发了。是不是在搞个人卫生的时候用点药物或者消毒剂清洗呢?

◇ 您刚才说的那些注意点我都听懂了。我以前倒是不知道尿路感染反复发作还跟我的糖尿病有关系。

◇ 您说让我回家要注意营养,因为有糖尿病,我平时吃东西还是很注意的。不过有时候嘴馋还是要吃点辣的东西,一点都不能吃吗?

◇ 您说要注意多喝水,我这人就不爱喝水。白开水没有味道,我平时喜欢泡点有味道的茶水喝,这样可以吗?

[丈夫] 对护士表示感谢,然后询问"麻烦您再跟我爱人强调一下平时不能太劳累。她就是个劳碌命,还有点洁癖。家里最好要一尘不染,不然她看着难受。这次住院也就是因为之前帮女儿照顾孩子,回家又打扫卫生造成的。""我会督促她多喝水,您说的那些,她平时都挺注意的,就是喝水做不到。""医生配的这个消炎药还要吃几天?我下次是不是还需要带她去门诊复查一下?大概过多久去复查呢?"

(三)核心知识点解析

1. **尿路感染的定义** 尿路感染是指各种病原微生物在泌尿系统异常繁殖所致的尿路急性或慢性炎症。多见于育龄女性、老年人、免疫功能低下及尿路畸形者。根据感染发生的部位,可分为上尿路感染和下尿路感染,上尿路感染主要指肾盂肾炎,下尿路感染主要指膀胱炎和尿道炎。

尿路感染有急、慢性之分；根据有无尿路功能或结构异常，又可分为复杂性、非复杂性尿路感染。复杂性尿路感染是指伴有尿路引流不畅、结石、畸形、膀胱输尿管反流等结构或功能的异常，或在慢性肾实质性疾病基础上发生的尿路感染。不伴上述情况者称为非复杂性尿路感染。

2. 引起尿路感染的病因及易感因素

（1）病因：细菌、病毒、真菌、衣原体和支原体等微生物均可引起尿路感染。90% 以上的尿路感染由单一细菌引起，最常见的病原体为大肠埃希菌，占全部尿路感染的 85%，其次为克雷伯菌、变形杆菌、柠檬酸杆菌属等。

（2）易感因素：尿路梗阻；泌尿系统畸形或功能异常；医源性的侵入性操作；尿路的解剖生理因素；机体抵抗力低下（长期使用免疫抑制剂、糖尿病、严重的慢性疾病等）；遗传因素。

3. 尿路感染的感染途径

（1）上行感染：病原体经由尿道上行至膀胱，甚至输尿管、肾盂引起的感染称为上行感染，约占尿路感染的 95%。

（2）血行感染：指病原菌通过血运到达肾脏和尿路其他部位引起的感染。较少见，多发生于患有慢性疾病或接受免疫抑制剂治疗的患者，常见的病原菌有金黄色葡萄球菌、白念珠菌属等。

（3）直接感染：泌尿系统周围器官、组织发生感染时，病原菌偶可直接侵入到泌尿系统导致感染。

（4）淋巴道感染：盆腔和下腹部的器官感染时，病原菌可从淋巴道感染泌尿系统，但罕见。

4. 尿路感染相关辅助检查及其结果

（1）尿常规：尿中白细胞显著增加，尿沉渣镜检白细胞 > 5 个 /HP 称为白细胞尿，对尿路感染诊断意义较大，出现白细胞管型提示肾盂肾炎；红细胞也增加，少数可有肉眼血尿。

（2）尿沉渣涂片染色检查：当尿中含有大量细菌时，用尿沉渣涂片作革兰氏染色镜检，大多可看到细菌，并可确定是球菌还是杆菌。

（3）尿细菌培养：采用新鲜清洁中段尿、导尿及膀胱穿刺尿做细菌定量培养，若培养菌落计数 $\geq 10^5$/mL，排除假阳性，称为真性细菌尿，可确诊尿路感染；$10^4 \sim 10^5$/mL，为可疑阳性，需复查；如 $< 10^4$/mL，可能为污染。如临床上无尿路感染症状，要诊断尿路感染则要求 2 次清洁中段尿定量培养均 $\geq 10^5$/mL，且为同一菌种。耻骨上膀胱穿刺尿细菌定性培养有细菌生长，即为真性菌尿。

（4）影像学检查：可行 B 超、X 线腹部平片、静脉肾盂造影（intravenous pyelography，IVP）、逆行性肾盂造影等以确定有无结石、梗阻、泌尿系统先天畸形和膀胱 - 输尿管反流等。但尿路感染急性期不宜做 IVP。

5. 尿路感染的常见症状和体征

（1）下尿路感染常见症状为尿频、尿急、尿痛、排尿困难等。

（2）上尿路感染以肾区疼痛和 / 或下腹痛，肉眼血尿，发热较为多见。

（3）泌尿生殖道结构、功能异常或者其他存在易发感染的原发病所引起的尿路感染的临床症状则多种多样，如头疼、恶心、呕吐、食欲下降、精神欠佳、反应迟钝加重、尿失禁加重等。

6. 尿路感染患者常见的护理诊断

（1）排尿障碍：尿频、尿急、尿痛，与泌尿系统感染有关。

（2）体温过高，与细菌感染有关。

(3)慢性疼痛,与炎症及组织损伤有关。

(4)营养失调:低于机体需要量,与身体不适引起食欲缺乏有关。

(5)焦虑:与缺乏尿路感染相关知识,或对治疗及预后不可知有关。

(6)知识缺乏:缺乏尿路感染疾病相关的自我护理知识、技能。

(7)潜在并发症:肾乳头坏死、肾周脓肿。

7. 尿路感染患者的护理

(1)急性期注意休息,多饮水、勤排尿、促使细菌及炎性渗出物迅速排出。加强个人卫生,保持皮肤黏膜的清洁。指导患者进行膀胱区热敷或按摩以缓解局部肌肉痉挛,减轻疼痛。对于有尿路梗阻及感染原因(如尿路结石、膀胱颈梗阻、盆腔感染等)者,应及时排除并针对病因治疗。

(2)保证休息与睡眠,给予患者清淡、营养丰富、易消化饮食。高热患者注意补充水分,同时做好口腔护理。

(3)监测体温、尿液性状的变化,如持续高热或体温升高,且出现腰痛加剧等,应考虑可能出现肾周脓肿、肾乳头坏死等并发症,需及时通知医生处理。高热患者可行物理降温。

(4)遵医嘱用药,注意药物用法、剂量、疗程及注意事项等。用药期间注意观察药物疗效及不良反应。

(5)心理护理:因本病临床表现排尿障碍明显,患者易产生焦虑不安、急躁等心理。护士要耐心向患者解释:急性肾盂肾炎如能及时治疗、追踪检查,90%以上可以治愈;但若存在梗阻、畸形等易感因素、不及时纠正,可致病情反复发作,迁延不愈。故应保持良好心态,树立信心,愉快接受和配合各种检查和治疗。

8. 尿路感染患者健康教育

(1)嘱患者在治疗期间不可擅自换药、减量、过早停药或停药后不追踪观察,以免致感染复发或迁延不愈成为慢性。本病治疗期间及停药后复查随访甚为重要。

(2)多饮水、勤排尿是最简便而有效的预防措施,无饮水量限制的患者每天摄水量不应低于2 000mL,保证每天尿量在1 500mL以上。

(3)指导患者在急性发作期均应卧床休息,恢复期可适当活动,但要避免劳累,保证充足的休息和睡眠。可在膀胱区进行热敷或按摩以缓解局部肌肉痉挛,减轻疼痛。

(4)指导患者要注意外阴清洁卫生,特别注意月经期及妊娠期的卫生。如果发病与性生活有关,可嘱患者于性生活后即排尿并口服一次常用剂量抗菌药。

(5)对慢性肾盂肾炎患者,要增强体质,提高机体的防御能力。消除各种诱发因素,如糖尿病、肾结石及尿路梗阻等。积极寻找并祛除炎性病灶,如男性的前列腺炎,女性的阴道炎及宫颈炎等。

(6)女性在排尿或排便后应从前到后擦拭会阴部,避免把胃肠道细菌引入尿道。每天应至少清洗一次会阴部,但应注意的是清洗时避免在会阴区用刺激性肥皂、泡沫剂、粉末剂和喷剂等。另外,清洗时不宜坐浴,因为坐浴时水中的细菌易进入阴道。避免穿过紧的衣裤,内衣内裤要选择棉制品。内裤应每天换洗,防止逆行性感染。

案例六 慢性肾衰竭照护

(一)案例简介

本案例描述的是一位有6年肾病综合征(nephrotic syndrome,NS)病史的老年男性患者,因未遵医嘱按时按量服用糖皮质激素,导致双下肢水肿、胸闷,偶有头晕,同时伴有低热、食欲缺乏、血压升高、尿量减少等,至医院肾内科门诊就医后,收治入病房进一步检查及治疗,最终诊断为慢性肾衰竭(chronic renal failure,CRF)。住院期间经利尿消肿、降压、降脂、血液透析等一系列治疗和护理后,患者不适有所好转。因今后需长期规律血透,行左上肢自体动静脉内瘘成形术后,现伤口愈合良好。

【情景准备】

情景一

人物:CRF 患者及其家属、护士。

地点:肾内科病房。

物料:体温计、血压计、血氧饱和度监测仪、心电图机以及静脉血标本采集、动脉血标本采集、氧气吸入等操作的用物。

情景二

人物:CRF 患者、护士。

地点:肾内科病房。

物料:换药包等操作用物。

情景三

人物:CRF 患者、护士。

地点:血液净化中心。

物料:病床等操作用物。

【教学目标】

素养目标:①能与患者进行有效沟通,缓解患者及其家属的焦虑与紧张;②具有高度的责任心、爱心、耐心和团队合作精神;③具有良好的职业素养和护理职业道德。

知识目标:①熟悉慢性肾衰竭的病因、分期方法、临床表现;②熟悉慢性肾衰竭的治疗原则,血液透析的适应证与禁忌证;③熟悉慢性肾衰竭患者行血液透析的并发症的观察与护理;④掌握慢性肾衰竭的临床表现及常见症状的护理评估要点,能够针对慢性肾功能不全患者的具体情况提出正确的护理问题,并制订相关的护理计划和护理措施;⑤掌握慢性肾衰竭患者自体动静脉内瘘维护的方法、日常功能锻炼,并给予患者个性化的健康指导。

技能目标:①能根据患者情况合理有效地完成病史采集与体格检查工作;②能根据患者情况完成科学合理的健康指导和健康教育手册的制作;③能熟练实施血压测量、血氧饱和度监测、心电图、氧疗、静脉输液、静脉血标本采集、动脉血标本采集等护理操作技能。

(二)实践教学案例

1. 教师授课信息

【情景说明】

患者许老伯,患有肾病综合征 6 年,与老伴两人居住。平日里在老伴的督促下规律服用糖皮质激素类药物,每月 1 次复查,病情控制较好。1 个月前老伴因急性心肌梗死过世,许老伯心情抑郁、夜间时常失眠,加之无人督促未遵医嘱规律服药。2 周前开始出现双下肢水肿,起初只是脚背部稍有水肿,许老伯未在意。随后水肿蔓延至小腿,直至腰骶部,白天小便也逐渐减少,伴有较多泡沫,颜色也有些浑浊。许老伯自行服用了一些利尿剂,但效果不佳。这两天他觉得时不时有些头晕,胃口比之前更差,吃不下饭,有时候走两步路就觉得胸口有些闷,需要坐下休息。他打电话给儿子,让他陪同去医院看一下。

情景一:患者在儿子的陪同下来到肾内科门诊,医生考虑患者肾衰竭将其收入病房进行进一步的检查及治疗。患者在其儿子的搀扶下缓步走入病房,责任护士将患者安置在病床上,请患者稍作休息。进行体格检查,并通知医生,进行病史采集及录入。在为患者及其家属做好相关入院宣教后,遵医嘱完善相关辅助检查。医生开具医嘱:心电图、静脉血标本采集、动脉血标本采集,鼻导管吸氧。

情景二:经过2周利尿、调脂等对症治疗后,患者症状并未明显改善。医生诊断为慢性肾衰竭,需要进行肾脏替代治疗。经过沟通,患者及其家属决定进行血液透析。患者择期行右颈内静脉临时血透管置管,经过几次血透治疗后,患者不适明显好转。今天为非血透日,责任护士为其进行临时血透管的日常维护,并做相关知识指导。

情景三:经过一段时间的规律血透及对症治疗和精心护理,患者不适症状缓解,各项指标有所好转。医生为患者在左上肢进行了自体动静脉内瘘成形术,以便其今后长期规律血透。患者正在血液净化中心进行透析治疗,护士在其上机后,为其进行相关的知识指导。

【相关信息】

许老伯,76岁,男性,已婚,育有1子。平日与妻子两人居住,日常生活照料都由妻子负责。1个月前妻子因急性心肌梗死去世,目前独居。患者退休前是一名技术工人,有50多年的吸烟史,但平日不饮酒。6年前被诊断为肾病综合征,医生建议行肾穿刺明确病理分型,患者有所顾虑因此拒绝。患者有高血压病史20余年,糖尿病史10余年,每日在妻子的督促下遵医嘱按时按量服用糖皮质激素及降压药、降糖药,并每个月1次入院复查,病情控制较好。

【教学目标】

情景一

素养目标:体恤患者的病痛,具有职业道德和同理心。

知识目标:掌握CRF的病因、主要临床表现、分期。

技能目标:能正确实施病史采集与体格检查、心电图、静脉血标本采集、动脉血标本采集等操作技术。

情景二

素养目标:关爱、关心患者,具有良好的沟通交流能力。

知识目标:熟悉CRF的治疗;掌握CRF患者常见的护理问题及实施的护理措施;掌握CRF患者行血液透析的并发症及护理。

技能目标:能正确实施血液透析临时性导管日常维护的操作技术;能正确实施临时性血透导管相关知识指导。

情景三

素养目标:具有耐心、责任心,职业责任感提升。

知识目标:掌握CRF患者动静脉内瘘术前、术后护理。

技能目标:能正确实施动静脉内瘘日常维护、功能锻炼等知识指导。

2. 学生学习信息

【情景说明】

作为一名护士,现有一名慢性肾衰竭的患者。

情景一:患者在家属的陪同下来到肾内科病房办理入院手续。患者在家属的搀扶下缓步走入病房。医生查房后,下达了医嘱。

情景二:患者入住肾内科病房,因治疗需要,于右颈内静脉临时血透管置管行血液透析治疗。

情景三:为日后长期规律行血液透析,患者行左上肢自体动静脉内瘘成形术,伤口愈合良好。

【学习任务】

情景一:请对患者进行病史采集和重点查体,并遵医嘱进行静脉血标本及动脉血标本采集。

情景二:请为患者进行临时血透管的维护操作,结合目前信息提出患者现存的护理问题和主要护理措施,并基于患者目前的病情给予准确的健康指导。

情景三:请评估患者在血透过程中可能出现的异常情况,对患者进行相应的知识指导及动静脉内瘘功能锻炼相关宣教。

【实施要求】

每个情景护士均有 8 ~ 10min 对患者进行评估或实施护理干预,并进行相关知识的宣教。

【知识储备】

(1)CRF 的病因、临床表现、分期。

(2)CRF 的治疗要点,特别是血液透析的并发症及相关护理。

(3)老年 CRF 患者的主要护理问题、护理措施以及健康指导。

(4)老年 CRF 患者的居家康复指导,尤其是临时血透管的维护及动静脉内瘘功能锻炼相关知识指导。

3. **标准化病人信息**

【个人基本信息】

许老伯,76 岁,男性,已婚,育有 1 子。平日与妻子两人居住,日常生活照料都由妻子负责。1 个月前妻子因急性心肌梗死去世,目前独居。儿子工作较忙,平时联系比较少。退休前是一名技术工人,有 50 多年的吸烟史,平日不饮酒,逢年过节偶尔喝一杯黄酒。平时喜欢早晨去楼下公园散步,跟隔壁邻居一起下棋。平日生活比较随意,不拘小节。

【疾病相关信息】

(1)本次就诊相关信息:1 个月前许老伯的妻子因急性心肌梗死去世,夫妻俩感情很好,许老伯因此一蹶不振,感觉生活整个乱了套。因为平日里生活琐事都是由妻子照料,连每天吃药都是在妻子的唠叨下完成。自从妻子去世,许老伯晚上睡不好、失眠、易醒,胃口也不好,吃不下东西,平时吃的药也有一顿没一顿,想起来的时候就吃,忘记了就不吃。也许是晚上没休息好,2 周前许老伯觉得喉咙有点痛、偶有咳嗽,他就自己吃了点酚氨咖敏片(每天吃 1 片,吃了3d)。1 周前,许老伯发现自己的脚背有点肿,但他并未在意。随后小腿也开始肿了起来,他自己吃了点呋塞米(每天吃 1 片),没什么作用。这两天早上起床的时候连腰背部都有些肿,白天小便也越来越少,泡沫很多,颜色也有点深。两天前开始多走几步路会觉得胸闷、头晕,需要坐下来休息。胃口也越来越差,吃点东西就觉得恶心、想吐。晚上也睡不着,起夜次数也多,但又解不了多少小便。今天早上起来他觉得越来越不舒服,打电话给儿子,儿子就赶紧将他送来医院了。

(2)既往疾病相关信息:许老伯 10 年前因四肢乏力、易感饥饿于某三甲医院就诊,诊断为“2型糖尿病”,予口服二甲双胍 + 胰岛素治疗,血糖控制较稳定。6 年前无明显诱因下出现双下肢水肿、泡沫尿,且血糖控制不稳定,考虑“肾病综合征”,建议行肾穿刺明确病理分型,许老伯觉得自己年纪大了,肾穿刺又有风险,因此拒绝,予糖皮质激素、利尿、保护肾功能对症治疗。随后每月规律到医院复查,病情控制较好。许老伯还患有高血压 20 余年,一直口服苯磺酸氨氯地平(每次 5mg,每天 2 次),血压控制在 130/80mmHg 左右。许老伯有吸烟史 50 余年,最早 1 天 1 盒,随后因疾病原因,被妻子限制在 3 天 1 盒。平日不饮酒,只在逢年过节时喝一杯黄酒。没有其他疾病,没有手术史、外伤史、没有药物、食物过敏。没有家族遗传病史。

【情景描述】

情景一:许老伯在儿子的陪同下在某三甲医院肾内科门诊就诊,医生建议入院治疗。许老伯在儿子的搀扶下来到肾内科病房。因为下肢严重水肿,他只能半穿着拖鞋,双脚略向外分开,步履蹒跚地慢慢走着。他的脸色有些灰白,走两步就停下休息喘口气。

[儿子]表情有些紧张,不知所措和手忙脚乱。一手搀扶着许老伯,一手拿着一叠入院资料。走进肾内科病房,来到护士台,说:"护士,医生叫我带我爸爸来住院。他有点走不动路,能找个椅子先让他坐一下吗?"

[患者]双脚分开,双手扶住护士台的桌沿,喘了口气,说"我不要坐,坐了起不来。我的床位在哪里,我要去躺着。我的脚肿得不行,疼。"

[患者]配合护士完成各项生命体征的测量,以及相关病史的采集。需要有侵入性操作时,表情抗拒,勉强配合完成。

[儿子]①如果护士询问父亲疾病情况,请回答疾病的相关问题,过程中表现出不知所措,同时询问父亲"是这样吗?"②如果护士询问患者平日生活情况,请回答"我爸之前和我妈两个人住,都是我妈照顾他。前段时间我妈过世了,我们的生活就都被打乱了。我平时工作也比较忙,不太联系。都是有事我爸妈打电话给我。"③如果护士给父亲进行各项标本采集及操作,询问为什么要做这些。父亲目前的情况是不是很严重。

情景二:床位靠窗的许老伯安静地躺在病床上,阳光洒在他的身上。他呼吸平稳,脸色也不再是入院时灰白的状态,双腿也因为水肿逐渐消退而不再紧绷。原本药物治疗效果不理想,许老伯在医生的建议下开始行血液透析。因此,他的右侧颈部留置了一根用于做血透的血管通路。护士的敲门声让他醒来,看着护士推着治疗车进入病房。

[患者]①如果护士准备给他进行血透管维护请配合,其间可询问护士:"这个管子要放多久啊?出院的时候可以拆了吧?做了几次血透我感觉好多了,我不会要一直血透下去吧?"②如果护士回答将长期血透,表现出焦虑,"那我这个管子要一直这样插着吗?那多不方便啊,我已经 2 个星期没有洗澡了,感觉浑身难受。"③如果护士告知他目前还存在一些问题,需要配合进行后续的各项治疗和护理。表示担忧,询问护士:"那我还要住多久?医生不是说做了血透就会好的吗?我听别人说血透一直做着就等于是等死了。"

情景三:许老伯躺在血液净化中心的病床上,透析机管路连接着他右侧颈部的血透管正运转着。他的左手因为做了自体动静脉内瘘成形术而包着纱布。刚刚有一阵他觉得有些头晕,他按铃呼叫了护士。护士为他测量了生命体征及采取了相应措施并为他进行了相关信息的指导。

[患者]经过几次透析治疗,他已经没有刚开始的紧张感了,偶尔也能和护士聊聊天。护士为他测量了血压及血氧饱和度后,他道了谢。看他精神不错,护士为他做了血管通路的知识指导及日常需要注意的内容。他微笑地看着护士,认真倾听给他的讲解,然后说"您说得很仔细,不过我还是有几个问题想问问您。"

◇ 刚刚那阵我头晕,以后是不是会经常发生啊?那我下次来血透前能做些什么准备预防一下?

◇ 我脖子上这根血透管出院前是不是可以拔掉啊?不然我回去要怎么办?住院的时候

你们天天给我换药,但我自己回去以后一个人住,不方便,而且我也不会。

◇ 您说的这个血透管这么重要,那万一不小心管子掉出来了怎么办?

◇ 您说让我回家要注意补充营养,还要我控制喝水。可我平时就是爱喝茶,现在已经很克制了,还要我少喝我可能做不到,怎么办?我还有糖尿病,很多东西我都不敢多吃,怎么办?

◇ 我手上这个瘘为什么还要锻炼,锻炼的话这个伤口会不会长不好?我动都不敢动。这个锻炼具体怎么做您能再演示一遍吗?您说还要注意什么?我把它记下来。

◇ 之前医生说手上这个伤口还要拆线,我是去门诊还是到病房找医生?什么时候来拆线?

(三)核心知识点解析

1. 慢性肾衰竭的病因及危险因素

(1)慢性肾衰竭的病因:主要有原发性与继发性肾小球肾炎、高血压肾小动脉硬化、糖尿病肾病、肾小管间质疾病(慢性间质性肾炎、慢性肾盂肾炎、慢性尿酸性肾病、梗阻性肾病、药物性肾病等)、肾血管病变、遗传性肾病(如多囊肾、遗传性肾炎)等。

(2)慢性肾衰竭进展的危险因素:高血糖、高血压、蛋白尿、低蛋白血症、吸烟等;此外,贫血、高脂血症、高同型半胱氨酸血症、老年、营养不良,在慢性肾衰竭病程进展中也起一定作用;累及肾脏的疾病复发或加重;有效血容量不足;肾脏局部血供急剧减少;严重高血压未能控制;应用肾毒性药物;泌尿道梗阻;其他如严重感染、高钙血症、肝衰竭、心力衰竭等。

2. 慢性肾衰竭的定义及分期

慢性肾衰竭是指由慢性肾脏病引起的肾小球滤过率(glomerular filtration rate,GFR)下降及与此相关的代谢紊乱和临床症状组成的综合征。我国CRF分期见表5-1-4。

慢性肾脏病(chronic kidney disease,CKD)是指各种原因引起的肾脏结构和功能障碍≥3个月,包括GFR正常和不正常的病理损伤、血液或尿液成分异常及影像学检查异常;或不明原因的GFR下降($< 60mL/min$)超过3个月。CKD的分期和治疗计划见表5-1-5。

表 5-1-4 我国 CRF 的分期方法

CRF 分期	肌酐清除率 /(mL·min^{-1})	血肌酐		说明
		/(μmol·L^{-1})	/(mg·dL^{-1})	
肾功能代偿期	50 ~ 80	< 178	1.6 ~ 2.0	大致相当于 CKD2 期
肾功能失代偿期	20 ~ 50	178 ~ 450	2.1 ~ 5.0	大致相当于 CKD3 期
肾衰竭期	10 ~ 25	451 ~ 707	5.1 ~ 7.9	大致相当于 CKD4 期
尿毒症期	< 10	≥ 707	≥ 8.0	大致相当于 CKD5 期

表 5-1-5 CKD 的分期和治疗计划(NKF-K/DOQI,2002 年)

分期	特征	GFR/(mL·min^{-1}1.73m^{-2})	治疗计划
1	肾损害,GFR 正常或稍高	≥ 90	CKD 诊治;缓解症状;保护肾功能
2	肾损害,GFR 轻度降低	60 ~ 89	评估、延缓 CKD 进展;降低心血管病风险

分期	特征	GFR/(mL·min^{-1}1.73m^{-2})	治疗计划
3	GFR 中度降低	30 ~ 59	延缓 CKD 进展;评估、治疗并发症
4	GFR 重度降低	15 ~ 29	综合治疗;透析前准备
5	肾衰竭	< 15(或透析)	如出现尿毒症,需及时行替代治疗

3. 慢性肾衰竭晚期的主要临床表现

(1)水、电解质代谢紊乱:可出现高钾或低钾血症;高钠或低钠血症;水肿或脱水;低钙血症;高磷血症;代谢性酸中毒等。

(2)蛋白质、糖类、脂肪和维生素的代谢紊乱:一般表现为蛋白质代谢产物蓄积(氮质血症);血清白蛋白水平下降;血浆和组织必需氨基酸水平下降等;糖代谢异常主要表现为糖耐量减低和低血糖症两种情况;脂质代谢紊乱出现高脂血症,多数表现为轻至中度高甘油三酯血症。

(3)心血管系统症状:高血压和左心室肥厚;心力衰竭;动脉粥样硬化性心脏病;各种心律失常;心包积液;心包炎;血管钙化和动脉粥样硬化。

(4)呼吸系统症状:气短、气促,严重酸中毒可致呼吸深长,也可引起肺水肿或胸腔积液。由尿毒症毒素诱发的肺泡毛细血管渗透性增加、肺充血,可引起"尿毒症肺水肿",此时肺部 X 线检查可出现"蝴蝶翼征"。

(5)胃肠道症状:食欲缺乏是最常见的最早期表现。恶心、呕吐、腹胀、腹泻和口腔黏膜溃疡也很常见,晚期患者口腔有尿味。

(6)血液系统症状:贫血,导致贫血的原因主要为肾脏促红细胞生成素生成减少,故称为肾性贫血。出血倾向,白细胞异常。

(7)神经肌肉系统症状:中枢神经系统异常称为尿毒症脑病。早期表现为疲乏、失眠、注意力不集中等精神症状;后期可出现性格改变、抑郁、记忆力下降、谵妄、惊厥、幻觉、昏迷等。周围神经病变最常见的是肢端袜套样分布的感觉丧失;肢体麻木、烧灼感或疼痛感、深反射迟钝或消失;神经肌肉兴奋性增加,如肌肉震颤、痉挛、不宁腿综合征。

(8)内分泌系统症状:肾脏本身内分泌功能紊乱;下丘脑 - 垂体内分泌功能紊乱;外周内分泌腺功能紊乱;糖耐量异常和胰岛素抵抗。

(9)骨骼系统:钙、磷等矿物质代谢及内分泌功能紊乱,导致矿物质异常、骨病、血管钙化等临床综合征。

(10)皮肤表现:皮肤瘙痒;面色深而萎黄;轻度水肿;呈"尿毒症"面容。

(11)感染:最常见的是肺部感染和尿路感染,血透患者容易发生动静脉内瘘感染以及肝炎病毒感染。

4. 慢性肾衰竭患者主要护理诊断

(1)营养失调:低于机体需要量,与恶心、呕吐、食欲下降、饮食限制等有关。

(2)活动无耐力:与心血管并发症,贫血,水、电解质和酸碱平衡紊乱有关。

(3)体液过多,与肾功能受损、水钠潴留有关。

(4)知识缺乏:缺乏慢性肾衰竭的自我护理知识、技能。

(5)焦虑:与社会经济状况变化有关。

(6)有感染的危险：与机体免疫力低下，白细胞功能异常、透析、营养不良等有关。

(7)有皮肤完整性受损的危险：与体液过多导致皮肤水肿、瘙痒、凝血机制异常、机体抵抗力下降有关。

(8)潜在并发症：水、电解质、酸碱平衡失调，上消化道出血，心力衰竭，肾性骨病等。

5. 血液透析相关并发症的护理

(1)并发症：低血压，心功能不全，感染，失衡综合征，肌肉痉挛，透析器反应。

(2)护理：

1)心理护理：及时了解患者的心理需求，并将患者病情及时与家属沟通，指导家属协助做好患者的心理疏导，体贴安慰患者，使之适应角色变换及医疗活动。

2)做好透析前指导：详细向患者介绍血液透析室的环境和有关规章制度，血液透析的注意事项，血透过程中易出现的不良反应及临床表现等。

3)体重的记录：血透前后测量体重，尽量保持体重变化在 3kg 以内，同时建立干体重定期评估制度，提高干体重的评估水平。

4)密切观察病情变化：每隔 15 ~ 20min 测量一次生命体征，如有异常情况，及时处理。

5)维持血压平稳：严密监察血压，积极应对血压波动，及时药物处理高血压和低血压，保持血压稳定。

6. 如何对患者进行动静脉内瘘的功能锻炼指导

(1)每天进行 2 次以上 10min 有规律的握拳松拳运动，或用手捏健瘘球 3 ~ 4 次，每次 10min。

(2)可压迫造瘘的前臂，方法是用手或血压计袖带在吻合口上方轻轻加压至静脉中度扩张，每 15 ~ 20min 松开 1 次，每天 2 ~ 3 次。

(3)每天热敷 2 ~ 3 次，每次 15 ~ 20min。伤口拆线前避免打湿敷料。

7. 动静脉内瘘的自我维护

(1)保持内瘘侧皮肤干燥、清洁，穿宽袖衣服，内瘘侧肢体不戴手表。

(2)不要在瘘侧肢体采血、输液及测量血压，避免受压。

(3)内瘘侧肢体不要持重物，避免冷刺激，避免外力压迫或碰撞。

(4)嘱患者经常自我判断内瘘通畅情况：如静脉侧能扪及震颤，或能听到血管杂音，则证明内瘘通畅。否则可能有血栓形成，应及时就诊。

第二节 老年人急性疾病发作照护

一、老年人急性疾病发作照护特点

随着年龄的增长，老年人出现器官功能逐渐退化，稳态储备衰减，同时合并多种基础疾病，容易出现各种急症及危重症。急性疾病或慢性病急性发作是导致老年人进入急性医疗照护机构的主要原因，其中以急性心肌梗死、脑血管疾病、髋部骨折、肺部感染等疾病最为常见。护理人员应充分考虑到老年急危重症患者的临床特点，制订个体化、精细化的护理方案，为患者的救治赢得更多时间。

(一) 老年人急性病患病特点

1. 缺乏特异性的临床表现　大多数老年急症患者临床表现不典型,与严重程度往往不成比例。实验室检查结果常缺乏特异性,一些传统临床标记物的特异性、敏感性均有下降。加之老年人痛觉降低、记忆力减退,部分患者无法准确叙述病史,导致病史和体格检查的诊断敏感性降低,这些对疾病的诊疗和护理都造成了很大的影响。

2. 容易发生并发症　老年人共存疾病多,且器官功能代偿空间小,一旦患病后很容易出现各种并发症,其中以神经、精神系统的并发症发生率最高,如嗜睡、烦躁不安、谵妄等各种程度的意识障碍。老年人口渴中枢敏感性降低,常处于潜在性脱水状态,容易并发水与电解质平衡失调。此外,老年人常因患病后卧床时间过长而并发坠积性肺部感染、静脉血栓形成、关节挛缩与运动障碍、骨骼肌失用性萎缩等问题。

3. 病情复杂,病程进展快　老年人各种脏器功能减退,内环境稳定机制减弱,适应代偿能力降低,药物敏感性差,患病后使原本已经处于临界状态的各脏器功能进一步受损,病程中很容易出现脏器功能衰竭。一旦老年患者发生一个器官功能衰竭后,常会通过低排出量、低灌注量、缺血等方式代偿,进而加重其他脏器的负担,引起其他脏器功能衰竭。衰竭脏器越多,诊治难度越大,致残率和病死率越高。此外,衰老与疾病、老病与新病交叉作用加剧了病情的复杂性,造成诊疗困难。

(二) 老年人急性病照护需求

1. 生命支持照护的需求　老年急症患者大多发病急骤、病势严重、病情复杂,死亡率高。部分患者还存在相关检查禁忌证,加之老年患者的表述能力有限等不利因素使得临床医护人员很难在第一时间对患者的病情以及危重程度进行准确的评估和判断,容易造成漏诊和误诊,影响到老年患者的救治。因此,护理人员应做到快速准确全面评估患者,及时识别患者病情变化,果断决策,配合医生对患者实施救护措施,包括协助患者取合适的体位、快速建立静脉通道、实施基础生命支持(basic life support,BLS)和进一步生命支持(advanced life support,ALS)技术,如人工呼吸、胸外心脏按压、心脏电除颤、心电监护、气管内插管等,争分夺秒地为挽救患者的生命争取宝贵时间。同时落实各项基础护理,预防肺部感染、压疮等并发症的发生。

2. 精神心理照护的需求　老年急症患者对突然患病,意外伤害以及面临生命威胁等缺乏思想准备,加之疾病所带来的痛苦,医院特殊的环境等,都会给老年人造成心理压力,使其处于焦虑、恐惧、绝望等高应激心理状态中。此时,护理人员应具有高度的同情心,耐心倾听患者及其家属的诉求,尽可能满足其合理的需求。准确适当地向患者及其家属说明疾病的诊治方案和预后,取得其理解配合。有针对性地做好心理疏导和安慰工作,使其感到温暖和关注,减轻患者及其家属的心理负担,增强治愈疾病的信心。

3. 营养支持照护的需求　老年急症患者往往病情危重,基础疾病复杂,并发症多,易发生严重感染、休克等,机体常呈应激状态,分解代谢增多,耗能增加,对营养物质的吸收和利用减少,处于负氮平衡状态。而营养不良会降低老年患者的免疫力及组织修复能力,造成疾病迁延难愈,从而进一步加重机体消耗,形成恶性循环导致不良预后。科学合理的营养支持已成为老年急危重症综合救治中的重要组成部分。护理人员应重视对患者的营养评估,及时根据患者的病情变化进行营养风险复评,特别是对于高营养风险的患者,可适当增加复评的频率,以便更加精准地为医师或营养师监测患者营养状况、及时调整营养支持方案提供依据,进而减少并发症的发生,尽早达到能量目标,改善高营养风险的老年急危重症患者的临床预后。

二、老年人急性疾病发作照护典型案例

案例一　噎食照护

（一）案例简介

本案例描述的是一位右桡骨远端骨折的老年男性患者,因起夜如厕跌倒,后就近医院确诊需要手术,转入上级医院急诊,等待住院期间,家属协助进食时发生噎食,护士及时发现并解除气道梗阻,患者转危为安,现继续等待住院。

【情景准备】

情景一

人物:右桡骨远端骨折患者及其家属、护士。

地点:急诊大厅。

物料:血压计、脉搏及血氧饱和度检测仪、吞咽功能评估等操作用物。

情景二

人物:右桡骨远端骨折患者及其家属、护士。

地点:急诊留观区。

物料:病床等操作用物。

【教学目标】

素养目标:①能与患者及其家属进行有效的沟通;②具有良好的职业素养和专业能力。

知识目标:①熟悉噎食的原因和风险因素的评估;②掌握噎食的表现和急救措施;③掌握噎食的预防及救护措施,尤其是噎食早期的救护措施,并给予个性化的健康教育。

技能目标:①能根据患者情况合理有效地完成病史采集与必要的体格检查;②能根据患者情况完成合理的健康指导和健康教育手册的制作;③能熟练掌握生命体征的测量、吞咽功能评估、海姆立克急救法等护理操作技能。

（二）实践教学案例

1. 教师授课信息

【情景说明】

患者张老伯,独居,3年前突发左上肢乏力、口齿含糊,确诊为缺血性脑卒中急性发作,行静脉溶栓后,左上肢肌力恢复,口齿含糊有所改善。于入院前一天自行起夜如厕,在厕所内跌倒,致右腕关节疼痛。当晚在大女儿的陪同下至附近的中心医院就诊,X线检查示:右桡骨远端骨折。医生建议至上级医院进行手术治疗,予以肘托固定后随即由120转院至上级医院急诊部。

情景一:急诊大厅,120急救人员将张老伯推入急诊,张老伯右臂屈曲吊带固定,对手术不太能接受,担心家里行动不便的妻子无人照顾,其大女儿陪同来院。急诊预检护士上前询问病史评估患者,并测量生命体征,进行体格检查,查看患者既往病史,外院确诊右桡骨远端骨折,经急诊医生接诊后,护士协助落实入院前检查,转至留观区,等待入院。

情景二:午餐时间,骨折的张老伯不能自主进食,由大女儿协助进食馄饨,大女儿一边喂食,一边安抚父亲手术焦虑的情绪。张老伯突然表情紧张,左手拍着自己的胸口,巡视护士发现异常,使用海姆立克急救法,解除气道梗阻,安抚患者并做了详细的健康教育。

【相关信息】

张老伯,69岁,男性,已婚,育有2女。患者退休前是一名工程师,生活规律,喜欢吃馄饨、水饺,不吸烟,不饮酒。妻子 2 年前突发脑梗死后行动不便,张老伯在家细心照顾。患者被确诊为骨折需要手术治疗,因担心妻子无人照顾,拒绝手术。在女儿们的一再劝解下,转至上级医院。

【教学目标】

情景一

素养目标:能快速判断患者病情的能力和良好的职业道德。

知识目标:掌握噎食的原因和风险评估的方法。

技能目标:能及时准确地完成病史采集、体格检查和生命体征测量等。

情景二

素养目标:具有应对突发事件的能力和专业心理素质。

知识目标:掌握噎食的表现、急救措施,尤其是噎食早期的救护措施,并给予个性化的健康教育。

技能目标:能正确实施海姆立克急救法,健康教育手册的制作等操作技术。

2. 学生学习信息

【情景说明】

作为一名急诊护士,现有一名右桡骨远端骨折,伴缺血性卒中后,口齿稍含糊的老年患者。

情景一:患者躺在急救担架床上,家属陪同并由急救人员转运至急诊大厅。患者右臂制动,焦虑状态。

情景二:患者在留观区等待住院,大女儿正在协助患者进食午餐,患者突然左手捶胸,不能言语,表情紧张。

【学习任务】

情景一:请对患者进行病史采集和重点查体,并结合信息提出患者的主要护理问题和主要的护理措施,根据医嘱正确执行医嘱。

情景二:患者噎食解除,请评估患者目前的身体、心理及家庭支持情况并进行健康指导,尤其是噎食早期的急救措施。

【实施要求】

每个场景护士均有 5 ~ 8min 对患者进行评估或实施护理干预,并进行相关知识的宣教。

【知识储备】

(1)老年患者吞咽功能的评估。

(2)噎食的原因、表现、急救措施。

(3)噎食的预防措施,尤其是噎食早期的救护措施,老年噎食的健康教育。

3. 标准化病人信息

【个人基本信息】

张老伯,69 岁,男性,已婚,育有 2 女。生于本地,患者退休前是一名工程师,生活规律,喜欢吃馄饨、水饺,无不良嗜好。退休后喜欢看书、下棋,他注重自己的健康,会锻炼身体,和妻子去旅行。妻子 2 年前突发脑梗死后行动不便,2 个女儿经常来家里协助照顾,但张老伯担心影响女儿的家庭,大部分由自己承担,照顾得细致入微。

【疾病相关信息】

(1)本次就诊相关信息:患者 1d 前,夜间起床如厕时,在厕所跌倒,自觉右手疼痛,在大女儿陪同下,前往医院就诊,经 X 线检查被确诊为右桡骨远端骨折,医生建议转院上级医院进行手术。张老伯担心妻子无人照顾,拒绝手术。在女儿们的一再劝解下,转至上级医院就诊。

(2)既往疾病相关信息:张老伯3年前突发左上肢乏力、口齿含糊,确诊为缺血性脑卒中急性发作,行静脉溶栓后,左上肢肌力恢复,口齿含糊有所改善。无外伤史、手术史。无家族性遗传病史,没有药物及食物过敏史。

【情景描述】

情景一:某三甲医院的急诊大厅,120急救人员将张老伯推入急诊,其大女儿随行。张老伯右臂屈曲吊带固定,平躺于转运床上,大女儿至预检台办理急诊挂号手续。

[女儿]拿着病历,来到急诊预检台,语速加快,对父亲关切的口气:"护士,我爸爸骨折了,要手术! 请您帮我们挂号,我们要住院!"

[患者]面对急诊护士表现出耐心,但内心拒绝手术,"护士,我不想手术,她一定要叫我到这里来,骨折就骨折,绑个石膏回家养养就好了。"

[患者]配合护士完成生命体征的测量。

[女儿]①如果护士询问父亲疾病情况,请回答疾病相关问题,过程中表现出焦虑,询问"什么时候我们可以手术?"②如果护士询问患者的自理能力,请回答"我们和父亲分开住的,父亲3年前患脑梗死1次,当时医生给父亲做了静脉溶栓后,左侧上肢无力改善了,但是说话还是有点不清楚。母亲2年前患了脑梗死,脚不太好走路,我和妹妹平时工作又忙,父亲就自己照顾母亲。现在骨折了,他放心不下母亲,吵着要回去,你们劝劝他,医生说一定要做手术。"

患者和女儿配合护士完成查体及辅助检查、吞咽功能评估。

情景二:午餐时间,因右桡骨远端骨折的张老伯不能自主进食,由大女儿协助进食馄饨,并安抚父亲因手术而紧张的情绪。张老伯突然表情紧张,左手拍着自己的胸口,护士巡视经过,发现异常。

[患者]表情紧张,不能言语,左手用力拍自己的胸口,努力地咳嗽,但咳不动,无法呼吸。双手摸自己的脖子,瞪大眼睛,紧张地看着女儿,寻求帮助的眼神。

[女儿]放下餐具,问父亲怎么了,从椅子上站起来紧张地看着父亲,询问后父亲不回答时,请护士帮忙。护士如果问吃了什么,请回答:"我父亲骨折不方便自己吃饭,我喂他吃馄饨。"

[患者]①如果护士询问患者是否噎食,请点头示意。如果护士打算行海姆立克急救法,请听从护士指导并配合。②如果食物没有从口中排出,请摇手示意护士。③如果食物从口中吐出,请告诉护士:"我终于可以呼吸了,刚才完全说不出话,谢谢你及时发现。"如果护士打算测量生命体征,请配合。

[患者]护士安抚情绪并进行宣教时,表现出愿意倾听护士的讲解,然后说"谢谢您刚才及时帮我把馄饨吐出来,您介绍得很仔细,我还有其他问题想问您。"

◇ 我在家一个人的时候,发生噎食怎么办啊?

◇ 我老伴腿不方便,不能站起来,发生噎食我该怎么做?

◇ 食物吐出来以后,我还要来医院吗?

◇ 吃东西的注意要点有那么多,我记不住呀!

[女儿]对护士表示感激,对护士指导的内容表示知晓理解。询问护士自己的海姆立克急救法握拳姿势、用力方向是否正确,"麻烦您,再看我做得对不对?"

(三)核心知识点解析

1. **噎食的定义及发生原因**　噎食是指食物团块完全堵塞声门或气管引起的窒息,俗称"噎食"。

老年人发生噎食的常见原因:

(1)老年人年龄增长,咽反射迟钝,易造成吞咽动作不协调而发生噎食。

(2)老人咀嚼功能不良,大块的食物尤其是肉类,不容易被嚼碎。

(3)老年人患有脑血管疾病、认知障碍等,服用药物或自控自理能力下降,进食时易引起呛咳、噎食。部分患者因为药物的不良反应或进食时癫痫发作,导致喉肌运动失调,引起噎食。

(4)老人食管病变较多,弹性下降,或情绪激动时,进食时谈话、说笑、注意力不集中,易造成食管痉挛,发生噎食。

(5)食物黏稠、干硬、过于光滑等,在吞咽功能下降时,也会导致噎食。

2. **吞咽功能评估**　标准吞咽功能评价量表(standardized swallowing assessment,SSA)由Ellul 等于 1996 年首先报道,主要用于评定患者的吞咽功能,还可以作为早期识别吞咽障碍的有效工具(表 5-2-1)。

表 5-2-1　标准吞咽功能评价量表(SSA)

第一步　初步评价(8 ~ 23 分)

评估内容	分值		
意识水平	1= 清醒		
	2= 嗜睡,可唤醒并做出言语应答		
	3= 呼唤有反应,但闭目不语		
	4= 仅对疼痛刺激有反应		
头部和躯干部控制	1= 能正常维持坐位平衡		
	2= 能维持坐位平衡但不能持久		
	3= 不能维持坐位平衡,但能部分控制头部平衡		
	4= 不能控制头部平衡		
唇控制(唇闭合)	1= 正常	2= 异常	
呼吸方式	1= 正常	2= 异常	
声音强弱(发 [a]、[i] 音)	1= 正常	2= 减弱	3= 消失
咽反射	1= 正常	2= 减弱	3= 消失
自主咳嗽	1= 正常	2= 减弱	3= 消失
合计	分		

附注:如上述 8 项指标中出现 1 项异常(分值 < 8),即认为患者未通过吞咽功能评估,存在吞咽困难;如上述指标均无异常,进一步进行吞咽水试验。

第二步　饮一匙水(量约 5mL),重复 3 次(5 ~ 11 分)

评估内容	分值	
口角流水	1= 没有 /1 次	2 ≥ 1 次
吞咽时有喉部运动	1= 有	2= 没有
吞咽时有反复的喉部运动	1= 没有 /1 次	2 ≥ 1 次

续表

评估内容	分值		
咳嗽	1= 没有 /1 次	2≥ 1 次	
哽咽	1= 有	2= 没有	
声音质量	1= 正常	2= 改变	3= 消失
合计	分		

附注:如果该步骤的 3 次吞咽中有 2 次正常或 3 次完全正常(分值 =6),则进行下面第 3 步。

第三步　饮一杯水(量约 60mL)(5 ～ 12 分)

评估内容	分值		
能够全部饮完	1= 是	2= 否	
咳嗽	1= 无 /1 次	2 ≥ 1 次	
哽咽	1= 无	2= 有	
声音质量	1= 正常	2= 改变	3= 消失
合计	分		

附注:如患者出现上述 4 项之一异常,即终止检查, > 4分存在吞咽困难。

3. 噎食的表现及判断

(1)表现:患者多为突发的状态,不能说话,或出现强烈的咳嗽,用手按住颈部或胸前,用手抠自己的口腔。轻者面色发绀、双眼直瞪、双手乱抓或抽搐,表现为呼吸困难的紧张状态。严重者或出现意识丧失、全身瘫软、四肢发凉、二便失禁、心跳呼吸停止。

(2)判断:看患者的面部表情和动作,比如吃饭时突然不能说话,并且面露痛苦表情;或者双手按住颈部,试图把手伸进口腔中抠出什么东西等。若食物堵塞在气管中,会出现剧烈的咳嗽。

4. 老年人噎食的急救措施

(1)意识清楚且可站立的老年人:首先从背后用双臂抱住老年人的腰部位置。其次一手握拳,往肚脐眼和肋骨中间的位置挤压,另外一只手张开包裹住握拳的一只手。最后,有规律地往里往上挤压腹部,利用气压的原理将食物往上顶,可反复进行以上动作,直至将食物吐出,解除呼吸道梗阻为止。

(2)无法站立的老年人:将老年人放在宽阔的地方,保持仰卧的状态,头偏向一侧。跪在老年人的双腿外侧,将双手放在老年人的肚脐眼稍稍上方的位置,往里、往上挤压,利用压强将食物挤出。观察老年人的口腔,若是食物被挤压出来,迅速抠出清理。

(3)老年人居家自救:把腹部放在椅背上或者桌子边缘,将下颌抬起,可以使气管、食管保持直立的状态,与站立状态的急救措施相同,采用往上、往里的挤压方式,直到将食物吐出。

5. 老年人噎食的预防措施

(1)评估老年人的吞咽功能:入院时,护理人员需要询问既往有无噎食的发生,并对老年人进行吞咽功能的评估。对吞咽困难的老年人及其家属,应进行有针对性的预防和健康宣教。

(2)心理护理:老年人发生噎食后再次进食时可能有恐惧情绪,严重者会产生拒食的意念。护理人员或家属应主动热情地安慰老年人,耐心地沟通病情和饮食的重要性,适当地引导老年人面对现实,解除思想顾虑。

(3)进食注意事项

1)进食时细嚼慢咽,不催促进食慢的老年人;避免一次进食较多,建议少食多餐;老年人出现呛咳时要暂停进食,呼吸完全平稳后再喂食。

2)采取合适的进食体位:进食能自理的老年人,协助其下床进食,尽量采取坐位;对进食不能自理或卧床的老年人,可以将床头摇高,采取坐位或半坐卧位进食。

3)保持进餐环境安静舒适:就餐时间段应加强巡视,将食物、餐具等放置老年人容易取放的位置。老年人进食应集中精力,戴好义齿。对于没睡醒的老年人不能喂水和食物。

4)与家属做好沟通工作,指导正确协助老年人进食,选择合适的食物和体位,保持老年人充分的进餐时间。老年人出现喘鸣、呼吸困难、声音嘶哑、面色苍白、继之变为青紫就可能发生了窒息,要立即在第一时间内去除呼吸道异物,呼叫医护人员抢救。

6. 噎食高危老年人的健康教育

(1)选择合适的体位:有自理能力的老年人采取坐位进食。卧床的老年人,首选坐位或半卧位,将上半身抬高再进食。

(2)以自主进食为主:自主进食时可自行掌握吃饭的节奏速度。若是无自主进食能力的老年人,喂食时要慢,一次喂食的量不可过多,等老年人嘴里的食物咀嚼吞咽后,再喂下一口。嘱老年人细嚼慢咽,进食时不催促。

(3)专心进食:在进食时尽量不要和老年人说话,以免分散老年人的注意力,引起噎食。进食期间聊天选择轻松的话题,避免情绪激动,导致食管痉挛。

(4)食物的准备:老年人应避免进食生冷、粗、硬、辣的食物,或者黏稠而不易吞咽或表面光滑而容易滑入食管的食物。不要给吞咽功能异常的老年人进食过稀的食物,以免呛咳,可以将食物制作成糊状后再进食。建议把肉类切成小块,有条件的可以把骨头、鱼刺剔除。

(5)进食时可适当饮水:可以准备一杯水或者一碗汤,可以缓解老年人唾液分泌不足的问题,帮助吞咽,避免造成噎食。

(6)积极治疗疾病:脑血管疾病、帕金森病、老年痴呆、慢性呼吸道疾病、慢性胃病等疾病都可能造成老年人的吞咽能力下降,使食物被误吸入气管。部分老年人已经失去吞咽食物的功能,或者有吞咽困难的现象,必要时可在医生指导下采用鼻饲饮食。

案例二　脑卒中急性发作照护

(一)案例简介

本案例描述的是一位老年男性患者,午睡后,突发头晕,伴左侧肢体无力,步态不稳,到医院急诊就医,诊断为脑梗死[又称缺血性脑卒中(cerebral infarction,CI)]。在急诊行静脉溶栓治疗后,症状改善,现准备办理住院,进一步治疗。

【情景准备】

情景一

人物:CI患者及其家属、护士。

地点:急诊预检台。

物料:血压计、脉搏血氧饱和度检测仪等操作用物。

情景二

人物:CI 患者及其家属、护士。

地点:急诊卒中中心。

物料:已开好的医嘱单,心电监护的设置、静脉输液等操作用物。

情景三

人物:CI 患者及其家属、护士。

地点:急诊卒中中心。

物料:病床等操作用物。

【教学目标】

素养目标:①能与患者进行有效沟通,体恤并缓解患者及其家属的焦虑与紧张;②具有良好的职业素养和护理职业道德;③具有团队合作精神,良好的耐心、责任心。

知识目标:①熟悉 CI 的分类,早期识别的临床意义,CI 的危险因素、主要辅助检查;②掌握 CI 早期识别的方法(FAST 评估法)、急性发作的治疗和观察要点,尤其是早期溶栓;③掌握 CI 的护理评估要点,能够对急性发作期做出正确的护理诊断,并制订相关的护理计划和护理措施,尤其是掌握 CI 患者溶栓过程中的生命体征的监测及临床意义;④掌握 CI 的健康教育。

技能目标:①能根据患者情况迅速有效地完成病史采集与体格检查工作;②能根据患者情况完成个性化的健康指导和健康教育手册的制作;③能熟练完成 CI 急性发作的评估、静脉输液、心电监护等护理操作技能。

(二)实践教学案例

1. 教师授课信息

【情景说明】

患者孟老伯晨起锻炼身体后返回家中。与老伴沈阿婆吃过午餐后,卧床午睡。14:00 左右,起床时,稍有头晕,随后穿衣时,感觉左上肢乏力,穿鞋时,出现左下肢抬腿困难。起身如厕,自觉左下肢活动无力,步行困难。随即老伴打电话给儿子,共同将患者送至医院。

情景一:患者在家人的陪同下来到急诊大厅,患者由儿子搀扶,步态不稳,面容呈焦虑状,左上肢下垂。护士询问患者情况,在急诊预检台测量生命体征后,通知卒中中心的医生。医生下达医嘱:完善快速血糖、心电图、头颅 CT、血常规、快速生化、凝血全套后,做好静脉溶栓准备。

情景二:患者平卧于卒中中心诊疗床上,护士建立静脉通路并安抚患者焦虑的情绪,医生开具医嘱:rt-PA(阿替普酶)并落实静脉溶栓治疗。持续监测各项生命体征。

情景三:患者溶栓治疗结束之后,头晕缓解,左上肢乏力有所改善。卧床休息 24h,护士对患者及其家属做了详细的健康教育,待复查头颅 CT 后,住院进一步治疗。

【相关信息】

孟老伯,75 岁,男性,已婚,育有 1 子,老伴沈阿婆身体健康。退休前孟老伯是警察,工作时作息不规律,有腰椎间盘突出,胃溃疡 10 余年。退休后注重自我健康管理,每日晨下楼锻炼身体。每年 2 次会去医院体检。

【教学目标】

情景一

素养目标:具有敏锐、果断的职业素养,共情的能力。

知识目标:掌握 CI 的临床表现,护理评估等。

技能目标:能正确实施病史采集、体格检查及生命体征的测量等操作技术。

情景二

素养目标:具有团队合作能力和专科职业素养。

知识目标:掌握早期溶栓治疗的配合和护理要点;能解释主要的实验室检查的意义、溶栓中的生命体征的监测及意义。

技能目标:能正确实施心电监护仪的设置、静脉输液等操作技术。

情景三

素养目标:具有细心、耐心,良好的语言沟通能力,提升职业责任心。

知识目标:掌握 CI 急性发作期患者的健康指导。

技能目标:能正确实施个性化的健康指导及健康教育手册制作等操作技术。

2. 学生学习信息

【情景说明】

作为一名护士,现在有一名突发头晕,伴左侧肢体功能异常的患者。

情景一:患者在家属的搀扶下来到急诊大厅。患者步态不稳,面容呈焦虑状。

情景二:患者在家属的陪同下进入卒中中心,医生接诊后,下达了医嘱。

情景三:经过及时的治疗,患者症状明显改善,急诊留观 24h,等待收治入院。向患者及其家属做详细的健康教育。

【学习任务】

情景一:请对患者进行病史采集和重点查体,并结合信息提出患者目前主要的护理问题及护理措施。

情景二:根据医嘱单及时正确执行医嘱,并结合患者目前的病情,予以准确的病情观察。向患者解释主要的实验检查和意义。

情景三:患者病情好转,请评估患者目前的身体、心理及家庭支持状况,对患者及其照护者进行健康指导。

【实施要求】

每个场景护士均有 5 ~ 8min 对患者进行评估或实施护理干预,并进行相关知识的宣教。

【知识储备】

(1)CI 的分类、危险因素、主要辅助检查,早期识别的方法及临床意义。

(2)CI 急性发作的治疗和病情观察要点,尤其是急性期治疗的早期溶栓。

(3)老年 CI 患者急性发作期的护理诊断 / 问题及护理措施。

(4)老年 CI 患者溶栓后的健康教育。

3. 标准化病人信息

【个人基本信息】

孟老伯,75 岁,男性,已婚,有 1 个儿子,与老伴沈阿婆同住,家人身体健康。生于本地,退休前是警察,作息不规律,经常熬夜,抽烟(1 盒 3d),但不饮酒。有腰椎间盘突出、胃溃疡史多年。性格好强,退休后夜间睡眠易醒,一直很注意锻炼身体,季节适宜经常和老同事出去喝茶、旅行。

【疾病相关信息】

(1)本次就诊相关信息:发病当天早餐,孟老伯至社区内花园锻炼身体,锻炼结束后,回到家看报纸、看电视。与老伴沈阿婆共进午餐后,去卧室午休后起床时,突感头晕,房子旋转。穿衣时,感觉左上肢乏力,不能握拳。穿拖鞋时,自觉左下肢抬起困难。如厕时,步行困难。孟老伯对自己身体突然的变化,感到焦虑,即刻告诉老伴沈阿婆。沈阿婆致电住在附近的儿子,在儿子的帮助下到医院急诊就诊。

(2)既往疾病相关信息:孟老伯因职业原因作息不规律,有腰椎间盘突出、胃溃疡史 10 余年。每天锻炼身体,腰椎间盘疼痛发作有所减少,退休后生活规律,胃溃疡疼痛次数减少。因工作曾有外伤史,但均已治疗并恢复。有高血压史 5 年,平日血压 180/90mmHg,替米沙坦氢氯噻嗪胶囊 40mg(每次 1 粒,每天上午服用),血压控制在 140/70mmHg 左右。有糖尿病史 15 年,空腹血糖 10mmol/L,餐后血糖 15mmol/L,服用盐酸二甲双胍片 0.5g(每次 1 片,每天三餐中服用)。空腹血糖控制在 7mmol/L 左右。没有手术史,没有药物过敏史,没有家族性遗传病史。

【情景描述】

情景一:某三甲医院的急诊大厅,人头攒动。孟老伯在儿子的搀扶下,步态不稳,左上肢下垂,慢慢走至急诊预检台。老伴沈阿婆表情焦急,陪伴在后面,进入急诊。

[儿子]语速加快,在急诊预检台问:"护士,我爸突然半边身体没力气,您看看我爸爸这是怎么了?"

[沈阿婆]紧张地追问"护士啊,我老伴突然就这样了,快点给他治治呀。"

[患者]表现出焦虑状,"护士,我头晕,左边大腿也抬不起来了。我想躺下来。有什么办法可以让我好一点吗?"

[患者]配合护士完成生命体征的测量。

[沈阿婆]①如果护士询问老伴的疾病情况,请回答疾病相关问题,过程中表现出对突发情况的不知所措。询问"我老伴有危险吗?"②如果护士询问患者的自理能力,请回答"我老伴身体可好了,今天早上下楼锻炼身体,还好好的呢,怎么睡一觉就这样了呢?"

情景二:在急诊卒中中心,孟老伯完成了心电图及 CT 检查,躺在病床上,吸着氧气,心电监护仪已连接,屏幕上的数字上下跳动着,平卧的孟老伯自觉头晕有所改善,房子不转了。护士推着治疗车走了进来。

[儿子]①如果护士准备给他进行心电监护设置,请询问"护士这个屏幕上的数字是什么啊?这个血压正常吗?"②如果护士回答了问题,再次询问"护士,我这个血压应该控制在多少呀?这 15min 测量 1 次,手臂好痛呀!"

[沈阿婆]①如果护士准备给他静脉输液,关切地问"护士这是给他用的什么药啊?护士是不是药输进去,很快就会好呀?"②如果护士回答了问题,请继续询问:"护士,您说的 rt-PA(阿替普酶)就是这么小的一瓶药,这么神奇呀。那我们有什么需要注意的事情啊?"

情景三:在急诊卒中中心,孟老伯经过静脉溶栓治疗,头晕已缓解,左上肢持物能力明显改善,左下肢乏力改善,但仍有乏力感。需要在急诊留观 24h,等待进一步住院治疗。护士拿着健康宣教手册来到急诊卒中中心。

[患者]因症状改善,表现得高兴,倾听护士的讲解,然后说"您说得很仔细,但是我还是有一些不懂的地方,想请教您?"

◇ 我觉得这个药很神奇呀,左手好了很多,但是我的左腿什么时候可以好呀?

◇ 您刚才说高蛋白、低盐、低脂饮食,具体是什么食物啊?

◇ 您刚才提到脑梗死还会复发呀,那我怎么预防复发呀,还要注意些什么啊?

[儿子]对护士表示感谢,然后询问"我们溶栓都做好了,还不可以马上住院啊?要等多久?"

(三)核心知识点解析

1.**脑卒中的分类和早期识别的意义** 脑卒中又称中风或脑血管意外,是一种急性脑血管疾病,是由于脑部血管突然破裂或因血管阻塞导致血液不能流入大脑相应区域而引起脑组织损伤的一组疾病,包括缺血性卒中和出血性卒中。

其中,缺血性脑卒中又称脑梗死,是各种原因引起的脑部血液供应的障碍,脑组织发生不可逆的损害,导致脑组织缺血缺氧坏死。脑组织耗氧量占全身耗氧量的 20% ～ 30%,脑能量来源主要依赖于糖的有氧代谢,几乎无能量储备,因此脑组织对缺血、缺氧性损害十分敏感。如果脑组织的血供中断,2min 内脑电活动停止,5min 后出现严重不可逆性损伤,因此做到早期识别对脑卒中的救治很重要。

2. 识别脑卒中的"FAST"评估法

F(face,脸):如患者微笑的时候面部不对称,一侧不能微笑,提示患者面瘫。

A(arm,手臂):让患者双手平举保持 10s,如果无法坚持则视为肢体力弱。

S(speech,语言):让患者说一句较长的话,如果说时有困难或者理解困难,则有语言障碍。

T(time,时间):上述 3 项情况,出现一项,请立即就医,或立即拨打急救电话。

3. CI 的主要危险因素有哪些

(1)不可干预的危险因素:包括年龄、性别、遗传等。

(2)可干预的危险因素:包括干预后可以明确获益的危险因素,如高血压、心脏病、高血脂、糖尿病、无症状颈动脉狭窄、超重与肥胖、缺乏身体活动、饮食和营养、吸烟、饮酒等,以及一些干预后可能潜在获益的危险因素如高凝状态、偏头痛、炎症与感染、阻塞性睡眠呼吸暂停、药物滥用等。

4. CI 急性发作期的主要辅助检查

(1)紧急的实验室检查:为了迅速判断卒中样发作的病因,有些检查需要紧急实施,包括:快速血糖,以了解是否有低血糖发作;有条件时可以查血常规、血电解质、凝血功能等。

(2)影像学检查:头部 CT 或 MRI,以明确卒中是缺血性卒中、出血性卒中或其他脑部疾病。

5. CI 急性发作的治疗和病情观察要点

(1)早期溶栓:在发病后的 4.5h 内进行溶栓使血管再通,及时恢复血流和组织的代谢。目前主要使用 rt-PA(阿替普酶),可溶解新鲜的纤维蛋白使局部溶栓,但不能产生全身溶栓的状态。剂量为 0.9mg/kg(最大剂量 90mg),静脉滴注并持续 1h,其中 10% 在最初的 1min 内静脉推注。

(2)调整血压:为保证脑部的灌注,防止梗死面积的扩大。血压不宜过高(血压过高:收缩压 > 220mmHg 或舒张压 > 120mmHg 及平均动脉压 > 130mmHg)。出现持续性低血压者,应补充血容量,必要时使用多巴胺等升压药物。

(3)血糖控制:急性期可出现血糖升高,可能为原有糖尿病的应激表现。血糖控制于 8.3mmol/L 左右。

(4)预防脑水肿:多发生于发病后的 3 ～ 5d,多见于大面积脑梗死。严重的脑水肿和颅内压增高是急性重症脑梗死的常见并发症和主要死亡原因。表现为剧烈的头痛、喷射性呕吐、意识障碍等。常用 20% 甘露醇 125 ～ 250mL,静脉快速滴注,1 次 /6 ～ 8h。

6. 老年人 CI 的主要护理评估

(1)评估老年人的病因和危险因素,起病的情况和表现。观察老年人是否存在焦虑等心理问题,了解老年人及其家属对疾病的认知程度。

(2)评估老年人的身体状况,比如生命体征、意识状态、瞳孔、肢体运动和感觉情况。

7. CI 主要的护理诊断

(1)躯体活动障碍:与运动中枢损害致使肢体偏瘫或活动能力降低有关。

(2)语言沟通障碍:与大脑语言中枢损害有关。

(3)吞咽障碍:与意识障碍或延髓麻痹有关。

8. **老年人 CI 急性期的主要护理措施**

(1)平卧,必要时吸氧,密切监测生命体征及意识状态。建立静脉通路并行血压监测。

(2)安排紧急的头颅 CT,获取 12 导联的心电图,以识别脑出血或急性心肌梗死。

(3)目标血压控制:溶栓前期,血压控制在收缩压 < 185mmHg、舒张压 < 110mmHg。溶栓开始后,收缩压 < 180mmHg、舒张压 < 105mmHg。如果血压持续升高,收缩压 > 220mmHg 或舒张压 > 120mmHg,或伴有梗死后出血、合并夹层动脉瘤等,予以降压治疗,并密切观察血压变化。

(4)血糖控制:血糖 < 10mmol/L 时,给予胰岛素治疗,将血糖控制在 7.8 ~ 10mmol/L。

(5)静脉溶栓的护理

1)血压监测:静脉溶栓开始至结束后的 2h 内,每 15min 进行一次血压测量。之后每 30min 一次,持续 6h;以后每 1h 测量,直至治疗结束后 24h。溶栓期间,收缩压 ≥ 180mmHg、舒张压 ≥ 105mmHg,增加测量次数,必要时给予降压药。及时发现静脉溶栓期间,血压过高引起脑出血的可能。

2)如果出现严重的头痛、恶心或呕吐,意识变化,应立即停止溶栓,并做好抢救的准备。

3)导尿管、鼻饲胃管等在病情允许下延迟安置。

4)溶栓 24h 后,给予抗凝药物前复查头颅 CT 或 MRI。

(6)并发症的护理:发生脑水肿和颅内压增高,应抬高床头 30°,避免引起颅内压增高的因素,并进行脱水降颅内压的治疗;发生脑梗死后出血,是最凶险的并发症,密切观察瞳孔意识、血压的变化,积极控制血压,必要时手术。

9. **老年人 CI 溶栓后的健康教育**

(1)指导老年人及其家属了解基本的相关知识:如危险因素、危害、早期症状、就诊时机等。偏瘫的康复时间都较长,容易复发。鼓励老年人树立信心,循序渐进地坚持锻炼。家属应关心体贴老年人,给予生活照顾和精神的支持。鼓励和督促老年人锻炼,提高自我照顾的能力。

(2)合理的饮食:进食高蛋白、低盐、低脂、低热量的清淡饮食,如谷类、鱼类、豆类等,多吃新鲜的蔬菜水果,戒烟限酒。合理地休息,起床或坐起等改变体位时,动作缓慢,转头不要过猛,洗澡时间不要过长,平日外出应有人陪伴,防止跌倒。

(3)遵医嘱用药,定期随访:了解自身血压、血糖、血脂等情况,预防并发症和脑卒中的复发。若出现头痛、头晕、口齿含糊、进食呛咳等,及时就医。

案例三　心肌梗死急性发作照护

(一)案例简介

本案例描述的是一位心肌梗死急性发作的老年男性患者,6d 前和朋友去爬山,感到胸闷不适,后自行缓解,故未就医。今日晚餐后,突感心前区胸闷、胸痛,自服保心丸后,"120"送至医院急诊胸痛中心就诊。经医护人员及时救治,送导管室行急诊手术治疗。

【情景准备】

情景一

人物:急性心肌梗死患者及其家属、护士。

地点:急诊预检台。

物料:血压计、脉搏血氧饱和度监测仪等操作用物。

情景二

人物:急性心肌梗死患者及其家属、护士。

地点:急诊胸痛中心。

物料:采集血标本、心电图仪等操作用物。

情景三

人物:急性心肌梗死患者及其家属、护士。

地点:急诊胸痛中心。

物料:除颤仪、病号服、病床等操作用物。

【教学目标】

素养目标:①能与患者进行有效沟通,缓解患者及其家属的焦虑与紧张;②具有急救的专业素养和技能,提高团队协作能力;③具有应变能力和敏锐的观察力。

知识目标:①熟悉急性心肌梗死的主要类型、主要临床表现及并发症;②熟悉急诊胸痛中心的建设与意义;③熟悉急性心肌梗死的心电图的识别及相关临床意义;④掌握心肌梗死急性发作时的急救与照护,能够对急性发作期做出护理诊断,并制订相关的护理计划和护理措施;⑤掌握心肌梗死急性发作的术前准备和护理措施,并给予老年患者个性化的健康指导。

技能目标:①能够根据患者情况进行有效的体格检查和评估,完成病史采集;②能够根据患者情况开展合理的健康指导;③能熟练掌握生命体征的测量、血标本的采集、心电图仪、除颤仪等护理操作技能。

(二)实践教学案例

1. 教师授课信息

【情景说明】

患者张老伯,6d前和朋友外出爬山,准备下山时,突然感到胸闷、心悸,坐下休息,约15min后自行缓解,并且没有其他不适。回家后生活如常,今晚餐后,坐在沙发上休息,突感胸闷,心前区压榨性疼痛,自服保心丸未缓解,老伴李阿婆拨打急救电话,立即将其送往急诊胸痛中心。

情景一:患者在老伴的陪伴下,由120救护车送至急诊胸痛中心。患者平卧于转运床上,表情痛苦,呼吸加快,偶有恶心,右手捂着心前区。预检护士为患者测量生命体征,即刻通知医生,安排患者转入胸痛中心。

情景二:患者平卧于胸痛中心的抢救床位上,胸痛中心护士遵医嘱落实18导联心电图、静脉血标本采集、建立静脉通路。确诊为急性心肌梗死。

情景三:确认患者行急诊经皮冠状动脉介入治疗,协助患者口服拜阿司匹林300mg+替格瑞洛180mg,做好各项术前准备,医生接到导管室准备完毕的通知,胸痛中心护士为患者连接除颤仪,转运患者。

【相关信息】

张老伯,68岁,男性,已婚,育有1女,女儿在外地工作。与老伴孙阿婆共同生活。患者退休前是一名银行工作人员,经常加班,不吸烟,偶尔饮酒。每年定期体检,身体健康状况良好。喜欢旅行,尤其是爬山。

【教学目标】

情景一

素养目标:能与患者进行有效沟通,缓解患者及其家属的焦虑与紧张。

知识目标:熟悉急性心肌梗死的主要类型、主要临床表现及并发症。

技能目标:能正确实施病史采集,生命体征的测量等操作技术。

情景二

素养目标:具有急救的专业素养,以及急救过程中团队协作能力。

知识目标:掌握急性心肌梗死的急救与照护,能够制订相关的护理计划,并落实术前准备及护理措施。

技能目标:能正确实施心电图、静脉血标本采集等操作技术。

情景三

素养目标:具有应变能力和敏锐的观察力,职业素养提升。

知识目标:掌握心肌梗死急性发作患者行经皮冠状动脉介入治疗(PCI)的术前准备、护理措施及健康指导。

技能目标:能正确实施除颤仪等操作技术。

2. 学生学习信息

【情景说明】

作为一名护士,现在有一名主诉胸痛胸闷的患者。

情景一:患者在家属陪同下,由120救护车转运至急诊大厅,患者呼吸急促,有恶心感,手捂左前胸,眉头紧皱。

情景二:患者在急诊胸痛中心病床上,医生下达了医嘱。

情景三:经过检查确认为心肌梗死发作,患者及其家属签字同意行经皮冠状动脉介入治疗,医生接到导管室已准备完毕的通知,护士做好准备工作,和医生一同转运患者。

【学习任务】

情景一:请对患者进行病情采集和评估,结合目前给出的信息,给予相应的护理措施。

情景二:请根据医嘱单正确执行医嘱,并基于患者目前的病情,给予相关的护理措施。

情景三:患者行经皮冠状动脉介入治疗,护士做好术前准备及转运准备。

【实施要求】

每个场景护士均有5～8min对患者进行评估或实施护理干预,并进行相关知识的宣教。

【知识储备】

(1)急性心肌梗死的类型,主要临床表现及并发症。

(2)急诊胸痛中心的建设与意义。

(3)心肌梗死急性发作的心电图改变、血液检查的临床意义。

(4)老年心肌梗死急性发作的护理诊断,主要的护理措施。

(5)心肌梗死急性发作患者行经皮冠状动脉介入治疗(PCI)的术前准备、相应的护理措施及健康指导。

3. 标准化病人信息

【个人基本信息】

张老伯,68岁,男性,已婚,和老伴孙阿婆共同居住。生于本地,退休前是一家银行工作人员,经常加班,不吸烟,偶尔饮酒。每年参加体检,身体健康状况良好。喜好爬山,欣赏山顶的风景,与老伴和朋友一起,每隔 1 ~ 2 个月都会到各处旅行。

【疾病相关信息】

(1)本次就诊相关信息:6d 前张老伯和朋友一起去黄山旅行,上山前一天晚上与朋友聊天,23:00 左右入睡,第 2 天早餐 7:00 出发一同乘坐缆车上山,在山顶浏览风光。午餐后,出发乘坐缆车下山,途中张老伯突感左侧胸部疼痛,压榨感,无呼吸困难及其他不适。坐下休息,同行的朋友提供保心丸,张老伯认为是昨晚睡得太晚,没休息好,大约 15min 后自行缓解。之后的旅行中,再未发生过不适症状。回家后也并未重视,今日晚餐后,和老伴孙阿婆一同看电视,再次感到心前区疼痛、压榨感,服用了家中的保心丸,20min 后不适未缓解,并出现恶心,无呕吐。孙阿婆随即拨打了急救电话,将患者送到了医院。

(2)既往疾病相关信息:张老伯退休前经常加班,三餐规律,不吸烟,偶尔饮酒。每年体检,身体健康状况良好。没有高血压、糖尿病、高血脂;没有外伤史、手术史。没有药物过敏史,没有家族性遗传病史。

【情景描述】

情景一:某三甲医院急诊,一辆 120 救护车停在门口,张老伯躺在转运担架上,被急救人员推入急诊大厅。张老伯眉头紧皱,右手捂着心前区,时有恶心,但未呕吐胃内容物,呼吸急促。陪伴来院的孙阿婆,看到老伴痛苦的样子,深感焦虑。

[孙阿婆] 表情焦虑,进入急诊大厅,寻找预检台,看到穿白大衣的护士问:"护士,我老伴胸口痛,怎么办呀?"

[患者] 表情痛苦,时而恶心,右手紧抓心前区,吃力地说:"护士,我这里痛,叫医生过来看看吧!"

[患者] 配合护士,完成生命体征的测量。

[孙阿婆] 如果护士询问患者病情,请回答相关问题,过程中表现出焦虑,询问:"医生呢?我们要找医生!"

[患者及其家属] 如果护士将患者安置到胸痛中心就诊请配合。

情景二:急诊胸痛中心,张老伯平卧于抢救床位上,孙阿婆陪伴在旁,紧张焦虑。胸痛中心护士根据医嘱,逐一落实各项检查。经医生确诊为急性心肌梗死。

[患者] 如果护士准备为他进行 18 导联心电图检测,请配合,询问:"护士心电图为什么要做 2 遍呀? 我胸口痛呀! 还有点想吐!"

[患者] 请表现出皱眉,恶心并努力配合护士完成心电图的操作。

[患者] 如果护士准备为他进行静脉血标本采集,请配合。

[孙阿婆] 关切地问:"护士我老伴的血报告有什么问题吗?"

情景三:医生诊断患者为急性心肌梗死,张老伯和孙阿婆确认要行急诊经皮冠状动脉介入治疗,配合完成各项术前准备,医生接到导管室准备完毕的通知,胸痛中心护士为患者连接除颤仪后转运患者。

[患者]①如果护士准备请他服用口服药,询问:"这些药都要吃吗? 有什么作用?"配合护士服药。②如果护士打算为他更换病号服,请配合。

[孙阿婆] 如果护士为他服用口服药、更换病号服,请配合。

[患者]①如果护士询问,胸痛症状是否加重,恶心是否好转。请回答:"到了医院我就安心多了,胸痛比刚刚好多了,但还是有点痛的。恶心也好很多了。"②因担心手术风险及对手术的不了解,紧张地问:"护士,这个手术一定要做吗? 我现在感觉好一点了呀!"

[患者]如果护士准备为他进行连接除颤仪的操作,请配合。好奇地问,"护士,在我身上接的是什么仪器啊?"

孙阿婆对护士表示感谢,孙阿婆然后说:"谢谢您,听您说了这么多,我本来很紧张的,现在感觉好多了,还有什么我需要做的吗?我和老伴积极配合你们。"

(三)核心知识点解析

1. **急性心肌梗死的主要类型** 根据发病早期心电图 ST 段变化,主要可分为急性 ST 段抬高型心肌梗死和急性非 ST 段抬高型心肌梗死。急性 ST 段抬高型心肌梗死:在冠状动脉病变的基础上,发生冠状动脉血供急剧减少或中断,使得相应的心肌出现缺血所致的心肌急性坏死。急性非 ST 段抬高型心肌梗死:由于动脉粥样斑块破裂或糜烂,伴有不同程度的表面血栓形成、血管痉挛及远端血管栓塞导致的一组临床症状。

2. **心肌梗死急性发作的主要临床表现**

(1)疼痛:最早且最突出的临床表现。常位于胸骨后、心前区、前胸部两侧。程度严重,范围广,持续时间长,休息或含用硝酸甘油多不能缓解。患者烦躁、恐惧、有濒死感。

(2)胃肠道症状:部分患者有恶心、呕吐、上腹部胀痛,严重者可出现呃逆。

(3)全身症状:发热、心动过速、白细胞增高等。

(4)心律失常:室性心律失常多见,尤其是室性期前收缩。房室传导阻滞,严重者发生室颤,危及生命。

(5)休克:患者有烦躁不安、面色苍白、皮肤湿冷等休克表现。主要是心源性休克,为广泛性心肌坏死,心排血量急剧下降所致。

(6)心力衰竭:主要为左心衰竭。患者呼吸困难、发绀、烦躁,严重者发生肺水肿等表现。

3. **急性心肌梗死的并发症**

(1)乳头肌功能失调或断裂:轻者可以恢复,重者可严重损害左心功能致使发生急性肺水肿,在数天内死亡。

(2)心脏破裂:少见,常在起病 1 周内出现,多为心室游离壁破裂,偶有室间隔破裂。

(3)栓塞:见于起病后 1~2 周,如为左心室附壁血栓脱落所致,则引起脑、肾、脾或四肢等动脉栓塞。由下肢静脉血栓脱落所致,则产生肺动脉栓塞。

(4)心室壁瘤:主要见于左心室。较大的室壁瘤体检时可见左侧心界扩大,超声心动图可见心室局部有反常运动,心电图示 ST 段持续抬高。

(5)心肌梗死后综合征:心肌梗死后数周至数月内出现,可反复发生,表现为心包炎、胸膜炎或肺炎,有发热、胸痛等症状,可能为机体对坏死组织的过敏反应。

4. **急诊胸痛中心的建设与意义** "胸痛中心"可以通过多学科合作(包括急救医疗系统、急诊科、心内科、影像学科),为胸痛患者提供快速而准确的诊断、危险评估和恰当的治疗手段,从而提高胸痛的早期诊断和治疗能力,减少误诊和漏诊。主要治疗方法是经皮冠状动脉介入治疗,是指经心导管技术疏通狭窄甚至闭塞的冠状动脉管腔,从而改善心肌的血流灌注的治疗方法。建议"进门-球囊开通"时间控制在 90min 内。冠状动脉急性闭塞后 20min,心肌开始由内向外坏死。心肌再灌注治疗开始越早越好。因此,胸痛中心可以进行快速诊断、及时治疗、避免治疗不足或过度治疗,以降低胸痛患者的死亡率、改善临床预后。

5. **心肌梗死急性发作的心电图改变**

(1)急性 ST 段抬高型心肌梗死心电图表现特点:①在面向透壁心肌坏死区的导联 ST 段明显抬高呈弓背向上型,宽而深的 Q 波(病理性 Q 波),T 波倒置;②在背向心肌坏死区的导联则出现相反的改变,即 R 波增高,ST 段压低和 T 波直立并增高。

(2)急性非 ST 段抬高的心肌梗死心电图表现特点:①无病理性 Q 波,有普遍性 ST 段压低 ≥ 0.1mV,但 aVR 导联 ST 段抬高,或有对称性 T 波倒置;②无病理性 Q 波,也无 ST 段变化,仅有 T 波倒置变化。

6. 心肌梗死急性发作的血液检查改变

(1)血清心肌坏死标记物增高:①心肌肌钙蛋白 I 或 T 在起病 3 ~ 4h 后升高;②肌红蛋白于起病后 2h 内即升高;③肌酸激酶(CK)在起病 6h 内升高;④肌酸激酶同工酶(CK-MB)在起病后 4h 内增高;⑤天冬酸氨基转移酶在起病 6 ~ 10h 后升高。

(2)D- 二聚体(D-dimer):急性心肌梗死时,血浆 D- 二聚体水平明显增高,D- 二聚体检测可作为观察心肌梗死病情的一项指标。

(3)脑利尿钠肽(brain natriuretic peptide,BNP):BNP > 100pg/mL 即可诊断为心功能不全或症状性心力衰竭,也是鉴别心源性呼吸困难与肺源性呼吸困难敏感性和特异性高的指标。

对心肌坏死标记物的测定应进行综合评价,CK、CK-MB 是传统的诊断急性心肌梗死的血清标记物,但某些疾病可致假阳性,如扩张型心肌病、急性心肌炎等均可影响其特异性。

7. 心肌梗死急性发作时的护理诊断

(1)疼痛:胸痛,与心肌缺血坏死有关。

(2)活动无耐力:与心肌氧的供需失调有关。

(3)恐惧:与起病急、病情危重、环境陌生有关。

(4)知识缺乏:与起病突然,对疾病相关知识不足有关。

(5)潜在并发症:心律失常、休克、心力衰竭、猝死。

8. 胸痛中心护士对心肌梗死急性发作的患者的照护

(1)密切观察患者的意识、精神状态、面色、生命体征等变化,注意有无出冷汗、四肢末梢发凉等,警惕心源性休克和心力衰竭的发生。

(2)经常询问患者的胸痛或胸闷等不适症状的情况,有无改善或加重,并注意伴随症状和程度。

(3)严密监测心率、心律、心电图的变化,及早识别心律失常,及时报告医生并配合抢救。

(4)注意心电图和心肌酶的监测结果,了解急性心肌梗死的演变。

9. 经皮冠状动脉介入治疗(PCI)术前准备及胸痛中心护士的护理措施

(1)PCI 术前准备:排除手术禁忌证(消化道出血、颅内活动性出血等),术前给药(双联抗血小板聚集药物负荷量),启动导管室,与家属签署术前知情同意书。

(2)胸痛中心护士的护理措施:①患者入胸痛诊室,绝对卧床休息,10min 内心电图,20min 内行血液检查;②予以吸氧、监测生命体征。确保静脉通路通畅有效,必要时,遵医嘱静脉用药;③确诊急性心肌梗死,即刻协助患者服双抗药物(拜阿司匹林 300mg+ 硫酸氢氯吡格雷片 300mg),并记录服用时间;④医生与患者或家属填写 PCI 知情同意书,护士协助患者按手术要求更换衣物,10min 内办理入院手续;⑤备转运用物,如除颤仪、抢救药箱、氧气瓶等;⑥得到导管室准备就绪的通知,即刻打开已连接好的除颤仪至监护模式,与医生及其家属、陪送工人一起,5min 内将患者转运至导管室。与导管室做好交接班。

10. 心肌梗死急性发作 PCI 术后患者健康指导

(1)知识指导:告知患者及其家属疾病的特点和危急性,树立终身治疗的观念。知晓主要的临床表现,及时就诊的必要性。了解患者及其家属知识缺乏的原因,及时予以指导。老年患者需要反复,细心地讲解,注意其对疾病知识的理解程度。

(2)心理指导:疾病多危重,疾病的疼痛感、濒死感,患者容易对疾病的预后和今后的生活担心。护理人员应予以充分的理解和进行疏导,予以目光交流、语言安慰等,鼓励患者保持乐观、平和的心态,正确对待自己的病情。护理人员工作紧张有序,给予患者信赖感,并引导家属共同配合和支持,创设一个良好的环境。

(3)用药指导:指导患者术后按医嘱服药,告知药物的用法、作用和不良反应。如使用抗凝类药物,注意出血倾向等。如术后胸痛症状发作,程度较重,时间长,服用硝酸甘油不能缓解等,提示心肌梗死急性发作的可能,请及时就医。

(4)照护者指导:心肌梗死急性发作,有心源性猝死的可能,指导照护者,早发现,早就诊。教会心肺复苏的基本技术以备急用。

案例四 慢性阻塞性肺疾病急性发作照护

(一)案例简介

本案例描述的是一位有5年慢性阻塞性肺疾病(chronic obstructive pulmonary diseases,COPD)病史的老年男性患者,1周前因外出聚会受凉引起感冒,而后出现咳嗽、咳痰,轻微活动后气急、气喘,同时伴有发热,到医院急诊就医,诊断为COPD急性加重,收治入病房。住院期间经过抗感染、化痰、平喘、氧疗等一系列治疗和护理后,患者症状明显改善,现准备出院。

【情景准备】

情景一

人物:COPD患者及其家属、护士。

地点:急诊预检台。

物料:血压计、血氧饱和度监测仪、血标本采集等操作用物。

情景二

人物:COPD患者、护士。

地点:内科病房。

物料:医嘱单、静脉输液、动脉血气标本采集、氧气吸入、雾化吸入、痰标本采集等操作用物。

情景三

人物:COPD患者及其家属、护士。

地点:内科病房。

物料:医嘱单、病床等操作用物。

【教学目标】

素养目标:①具有医患交流和沟通能力;②具有同理心和人文关怀意识;③具有良好的职业素养和护理职业道德。

知识目标:①熟悉COPD的主要危险因素和严重程度分级标准;②熟悉COPD的主要临床表现、体征以及主要的辅助检查;③掌握COPD的常见护理诊断及主要护理措施;④掌握COPD患者的康复护理指导。

技能目标:①能根据患者病情正确地完成病史采集与体格检查;②能根据患者情况完成科学合理的健康指导和健康教育手册的制作;③能熟练掌握卧位安置、体温单绘制、血氧饱和度监测、雾化吸入、氧气吸入术、静脉输液、动脉血标本采集等护理操作技能。

（二）实践教学案例

1. 教师授课信息

【情景说明】

患者王老伯,5d 前参加朋友聚会晚归有些受凉,第 2 天早上起床后出现鼻塞,咳嗽、咳痰,为白色黏痰,不易咳出,活动后有气急,到药店购买了消炎、祛痰药物自行服用,但效果不明显。周末女儿来家中看望,他半卧于床上,精神萎靡,自述疲乏,没食欲,啥事都不想干。女儿为其准备了可口饭菜,建议他下床吃饭。他勉强起身,穿衣后喘息加重,坐在床沿大口呼吸。女儿上前搀扶时发现他身体很烫,测口温 38.3℃,马上将患者送至医院。

情景一:患者在女儿的陪同下来到急诊大厅。患者步履蹒跚,痛苦面容,面色发绀,张口呼吸,胸部起伏明显。护士将患者安置在重病观察室,让患者躺卧、测氧饱和度、吸氧、体格检查、通知医生。查看患者既往病史有确诊 COPD,医嘱完善胸部 CT、血常规、生化全套、动脉血气后考虑 COPD 急性加重,收治入院。

情景二:入院后完善肺功能,实验室 CRP 等辅助检查。开具医嘱:鼻导管持续低流量吸氧,左氧氟沙星 + 头孢联合抗感染,盐酸氨溴索、厄多司坦、乙酰半胱氨酸等平喘化痰药物治疗。嘱半卧位,监测生命体征和氧合状况,普米克令舒 + 沙丁胺醇雾化吸入。

情景三:经过抗感染、化痰、平喘、氧疗等一系列治疗和护理后,患者体温正常,症状明显改善。责任护士通知患者及其女儿择日出院,并为患者做健康教育。

【相关信息】

王老伯,70 岁,男性,已婚,育有 1 女,妻子 3 年前因心力衰竭去世,目前独居。患者退休前经常应酬,有 30 多年的饮酒史和吸烟史。5 年前被诊断为 COPD 后戒酒戒烟,后因妻子的过世又开始吸烟,1 盒 /3d。每到冬春季时容易感冒,常伴有咳嗽、咳白色黏痰,大多无发热、气喘,每次会到社区卫生服务中心配些抗生素、镇咳、祛痰的药物服用,一般服药几天后症状就会缓解。

【教学目标】

情景一

素养目标:具有同理心和人文关怀意识。

知识目标:熟悉 COPD 的主要临床表现、体征以及主要的辅助检查。

技能目标:能正确实施病史采集与体格检查、血氧饱和度监测、氧气吸入、卧位安置、体温单绘制等操作技术。

情景二

素养目标:具有耐心、责任心,职业责任感提升。

知识目标:熟悉 COPD 的主要危险因素和严重程度分级标准;掌握 COPD 的常见护理诊断及主要护理措施。

技能目标:能正确实施采集病史、静脉输液、动脉血气标本采集、氧气吸入、雾化吸入、痰标本采集等操作技术。

情景三

素养目标:具有良好的沟通交流能力。

知识目标:掌握 COPD 患者的康复护理指导。

技能目标:能正确实施家庭氧疗技术、促进咳嗽排痰技术、呼吸功能锻炼、健康教育手册制作等操作技术。

2. 学生学习信息

【情景说明】

作为一名护士,现有一名慢性阻塞性肺疾病(COPD)急性加重的患者。

情景一:患者在家属的陪同下来到急诊大厅。患者步履蹒跚,痛苦面容,面色发绀,张口呼吸,胸部起伏明显。

情景二:内科病房。医生查房后,下达了医嘱。

情景三:经过抗感染、化痰、平喘、氧疗等一系列治疗和护理后,患者体温正常,症状明显改善。请通知患者择日出院,并为患者做健康教育。

【学习任务】

情景一:请对患者进行病史采集和重点查体,完成生命体征测量、氧气吸入、血氧饱和度监测等操作。

情景二:结合所给信息列举目前患者的护理诊断和主要护理措施。根据医嘱单执行医嘱。

情景三:请评估患者目前的身体、心理状况以及家庭支持状况,对患者及其照护者进行居家康复指导,尤其是家庭氧疗和呼吸功能锻炼的指导。

【实施要求】

每个情景护士均有 8 ~ 12min 对患者进行评估或实施护理干预,并进行相关知识的宣教。

【知识储备】

(1)熟悉 COPD 的主要危险因素和严重程度分级标准。

(2)熟悉 COPD 的主要临床表现、体征以及主要的辅助检查。

(3)掌握 COPD 的常见护理诊断及主要护理措施。

(4)掌握 COPD 患者的康复护理指导。

3. 标准化病人信息

【个人基本信息】

王老伯,70 岁,男性,已婚,有一女儿,女儿身体健康,妻子 3 年前因为心力衰竭去世。生于本地,退休前是上市公司的营销总监,经常应酬,有 30 多年的饮酒史和吸烟史。现在独居,女儿每逢节假日会来探望。平时自己有锻炼身体的习惯,气候适宜的时候会和老同事一起出去旅游、摄影。

【疾病相关信息】

(1)本次就诊相关信息:5d 前王老伯参加老同学聚会,喝了不少酒,回家有点晚,白天出门的时候还春意正浓,暖洋洋的,没想到晚上回家时冷嗖嗖的,昼夜温差挺大,可能着凉了。第 2 天睡醒起来觉得鼻子有点塞,喉咙也不舒服,咳嗽咳痰,痰是白色的,很黏稠,不容易咳出,自行服用祛痰灵(每次 1 支,3 次 /d)和维 C 银翘片(每次 2 粒,3 次 /d),效果不明显。2 天前咳嗽变频繁了,痰量也增多,一咳嗽就是黄色黏痰,痰里面没有血或臭味。自己觉得浑身没力气,也不想吃饭,稍微在房间里走走就觉得气短。晚上睡眠也不好,白天没精神。今天王老伯的女儿来看他,觉得他身上有点烫,测了口腔温度 38.3℃,马上就送他到医院来了。

(2)既往疾病相关信息:王老伯 10 多年前曾因受凉后出现咳嗽、咳痰,痰液白色黏稠,自行服用镇咳及祛痰药后改善。此后上述症状反复发作,尤其在感冒或冬春季气候交替的时候,咳嗽以早晨起来和夜间的时候较明显,咳嗽时伴有排痰,痰量多黏稠,有时呈黄色,经常迁延 1 个月以上,其间会到社区卫生服务中心配些消炎、镇咳、祛痰的药物服用,症状大多缓解,平时偶有咳嗽咳痰。5 年前一次感冒后咳嗽、咳痰症状加重,同时伴活动后胸闷气短,在当地三甲医院进行肺功能检查,诊断为"慢性阻塞性肺疾病(COPD)",之后就戒酒戒烟。3年前因妻子过世打击太大,又开始吸烟,现1盒/3d。高血压史10多年,一直口服厄贝沙坦(每次150mg,3次/d),血压稳定在130/90mmHg以下。既往无外伤、手术史,无药物及食物过敏史等。

【情景描述】

情景一:某三甲医院的急诊大厅,人头攒动。王老伯在女儿的搀扶下步履蹒跚地来到急诊预检台。他口唇略有发绀,紧缩着眉头,张大嘴吃力地呼吸着,嗓子不时发出肥皂泡破裂似的声响,身子随着呼吸的节律不由得起伏。

[女儿] 表情紧张,语速加快,一进急诊大厅,女儿就大声喊:"护士,快看看我爸爸他怎么了? 这一路过来一直嚷着嗓子紧,气透不了,浑身还烫得很。"

[患者] 大口喘气,手叩击胸部,表现出惊恐状,"护士,我是不是快不行了? 我嗓子有一口痰,堵住了我的呼吸,我想咳出来但就是怎么也咳不出来,您有什么办法能让我呼吸轻松一点吗? "

[患者] 配合护士完成体温和血氧饱和度的测量。

[女儿] ①如果护士询问父亲疾病情况,请回答疾病的相关问题,过程中表现出焦虑、自责,询问"我父亲生命有危险吗? "②如果护士询问患者自理能力,请回答"父亲和我分开住的,平时我工作很忙,只有周末的时候去看看他。他生活基本自理,从不麻烦我,有啥事或者生病都是自己扛着的。看到他现在这个样子我真的很难过。"

情景二:安静的病房,王老伯半卧在病床上,氧气吱吱地通过鼻导管缓缓地输入到他的身体。原本急促的呼吸显得平静下来,微绀的面色也有了一丝血色。护士推着治疗车进入病房。

[患者] 如果护士打算给他静脉输液,表现出呼吸平稳,语速平缓,询问"医生给我输的什么药啊? 我现在感觉好多了,能不能不打针啊? 打了静脉针,我吃饭、上厕所都不方便。你们又不允许家属陪护。"

[患者] 如果护士打算给他做雾化吸入,询问"雾化吸入之前我在社区卫生服务中心也做过的,没啥效果,而且每次喷雾的时候都有水滴落到衣服上,把衣服都弄得湿哒哒的。另外,我现在觉得好多了,我能不能不吸氧了啊? 不然每时每刻鼻子都插根管子,像个大象一样。"

情景三:一缕阳光照进了病房,安静的病房里传来了轻轻的哼唱声,王老伯今天出院,女儿正准备接他回家。护士拿着出院的药物和健康宣教手册来到病房。

[患者] 因为要出院,表现出轻松、高兴,倾听护士给他的讲解,然后说"您说得很仔细,不过我还是有几个问题想问问您。"

✧ 我现在都恢复了,为什么回家还要长期吸氧啊? 而且氧气罐放在家里是不是不太安全啊?

✧ 您刚才说的呼吸功能锻炼操我应该听懂了,但我还是不知道该怎么样做?

✧ 您说让我回家要注意营养,您看我现在这个体型(比较胖)还能多吃吗?

✧ 我也想戒烟啊! 不过有时候　一个人挺孤单的,想老伴的时候就会不自主地抽两口,我出院后真的一口烟都不能抽吗?

[女儿] 对护士表示感激,然后询问"麻烦您再跟我父亲强调一下,回家后吸氧,氧气不能开得太大,我爸是急性子,啥事情都喜欢快。""还有,请您教教我拍背的手法,我爸说这方法蛮管用的,每次你们帮他雾化吸入后拍拍背,他都会觉得咳痰轻松些。"

（三）核心知识点解析

1. 慢性阻塞性肺疾病的主要危险因素

（1）个体因素：①遗传因素；②年龄和性别；③肺生长发育；④支气管哮喘和气道高反应性；⑤低体重指数。

（2）环境因素：①吸烟；②职业粉尘和化学物质；③空气污染；④感染因素；⑤蛋白酶抗蛋白酶失衡；⑥氧化应激；⑦其他，如营养不良、气温变化等。

2. 慢性阻塞性肺疾病的主要临床表现

（1）慢性咳嗽：常为最早出现的症状，随病程发展可终身不愈，常晨间咳嗽明显，夜间有阵咳或排痰。当气道严重阻塞时，通常仅有呼吸困难而不表现出咳嗽。

（2）咳痰：一般为白色黏液或浆液性泡沫痰，偶可带血丝，清晨排痰较多。合并感染时痰量增多，可有脓性痰。少数患者咳嗽不伴有咳痰。

（3）气短或呼吸困难：是慢性阻性肺疾病的典型表现，早期在劳力时出现，后逐渐加重，以致在日常生活甚至休息时也感到气短。但由于个体有差异，部分人可耐受。

（4）喘息：部分患者特别是重度患者或急性加重时出现。

（5）全身症状：体重下降、食欲减退、外周肌肉萎缩和功能障碍、疲乏、消瘦、焦虑等。

3. 慢性阻塞性肺疾病的主要体征

（1）视诊：胸廓前后径增大，肋间隙增宽，剑突下胸骨下角增宽，称为桶状胸，部分患者呼吸变浅，频率增快，严重者可有缩唇呼吸等。

（2）触诊：双侧语颤减弱。

（3）叩诊：肺部过清音，心浊音界缩小，肺下界和肝浊音界下降。

（4）听诊：双肺呼吸音减弱，呼气延长，部分患者可闻及湿啰音和 / 或干啰音。

4. 慢性阻塞性肺疾病患者检查肺功能有何意义
肺功能检查是判断气流受限的主要客观指标，对 COPD 诊断、严重程度评价、疾病进展、预后及治疗反应等有重要意义。

（1）第一秒用力呼气容积占用力肺活量百分比（FEV_1/FVC）是评价气流受限的一项敏感指标。第一秒用力呼气容积占预计值百分比（FEV_1% 预计值），是评估 COPD 严重程度的良好指标，其变异性小，易于操作。吸入支气管舒张药后 $FEV_1/FVC < 70\%$ 及 $FEV_1 < 80\%$ 预计值者，可确定为不完全可逆的气流受限。

（2）肺总量、功能残气量和残气量增高，肺活量减低，表明肺过度充气，有参考价值。由于肺总量增加不及残气量增高程度明显，故残气量 / 肺总量增高。

（3）一氧化碳弥散量及其与肺泡通气量比值下降，该项指标对诊断有参考价值。

5. 慢性阻塞性肺疾病严重程度判断
目前对 COPD 患者病情严重程度的评估主要基于症状、肺功能结果以及有无并发症等。改良版英国医学研究委员会呼吸困难问卷（mMRC 问卷）（表 5-2-2）可用于现状评估。根据 COPD 患者 FEV_1 下降程度（GOLD 分级）（表 5-2-3）可判断患者的肺功能。

表 5-2-2　mMRC 问卷

mMRC 分级	呼吸困难症状
0 级	剧烈活动时出现呼吸困难
1 级	平地快步行走或爬缓坡时出现呼吸困难

mMRC 分级	呼吸困难症状
2 级	由于呼吸困难,平地行走时比同龄人慢或需要停下来休息
3 级	平地行走 100m 左右或数分钟后即需要停下来喘气
4 级	因严重呼吸困难而不能离开家或在穿脱衣服时即出现呼吸困难

表 5-2-3　COPD 患者气流受限严重程度的 GOLD 分级

肺功能分级	分级标准
Ⅰ级:轻度	$FEV_1 \geqslant 80\%$ 预计值
Ⅱ级:中度	$50\% \leqslant FEV_1 < 80\%$ 预计值
Ⅲ级:中度	$30\% \leqslant FEV_1 < 50\%$ 预计值
Ⅳ级:极重度	$FEV_1 < 30\%$ 预计值

6. 慢性阻塞性肺疾病的主要护理诊断

(1)气体交换受损:与气道阻塞、肺泡呼吸面积减少、通气不足有关。

(2)清理呼吸道低效或无效:与呼吸道炎症、分泌物增多而黏稠、无效咳嗽有关。

(3)营养失调:与呼吸困难、疲劳等引起食欲下降、摄入不足、能量需要量增加有关。

(4)焦虑:与呼吸困难影响工作、生活和害怕窒息等因素有关。

(5)活动无耐力:与日常活动供氧不足、疲劳有关。

(6)睡眠型态紊乱:与呼吸困难、不能平卧、环境刺激有关。

(7)潜在并发症:自发性气胸、肺性脑病、心律失常等。

7. 慢性阻塞性肺疾病的主要护理措施

(1)环境和体位:保持室内清洁的环境、合适的温湿度,温度 23 ~ 25℃、湿度 50% ~ 60% 为宜。冬季注意保暖,避免直接吸入冷空气。协助患者卧床休息,取坐位或半卧位。做好患者心理疏导,以减轻焦虑。

(2)保持呼吸道通畅:嘱患者多饮水,以达到稀释痰液的目的。同时指导并鼓励患者有效咳痰,并配合胸部叩击以促进痰液排出。

(3)氧疗护理:给予持续低流量低浓度(25% ~ 29%)氧气吸入,并向患者讲解吸氧的目的、方法及注意事项,使患者能够坚持长期氧疗。

(4)病情观察:观察患者咳嗽、咳痰、呼吸困难加重的程度;监测动脉血气分析和水、电解质、酸碱平衡状况;肺性脑病的观察。

(5)用药护理:遵医嘱应用抗炎、止咳、祛痰、平喘等药物,观察药物疗效和不良反应。

(6)呼吸肌功能锻炼:指导患者进行缩唇呼吸训练。目的是使浅而快的呼吸转变为深而慢的有效呼吸,加强胸、腹呼吸肌肌力和耐力,改善呼吸功能。

(7)体育锻炼:根据病情制订有效的锻炼计划。锻炼方式多种多样,如散步、练太极拳、骑自行车、体操等。病情较重者鼓励进行床上活动。锻炼以不感觉到疲劳为宜。

(8)营养支持:营养支持能提高 COPD 患者的免疫功能。COPD 患者因消化液分泌减少、胃肠道瘀血以及蠕动减慢等原因导致患者食欲下降。因此,患者要少食多餐,选择营养丰富,易消化的食物。清淡为主,避免辛辣刺激食物,勿暴饮暴食,避免摄入容易引起腹胀及便秘的食物。

8. 慢性阻塞性肺疾病患者出院指导

(1)疾病知识指导:使患者了解疾病的相关知识,识别使病情恶化的因素。戒烟是预防疾病的重要措施,应劝导患者戒烟;避免粉尘和刺激性气体的吸入;避免与呼吸道感染人群接触,在呼吸道传染病流行期间,尽量避免去人群密集的公共场所。指导患者要根据气候变化,及时增减衣物,避免受凉感冒。

(2)心理疏导:引导患者适应慢性疾病并以积极的心态对待疾病,培养生活兴趣,如听音乐、养花种草等,以分散注意力,减少孤独感,缓解焦虑、紧张的精神状态。

(3)坚持长期家庭氧疗:长期家庭氧疗可提高慢性 COPD 患者的生活质量和生存率。长期家庭氧疗的主要指征是 $PaO_2 < 55mmHg$ 或 $SaO_2 < 88\%$。一般采用鼻导管吸氧,氧流量控制在 1 ~ 2L/min,每日吸氧时间 10 ~ 15h。氧疗目标是使 $PaO_2 \geqslant 60mmHg$ 和 / 或使 $SaO_2 > 90\%$。

(4)饮食指导:COPD 患者往往伴有二氧化碳潴留,因此应避免高碳水化合物食物的摄入以减少二氧化碳的产生。帮助患者制订足够热量、蛋白质和维生素的饮食计划,可摄入鸡鸭鱼肉、豆制品、新鲜蔬菜、水果等,注意少食多餐,避免在餐前和进餐时过多饮水,腹胀的患者应进软食,细嚼慢咽。避免食用过冷、过热、生硬食物,因其可刺激气管引起阵发性咳嗽。茶碱类药物易引起胃肠道不良反应,服用时注意避免饮用咖啡、茶和可乐等。在心功能良好状态下,嘱患者每天摄入水量 1 500 ~ 2 000mL,以利痰液稀释,更好地促进排痰。

(5)康复锻炼:使患者理解康复锻炼的意义,充分发挥患者进行康复的主观能动性,制订个体化的锻炼计划,选择空气新鲜、安静的环境,进行步行、慢跑、太极拳等体育锻炼。教会患者及其家属根据呼吸困难与活动之间的关系,判断呼吸困难的严重程度,以便于安排工作与生活。指导患者进行呼吸功能锻炼(缩唇、腹式呼吸等),以利于肺功能的恢复。

(6)遵医嘱规范用药:长期、规律的药物治疗可以控制 COPD 患者的症状,减少急性加重的频率和严重程度,提高运动耐量和生命质量。嘱患者定期去医院检查,依据症状、肺功能及急性加重风险等综合评估结果遵医嘱用药,并教会患者正确使用气雾剂,提高依从性。另外,告知患者慎用镇静剂,以免引起呼吸抑制而加重病情;也不宜单纯使用镇咳药,以免抑制主动咳嗽能力。

9. 指导患者进行有效咳嗽咳痰　有效咳嗽适用于意识清醒能配合的患者。方法:患者取舒适体位(尽可能采用坐位),先行 5 ~ 6 次深呼吸,于深吸气末屏气,继而咳嗽数次使痰到咽部附近,再用力咳嗽将痰排出。或者患者取坐位,两腿上置一软枕,顶住腹部,咳嗽时身体前倾,头颈屈曲,张口咳嗽将痰液排出。

10. 指导患者进行腹式呼吸和缩唇呼吸锻炼

(1)腹式呼吸方法:取立位、平卧位或半卧位,左右手分别放在上腹部和胸前。鼻缓缓吸气,腹部凸出,手感到腹部向上抬起;呼气时经口呼出,手感到腹部下降。通过缓呼深吸,以增进肺泡通气量。每天练习腹式呼吸 3 ~ 4 次,每次重复 8 ~ 10 次,熟练后可逐步增加次数和训练时间。

(2)缩唇呼吸:是通过缩唇形成的微弱阻力来延长呼吸时间,增加气道压力,延缓气道塌陷,从而改善患者的呼吸功能。方法:协助患者取舒适卧位,指导患者先闭嘴经鼻吸气,然后通过缩唇(吹口哨状)慢慢呼气,同时收缩腹部。吸呼比为 1 : 2 或 1 : 3。缩唇的程度与呼气流量以能使距口唇 15 ~ 20cm 处、与口唇同一水平的蜡烛火焰随气流倾斜又不至于熄灭为宜,每天练习 3 ~ 4 次,每次重复 8 ~ 10 次。

案例五　急性胰腺炎照护

(一)案例简介

本案例描述的是一位急性胰腺炎的老年男性患者,入院前 1d 中午参加同学聚会,许久未见面和老朋友多喝了点白酒,当时没有不舒服,晚餐时觉得腹胀,不想进食,继而出现腹痛并阵发性加剧,左侧后背部也伴有疼痛,自行服用吗丁啉,效果不佳,到医院急诊就医,诊断为急性胰腺炎,收治入院。住院期间遵医嘱给予禁食、胃肠减压、抗感染、抑酸、抗胰酶等治疗和护理后,患者症状明显改善,准备择日出院。

【情景准备】

情景一

人物:老年胰腺炎患者及其家属、护士。

地点:急诊预检台。

物料:血压计、体温计、血氧饱和度监测仪、心电监护仪等操作用物。

情景二

人物:老年胰腺炎患者、护士。

地点:内科病房。

物料:医嘱单、胃肠减压装置、静脉注射用物、口腔护理用物、输液泵等操作用物。

情景三

人物:老年胰腺炎患者及其家属、护士。

地点:内科病房。

物料:医嘱单、病床等操作用物。

【教学目标】

素养目标:①培养学生的医患交流和沟通能力;②具有同理心和人文关怀意识;③具有良好的职业素养和护理职业道德。

知识目标:①熟悉急性胰腺炎常见病因和发病机制;②熟悉急性胰腺炎的主要临床表现和辅助检查;③熟悉急性胰腺炎的治疗要点和用药护理;④掌握急性胰腺炎的常见护理诊断及主要护理措施;⑤掌握急性胰腺炎患者的康复护理指导。

技能目标:①能根据患者病情正确地完成病史采集与体格检查;②能根据患者情况完成科学合理的健康指导和健康教育手册的制作;③能熟练掌握生命体征测量、血氧饱和度监测、胃肠减压、静脉输液、血标本采集、口腔护理等护理操作技能。

(二)实践教学案例

1. 教师授课信息

【情景说明】

患者张老伯,入院前 1d 中午参加同学聚会。大家都特别高兴,和老朋友们多喝了点白酒,当时没啥不舒服。回到家吃晚饭的时候觉得有点腹胀,就没吃晚饭。到了晚上 9 点多的时候,张老伯觉得上腹部不舒服,刚开始是隐隐地胀痛,后来疼痛阵发性加剧,左侧腰背部也有牵拉性疼痛。同时还伴有腹胀、呕吐数次,呕吐物为食物残渣,味道苦涩。自己服用了"吗丁啉",但效果不佳。凌晨 3 点爱人陪他到医院看急诊。

情景一:患者在爱人的陪同下来到急诊大厅。患者痛苦面容,面色苍白,身子蜷缩,双手紧紧地按压在腹部。护士将患者安置在诊疗室,给予患者躺卧,测生命体征、血氧饱和度、体格检查、疼痛评估、通知医生等,并询问患者既往病史有确诊慢性胆囊炎、胆囊结石,医嘱完善腹部CT、血常规、生化全套、血尿淀粉酶后考虑胆源性胰腺炎,收治入院。

情景二:患者目前给予禁食、胃肠减压、营养支持、抗感染、抑酸、抗胰酶等治疗。医生开具静脉抽血医嘱:生化全套 + 血常规 + 血淀粉酶。

情景三:拔除胃管的第 5 天,患者已经能够进食清流质,医生通知明天出院。护士到病房为患者进行健康指导。

【相关信息】

张老伯,75 岁,男性,已婚,育有 1 女,女儿身体健康,有高血压、糖尿病、胆囊结石史多年。退休前在外地工作,担任中学教师。患者最近几年老是觉得饭后上腹部闷胀不适,一直未予重视,觉得可能是自己岁数大了或在家久坐,消化功能减退。后因经常出现呃逆和反酸的现象,在女儿的建议下去做了全面体检。检查报告显示:①反流性食管炎;②慢性胆囊炎、胆囊结石;③肾囊肿。在医生的建议下服用了抑酸和促进胃肠动力的药物后感觉症状好转。之后遇到腹胀等不舒服情况,自己服用一些多潘立酮就会缓解。高血压 20 余年,一直口服厄贝沙坦每次150mg,3 次 /d,血压控制在 130/90mmHg 以下。既往无外伤、手术史,无药物及食物过敏史等。

【教学目标】

情景一

素养目标:具有同理心和人文关怀意识。

知识目标:熟悉急性胰腺炎的常见病因和主要临床表现。

技能目标:能正确实施病史采集与体格检查、生命体征测量、心电监护、血氧饱和度监测、卧位安置、疼痛评估等操作技术。

情景二

素养目标:具有耐心、责任心,职业责任感提升。

知识目标:掌握急性胰腺炎的治疗要点、用药护理以及常见护理诊断和主要护理措施。解释主要的实验室检查与辅助检查的结果及意义。

技能目标:能正确实施病史采集、静脉输液、血标本采集、吸氧、胃肠减压、口腔护理、输液泵的使用等操作技术。

情景三

素养目标:具有良好的医患交流和沟通能力。

知识目标:掌握急性胰腺炎的健康指导内容。

技能目标:能正确执行出院医嘱,实施备用床、健康教育手册的制作等操作技术。

2. 学生学习信息

【情景说明】

作为一名护士,现有一名急性胰腺炎的老年患者。

情景一:患者在家属的陪同下来到急诊大厅。患者双手按压在腹部,身子蜷缩,表情痛苦。

情景二:患者目前给予抗感染、抑制胰液分泌、解痉镇痛和营养支持等治疗。医生开具静脉抽血医嘱。

情景三:患者经治疗后病情好转,择日出院。

【学习任务】

情景一:请对患者进行病史采集和重点查体,完成生命体征测量、卧位安置、疼痛评估等操作。

情景二:结合所给信息列举目前患者的护理诊断和主要护理措施。根据医嘱单执行医嘱。

情景三:请评估患者目前的身体、心理状况以及家庭支持状况,对患者及其照护者进行康复指导,尤其是饮食指导和疾病指导。

【实施要求】

每个情景护士均有 8 ~ 10min 对患者进行评估或实施护理干预,并进行相关知识的宣教。

【知识储备】

(1)急性胰腺炎的常见病因和发病机制。

(2)急性胰腺炎的治疗要点和用药护理。

(3)急性胰腺炎患者临床观察要点、护理诊断和主要护理措施。

(4)急性胰腺炎患者健康教育内容。

3. 标准化病人信息

【个人基本信息】

张老伯是一名 75 岁男性,已婚,育有一女,女儿身体健康,有高血压、糖尿病、胆囊炎史多年。生于上海,大学毕业后分配到外地工作,退休后回到上海。退休前是中学老师。比较喜欢清净的生活,平时在家看书,学习电脑。现在和老伴一起生活,女儿工作忙,每逢节假日会来探望。张老伯和老伴都比较喜食肉类,平时烧菜都浓油赤酱的,不然就会觉得味道太寡淡了,吃不下去。

【疾病相关信息】

(1)本次就诊相关信息:入院前 1d 中午同学聚会。大家许久未见面,甚是高兴、激动。和老朋友们多喝了点白酒,当时没啥不舒服,大家相谈甚欢,一直到下午 4 点多才回到家。晚饭点的时候就觉得挺饱的,就没吃晚餐。到了晚上 9 点多的时候,张老伯觉得上腹部不舒服,刚开始是隐隐地胀痛,后来越来越疼,而且一阵阵加剧,左侧腰背部也有牵拉性疼痛。同时还伴有腹胀、呕吐数次,呕吐物都是一些食物的残渣,味道苦苦的。呕吐后也没觉得腹胀腹痛好转。自己服用了"多潘立酮",但效果不佳。凌晨 3:00 爱人陪他到医院看急诊。

(2)既往疾病相关信息:最近几年老是觉得饭后上腹部闷胀不适,一直都未重视,觉得可能是自己岁数大了或在家坐的时间久了,消化功能减退导致的。后来又出现了经常呃逆和反酸的现象,在女儿的安排下去做了全面体检。检查报告显示:①反流性食管炎;②慢性胆囊炎、胆囊结石;③肾囊肿。在医生的建议下服用了抑酸和促进胃肠动力的药物后就感觉症状好多了。现在有时候吃得不合适或者有点累的时候也会有腹胀的情况,自行服用多潘立酮,一般过会儿都能缓解。高血压 20 多年,一直口服厄贝沙坦每次 150mg,3 次 /d,血压稳定在 130/90mmHg 以下。无其他疾病和家族性遗传病史。无外伤、手术史。无药物及食物过敏史。

【情景描述】

情景一:凌晨,医院的急诊大厅,张老伯在老伴的搀扶下来到急诊预检台。一阵阵的腹痛直击身体的深处,他双手紧紧地压住腹部,试图"以痛压痛",但效果甚微。疼痛使其脸部抽动略有变形,脸色苍白,豆大的汗珠密密地排在额头。

[妻子] 神情紧张,略带气吁,径直冲到急诊预检台:"护士,快看看我家老头子他怎么了?从昨天晚上开始就一直说腹部疼痛,现在越来越痛了"。

[患者] 双手按压在腹部,身子蜷缩,面容痛苦,"护士,我现在肚子翻江倒海似的,想吐但又吐不出东西,整个腹部都痛,左侧后背也痛"。

[患者]配合护士完成生命体征测量、卧位安置、疼痛评估等操作。

[妻子]如果护士询问你有关你爱人疾病情况,请回答疾病的相关问题,过程中表现出焦虑、疑惑"我在几年前发过胆囊炎,当时也是腹部不舒服,但没有像老头子这次这么痛。护士,我爱人会不会是心肌梗死啊?我们家有个亲戚上次心肌梗死的时候,就是一开始说胃疼,后来家里人没当回事,把病情给耽搁了"。

情景二:消化内科病房,张老伯半卧在病床上,面色微黄,嘴唇干痂,鼻子里插着胃管,管子的一端连着胃肠减压器,内有 50mL 左右黄褐色的液体。床旁有一个输液架,输注的液体正通过输液泵缓缓地滴入体内。护士推着治疗车进入病房。

[患者]如果护士准备给你静脉抽血,你表现出厌烦、责怪的口气,询问"怎么还要打针啊!你看我的手上已经打了套管针,每天 24h 都在输液。这瓶子里的液体也滴得太慢了,能不能给我调节得快一点呀?我心脏没问题的"。"今天为什么又要给我抽血啊?我前两天刚抽过血,满满的几管血。我现在已经几天不吃不喝了,再抽这么多的血,我要被抽干的。"

[患者]如果护士准备给你更换胃肠减压器,你说"我这管子还要插多久啊?我觉得自己腹胀好点了。还有我这个胃管拔掉了是不是就能够吃点东西了?我已经好些天没吃东西了,肚子都瘪了。有时候晚上饿得胃疼,睡都睡不好。"

[患者]如果护士告知你还是不能够拔除胃管,你要表现出失望、渴求的眼神,向护士发问,"那现在胃管不能拔,东西也不能吃。您看看我的嘴唇,已经干得脱了几层皮了。我就喝点水总行了吧?"

情景三:今天是拔除胃管的第 5 天,张老伯已经能够吃一些清流质了,医生通知他明天就可以出院了。护士拿着健康宣教手册来到病房。

[患者]因为要出院,表现出高兴,对之前自己对护士的责备表示歉意,"这次多亏了你们精心护理,我下次再也不敢喝酒了,以后聚会都以茶代酒。您再跟我讲讲回家后该注意些什么呗!"

[妻子]对护士表示感激,然后询问"前面我听到您跟我爱人做的饮食指导,我记住了,下次我烧菜的烹饪方式也要改改,不能一味地注重味道。对了,您说我和我爱人都有胆囊炎,这个病是不是会传染啊?"

(三)核心知识点解析

1. 请根据病史判断张老伯本次发病可能的发病因素

(1)胆囊结石、慢性胆囊炎引起胆源性胰腺炎:①胆囊结石、感染等因素导致奥迪括约肌水肿痉挛,使十二指肠壶腹部出现梗阻,胆道内压力高于胰管内压力,胆汁逆流入胰管引起急性胰腺炎;②胆石在移行过程中损伤胆总管、壶腹部或胆道感染引起奥迪括约肌松弛,使富含胰激酶的十二指肠液反流入胰管,引起急性胰腺炎;③胆道感染时细菌毒素、游离胆酸、非结合胆红素等,可通过胆胰间淋巴管交通支扩散到胰液,激活胰酶,引起急性胰腺炎。

(2)酗酒、饱餐:大量饮酒、饱餐可致胰液分泌增加,并刺激奥迪括约肌痉挛,十二指肠乳头水肿,胰液排出受阻,胰管内压增加,并最终引起急性胰腺炎。

2. 急性胰腺炎的发病机制 不同病因引起急性胰腺炎的致病途径虽然不同,但其病理生理过程相同,即胰腺的自身消化。正常胰腺分泌的消化酶有两种形式,一种是有生物活性的酶,另一种是以酶原形式存在的无活性的酶。正常分泌以无活性的酶原占绝大多数,这是胰腺避免自身消化的生理性防御屏障。急性胰腺炎发生,是在各种病因作用下,一方面胰腺腺泡内酶原激活,发生胰腺自身消化的连锁反应,另一方面腺管导管内通透性增加,活性胰酶渗入胰腺组织,加重胰腺炎症。两者在急性胰腺炎发病中可能为序贯作用。

3. 急性胰腺炎腹痛腹胀发生的机制

(1)炎症刺激和牵拉胰腺包膜上的神经末梢。

(2)炎性渗出物和胰液外渗刺激腹膜和腹膜后组织。

(3)炎症累及肠道引起肠胀气和肠麻痹。

(4)胰管阻塞或伴胆囊炎、胆石症引起疼痛。

4. 急性胰腺炎的主要临床表现

(1)腹痛:是急性胰腺炎的主要和首发症状,疼痛剧烈,呈持续性、刀割样疼痛。多位于左上腹,可放射至左肩及左腰背部。

(2)腹胀、恶心、呕吐:与腹痛同时存在。早期呕吐频繁而剧烈,呕吐后腹痛不缓解。

(3)发热:轻症者可不发热或轻度发热,一般38℃左右。合并胆道感染时常伴有寒战、高热。

(4)休克和脏器功能障碍:早期以低血容量性休克为主,后期合并感染性休克。

(5)腹膜炎体征:轻症者多局限于上腹部,常无明显肌紧张。重症者压痛明显,并有反跳痛和肌紧张。移动性浊音多为阳性,肠鸣音减弱或消失。

5. 血清淀粉酶与尿淀粉酶增高在急性胰腺炎诊断中的意义

(1)血清淀粉酶:一般在起病后 2 ~ 12h 开始升高,48h 后开始下降,持续 3 ~ 5d。血清淀粉酶超过正常值 3 倍即可诊断为急性胰腺炎。但血清淀粉酶的高低不一定反映病情轻重,出血坏死性胰腺炎血清淀粉酶值可正常或低于正常。

(2)尿淀粉酶:升高较晚,在发病后 12 ~ 14h 开始升高,下降缓慢,持续 1 ~ 2周,但尿淀粉酶受患者尿量的影响。

6. 急性胰腺炎的治疗要点 三大治疗原则:减轻腹痛、减少胰腺分泌、防治并发症。

(1)禁食及胃肠减压。

(2)静脉输液:维持水电解质和酸碱平衡,保持血容量,注意维持热卡供应。

(3)抗感染:急性胰腺炎属于化学性炎症,抗生素并非必要;但国内以胆道疾病为主,故临床上习惯应用。

(4)抑酸治疗:质子泵抑制剂。

(5)对症治疗:止痛、解痉。

(6)减少胰液分泌:生长抑素、奥曲肽。

(7)抑制胰酶活性:加贝酯。

(8)抗休克(重症胰腺炎)。

7. 生长抑素使用注意事项

(1)对于连续滴注给药,须用本品 3mg 配备够使用 12h 的药液(溶剂可为生理盐水或 5% 的葡萄糖溶液),输液量调节在 0.25mg/h。

(2)持续静脉滴注时须输液泵控制滴速。

8. 急性胰腺炎的主要护理诊断

(1)疼痛(腹痛):与胰腺及其周围组织炎症、水肿有关。

(2)营养失调(低于机体需要量):与呕吐、禁食、机体高代谢等有关。

(3)体温过高:与胰腺及周围组织炎症有关。

(4)有体液不足的危险:与呕吐、禁食、炎性渗出等有关。

(5)知识缺乏:缺乏相关疾病防治及康复的知识。

(6)潜在并发症:休克、感染、出血、胰瘘等。

9. 急性胰腺炎患者留置胃肠减压的目的　通过胃肠减压可减少胰泌素和胆囊收缩素—促胰酶素的分泌,减少胰液的外分泌,并减轻胃潴留和腹胀。

10. 急性胰腺炎患者出院指导

(1)日常生活指导:结合患者日常生活习惯及本次患病的诱因,告知养成良好饮食习惯的重要性。嘱戒除烟酒,忌饱餐或暴饮暴食,避免刺激性强、产气多、高脂油腻食物。出院后3个月内注意低脂清淡饮食,从低脂低糖开始,逐渐恢复正常饮食。出院后4 ~ 6周,避免举重物和过度疲劳。保持心情舒畅。

(2)疾病知识指导:向患者讲解本病的主要诱发因素、预后及并发症知识。教育患者积极治疗胆道疾病,防止胆源性胰腺炎的发生。

(3)用药知识指导:告知患者遵医嘱服药和用药的注意事项,避免服用直接损伤胰腺组织的药物,如糖皮质激素、磺胺类等。

(4)告知患者加强自我观察,定期随访:胰腺炎渗出物往往需要3 ~ 6个月才能完全被吸收,嘱患者出院后1个月、3个月、6个月复查腹部B超。如出现腹痛、腹胀、呕吐等症状,需及时就医。

第六章　老年安宁疗护

一、老年人临终生理照护特点

联合国提出享有安宁疗护服务是人的一项基本权利,随着人口老龄化的加剧、疾病谱及死亡谱的变化,老年人安宁疗护需求日益旺盛。我国《"十四五"健康老龄化规划》中提出要发展安宁疗护,为临终老人提供疼痛及其他症状控制、舒适照护等服务。老年安宁疗护包含了临终阶段(即最后6个月左右)的姑息治疗,包括症状管理和关怀服务、减轻和预防患者痛苦、心理和精神支持等,以帮助家庭有效应对患者的疾病甚至死亡。

老年安宁疗护的核心是尊重生命、关怀生命,帮助临终老人安宁又有尊严地实现"优逝",真正落实人道主义,以人为本,减少家庭精神压力和经济负担,减少社会医疗资源浪费。依据马斯洛人体需求层次论,生理需求是最基本的需求,老年人优逝最重要的是缓解不舒服的症状,即生理舒适。

(一)老年人临终生理变化

1. 老年人临终期身体各系统变化

(1)呼吸系统:表现为呼吸困难、咳嗽、咳痰、皮肤发绀。查体:呼吸频率加快、节律改变,可出现诸如潮式呼吸、间歇呼吸、张口呼吸等各种异样呼吸,听诊呼吸伴痰鸣音,肺部可闻及湿啰音。

(2)循环系统:表现为脉搏快而弱,节律不规则;血压下降或测不出;心音低而无力。

(3)消化及泌尿系统:表现为食欲缺乏、恶心、呕吐、腹胀。同时因胃肠功能紊乱,肛门括约肌控制失调,可出现便秘或腹泻。膀胱括约肌控制失调可表现为尿潴留或尿失禁。

(4)运动系统:表现为腰痛、关节痛、肢体软弱无力。查体:全身肌肉松弛,关节活动受限。

(5)神经系统:表现为头痛、烦躁、神情淡漠及不同程度的意识障碍。查体:瞳孔散大,各种感知功能减退或消失,各种浅反射减退或消失。

2. 老年人临终期常见症状　临终患者多具有贫血貌、食欲缺乏、便秘和腹泻、呼吸困难、营养不良、睡眠紊乱、运动障碍、意识改变等表现,老年人临终时除以上生理改变外,还有疾病和衰老同时存在,症状不典型、并发症较多,反应迟钝、主诉不确切等特点。机体的衰竭会表现出各种濒死的症状,其中以下症状较为常见:

(1)疼痛:是临终老年人最常见、最严重的症状,尤其是晚期癌症患者。疼痛不但会导致身体极度衰弱、病情恶化、食欲和睡眠质量下降,而且会加重老年患者失望和沮丧的情绪。

(2)呼吸困难:临终老年人可因呼吸道阻塞、肺部肿瘤浸润、胸腔积液、心力衰竭等导致呼吸困难,呼吸困难是引起临终老年人恐惧和极度痛苦的症状之一。

(3)恶心、呕吐:临终老年人由于便秘、阿片类药物的不良反应、颅内压增高、消化性溃疡、尿毒症、药物毒性作用等原因易出现畏食、恶心、呕吐等症状。

(4)谵妄:大多数老年人临终前会出现谵妄等意识变化,症状一般在下午或晚上更严重,考虑由癌症脑转移、代谢性脑病变、电解质紊乱、营养不良或败血症等因素引起。

(5)压力性损伤:处于生命晚期的临终老年人一般长期卧床,且营养状况差,很多呈恶病质状态,是发生压力性损伤的高危险人群。

(二)老年人临终生理照护需求

1. **缓解疼痛的需求**　疼痛是老年临终患者较为常见的临床症状,70% 以上的老年人最终会遭受中至重度的疼痛。全球每年有 600 万老年人患癌症,绝大多数晚期癌症患者最主要的症状为疼痛,每天最少有 350 万癌症老年患者忍受着疼痛的折磨。疾病和衰老同时存在的特点会使临终老年人出现个人承受能力的改变,日常疼痛承受能力会下降,疼痛会使一些老年人的情绪发生很大的变化,引起老年人的焦虑紧张、抑郁等负性心理情绪,产生对死亡的恐惧和绝望,还可能会加重病情。对疼痛进行有效的控制管理可提高临终老年人晚期生活质量。因此,缓解疼痛是临终关怀护理的首要任务,是临终老年人生理照护最首要的需求,当生理疼痛有所缓解之后,老年人会考虑精神、心理和社会等方面的需求。

2. **控制其他症状的需求**　原国家卫计委发布的《安宁疗护实践指南(试行)》中提出对临终患者实施症状控制,症状控制良好是进一步实施舒适技术、心理关怀等照护的前提和基础。临终老年人的各种症状控制是临终关怀中的核心环节,这些症状可能是疾病本身带来的,也可能是对治疗过程中产生异常生理变化的感知,不仅包括躯体的疼痛,还包括乏力、厌食、失眠、呼吸困难、恶心呕吐、便秘、焦虑、谵妄等。多个症状常常共存,互相影响,从而导致症状群集现象,这一现象会给临终老年人带来生活上的不便和情感上的痛苦,影响其精神状态,大大降低了老年人的生活质量。

3. **营养支持的需求**　营养是患者机体康复的必要条件,是维持正常生理功能、维持免疫能力、修复组织及机体生长的物质基础。临终老年人有 40% ~ 80% 会出现胃肠道反应,常伴有食欲减退、便秘、呕吐、吞咽困难症状。营养摄入不足就不能满足机体的需求,导致营养不良,可能会出现热量、营养素不平衡、消耗过多、摄入不足等状态,失偿现象通常也是机体所伴有的症状之一。根据老年人实际情况,给予个性化的营养支持方案,通过提供高热量、高蛋白、富含维生素和易消化的食物,以保证临终老年人有足够的营养供给,必要时可给予高营养液静脉输注、鼻饲或空肠营养管注食,以维持营养。积极的营养支持是缓解和纠正临终老年人营养状况的主要途径,是改善其营养和功能状态、提高疾病耐受力与生活质量、延长生存期的最行之有效的方法。

4. **日常生活照护的需求**　临终老年人自理能力下降,在日常生活上需要部分或完全依赖他人的照护。大多数临终老年患者对于死亡本身并不惧怕,而是对生理上的不适感到恐惧和烦恼。因此,临终老年患者有生活舒适的需求。在环境方面,临终老年人需要温暖、舒适、安宁、整洁的环境,以放松身心。在个人卫生方面,临终老年人因长期卧床及疾病的影响,汗液中的盐分及含氮物质长存留在皮肤上,和皮质、皮屑、灰尘、细菌结合,黏于皮肤表面,刺激皮肤,导致皮肤抵抗力降低,易导致各种感染,因此,保持皮肤清洁、干燥是临终老年人的基本需求。此外,口腔清洁,正确、舒适的体位,良好的休息与睡眠环境,适度的日常活动等均是临终老年人对于日常生活照护的需求。

二、临终常见生理症状处理典型案例

案例一　癌性疼痛照护

(一)案例简介

本案例描述的是一位 65 岁肺腺癌伴骶骨转移的终末期患者。患者初始症状为左下肢间断出现放射性疼痛,活动后疼痛加重,放疗后下肢疼痛缓解,后左下肢疼痛加重,同时出现下肢肌力减弱,影响正常行走,疼痛逐渐加重,口服羟考酮、加巴喷丁、吗啡等多种镇痛药物,用药不规律,近一周出现骶尾部持续性胀痛,左下肢持续针刺及放电样疼痛伴阵发性加剧,严重影响饮食、睡眠、活动,左下肢痛觉过敏,活动时疼痛加重,爆发痛出现频繁,爆发痛时需强迫屈髋、屈膝体位来缓解疼痛。此次入住肿瘤科病房最大的诉求为能够缓解疼痛,提升生存质量。住院期间,经过疼痛的全面评估、药物及其他辅助治疗,患者疼痛得到有效控制。

【情景准备】

情景一

人物:患者及其家属、护士。

地点:肿瘤科病房。

物料:血压计、体温表、疼痛评估单等操作用物。

情景二

人物:患者及其家属、医生、护士。

地点:肿瘤科病房。

物料:已开好的医嘱单、静脉输液、镇痛泵等操作用物。

情景三

人物:患者及其家属、护士。

地点:肿瘤科病房。

物料:病床等操作用物。

【教学目标】

素养目标:①能与患者进行有效沟通,缓解患者及其家属的焦虑与紧张;②具有团队合作精神,能与其他医务人员有效配合解决患者问题;③具有良好的职业素养,能够理解、同情并包容患者的不良情绪反应。

知识目标:①能正确阐述疼痛的定义;②能说出疼痛的分类;③能正确解释癌痛三阶梯止痛原则。

技能目标:①能根据患者情况正确评估癌性疼痛;②能结合患者情况制订个性化疼痛管理方案;③能针对患者情况实施个性化健康教育。

(二)实践教学案例

1. 教师授课信息

【情景说明】

患者李女士,3年前因左下肢间断出现放射性疼痛,活动后疼痛加重,至医院就诊发现肺部占位伴骶骨转移,穿刺病理诊断"腺癌"。完善基因检测后先后使用吉非替尼、奥西替尼靶向治疗,其间给予骨转移姑息性放疗,放疗后下肢疼痛略有缓解。1周前患者左下肢疼痛开始加重,同时出现下肢肌力减弱,影响正常行走,疼痛逐渐加重,数字分级评分法(numerical rating scale,NRS)评分7～9,频繁出现爆发痛,口服羟考酮、加巴喷丁、吗啡等多种镇痛药物,用药不规律,镇痛效果不佳。为有效控制疼痛,提升生存质量,在家人的陪同下住院治疗。

情景一:患者在丈夫的陪同下来肿瘤科病房住院治疗。患者神清语明,急性痛苦面容,骶尾部持续性胀痛,护士将患者安置在病床,患者需强迫屈髋、屈膝体位来缓解疼痛。给予入院查体并通知医生,医嘱予以完善常规化验,肺、腰椎(含骶骨)MRI检查,疼痛评估,卡诺夫斯凯计分(Kanofsky performance score,KPS)。

情景二:经评估,患者为重度癌性疼痛、混合性疼痛,同时存在伤害感受性疼痛和神经病理性疼痛,且频繁出现爆发痛,要求快速有效镇痛。医生根据《NCCN 成人癌痛指南》和《难治性癌痛专家共识》等,给予经静脉患者自控镇痛(patient controlled intravenous analgesia,PCIA)技术,计算初次氢吗啡酮给药剂量 9.6mg/d,持续量 0.4mg/h,患者自控镇痛(patient controlled analgesia,PCA)量每次 1mg,锁定时间 30min。24h 后再次评估 NRS。

情景三:患者疼痛控制满意,每日爆发痛次数小于 3 次,PCA 后可迅速控制疼痛,用药期间无恶心呕吐、便秘、呼吸抑制等不良反应,在半个月后改行氢吗啡酮鞘内镇痛,鞘内 PCA 每日氢吗啡酮剂量为 0.2mg,术后无不良反应,疼痛控制良好,医嘱予以带泵出院。病区护士通知患者,并向患者进行详细的出院健康宣教。

【相关信息】

李女士,65 岁,女性,已婚,育有 1 女。退休前为小学教师,退休后与丈夫同住,3 年前因左下肢间断出现放射性疼痛,活动后疼痛加重,遂至医院完善相关检查后发现肺部占位伴骶骨转移,穿刺病理诊断"腺癌"。完善基因检测后,先后使用吉非替尼、奥西替尼靶向治疗,其间给予骨转移姑息性放疗,放疗后下肢疼痛略有缓解。生病期间主要由丈夫照顾。患者一周前左下肢疼痛开始加重,同时出现下肢肌力减弱,影响正常行走,疼痛逐渐加重,口服羟考酮、加巴喷丁、吗啡等多种镇痛药物,因担心药物耐受与成瘾以及药物不良反应等问题,用药不规律,每日强阿片类药物总量换算成吗啡约为 150mg,但疼痛控制效果不佳。

【教学目标】

情景一

素养目标:能与患者有效沟通,具有同理心。

知识目标:能正确阐述疼痛的定义;能说出疼痛的分类。

技能目标:能全面正确评估患者的疼痛。

情景二

素养目标:关爱关心患者,具有团队协作能力。

知识目标:能正确解释癌痛三阶梯止痛原则。

技能目标:能结合患者具体情况制订个性化疼痛管理方案。

情景三

素养目标:具有良好的职业素养,能够理解、同情并包容患者的不良情绪反应。

知识目标:能解释 PCA 的注意事项及不良反应。

技能目标:能针对患者情况实施个性化出院指导。

2. 学生学习信息

【情景说明】

作为一名护士,现有一名肺癌伴骨转移,重度癌痛的终末期患者。

情景一:患者在家属的陪同下来到肿瘤科病房。患者神清语明,急性痛苦面容,骶尾部持续性胀痛,强迫体位。

情景二:医生根据护士疼痛评估结果及患者的具体情况,选择 PCIA 技术镇痛。

情景三:经全方位疼痛管理,患者疼痛控制良好,每日爆发痛次数小于 3 次,由 PCIA 改为鞘内 PCA。医嘱予以带泵出院。

【学习任务】

情景一:请对患者进行疼痛评估,并结合所给信息提出目前患者的主要护理问题和主要护理措施。

情景二:对患者进行 PCIA 的健康指导,向患者说明可能出现的不良反应及应对措施。

情景三:患者疼痛得到有效控制,评估患者目前的疼痛状况,并做好出院健康指导,尤其是疼痛管理与鞘内 PCA 的健康指导。

【实施要求】

每个情景护士均有 5 ~ 8min 对患者进行评估或实施护理干预,并进行相关知识的宣教。

【知识储备】

(1)疼痛的定义、发生机制与分类。

(2)癌痛的定义、特点与性质,癌痛三阶梯止痛原则、癌痛控制原则。

(3)疼痛的评估方法,疼痛全面管理。

(4)患者自控镇痛技术的健康指导,尤其是作用、不良反应及应对措施的指导。

3. 标准化病人信息

【个人基本信息】

李女士,65 岁,女性,已婚,育有 1 女,退休前为小学教师,退休后与丈夫同住。丈夫大学文化,退休前为公司高管,身体健康,现为李女士的主要照顾者。女儿每逢节假日会来探望,平时李女士夫妇喜欢种花、养鱼,生活作息规律,比较注重养生。

【疾病相关信息】

(1)本次就诊相关信息:李女士近一周以来左下肢疼痛开始加重,并且感觉左下肢无力,影响正常行走,往常每日都做的是给阳台上的花花草草浇水,现在感觉非常吃力。根据既往经验口服止痛药止痛,但控制效果越来越差,爆发痛出现越发频繁,由开始的 5 次 /d 左右,增加到现在的 15 次 /d 左右,且夜间发生频繁,严重影响李女士与其丈夫的睡眠。日常生活规律被打破,李女士出现排便次数增加,每天 3 ~ 5 次,口服泻立停后好转,小便正常,食欲差,睡眠差。近 2d,李女士感觉骶尾部持续性胀痛,左下肢持续性针刺样疼痛并伴有阵发性加剧,且活动时疼痛加重,爆发痛发作更加频繁,生活质量急剧下降,在丈夫的建议下来院就诊。

(2)既往疾病相关信息:李女士 3 年前左下肢间断出现放射性疼痛,休息后缓解,开始未予以重视,此后症状逐渐加重,影响正常行走,遂至医院就诊,完善相关检查后发现肺部占位伴骶骨转移,穿刺病理诊断为"腺癌"。随后完善基因检测后先后使用吉非替尼、奥西替尼靶向治疗,其间行骨转移姑息性放疗,放疗后疼痛缓解。出院回家后,疼痛时有发作,以左下肢放射性疼痛为主,不影响正常行走,曾口服羟考酮、加巴喷丁、吗啡等多种镇痛药物,并未规律用药,害怕长期服用药物会形成耐药性与药物依赖,只要疼痛可以忍受就坚持不用药。一般会在疼痛发作频繁时就医,口服镇痛药控制后,自行减量停药。李女士平素身体健康,没有高血压、糖尿病等慢性疾病史,无外伤、手术史,没有药物、食物过敏史,没有家族性遗传病史。患病以来,李女士心态平和,能接受自己罹患癌症的事实,积极配合治疗,注重身体康复,生活习惯良好。

【情景描述】

情景一:某医院肿瘤科病房,安静整洁的病房里,李女士表情痛苦,眉头紧锁,屈髋、屈膝,双臂环抱着小腿,右侧卧位蜷缩在病床上,以缓解疼痛,呼吸浅快且不停地发出痛苦的呻吟,其丈夫李先生守护在床旁,十分担心李女士的情况。

[丈夫]十分焦急,看到护士来到病房,就紧张地说:"护士,快给想想办法吧,这次怎么疼得这么厉害呀,以前也发作过,可是都没这么厉害呀,你看这人都疼得受不了了。"

[患者]表情痛苦,蜷缩在床上呻吟,配合护士完成生命体征测量,疼痛与 KPS 评估,由于

疼痛,对护士的提问不做回答,只在护士对丈夫的回答进行复核的时候点头或摇头。

[丈夫]如果护士询问妻子疾病情况,请回答疾病的相关问题,过程中表现出担忧、焦虑,询问"这疼痛能控制住吗?不会一直这么疼下去吧?"如果护士询问疼痛的相关信息,请主动回答,"她平时比较要强,不到疼得受不了一般不会吭声的。她现在这么疼,不方便回答,您有什么问题直接问我吧。"如果护士询问患者的自理能力,请回答"除了疼痛发作的时候,其他时候她都能很好地照顾自己,一般她不愿意麻烦别人的。"

情景二:病房里,PCIA术后李女士疼痛得到了有效控制,脸上露出了久违的笑容,半卧在病床上,边吸氧边通过手机跟女儿聊天,告诉女儿现在一切都好,不用担心。颈内静脉置管连接着镇痛泵,源源不断地将止疼药输入李女士体内,为她驱走疼痛。

[患者]护士会向她介绍PCIA术后的注意事项,她是首次使用PCA进行癌痛的止痛治疗,对于相关知识一无所知。她现在疼痛得到了缓解,心情较好,认真地听取护士对她的指导。她需要了解以下知识,若护士在介绍的过程中遗漏其中的内容,她需要主动询问。

◇ 必要时询问护士:"前面医生跟我说过什么时候按这个按钮,我忘记了,您能跟我再说一下吗?"

◇ 必要时询问护士:"我现在用的什么止疼药呀?会有什么副作用吗?这些副作用可以有效预防或者是控制吗?"

◇ 必要时询问护士:"我这样一直用着止疼药,会不会剂量越用越大,以后离不开这个药啊?"

◇ 必要时询问护士:"用止疼药期间我有什么要注意的事情吗?"

◇ 必要时询问护士:"我这个穿刺的地方,平时有什么要注意的吗?"

情景三:李女士接到病区护士的出院通知,在病房里整理自己的用物,阳光照进病房,没有疼痛困扰的李女士心情非常愉悦,等着女儿来接她出院。护士来病房为李女士进行出院健康宣教。

[患者]因为要出院且住院期间疼痛控制较好,她的心情较为愉悦,但是对鞘内PCA的使用注意事项不太了解,对带泵出院比较紧张。她需要了解以下知识,若护士在介绍的过程中遗漏其中的内容,她需要主动询问。

◇ 必要时询问护士:"我出院以后能洗澡吗?我平时喜欢泡澡,大概每个星期要泡一次澡,现在还能泡澡吗?"

◇ 必要时询问护士:"什么情况下我需要到医院来调整用药的剂量?"

◇ 必要时询问护士:"这个植入的管子会不会掉出来,万一掉出来了怎么办?"

◇ 必要时询问护士:"家里的电器对我的这个泵会有影响吗?"

[丈夫]对护士表示感激,感激医务人员解除了他妻子最大的困扰,表示很久没在妻子脸上看到这样的笑容了,然后悄悄地跟护士说,"麻烦您再跟我爱人强调一下这个泵回家以后怎么用,您再跟她说说让她不要忍着痛,痛是病,可以治疗的。您看她住院这段时间疼痛控制得好,人看着精神多了。"

(三)核心知识点解析

1. 难治性癌痛的定义及诊断标准　难治性癌痛指由肿瘤本身或肿瘤治疗相关因素导致的中、重度疼痛,经过规范化药物治疗1~2周患者疼痛缓解仍不满意和/或不良反应不可耐受。

难治性癌痛的诊断需同时满足以下两条标准:①持续性疼痛数字化评分≥4分和/或爆

发痛次数≥3次/d;②遵循相关癌痛治疗指南,单独使用阿片类药物和/或联合辅助镇痛药物治疗1～2周患者疼痛缓解仍不满意和/或不良反应不可耐受。

2. 癌痛的病因　大致可分为以下3类:

(1)肿瘤相关性疼痛:因肿瘤直接侵犯压迫局部组织,肿瘤转移累及骨等组织所致。

(2)抗肿瘤治疗相关性疼痛:常见于手术、创伤性检查操作、放射治疗,以及细胞毒性化疗药物治疗后产生。

(3)非肿瘤因素性疼痛:包括其他合并症、并发症等非肿瘤因素所致的疼痛。

3. 癌痛的分类

(1)按病理生理学机制分类:主要分为伤害感受性疼痛和神经病理性疼痛。①伤害感受性疼痛是因有害刺激作用于躯体或脏器组织,使该结构受损而导致的疼痛。伤害感受性疼痛与实际发生的组织损伤或潜在的损伤相关,是机体对损伤所表现出的生理性痛觉神经信息传导与应答的过程。伤害感受性疼痛包括躯体痛和内脏痛。躯体性疼痛常表现为钝痛、锐痛或者压迫性疼痛。内脏痛通常表现为定位不够准确的弥漫性疼痛和绞痛。②神经病理性疼痛是由于外周神经或中枢神经受损,痛觉传递神经纤维或疼痛中枢产生异常神经冲动所致。神经病理性疼痛常被表现为刺痛、烧灼样痛、放电样痛、枪击样疼痛、麻木痛、麻刺痛、幻觉痛、中枢性坠、胀痛,常合并自发性疼痛、触诱发痛、痛觉过敏和痛觉超敏。治疗后慢性疼痛也属于神经病理性疼痛。

(2)按发病持续时间分类:分为急性疼痛和慢性疼痛。癌症疼痛大多表现为慢性疼痛。与急性疼痛相比较,慢性疼痛持续时间长,病因不明确,疼痛程度与组织损伤程度可呈分离现象,可伴有痛觉过敏、异常疼痛、常规止痛治疗疗效不佳等特点。慢性疼痛与急性疼痛的发生机制既有共性也有差异。慢性疼痛的发生,除伤害感受性疼痛的基本传导调制过程外,还可表现出不同于急性疼痛的神经病理性疼痛机制,如伤害感受器过度兴奋、受损神经异位电活动、痛觉传导中枢机制敏感性过度增强、离子通道和受体表达异常、中枢神经系统重构等。

4. 癌痛的评估原则　癌痛评估是合理、有效进行止痛治疗的前提。癌症疼痛评估应当遵循"常规、量化、全面、动态"评估的原则。

(1)常规评估原则:癌痛常规评估是指医护人员主动询问癌症患者有无疼痛,常规评估疼痛病情,并进行相应的病历记录,应当在患者入院后8h内完成。对于有疼痛症状的癌症患者,应当将疼痛评估列入护理常规监测和记录的内容。疼痛常规评估应当鉴别疼痛爆发性发作的原因,如需要特殊处理的病理性骨折、脑转移、感染以及肠梗阻等急症所致的疼痛。

(2)量化评估原则:癌痛量化评估是指使用疼痛程度评估量表等量化标准来评估患者疼痛主观感受程度,需要患者密切配合。量化评估疼痛时,应当重点评估最近24h内患者最严重和最轻的疼痛程度,以及通常情况的疼痛程度。量化评估应当在患者入院后8h内完成。癌痛量化评估通常使用数字分级评分法(NRS)、面部表情评估量表法及主诉疼痛程度分级法3种方法。

1)数字分级评分法(NRS):使用疼痛程度数字评估量表(图6-1-1)对患者疼痛程度进行评估。将疼痛程度用0～10个数字依次表示,0表示无疼痛,10表示最剧烈的疼痛。评估时由患者自己选择一个最能代表自身疼痛程度的数字,或由医护人员询问患者疼痛有多严重,由医护人员根据患者对疼痛的描述选择相应的数字。按照疼痛对应的数字将疼痛程度分为:轻度疼痛(1～3),中度疼痛(4～6),重度疼痛(7～10)。

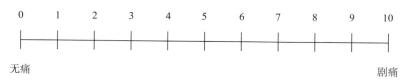

图 6-1-1　疼痛程度数字评估量表

2）面部表情评估量表法：由医护人员根据患者疼痛时的面部表情状态，对照面部表情疼痛评分量表（图 6-1-2）进行疼痛评估，适用于表达困难的患者，如儿童、老年人，以及存在语言或文化差异或其他交流障碍的患者。

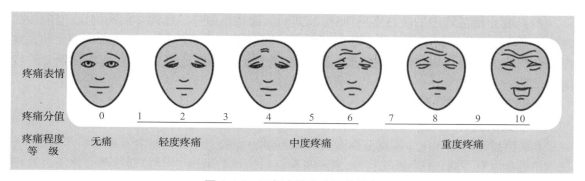

图 6-1-2　面部表情疼痛评分量表

3）主诉疼痛程度分级法：根据患者对疼痛的主诉，将疼痛程度分为轻度、中度、重度三类。轻度疼痛：有疼痛但可忍受，生活正常，睡眠无干扰。中度疼痛：疼痛明显，不能忍受，要求服用镇痛药物，睡眠受干扰。重度疼痛：疼痛剧烈，不能忍受，需用镇痛药物，睡眠受严重干扰，可伴自主神经紊乱或被动体位。

（3）全面评估原则：癌痛全面评估是指对癌症患者疼痛病情及相关病情进行全面评估，包括疼痛病因及类型（躯体性、内脏性或神经病理性），疼痛发作情况（疼痛性质、加重或减轻的因素），止痛治疗情况，重要器官功能情况，心理精神情况，家庭及社会支持情况，以及既往史（如精神病史，药物滥用史）等。应当在患者入院后 24h 内进行首次全面评估，在治疗过程中，应当在给予止痛治疗 3d 内或达到稳定缓解状态时进行再次全面评估，原则上不少于 2 次 / 月。

癌痛全面评估也需评估疼痛及其对患者情绪、睡眠、活动能力、食欲、日常生活、行走能力、与他人交往等生活质量的影响。应当重视和鼓励患者描述对止痛治疗的需求及顾虑，并根据患者病情和意愿，制订患者功能和生活质量最优化目标，进行个体化的疼痛治疗。

（4）动态评估原则：癌痛动态评估是指持续、动态评估癌痛患者的疼痛症状变化情况，包括评估疼痛程度、性质变化情况，爆发性疼痛发作情况，疼痛减轻及加重因素，以及止痛治疗的不良反应等。动态评估对于药物止痛治疗剂量滴定尤为重要。在止痛治疗期间，应当记录用药种类及剂量滴定、疼痛程度及病情变化。

5. 阿片类药物的不良反应及防治措施　阿片类药物的不良反应主要包括便秘、恶心、呕吐、嗜睡、瘙痒、头晕、尿潴留、谵妄、认知障碍、呼吸抑制等。

除便秘外，阿片类药物的不良反应大多是暂时性或可耐受的。应把预防和处理阿片类止痛药不良反应作为止痛治疗计划的重要组成部分。恶心、呕吐、嗜睡、头晕等不良反应，大多出现在未使用过阿片类药物患者的用药最初几天。初用阿片类药物的数天内,可考虑同时给予甲氧氯普胺等止吐药预防恶心、呕吐,如无恶心症状,则可停用止吐药。便秘症状通常会持续发生于阿片类药物止痛治疗全过程,多数患者需要使用缓泻剂防治便秘。出现过度镇静、精神异常等不良反应,需要减少阿片类药物用药剂量。用药过程中,应当注意肾功能不全、高钙血症、代谢异常、合用精神类药物等因素的影响。

6. 癌痛治疗过程中护士健康宣教的重点内容

(1)疼痛是否要忍耐:止痛治疗是肿瘤综合治疗的重要部分,忍痛对患者有害无益,鼓励患者主动向医护人员描述疼痛的程度。

(2)疼痛是否可控制:多数癌痛可通过药物治疗有效控制,患者应当在医师指导下进行止痛治疗,规律服药,不宜自行调整止痛药剂量和止痛方案。

(3)药物止痛过程中的注意事项:吗啡及其同类药物是癌痛治疗的常用药物,在癌痛治疗时应用吗啡类药物引起成瘾的现象极为罕见;应当确保药物安全放置;止痛治疗时要密切观察疗效和药物的不良反应,随时与医务人员沟通,调整治疗目标及治疗措施;应当定期复诊或随访。

案例二 恶心呕吐照护

(一)案例简介

本案例描述的是一位非霍奇金弥漫大 B 细胞淋巴瘤的老年男性患者。患者一年前因"恶心、干呕,自觉右下腹包块"来院就诊,进一步检查后病理结果示:(胃角)非霍奇金弥漫大 B 细胞淋巴瘤,经化疗后,治疗效果不佳,遂出院居家康复照护。一周前患者出现恶心,伴进食后呕吐,呕吐物以胃内容物为主,大便未解,肛门未排气,患者消瘦,主诉腹胀、疲乏无力,伴有活动后的呼吸困难,再次来院就诊,入院后给予对症支持治疗与照护后,患者症状明显改善。

【情景准备】

情景一

人物:患者及其家属、护士。

地点:肿瘤科病房。

物料:体温计、血压计、入院评估单、呕吐物留取杯等操作用物。

情景二

人物:患者、护士。

地点:肿瘤科病房。

物料:已开好的医嘱单、评估记录单、口腔清洁、静脉血标本采集等操作用物。

情景三

人物:患者、护士。

地点:肿瘤科病房。

物料:已开好的医嘱单、静脉血标本采集等操作用物。

【教学目标】

素养目标:①能与患者进行有效沟通,缓解患者及其家属的焦虑与紧张;②具有团队合作精神,能与其他医务人员有效配合解决患者问题;③具有良好的职业素养,能够理解、同情并包容患者的不良情绪反应。

知识目标:①能正确阐述恶心、呕吐的定义;②能说出恶心、呕吐的分类标准;③能正确阐述恶心、呕吐的治疗方法。

技能目标:①能根据患者情况正确评估恶心、呕吐;②能结合患者情况制订恶心、呕吐照护方案;③能针对患者情况实施个性化健康教育。

(二)实践教学案例

1. 教师授课信息

【情景说明】

患者王先生,一年前因"恶心、干呕,自觉右下腹包块"到医院就诊,完善各项检查后,确诊为非霍奇金弥漫大 B 细胞淋巴瘤,经化疗后治疗效果不佳,回到家中休养。一周前开始出现恶心,伴进食后呕吐,呕吐物以胃内容物为主,且有逐渐加重的趋势,导致患者食欲欠佳,体重下降,疲乏无力,活动后伴有呼吸困难。自行到药店购买了止吐药服用,但效果不明显,且一直未解大便,肛门也未排气,在妻子的劝解下至医院肿瘤科住院接受治疗。

情景一:患者在妻子的陪同下刚刚入住肿瘤科病房。患者半坐在病床上,背后靠枕,面容消瘦,表情痛苦,不时出现恶心、呕吐,妻子在旁照顾。护士至病房为患者进行入院评估,并留取呕吐物标本。查看患者既往病史有确诊(胃角)非霍奇金弥漫大 B 细胞淋巴瘤,医嘱予以完善腹部 CT 与 X 线片、血常规、电解质、生化全套检查后考虑不完全性肠梗阻、水电解质紊乱。

情景二:入院后,医嘱予以禁食不禁药、抑酸、补液及静脉高营养支持以补充营养纠正水电解质紊乱,盐酸托烷司琼注射液静脉注射止吐。给予半坐卧位,鼻导管持续低流量吸氧,监测生命体征,记录 24h 出入量,做好口腔清洁护理与恶心呕吐的评估。

情景三:经过一段时间的治疗,患者恶心呕吐的症状有所缓解,疲乏状态有所改善,活动后呼吸困难减轻,医嘱予以抽血化验血常规、血电解质情况,以观察水电解质紊乱的改善情况。病区责任护士为患者进行静脉采血并给予营养评估与行为放松疗法指导。

【相关信息】

王先生,66 岁,男性,已婚,育有一子,儿子已成家搬出去独立生活,王先生与妻子共同生活。王先生本科学历,退休前为公务员,无宗教信仰,生活习惯一直较为良好,一年前被诊断为(胃角)非霍奇金弥漫大 B 细胞淋巴瘤后,先后经过 8 个周期的化疗,治疗效果不佳,化疗结束后一直在家休养,此次因恶心呕吐,活动后呼吸困难且疲乏无力,自行服用止吐药后不能缓解,且有加重的趋势。在妻子的劝解下再次住院治疗,预计生存期限不足 3 个月。

【教学目标】

情景一

素养目标:具有有效沟通能力,能与临终患者进行有效沟通。

知识目标:掌握恶心、呕吐的定义;呕吐的护理要点。

技能目标:能正确实施病史采集与体格检查、体温单绘制、呕吐标本采集、血标本采集等操作技术。

情景二

素养目标:具有职业道德和同理心,关爱、关心患者,包容患者。

知识目标:掌握恶心、呕吐的分类标准;了解恶心、呕吐的治疗方法。

技能目标:能为患者进行口腔清洁,能正确评估患者恶心呕吐状况。

情景三

素养目标:具有团队合作精神与能力,职业责任感提升。

知识目标:掌握恶心、呕吐的一般护理知识;掌握常用止吐药物的不良反应。

技能目标:能正确实施个性化健康教育,尤其是行为放松疗法的指导。

2. 学生学习信息

【情景说明】

作为一名护士,现有一名恶心、呕吐症状显著的(胃角)非霍奇金弥漫大B细胞淋巴瘤患者。

情景一:患者半坐在病床上,背后垫着枕头,表情痛苦,面容消瘦,时不时出现恶心、呕吐的症状,妻子陪伴在床旁照顾。

情景二:患者鼻导管低流量吸氧,禁食水、静脉高营养支持中,恶心呕吐症状未见缓解。

情景三:经过积极的对症治疗,患者的恶心呕吐症状有所好转,需要再次抽血化验水电解质紊乱的纠正情况。

【学习任务】

情景一:请对患者进行病史采集和重点查体,进行呕吐物标本的留取,并结合所给信息提出目前患者的护理问题和主要护理措施。

情景二:根据医嘱单正确执行医嘱,根据患者目前的情况全面进行恶心呕吐的评估,并选择正确的口腔清洁用物与方法。

情景三:患者恶心呕吐的症状有所好转,但预计生存期不足3个月,请根据医嘱单正确执行医嘱,并给予行为放松疗法指导。

【实施要求】

每个情景护士均有 5 ~ 8min 对患者进行评估或实施护理干预,并进行相关知识的宣教。

【知识储备】

(1)恶心呕吐的定义、病因及临床表现。

(2)恶心呕吐的分级标准及评估方法。

(3)恶心呕吐的治疗方法及一般护理方法。

(4)恶心呕吐常用药物的不良反应及护理。

(5)临终患者的行为放松疗法。

3. 标准化病人信息

【个人基本信息】

王先生,66岁,男性,已婚,有一个儿子,儿子已婚离开家独立生活,他与妻子两人生活在一起,妻子是他的主要照顾者。患者本科学历,退休前是公务员,无宗教信仰,一直以来生活较为规律,无不良嗜好,性格内向,沉默寡言,但脾气暴躁,经常对护士和妻子发脾气,妻子感到无能为力。儿子平时工作较忙,仅在周末会来探望,很少承担对王先生的照顾任务。

【疾病相关信息】

(1)本次就诊相关信息:1周前王先生开始出现进食后恶心、呕吐症状,呕吐物为胃内容物,王先生认为是自己的胃消化功能出现了问题,自行至药店购买了胃动力的药物在家服用,2d后恶心、呕吐症状并未缓解,反而有加重的趋势,再次至药店购买了止吐药物服用,但症状依然未见缓解,王先生因饭后恶心呕吐,食欲欠佳,体重明显下降,常感觉疲乏无力。妻子多次劝王先生去医院就诊,可王先生觉得这就是自己化疗的后遗症,吃点药就好了,不必大惊小怪,让妻子不要唠叨。自行服药1周后,王先生症状仍未好转,且感觉腹胀,排气减少,数天未解大便,觉得浑身没有力气,进食较前更加减少,在妻子的不断劝解下最终同意至医院就诊。

(2)既往疾病相关信息:王先生一年多前因恶心、呕吐,且在右下腹摸到鹌鹑蛋大小的包块,在家人的陪同下至医院消化科就诊,医嘱予以胃镜检查,胃镜下见胃角、胃窦、胃体有一直径约4cm的巨大溃疡延续到幽门及胃体小弯,表面污秽,质脆易出血,病理结果示:(胃角)非霍奇金弥漫大 B 细胞淋巴瘤。随后入住肿瘤科,经 8 个周期化疗,治疗效果不佳,预后较差,与家人商量后决定出院回家休养。一直以来,王先生生活习惯良好,没有烟酒等不良嗜好,偶尔喝点红酒,没有高血压、糖尿病等慢性疾病,健康状况良好,也没有外伤、手术史。没有药物及食物过敏史。没有家族性遗传病史。

【情景描述】

情景一:某医院的肿瘤科病房,病房安静整洁,王先生半坐在病床上,背后靠枕,他妻子陪伴在身旁。王先生身形消瘦,表情痛苦,时不时出现恶心、呕吐,但因长时间未进食,只是吐出来一些口水,妻子在旁不停地为其递送纸巾与漱口水,因不断恶心、呕吐,他显得疲惫不堪。

[妻子]满脸担忧,一边给丈夫递纸巾一边对进来的护士急切地说:"护士,快找个医生过来看看吧,这人再这么吐下去吃不消的呀!这已经一个星期了,吃什么吐什么呀!"

[患者]面容憔悴,紧皱双眉,一手扶着前胸,非常地虚弱,表现出痛苦状,"护士,我真的是太难受了,这样活着还不如死了算了,您赶紧给我想想办法吧,真的是太难受了。"

[患者]配合护士完成生命体征测量。在护士进一步进行护理查体的时候表现出不耐烦,"你先不要查了,赶紧帮我想想办法,别让我吐了就可以。"

[妻子]如果护士询问丈夫的疾病情况,请回答疾病相关问题,过程中表现出焦虑、担忧,询问"有没有什么办法呀,不会一直这么吐下去吧?"如果护士告知留取呕吐物标本的相关事宜,请询问"他没吃什么东西,现在也吐不出来什么,都是口水,可以吗?"

情景二:王先生入院第 2 天的清晨,正在低流量鼻导管吸氧,禁食水、但不禁药,他半卧在病床上,看上去依然十分疲乏无力,恶心、呕吐的症状未见缓解。护士推着治疗车进入病房。

[患者]如果护士询问恶心、呕吐的相关问题,请如实回答,并询问"我什么时候能不吐呀,这都住进来一天了,怎么一点也不见好啊?"

[患者]如果护士给他进行口腔护理,表现出疑惑"为什么要清洁口腔呀?除了几粒药片,我都没有吃过东西。"

[妻子]待护士解释口腔清洁的必要性后,配合护士准备口腔清洁的相关用物。

[患者]配合护士进行口腔清洁,其间表现出"恶心",并询问"这个口腔清洁时总会引起我恶心,是不是可以不做啊?"

[患者]在护士完成口腔清洁后,他向护士表示感谢,并询问"护士,我能喝点水吗?有时候我会觉得嘴唇有些干。"

情景三:午后的病房,阳光暖洋洋的,经过对症治疗的王先生恶心、呕吐症状有所好转,他半坐在病床上,PICC 置管(又称"经外周静脉穿刺中心静脉置管术")正在进行静脉高营养支持。护士推着治疗车进入病房。

[患者]如果护士要为他抽血,表现出烦躁和不配合,质问护士"不是入院的时候刚刚抽过血吗,为什么又要抽血?天天抽血,有多少血够你们抽的呀!我不要抽!"

[妻子]在护士解释抽血化验的必要性后,适当劝解丈夫配合护士工作,并询问"这次要抽多少血呀?尽量少抽一点,够化验就可以了。"

[患者]在护士和妻子的劝解下,虽然不情愿但还是同意了护士抽血。如果护士要再给他扎一针抽血的时候,再次提出疑问,指着 PICC 置管说"这里不是有一根管子吗,为什么还要再扎我一针啊?就在这个管子里抽一点血不行吗?"

[妻子]在护士采血后,询问"这个化验报告一般多长时间能出结果,出结果了你们会来告诉我们吗?"

（三）核心知识点解析

1. 恶心、呕吐的定义

（1）恶心：恶心为上腹部不适和紧迫欲吐的感觉，可见有迷走神经兴奋的症状，如皮肤苍白、出汗、流涎、血压降低及心动过缓等，为呕吐的前奏。

（2）呕吐：呕吐是通过胃的强烈收缩迫使胃或部分小肠内容物经食管、口腔而排出体外的现象，为复杂的反射动作，可由多种原因引起。

2. 恶心、呕吐的分类及病因

（1）反射性呕吐：常见于咽部受刺激、消化道疾病、腹膜及肠系膜疾病等。

（2）中枢性呕吐：常见于神经系统疾病如颅内转移瘤、脑血管疾病、颅脑损伤、癫痫等。

（3）前庭障碍性呕吐：常见于迷路炎、梅尼埃病、晕动病。

3. 恶心、呕吐的分级标准及评估方法

（1）WHO 对恶心、呕吐的分级标准

0级：无恶心、呕吐。

Ⅰ级：只有恶心，能够吃适合的食物。

Ⅱ级：一过性呕吐伴恶心，进食明显减少，但能够吃东西。

Ⅲ级：呕吐需要治疗。

Ⅳ级：顽固性呕吐，难以控制。

（2）视觉模拟疼痛量表（visual analogue scale，VAS）：为一条由左至右的直线，分为 10 等份，每一份为 10 分（图 6-1-3）。患者可按照恶心的轻重和变化情况，将自己的感受逐日记在这条直线上，据此，可将恶心的程度分为无（0 ~ 10 分）、轻（20 ~ 40 分）、中（50 ~ 70 分）、重（80 ~ 100 分）。

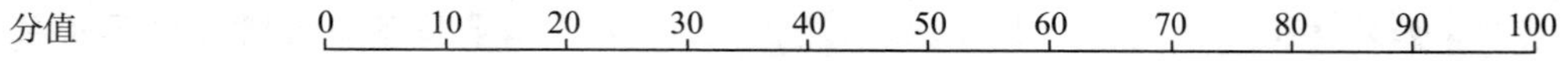

分值　　　　0　10　20　30　40　50　60　70　80　90　100

图 6-1-3　视觉模拟疼痛量表

4. 疲乏与癌因性疲乏的定义及区别

（1）疲乏：是因体力或脑力消耗过多而需要休息，因运动过度或刺激过强，细胞、组织或器官的功能或反应能力减弱，是指生理或心理过度消耗而导致的衰弱、无力、功能减弱等状况。

（2）癌因性疲乏（cancer related fatigue，CRF）：由 Haylockt 和 Hart 于 1979 年提出。对于癌因性疲乏的概念界定，医学界尚未统一。癌因性疲乏广义上是指患者主观感受到的筋疲力尽、厌倦感、劳累甚至恶心反胃等一系列不舒服的感觉症状，是主体对生理性、心理性、功能性和社会结果的一种多维度主观体验。美国国家癌症综合网（National Comprehensive Cancer Network，NCCN）将其定义为：和癌症治疗有关的痛苦的、持续性的、主观性的疲倦劳累体验，它严重影响患者的日常功能。

癌因性疲乏概念蕴含了以下几方面的特质：①癌因性疲乏主要是一种基于个体的主观体验，但在表现上具有客观性；②癌因性疲乏所产生的体验是令人不快的；③癌因性疲乏的影响是持久的、全身性的；④癌因性疲乏涉及生理、认知和情绪的改变，表现形式多样；⑤癌因性疲乏在病程和治疗的不同阶段有不同程度的表现；⑥癌因性疲乏影响了个体日常生活活动能力及生命质量。

（3）两者的区别：癌因性疲乏不同于一般性疲乏，它发生快、程度重、持续时间长、不能通过休息来缓解。癌因性疲乏从体力、精神、心理、情绪方面影响患者。临床上可出现无精力、虚弱、懒散、冷漠、思想不集中、记忆力减退、沮丧等多种表现形式。同样,癌因性疲乏的相关因素也是多方面的,其相关因素有癌症治疗、贫血、药物、恶病质、代谢障碍、心理不适、睡眠障碍、疼痛等。

5. 恶心、呕吐的一般护理措施

(1)环境与饮食:注意保持病房通风良好、无异味、温湿度适宜。根据患者需求,营造轻松愉悦的环境,鼓励患者阅读、看电视或从事感兴趣的活动等,可以转移患者的注意力,有助于稳定情绪,及时处理呕吐物及保持床单位整洁。呕吐停止后,根据患者病情酌情给予热饮料,以补充水分。必要时根据医嘱给予补液。

(2)口腔护理:是最基础,也是最重要的护理内容。长期、反复的恶心可使口腔黏膜和牙齿持续暴露于酸性胃内容物中,进而引起口腔并发症。因此,应及时做好口腔护理,以预防潜在的感染,提高患者的生活质量。呕吐引起的牙齿并发症包括牙釉质丧失,严重者可致神经暴露,引起牙齿过敏和疼痛。为做好口腔护理,应尽早发现患者的口腔不适,制订护理计划时应考虑患者的耐受程度、呕吐与口腔护理间的间隔时间等因素,尽量做到简单、实用。

(3)保持呼吸道通畅:窒息是呕吐最严重的并发症,因此保持呼吸道通畅至关重要。发生呕吐时应保持头偏向一侧,防止呕吐物呛入气管。当少量呕吐物呛入气管时,应轻拍患者背部可促使其咳出;同时评估窒息风险及后果,与患者及其家属充分沟通,尊重患者的意愿选择是否用吸引器吸出,避免发生窒息。

(4)观察与记录:患者发生呕吐时,应了解呕吐前的饮食、用药情况、不适症状以及呕吐的时间、方式,了解呕吐物的性质、量、色、味,以便判断其发病原因。根据需要保留呕吐物送检。呕吐物根据医院感染要求进行处理。同时做好记录。

(5)心理护理:终末期患者易产生悲观失望情绪,对生活失去信心,因此做好心理护理十分重要。对呕吐患者应给予热诚的关怀、安慰患者,缓解其紧张情绪,维护其自尊。对精神性呕吐患者应尽量消除不良刺激,同时通过家属及朋友等给予患者精神支持,从而降低迷走神经兴奋性,抑制大脑中枢敏感性,减轻负性情绪,必要时可用暗示、冥想等心理治疗方法干预。

(6)其他:穴位针灸、芳香疗法等可以改善患者恶心、呕吐症状,其中芳香疗法通过自然吸入、熏蒸、穴位贴敷及沐浴等趋于自然的吸收方式,运用触摸等非语言沟通方法,能够对患者产生积极的心理影响。

6. 恶心、呕吐药物治疗常见不良反应及处理方法

(1)便秘:是 5-HT$_3$ 受体阻滞剂最常见的不良反应。镇吐药物导致的肠分泌及蠕动功能受损是临床上引起便秘最常见的原因之一,处理方法如下:指导患者饮食、鼓励患者多活动,促进肠蠕动,预防便秘;按摩并指导患者做深呼吸,锻炼肌肉,增加排便动力;中医针灸、艾灸治疗;药物或使用开塞露、甘油栓以及肥皂条塞肛。

(2)腹胀:是应用镇吐药物的不良反应之一。处理方法如下:轻度腹胀,不需特殊处理;明显腹胀,应行保守治疗,禁食、胃肠减压、肛管排气及应用解痉剂;腹胀严重导致肠麻痹时间较长,可应用全肠外营养,用生长抑素减少消化液的丢失,也可进行高压氧治疗置换肠腔内的氮气,减轻症状。

(3)头痛:是 5-HT$_3$ 受体阻滞剂最常见的不良反应。处理方法如下:对于发作不频繁、强度也不剧烈的头痛,可用热敷;按摩,抚摩前额,揉太阳穴,做干洗脸动作;针灸,针刺太阳、百会、风府、风池等穴位,或灸法气海、足三里、三阴交等穴位;药物治疗,在头痛发作时给予解热镇痛药,重症者可用麦角胺咖啡因。

(4)锥体外系症状:主要见于甲氧氯普胺这一药物的不良反应,发生率约为1%。处理方法如下:立即停药;急性肌张力障碍者,可肌内注射东莨菪碱、山莨菪碱、阿托品、苯海拉明或地西泮;对症治疗,少数有急性心肌损害者可静脉滴注能量合剂和复方丹参等,有助于改善症状。

案例三 谵妄照护

(一)案例简介

本案例描述的是一位合并多种慢性疾病及老年性痴呆的老年男性患者,5d前洗澡后受凉,出现发热、咳嗽、咳痰,同时伴有发热,在家人的陪同下住院治疗,入院后第2天,患者出现答非所问,说话不连贯,夜间躁动,在病房内游荡,此症状反复,时轻时重,有时意识清醒,有时嗜睡,诊断为谵妄。住院期间经过对症支持治疗与照护,患者症状明显改善,谵妄症状消失,顺利出院。

【情景准备】

情景一

人物:患者及其家属、护士。

地点:老年科病房。

物料:病床、谵妄评估量表、简易拼图、氧气吸入、静脉输液、笔记本、笔等用物。

情景二

人物:患者及其家属、护士。

地点:老年科病房。

物料:已开好的医嘱单、静脉输液、动脉血气标本采集、氧气吸入、雾化吸入、痰标本采集等操作用物。

情景三

人物:患者及其家属、护士。

地点:老年科病房。

物料:病床等操作用物。

【教学目标】

素养目标:①具有良好的职业素养,能在照护中维护患者尊严;②具有爱心、耐心和团队合作精神,能耐心地照护认知异常的老年患者;③具有与老年人进行有效沟通的能力,能与老年患者进行有效互动。

知识目标:①能说出谵妄的定义;②能说出临终患者谵妄的发生率;③能掌握谵妄的危险因素;④能掌握谵妄的临床表现与诊断标准;⑤能掌握谵妄的预防措施。

技能目标:①能根据患者情况合理有效完成对患者谵妄的评估;②能根据患者情况完成谵妄患者认知功能和定向障碍的护理干预;③能根据患者情况进行谵妄患者的安全管理(导管、跌倒、坠床等);④能根据患者情况进行出院指导。

(二)实践教学案例

1. 教师授课信息

【情景说明】

患者陈老伯,5d前在家中沐浴后着凉,第2天开始出现发热、咳嗽、咳痰症状,体温最高时39.8℃,咳嗽,咳黄白色泡沫痰。自行服用消炎止咳药物后,症状未见缓解,在家人的陪同下住院治疗。入院诊断:①肺部感染;②高血压;③糖尿病;④老年性痴呆。入院后第2天,患者出现答非所问,注意力不能集中,说话不连贯,不知道自己身处何处,夜间躁动,有在病房内游荡的情况,且这些症状反复发作,时轻时重,有时意识清醒,有时嗜睡。

情景一:患者半坐在病床上,持续鼻导管低流量吸氧,心电、血氧饱和度监测,抗生素静脉滴注,留置导尿中。患者现在闭目养神,家属将病房的窗帘全部拉好,关闭病房的灯光,以便为患者创造一个良好的休息环境。床位护士接班时了解到患者在昨晚夜间曾出现躁动,在病房内游荡,答非所问的情况,随后至病房为患者进行谵妄的评估、认知功能和定向障碍的照护干预。

情景二:患者经过对症支持治疗、照护干预后,症状有所缓解,夜间睡眠较前好,白天无嗜睡。遵医嘱患者仍处于持续鼻导管低流量吸氧、心电血压氧饱和度监测、抗生素静脉滴注中。目前患者生命体征平稳,氧饱和度维持在 95% 以上,血气分析结果正常,半坐卧于病床上,氧气管、电极片、静脉留置针均被患者拉扯脱落。

情景三:经过 2 周的对症支持治疗与护理,患者体温正常,咳嗽咳痰明显缓解,痰培养正常,谵妄症状消失,时间、地点定向正常,意识清楚,语言连贯,对答切题。病区责任护士通知患者及其家属择日出院,并向患者及其家属进行全面的出院健康教育。

【相关信息】

陈老伯,88 岁,男性,已婚,育有 1 女。妻子 5 年前因脑血管意外去世,目前与女儿一家共同生活。患者退休前是中学音乐教师,退休后与妻子共同生活,闲暇时喜欢弹弹钢琴,养养鱼,与妻子下下棋,10 年前因性情改变、记忆力障碍至医院就诊,确诊老年性痴呆,一直由妻子照顾,妻子去世后才与女儿一家同住。患者既往有原发性高血压、糖尿病等慢性疾病,长期服用各种口服药物控制血压与血糖,病情较为稳定。

【教学目标】

情景一

素养目标:具有职业道德和同理心,在照护过程中尊重老年性痴呆患者。

知识目标:能正确阐述谵妄的定义、临床表现与评估工具。

技能目标:能正确评估谵妄并实施认知功能与定向障碍照护干预。

情景二

素养目标:具有爱心、耐心和团队合作精神,在照护认知障碍老年患者过程中拥有耐心善于与他人合作。

知识目标:掌握谵妄的影响因素与预防措施。

技能目标:能正确实施谵妄患者的安全管理(导管、跌倒、坠床等)。

情景三

素养目标:具有与老年认知功能异常患者有效沟通与互动的能力。

知识目标:掌握谵妄患者生活护理要点与心理护理方法。

技能目标:能指导患者家属正确识别谵妄,指导患者家属合理布置居家环境与生活照护。

2. 学生学习信息

【情景说明】

作为一名护士,现有一名合并原发性高血压、糖尿病、老年性痴呆的高龄谵妄患者。

情景一:患者入院第 2 天,女儿陪护,前一天晚上患者躁动,在病房游荡,答非所问且时间空间定向力存在障碍。

情景二:患者症状有所好转,依然存在谵妄,半坐卧于病床上,氧气管、电极片、静脉留置针均被患者拉扯脱落。

情景三：经过对症支持治疗与护理，患者症状好转，谵妄症状消失，请通知患者及其家属择日可以出院，并做好出院健康指导。

【学习任务】

情景一：对患者进行谵妄的评估，并结合患者具体情况进行认知功能和定向障碍的照护干预。

情景二：根据患者目前的具体情况，给予安全管理，包括导管、跌倒、坠床等。

情景三：患者病情好转，请评估患者目前的身体、心理状况以及家庭支持状况，对患者及其照护家属进行居家康复指导，尤其是谵妄危险因素的评估、谵妄的识别及照护。

【实施要求】

每个情景护士均有 5 ~ 8min 对患者进行评估或实施护理干预，并进行相关知识的宣教。

【知识储备】

(1)谵妄的定义、危险因素与诊断依据。

(2)谵妄的评估工具与应用。

(3)谵妄的临床表现与护理措施。

(4)谵妄的居家康复指导，尤其是环境、用药、饮食与运动的指导。

3. 标准化病人信息

【个人基本信息】

陈老伯，88 岁，男性，已婚，育有 1 女且已退休。妻子 5 年前因脑血管意外去世，目前与女儿一家共同生活，日常起居主要由女儿负责照顾。患者退休前是中学音乐教师，退休后与妻子共同生活，闲暇时喜欢弹弹钢琴，养养鱼，与妻子下下棋，10 年前因性情改变、记忆力障碍至医院就诊，确诊老年性痴呆，一直由妻子照顾，妻子去世后才与女儿一家同住。

【疾病相关信息】

(1)本次就诊相关信息：5d 前陈老伯在家中沐浴后不小心着凉，第 2 天晨起，患者开始出现发热、鼻塞、咳嗽、咳痰等症状，咳黄白色泡沫痰，在家自行服用枇杷止咳糖浆和小柴胡，效果不佳。自行服药 2d 后，陈老伯的体温一直较高，最高时 39.8℃，加服头孢类抗生素，症状仍不见好转，遂至医院老年科住院治疗，入院查体：体温 38.1℃，脉率 89 次/min，呼吸频率 21 次/min，血压 136/69mmHg。意识清，人物、时间、地点定向正常。皮肤、巩膜无黄染，全身浅表淋巴结未扪及肿大，颈静脉正常。心脏查体无特殊，双肺叩诊呈清音，双肺呼吸音清，闻及双肺啰音。腹部查体无特殊，双下肢无水肿。入院后简易智力状态检查量表(MMSE)评估：总分 16 分。入院诊断：①肺部感染；②高血压；③糖尿病；④老年性痴呆。实验室检查：白细胞 $15.4 \times 10^9/L$，血红蛋白 119g/L，中性分叶核粒细胞 89.3%；血气分析：氧分压 67.7mmHg，二氧化碳分压 33.7mmHg，碳酸氢根 24.4mmol/L；C 反应蛋白 142mg/L。胸部 CT 示：双肺散在磨玻璃样斑片影及条索影。痰培养检查见肺炎克雷伯菌。医嘱予以静脉输入哌拉西林舒巴坦钠，雾化吸入布地奈德，口服苯磺酸氨氯地平、格列喹酮等，皮下注射胰岛素治疗。入院后第 2 天，护士发现患者答非所问，说话不连贯，夜间躁动，在病房内游荡。上述症状反复，时轻时重，有时意识清醒，有时嗜睡。护理查体：患者时间、地点、人物定向力混乱，呈嗜睡状态，注意力测试数字广度量表提示注意力障碍，对答不切题，诊断为谵妄。

(2)既往疾病相关信息：患者既往有原发性高血压、糖尿病病史 20 余年，一直口服降压、降糖药物，血压、血糖控制稳定。10 年前因性情改变、记忆力障碍至医院就诊，诊断为老年性痴呆，一直行药物与行为治疗，效果良好。5 年前，妻子因脑血管意外突然去世后，对患者打击较大，老年性痴呆病情一度加重,但具备一定的生活自理能力。为方便照顾陈老伯,女儿将他接到自己家中同住,照顾其日常起居。没有吸烟、饮酒等嗜好。没有外伤、手术史。没有药物及食物过敏史。没有家族性遗传病史。

【情景描述】

情景一:某医院老年科病房,门窗紧闭,窗帘全部拉上,灯也都关闭。陈老伯半坐卧在病床上,闭目养神,持续鼻导管低流量吸氧,心电血压氧饱和度监测,抗生素静脉滴注,留置导尿,病床一边是护栏,另外一边女儿趴在病床上休息,还时不时抬头查看父亲的情况。

[女儿] 看到护士推门进病房,马上阻止护士出声,并小声说"有什么事情吗? 我爸昨天一晚上都没怎么睡觉,一直在吵,现在好不容易睡着了,还是不要吵他了,让他多休息一会儿吧!"

[女儿] 若护士给出合理的解释,并要求拉开窗帘、打开门窗通风,请配合护士完成。若护士询问患者晚上的表现,请如实回答。

[患者] 闭目养神中,在护士呼叫 2～3 遍的时候,缓慢地睁开眼睛,目视护士。①若护士询问时间、地点、人物时,请给出错误的回答,并配合护士完成谵妄的评估。②若护士给他看大号数字的时钟和挂历时,说出正确的时间和日期;若护士反复向他介绍环境和人员,例如这是哪里,床位医生是谁,责任护士是谁,请在护士介绍 2～3 遍后给予正确的回答。③若护士问他一些往事时,请根据具体情况给予正确回答,并配合护士完成其他认知、定向功能的锻炼。

情景二:老年科病房内,女儿站在病床旁,看着把氧气管、电极片、输液器都拉扯掉,还一脸无辜、半坐卧在病床上的父亲,一边打铃呼叫护士,一边给父亲按压留置针穿刺部位止血。等待护士来进一步处理。

[患者] 看到护士推着治疗车进门,急忙跟护士说"护士,您快来呀,小云非要说这些都是我拔掉的,我没有拔呀,我一直在睡觉呀,怎么会是我拔掉的呢!"

[女儿] 在护士为父亲重新连接吸氧管、电极线、静脉输液管路的时候,询问"护士,您看我爸爸的心跳啊什么的指标这两天都挺好的,能不能把这个监护拆掉呀,也省得他一天到晚老是拉掉,还有这个氧气管,能不能不要用了呀?"

[女儿] 在护士向她和父亲介绍安全注意事项时,询问"护士,能不能把我爸爸的手绑起来呀? 或者把腿也一起绑起来,也不要下床活动了,这样也就不会拉管子,也不会摔倒了,我情愿伺候他,也比现在省力。"

情景三:安静整洁明亮的病房里,陈老伯安详地坐在病床上,看着女儿在收拾整理出院的用物。护士拿着出院的药物和健康宣教手册来到病房。

[患者] 因为要出院,表现得轻松、高兴,倾听护士给他的讲解。①如果护士只对着患者一个人讲解,请提醒她"你说这么多,我记性不好的,你再跟我女儿说一下,让她帮着一起记呀。"②如果护士只跟女儿一个人讲解,请提醒她"护士,你们在说什么呀,是不是在说我出院以后的事情呀,你要跟我说的呀。"

[女儿] 在护士讲解完所有的注意事项后,说"您说得很仔细,不过我还是有几个问题想问问您。"

◇ 您说像我爸这种情况以后还会发生谵妄吗? 回家以后我们要怎么判断我爸是发生了谵妄,还是老年性痴呆的病情加重了?

◇ 如果我爸爸在家里发生了谵妄,我应该怎么做呀?

◇ 您刚刚说了认知和定向功能的锻炼对我爸特别重要,您能跟我们介绍一些简单易操作的方法吗?

❖ 谵妄发生的危害您已经说得很详细了,那么有哪些具体的预防措施呢?

(三) 核心知识点解析

1. 谵妄的定义与特点 美国《精神疾病诊断与统计手册》第 4 版(*Diagnostic and Statistical Manual of Mental Disorders-IV*, DSM-Ⅳ)将谵妄(delirium)定义为急性发作的意识混乱,伴注意力不集中,思维混乱、不连贯,以及感知功能异常。特点是:可以由多种原因诱发,急性起病,以定向力障碍、幻觉、焦虑、言语散乱、烦躁不安及妄想为主要临床表现,呈日轻夜重的波动特点,常被称为"日落现象",是需要临床紧急处理的一种综合征。常伴发于躯体疾病加重、感染、缺血、缺氧、手术中或手术后。

2. 临终患者谵妄的发生率及特点 临终患者的谵妄具有发生率高、易漏诊、危险性高等特点。接受姑息治疗的患者谵妄的发生率高达 58%,在临终患者中发生率高达 42% ~ 88%,甚至达到 93%,最后数天到数周发生率呈指数级增长。谵妄可分为躁动型、安静型和混合型,有 71.7% 的终末期患者为安静型谵妄,表现为嗜睡、淡漠、认知受损,需要与痴呆、抑郁症和疲乏相鉴别。谵妄在生命终末期常为难治性谵妄,起病急、发展迅速、病程起伏不定,可加速死亡进程,增加意外风险,降低对姑息治疗的敏感性。

3. 谵妄的危险因素 躯体疾病、精神因素、医疗因素和药物是谵妄常见的四大类危险因素。通常又将其划分为易患因素和诱发因素,二者之间存在密切相关性。

(1)易患因素:指诱使老年人在入院时发生谵妄的高危因素。主要包括:①严重疾病;②认知功能障碍;③视觉和 / 或听觉障碍;④年龄(> 70 岁);⑤多病共存:躯体疾病是谵妄发生的必要条件,几乎所有的躯体疾病都可能引起谵妄。

(2)诱发因素:指在易患因素的基础上,促使老年人在住院期间发生谵妄的高危因素。主要包括:①粪嵌顿;②手术;③服用抗精神病药物;④长期睡眠障碍;⑤营养不良;⑥物理性束缚;⑦安置导尿管;⑧服用多种药物(≥ 5 种);⑨肺部、尿路及软组织感染;⑩脱水、电解质紊乱。

4. 谵妄的临床表现 谵妄以急性起病、定向力障碍、易激惹、幻觉、妄想、焦虑、胡言乱语及烦躁不安为主要临床表现。根据谵妄的不同临床表现,通常分为 3 种类型。

(1)活动强型:该类型约占 30%。老年人通常表现为话语增多、高度警觉、激越、精神亢奋、对刺激过度敏感、有幻觉或臆想、攻击性行为等。

(2)活动抑制型:该类型约占 25%。通常表现为活动减少、表情淡漠、反应迟钝和嗜睡。因其不易被察觉,常被误诊或漏诊,且预后最差。

(3)混合型谵妄:该类型最常见,约占 45%。通常表现为激越和抑制症状交替出现。

5. 谵妄的预防措施 英国国家卫生与临床优化研究所(National Institute for Health and Clinical Excellence, NICE)指南提出,谵妄的预防要求为纠正诱因、针对危险因素,并强调多学科团队干预的非药物性预防方案。医务人员首先针对老年人全面评估存在的具体危险因素,个体化提供相应的多学科团队干预方案。指南提出应针对 10 条危险因素综合性地实施预防措施,见表 6-1-1。

表 6-1-1 谵妄的综合性预防措施

危险因素	预防措施
认知功能和定向	提供明亮环境,提供时钟和挂历,钟表和日期的数字须大号 反复介绍环境和人员。如这里是哪里,主管医护人员是谁 鼓励患者进行益智活动,如打牌、下棋、拼图等 鼓励患者的亲属和朋友探访
脱水和便秘	鼓励患者多饮水,不能保证饮水量者考虑静脉输液 如患者需要限制入量,考虑相关专科会诊意见并保持出入量平衡 鼓励进食蔬菜、水果等高纤维素食物,定时排便
低氧血症	及时发现评估低氧血症 监测患者的血氧浓度,保持氧饱和度 > 90%
活动受限	鼓励术后尽早下床活动 为患者提供步行器 不能行走的患者,鼓励被动运动
感染	及时寻找和治疗感染 避免不必要的插管(如导尿管等) 严格执行院感控制措施(如手卫生等)
多药共用	在临床药师的参与下,评估药物 减少患者用药种类 避免引起谵妄症状加重的药物(如哌替啶、抗精神病药物、苯二氮䓬类药物)
疼痛	正确评估患者疼痛水平,对不能言语沟通的患者使用身体特征,表情等进行评估 对任何怀疑有疼痛的患者都要控制疼痛,避免治疗不足或者过度治疗
营养不良	在营养师的参与下改善营养不良,保证患者的义齿功能正常
听觉和视觉障碍	解决可逆的听觉和视觉障碍(如清除耳道耵聍) 向患者提供助听器或老花镜 检查助听器和眼镜是否处于正常状态
睡眠障碍	避免在夜间睡眠时进行医疗活动 调整夜间给药时间避免中断睡眠 睡眠时减少外界的噪声

6. 痴呆、瞻望、抑郁和认知下降的区别 见表 6-1-2。

表 6-1-2 痴呆、瞻望、抑郁和认知下降的区别

比较项目	痴呆	谵妄	抑郁	认知下降
开始		急性 数小时至数天		慢性的 数月至数年
意识状况	清醒	波动	嗜睡	清醒

比较项目	痴呆	谵妄	抑郁	认知下降
情绪	波动	波动		无改变
自我意识	不察觉不足	波动	觉察到认知改变	
日常活动	自理能力下降	正常或不正常		无改变

第二节　老年人临终心理舒适照护

一、老年人临终心理照护特点

心理照护是老年临终患者的重要组成部分,实施人文关怀结合安宁疗护干预,通过情绪疏导、心理支持、生命教育等一系列心理关怀措施,帮助老年临终患者缓解焦虑抑郁恐惧等负性情绪,以正向、积极的态度面对疾病及死亡,改善患者的心理状态,维护人格尊严,使患者得到心理上的满足,提高老年临终患者的生活质量。

(一)老年终末期患者常见的心理问题

1. **焦虑**　大多数老年患者在得知自己身患重病后一直处于十分焦虑的状态。原因为患病后的能力丧失和角色转变,对治疗效果的不确定,担心疾病的复发和转移,家庭的负担过重,缺乏家人的关心,心理压力大。

2. **抑郁**　焦虑、恐惧情绪得不到有效的缓解,持续时间过长则容易导致抑郁。由于老年人是癌症的高发人群,同时受社会历史因素影响,老年人群节俭、自觉、收入不高,担心患病给儿女带来工作、生活及经济上的负担,患病后常感到生存无望,增加了焦虑和抑郁的发病率。有些老年患者在生活中离不开他人的扶助,从生活自理并能照顾他人,到生活半自理的状态,老年癌症患者的这种变化,更易引起抑郁的发生。

3. **恐惧**　当老年患者得知自己确诊癌症,想到可怕的结局,常会出现恐惧反应,多表现为烦躁、坐卧不安、失眠、恐怖、惧怕、忧虑、精神崩溃、绝望,部分患者还会出现较为严重的过激行为。

4. **孤独感**　大多数老年癌症患者会在患病后出现强烈的失落感和孤独感,患者因患病和治疗,切断了与朋友、社会的联系,变得情绪低落,焦虑紧张,觉得生活黯淡无光,无望无助,尤其是来自各方面的关怀减少时,更加剧了老年患者的孤独和被遗弃感。

5. **矛盾**　有些老年患者对自己的病情十分清楚,明知自己时日不多,已无任何治愈的希望,但还是常常寻求新的治疗方案,不惜一切经济代价,希望出现奇迹。

6. **退化和依赖心理**　当老年患者接受患病事实后就会对医护人员和家属产生行为上的退化和严重依赖,迫切想从这些人身上得到精神鼓励和安慰。表现为情感脆弱、意志衰退、依赖家人等。

(二)老年临终患者的心理过程

瑞士心理学家库伯勒·罗斯通过与200多名临终患者进行深入、系统的谈话并进行细致的观察,将临终患者的心理过程概括为五个阶段。

1. **否认阶段**　多数患者在开始得知自己患了不治之症时,最初的反应多为否认的态度。

例如,面对诊断为癌症的 CT 报告等,他们会说,这不是我的诊断,这一切不会是真的,而是医生把诊断弄错了,在其他患者的诊断报告上写上了自己的名字。即便经过复查证明最初的诊断是对的,仍希望找到更有力的证据来否定最初的诊断。这一阶段常较短暂,是一个应付时期。随着时间的推移,他们的这种心理会逐渐地减轻削弱,慢慢地发展到下一阶段——愤怒阶段。当然有的患者还会间断地否认,直至不再否认;只有极少数患者一直持否认态度。

2. **愤怒阶段**　有关自身疾病的坏消息被证实时,临终患者对死亡的否定将无法保持下去,取而代之的心理反应是气愤、暴怒和嫉妒。这一阶段的患者往往怨天尤人,想不通为什么是自己而不是别人患这种绝症。患者所表现的气愤情绪常常迁怒于家属和医护人员,经常无缘无故地摔东西,嫌弃家人对他照顾不够,挑剔不满医护人员的治疗,甚至无端地发泄或指责别人。

3. **协议阶段**　又称为讨价还价阶段。这一阶段持续时间一般很短。所谓的“讨价还价”或“协议”,可能是指临终患者与医护人员进行“讨价还价”,乞求医护人员给自己用“好药”、请专家权威给自己治疗,目的在于能够延长自己的生命。

4. **抑郁阶段**　经历了前三个阶段之后,临终患者的身体更加虚弱,疾病更加恶化,这时他的气愤或暴怒可能会被一种巨大的失落感所取代,完全丧失信心,甚至走向极端。疾病的恶化、身体功能的丧失、频繁的治疗、经济负担的加重、地位的失去、亲人的厌烦等,都会成为造成失落感的原因。

5. **接受阶段**　按照弗洛伊德的“死亡本能”学说,“接纳死亡”这一现象或多或少存在于一个人的生命过程中。经过上述四个阶段以后,患者的愤怒、讨价还价、沉闷不语等均不能发挥作用,疾病仍在恶化,身体状态每况愈下,他们失去了一切的希望与幻想,于是不得不接受死亡即将到来的现实。在这个阶段中,患者往往表现坦然,不再抱怨命运,不再考虑自己对家庭对社会的义务。患者通常表现为疲倦和虚弱,喜欢休息和睡眠,并希望独自安静地离开这个世界。

对于库伯勒·罗斯临终心理发展理论,一些学者认为实际上临终患者心理发展的个体差异很大,并不是所有临终患者的心理发展都会表现出上述五个阶段,其表现的顺序也不尽相同,因此在护理上应做到因人而异,注意个体差异。

(三)老年临终患者心理照护的措施

1. **否认阶段**　医务人员应耐心倾听并予以支持性心理干预,采取鼓励性语言与老年患者交流,或采取非语言性沟通方式,予以患者心理安抚。不急于让患者接受现实,而是应了解患者对病情知晓的程度及老年患者心理的承受能力,采用“竹筒倒豆”的方式,使其逐步适应现存事实。同时让家属多关心患者,抱着理解与宽容的态度对待患者,使得患者内心得到依靠,不断调整患者的心理状态。

2. **愤怒阶段**　应提供时间和空间让患者自由表达或发泄内心之痛苦和不满,同时移除周边环境中的危险物品,为患者提供支持,纠正他们不正确的认识,必要时可适当应用镇静剂,制止患者的攻击性行为。

3. **协议阶段**　对患者的种种“协议”或“乞求”,可采取适度的“欺骗”方法,做出积极治疗与护理的姿态,在生活上给予更多的关心与体贴。

4. **抑郁阶段**　医护人员应该多鼓励和关心患者,帮助其解决实际问题,增加其希望感。同时让患者最亲密的家人陪伴在身旁。

5. **接受阶段**　提供安静、整洁、舒适、安全的环境和氛围,和患者一同回忆过去愉快的往事,总结一生的经历,帮助患者了却未了的心愿和事情,让家属多陪伴患者,参与患者护理,使患者心灵得到慰藉,安详地离世。

二、临终常见心理问题照护典型案例

案例一 临终患者否认期、愤怒期、接受期心理照护

(一) 案例简介

本案例描述的是一位晚期癌症患者(结肠癌多处转移),3 周前因胸闷、气喘、下肢水肿收治入病房。住院期间经过利尿消肿、营养支持、平喘等治疗和护理后,患者双下肢水肿基本消退,但胸闷气喘仍明显。此外,患者自入院以来一直否认病情恶化的事实,易激惹,情绪低落,悲观绝望,每天躺在床上不愿下床活动,十分抗拒与别人说话交流。经过一系列心理干预后,患者情绪逐渐缓和平稳,开始把自己心中的烦闷与家人诉说甚至大哭一场。

【情景准备】

情景一

人物:临终患者及其家属、护士。

地点:安宁疗护病房。

物料:手持移动终端(personal digital assistant,PDA)。

情景二

人物:临终患者及其家属、护士。

地点:安宁疗护病房。

物科:病床、椅子、治疗车、输液用具。

情景三

人物:临终患者及其家属、护士。

地点:安宁疗护病房。

物料:病床。

【学习目标】

素养目标:①能与患者进行有效沟通,缓解患者及其家属的焦虑与紧张情绪;②具有高度的责任心、爱心、耐心和同理心;③具有良好的职业素养和护理职业道德。

知识目标:①掌握临终患者心理变化特点;②掌握常用心理护理技能及方法。

技能目标:①能有效与临终患者及其家属进行沟通;②能协助医生六步癌症告知模型与患者 - 家属进行病情告知;③能运用渐进式肌肉放松训练为临终患者实施心理护理。

(二) 实践教学案例

1. 教师授课信息

【情景说明】

王阿姨因结肠癌多处转移,胸闷气喘明显,病情进一步恶化,入住某肿瘤医院安宁疗护病房,自主管医生与患者及其家属进行病情告知后,患者持怀疑态度,在得到病情确认后,心情低落、容易发火、偶尔哭泣,自述疲乏、食欲欠佳,体重有所减轻。

情景一:患者入院后,完善胸腹部 CT、血常规、血生化、肿瘤标志物等各项检查,医生告知患者及其家属当前病情,患者听到后急于否认自己的病情,多次询问自己的检查结果是否准确,抱有侥幸心理。

情景二:当告知当前病情及预估生存期后,患者陷入沉思。随着患者疲乏、食欲减退、失眠等躯体症状日益加重,患者经常怨天尤人,发脾气,输液时,责任护士未一针成功,患者迁怒护士。抱怨饭菜不好,家人对她关心不够。

情景三:患者因精神和躯体的极度疲劳和衰弱,身体水肿,什么东西都吃不下去,大部分时间处于嗜睡状态,神情淡漠、情感衰退,不与家人交谈,偶尔出现"看见了天堂,那里挺好"的幻觉。

【相关信息】

王阿姨,63 岁,广西人,离异独居上海,2012 年来沪打工,在印刷包装厂做文职工作,育有一女,目前在上海读大学。患者素来喜食油炸食物、红肉,常久坐,有溃疡性结肠炎史。

3 年前行乙状结肠癌根治术 + 复杂粘连松解术,病理提示:浸润性腺癌,术后完成了 5 个疗程化疗,后因化疗后骨髓功能严重抑制,4 度粒细胞缺乏症,中止了第 6 程的化疗,给予中医中药治疗。近 3 周出现胸闷、气喘、下肢水肿,查胸部 CT:左肺上叶及肺门处肿块,双肺多发结节;纵隔及右肺门多发肿大淋巴结;肝占位。提示结肠癌多处转移。因病情恶化,患者无法工作,近来精神、食纳欠佳,KPS 60 分,大便少,腹胀,睡眠一般,体重有所减轻,双下肢轻度凹陷性水肿。患者自觉生活艰难无望、恐惧、焦虑,情绪低落、悲观伤感,亲人均在广西老家,身边朋友寥寥无几,女儿为主要照顾者,偶尔参加义工服务和社区活动。

【教学目标】

情景一

素养目标:能倾听患者心声,具有良好的沟通交流的能力。

知识目标:掌握临终患者心理否认期的主要特点及心理照护要点。

技能目标:能运用六步癌症告知模型对患者及其家属进行病情告知。

情景二

素养目标:能共情患者情绪,具有同理心。

知识目标:掌握临终患者心理愤怒期的主要特点及心理照护要点。

技能目标:能对患者正确实施渐进式肌肉放松训练。

情景三

素养目标:能陪伴患者,具有高度的责任感。

知识目标:掌握临终患者心理接受期的主要特点及心理照护要点。

技能目标:能指导家属对患者正确实施临终心理照护。

2. 学生学习信息

【情景说明】

作为一名护士,病房有一名结肠癌晚期患者,自病情告知后,心理状态经历了一系列变化。

情景一:患者被告知病情后,半坐在床上,精神状态不佳,情绪低落,反复确认病情信息,想得到结果误判的消息。

情景二:当患者得知自己预估生存期只有 3 个月时,表现得非常愤怒,对护士静脉输液时没有一针注射成功而怒骂,甚至拒绝进食,家属劝慰,患者失声痛哭。

情景三:患者入院一段时间后疾病恶化,身体更加衰弱、加之频繁的治疗,缺乏足够的社会支持,患者出现对周围事物淡漠,语言减少,情感衰退,对任何东西都不感兴趣,时常处于嗜睡状态,偶尔出现幻觉。

【学习任务】

情景一:根据患者心理变化的表现特点,给予病情告知,减少患者的死亡焦虑,可运用"六步癌症告知模型"。

情景二:根据患者心理变化的表现特点,对患者实施心理护理,减轻负性情绪,尤其是渐进式肌肉放松训练指导。

情景三:根据患者心理变化的表现特点,基于患者目前病情,对家属进行心理健康教育并指导家属进行照护,提高患者临终生活质量。

【实施要求】

针对每个情景,护士均有 8 ~ 12min 对患者进行心理状态评估,并实施心理照护干预。

【知识储备】

(1)临终患者心理反应阶段的表现及主要的心理照护措施。

(2)六步癌症告知模型实施要点。

(3)渐进式肌肉放松训练实施要点与技巧。

(4)临终患者家属的心理照护。

3. 标准化病人信息

【个人基本信息】

王阿姨,63 岁,广西人,离异独居上海,2012 年来沪打工,在印刷包装厂做文职工作,育有一女,目前在上海读大学。亲人均在广西老家,身边朋友寥寥无几,独来独往,偶尔参加义工服务和社区活动。

【疾病相关信息】

(1)本次就诊相关信息:近 3 周患者精神、食纳欠佳,睡眠一般,大便少,小便尚可,体重有所减轻。入院查体:KPS 60 分,意识清楚,精神一般,贫血貌,全身未见黄染及出血点。双下肺呼吸音弱,双肺可闻及散在湿啰音。心律齐,心率 77 次 /min,腹部平软,无压痛无反跳痛,肝肋下未及、剑突下未及、脾肋下未及,亦未扪及明显肿块,移动性浊音阴性。双下肢轻度凹陷性水肿。患者因躯体症状进一步加重无法工作,心情沉闷,不喜与人交谈,认为自己是家里人的累赘,患者尚不知晓病情已处于生命末期。

(2)既往就诊相关信息:患者 3 年前因便血于某综合性三甲医院就诊,肠镜示距肛缘 40cm 肿块,结肠肿瘤可能,在全麻 + 连续硬膜外麻醉下行乙状结肠癌根治术 + 复杂粘连松解术,手术顺利,术后病理示浸润性腺癌,肠系膜淋巴结转移。患者术后予化疗 5 个疗程,后因化疗副反应严重,无法继续,予停止化疗,一直予中医中药调理,偶尔复查,患者生活一直可以自理。近 3 周患者出现胸闷、气喘、下肢水肿,于某综合性三甲医院急诊科就诊,查胸部 CT:①左肺上叶及肺门处肿块,双肺多发结节;②纵隔及右肺门多发肿大淋巴结;③左侧胸腔积液伴左肺膨胀不全,心包积液;④肝占位。下腹部 CT:结肠术后,结直肠积气、积粪,直肠扩张,盆腔积液。血常规:白细胞 9.6×10^9/L,血红蛋白 62g/L,血小板 98×10^9/L。经利尿消肿、营养支持、平喘等治疗后,患者双下肢水肿基本消退,但是胸闷气喘仍明显,无咳嗽、发热、胸痛等不适,复查血常规示:WBC 6.7×10^9/L,Hb 62g/L,PLT 67×10^9/L。患者自罹患癌症以来,在女儿的鼓励、陪伴下,一直积极接受肿瘤治疗,偶有情绪低落,未思考过死亡相关问题。

【情景描述】

情景一:某三甲肿瘤专科医院安宁疗护病房,责任护士拿着 PDA 来到患者床旁。

[家属]表情严肃,满脸担忧,询问护士母亲的检查结果如何。如果护士询问母亲疾病情况,请回答疾病的相关问题,过程中表现出焦虑、自责,看到她现在这个样子很难过。

[患者]神色凝重,不知所措说:"护士,我的检查结果怎么样啊,是不是很严重啊。"①如果护士询问患者目前有哪些不舒服吗?请回答"有些胸闷,喘不上来气"。过程中表现出焦虑、担忧,询问"我是否癌症转移了?"②如果护士询问患者目前知道自己哪些病情信息?或如何看

待自己当前的疾病状况？请回答"我也不是很清楚，就是前几天在急诊做了一些检查，医生说了一些很难懂的话，只知道比以前严重了，具体的不清楚。"③如果护士询问患者是否知道自己的疾病诊断、护理方案？请回答："你们告诉我吧，我也想知道我目前身体的情况，希望我的病早点好。"④如果护士说："非常抱歉，接下来会有一个不太好的消息要告诉您。您需要先准备一下吗？"请回答"好吧，您说吧"。

[患者]当得知检查结果后，患者反复说："检查结果是准确的吗？给我再查一遍吧，我觉得这不可能，一定是搞错了。"而后，喃喃自语："对的，不可能是这样，一定是搞错了啊。"如果护士说："阿姨，我知道这对于您来说非常艰难，如果是我，我也会没办法接受，您需要先缓一缓，或者说阿姨您自己是怎么想的，您可以告诉我们，我们一定会帮您的。"请回答"我也不知道，总觉得不可能是我。我是不是没得治了。"期盼的眼神望着护士。

[患者]如果护士询问患者，您害怕什么？请回答"哎，我现在实在太难受了，真怕哪天喘气喘不上来就这样走了，我走了女儿一个人怎么办。"

情景二：安静的病房，王女士躺在床上吸氧，呼吸略显急促，头看向窗外。护士推着治疗车走进病房。

[患者]护士给予患者静脉输液，患者略带不满埋怨地询问："你们给我输的什么药啊？感觉没什么用，我这个病已经无药可医了，神仙都救不了我。打了静脉针，吃饭、上厕所都不方便。"

患者沉默不语，把右手袖子卷起示意护士可以打针。护士没有一针注射成功且患者感觉疼痛明显。

[患者]"你怎么回事啊，我本来就很难受，你还这么折磨我，你是不是不想让我好啊。"

家属凑上前抚摸患者胳膊，安慰："妈妈，护士也不是故意的，你再给她一次机会，妈妈，你经过了这么多次化疗，血管有点细，也不能全怪护士"。

患者情绪崩溃，大声喊叫："那谁给我一次机会啊，这太不公平了，我这辈子没做过坏事，为什么生病的是我，为什么我快要死了？"

情景三：患者疾病进一步恶化，身体更加衰弱、出现对周围事物淡漠，语言减少，情感衰退，对任何东西都不感兴趣，大部分时间处于嗜睡状态，其间偶尔出现幻觉。

[家属]患者目前阶段经常感到疲倦和虚弱，喜欢休息和睡眠，有时会出现幻觉。家属面对患者出现的幻觉不知所措，遂询问："护士，为什么我妈妈刚刚说自己看到天堂了，还说那边很好，她是不是快要走了？我现在可以为她做些什么？"

[家属]对医护人员表示感激。多陪伴患者和参与护理，和患者一起回忆过去愉快的往事，总结一生的经历，使患者心灵得到慰藉。

（三）核心知识点解析

1. 根据"癌症六步告知模型"进行病情告知？

（1）面谈前的准备工作：谈前由责任护士与医生、患者及其家属（1～2名关系亲密的家属）约定好面谈时间和地点，确保面谈地点安静舒适不受打扰。每次面谈需要医生2名（主任医生和主治医生各1名）和护士1名参与。主治医生负责告知患者目前的诊断、主要治疗方案和预期疗效；主任医生负责解答患者在了解病情后的各项疑惑；责任护士了解患者病情，观察患者反应，适当给予患者安慰，在患者情绪稍平缓后，告知患者详细的护理方案。

（2）评估患者的感知情况：面谈开始后，责任护士使用开放性问题（如：您好，请问您目前知晓自己的哪些病情信息呢？）了解患者目前对病情的知晓情况，为下一步谈话做好准备。

（3）了解患者对疾病信息的需求：询问患者是否想知道疾病诊断、诊疗护理方案的全部细节，若患者不愿意知道疾病所有详细内容则告知患者家属。

（4）向患者提供疾病知识和信息：告知患者疾病诊断前，采用"抱歉，我有一个不太好的消息要告诉您"等预示性语言暗示患者不好的消息即将来临，让患者有一定的心理缓冲时间。病情告知的内容包括患者目前的临床诊断、癌症分期，目前已经制订的治疗方案和护理方案，不同治疗方案的风险，可能预后及医疗费用，让患者有选择的空间，充分尊重患者的自主权。病情告知时，主治医生使用非专业用语，用通俗易懂患者能理解的语言表达。主治医生和责任护士向患者阐述客观事实，避免使用"您的病情我们无能为力"或"您的病情已经是晚期了，不管在什么医院治疗效果都是不显著的"等消极性语言表达自己的看法。

（5）以共情应对患者情绪：患者知晓病情后可能会存在否认、怀疑、哭泣或愤怒等不良情绪，患者在发泄情绪时，医护人员需安静陪伴，并严密观察患者的反应，鼓励患者表达目前感受，并对患者的感受做出合理的回应。

（6）策略和总结：面谈结束后第2天，召开小组成员会议，为患者制订详细具体的诊疗和护理方案，并由责任护士将诊疗护理方案告知患者，让患者有一定的心理准备。

2. 渐进式肌肉放松训练的定义及实施过程

（1）定义：渐进式肌肉放松训练作为一种补充替代疗法，结合运动生理疗法及行为疗法，指导患者系统地收缩与舒张身体的骨骼肌群，体验肌肉的紧张和放松，然后逐步加深肌肉松弛的程度，直至达到全身放松的效果，从而通过身体的放松以达到心理的松弛。

（2）实施过程：渐进式肌肉放松训练强调放松应自上而下、循序渐进地进行。一般情况下实施步骤为：选择一个舒适安静的环境，调节恰当的温湿度，穿舒适的衣服，使身体处于放松状态，集中于自身的感受、思维或想象中，排除杂念，注意力集中在要训练的那组肌群上，然后按照下列顺序（手和前臂、头部、躯干部、下肢）依次绷紧肌肉，然后放松，体验肌肉的紧张和放松的感觉，最后逐步加深肌肉松弛，直至达到全身放松的效果。

1）握拳屈腕：双手握拳，向上弯曲手腕，感觉手和前臂的紧张（保持5s）。松开双拳，伸直手腕，自然放松，注意放松的感觉（停10s）。

2）屈肘耸肩：前臂向上弯曲并外旋，双肩向耳部耸起（保持5s）。然后放松，体验紧张和放松间的不同感受（停10s）。

3）屈颈皱眉：头向后紧靠椅背，皱起眉头（5s）。舒展眉头，颈部放松，体验紧张和放松的感觉（停10s）。

4）闭眼咬牙：紧闭双眼，咬紧牙关，嘴角向后，双唇紧闭，感觉面部的紧张（5s）。自然放松，体验放松的感觉（10s）。

5）下颌贴胸：将下颌贴近胸部，感觉到颈前肌肉的紧张（5s）。然后放松下来（10s）。

6）弓背挺胸：现在注意后背肌肉，拱起后背，挺起胸部和腹部，感觉到后背的紧张（5s）。然后放松，会感到很轻松（10s）。

7）吸气缩胸：现在深吸气，憋气（5s）。好，呼气放松，感受紧张、放松的差别（10s）。

8）收腹憋气：现在将注意力放在腹部，绷紧腹部肌肉，憋气（5s），呼吸，放松腹部肌肉，感受腹部是否像后背和胸部那样放松（10s）。

9）提肛收臀：收缩肛门括约肌和臀部肌肉，感觉紧张（5s）。现在放松（10s）。

10）伸腿跷趾：伸直双腿，脚趾向上跷，使脚、小腿、大腿肌肉紧张起来（5s）。现在放松，全身放松。（休息2min，再重新练习一遍全部肌群。）

3.临终患者家属的心理照护

（1）鼓励家属表达情感：积极与患者家属沟通，建立良好的关系，取得家属的信任。与患者家属会谈时，提供安静、私密的环境，耐心倾听，鼓励家属说出内心的感受和遇到的困难，积极解释临终患者生理、心理变化的原因，减少家属的疑虑。

（2）指导家属对患者的生活照料：指导家属对患者进行生活照料和力所能及的护理，如翻身等。既使患者得到心理满足，也使家属在护理过程中心理得到慰藉，同时降低家属在失去亲人之后的悲痛。

（3）协助维持家庭完整性：协助家属安排日常的家庭活动，增进患者及其家属的心理调适，保持家庭的完整性，如与患者共同进餐、读报、看电视、下棋等。

（4）满足家属本身的生理及心理需求：临终事件会抑制家属自身的身心需求，护理人员运用专业知识，让家属重新认识到自身的需求，并尽可能提供帮助。

案例二　临终患者协议期、抑郁期心理照护

（一）案例简介

本案例描述的是一位晚期癌症患者（十二指肠癌伴多发性转移），近1周进食后恶心呕吐，CT提示十二指肠术后局部复发肠梗阻，患者腹部疼痛控制欠佳，为进一步治疗收治入病房。住院期间患者十分积极配合治疗，多次询问是否有更好的治疗方案，经过止吐、止痛、营养支持、利尿等治疗和护理后，疼痛控制，但进食问题仍无法解决，患者言语少、情绪不稳定，女儿为主要照顾者。患者住院期间在病房实施自杀行为未遂，被值班护士发现，经过救治患者无生命危险，心理科会诊确诊为中重度抑郁状态，心理治疗师及社会工作者通过首次危机干预推动患者完成"不自伤承诺"，后转院行后续治疗。

【情景准备】

情景一

人物：临终患者及其家属、护士。

地点：安宁疗护病房。

物料：病床。

情景二

人物：临终患者及其家属、护士（取得国家二级心理咨询师资格）、心理医生。

地点：安宁疗护病房。

物料：病床、椅子、心理痛苦温度计。

【教学目标】

素养目标：①能与患者及其家属有效沟通，尽早识别患者的消极情绪；②具有同理心、倾听、共情的能力；③具有多学科团队合作能力，培养学生的职业使命感。

知识目标：①掌握临终患者协议期、抑郁期心理变化特点；②熟悉临终患者负性情绪的评估；③掌握临终患者协议期、抑郁期心理照护要点。

技能目标：①能与临终患者及其家属有效沟通；②了解心理痛苦温度计的使用方法；③能协助心理治疗师运用心理危机干预为临终患者实施心理照护。

（二）实践教学案例

1.教师授课信息

【情景说明】

患者熊阿姨因十二指肠低分化腺癌术后多发性转移，局部复发梗阻无法进食，消瘦疲乏、

腹腔显著疼痛,呕吐,无法口服药物,药物镇痛效果不佳,睡眠不佳,故本次住院要求提升镇痛药物剂量,缓解疼痛。该患者职业为内科医生,对自身病情及预后有清楚的医学认知,积极配合治疗,多次询问是否有更好的治疗方案后自觉治疗无望,有消极想法,入院后1周,患者趁女儿不在时,拟实施自杀行为,被及时发现与急救处理后好转。事后不能回忆细节,情绪低落,对治疗没有信心,仅能少量进水,仍有疼痛。

情景一:患者在女儿陪同下来到安宁疗护病房。患者步态不稳,痛苦面容,稍动一下就感觉疼痛,护士将患者安置在病房,给予身体的全面评估,十分配合各项检查与治疗,其间多次与床位医生探讨相关治疗方案,希望通过积极治疗能延长生命,能等到自己亲自送外孙上小学的那一天,并承诺如果能活得久一点,一定会好好地为家人做一顿饭,珍惜与家里人相处的时光。

情景二:入院1周后,患者经历了同病房病友的去世,此外,患者自述本身存在的躯体症状(疼痛、恶心呕吐、睡眠不佳、无法进食)的缓解未达到其期待的预期效果,在入院的第10天,患者在病房实施自杀行为,经过救治患者无生命危险,护士对其进行心理评估,心理痛苦温度计分数为6分,将患者转介到心理科,心理科会诊确诊为重度抑郁状态,随后心理治疗师及护士通过首次危机干预推动患者完成"不自伤承诺",后转院行后续治疗。

【相关知识】

熊阿姨,63岁,已婚,湖北人,育有一女,33岁,一直居于湖北老家。患者为当地内科医生。2年前在当地医院行腹腔镜下行远端胃大部切除+胃空肠吻合手术。病理会诊:(幽门及十二指肠球部)低分化腺癌。去年行双附件切除术+盆腔肿块切除术(女性)+复杂肠粘连松解术。术后病理:(左附件及盆腔肿块)、(右附件及盆腔肿块)均见低分化腺癌累及,结合病史,十二指肠癌转移待排。后行CPT-11+C225 4个疗程化疗。入院前1周因少量呕血,前往就近医院对症处理。目前精神可,无法进食,无呕血。患者自述患病前忙于工作,常忽略家人,患病以来一直积极配合治疗,希望能延长生命,以弥补对家人的亏欠。

【教学目标】

情景一

素养目标:体恤患者的病痛,具有职业道德和同理心。

知识目标:掌握临终患者协议期的主要特点。

技能目标:掌握临终患者协议期心理照护要点。

情景二

素养目标:具有同理心,能识别患者的负性情绪。

知识目标:掌握临终患者抑郁期的主要特点和心理照护要点。

技能目标:能初步对患者实施心理危机干预,提高学生危机干预的能力。

2. 学生学习信息

【情景说明】

作为一名护士,病房有一名十二指肠癌晚期患者,自入院以来,心理状态经历了一系列变化。

情景一:患者入院后治疗主动性高,多次咨询有无更有效的治疗方案以延长自己的生命,从而有机会多陪伴家人、弥补家人。

情景二:患者经过初步治疗后,不良躯体症状的缓解效果未达到预期值,其间经历同病房病友离世,患者在病房拟实施自杀行为。

【学习任务】

情景一:请正确评估临终患者的心理过程,根据患者的心理表现特点,利用积极心理资源改善患者心理健康状况。

情景二:识别患者的负性情绪,掌握临终患者的心理特点及护理要点,运用心理痛苦温度计对患者的心理状态进行评估,协助心理治疗师对自杀患者实施危机干预。

【实施要求】

针对每个情景,护士均有 5 ~ 10min 对患者进行心理状态评估,并实施心理护理干预。

【知识储备】

(1)临终患者协议期、抑郁期的表现及主要心理护理。

(2)倾听和同理心的沟通技巧。

(3)心理危机的评估。

(4)危机干预的实施流程与要点。

(5)心理痛苦温度计的使用。

3. 标准化病人信息

【个人基本信息】

熊阿姨,63 岁,湖北人,已婚,育有一女,女儿 33 岁,患者患病前为当地内科医生,经常加班,有肠息肉。现三代人居住在一起,平时常忙于工作,陪伴家人时间少,平日喜欢拍照与美食,但一日三餐不规律,多熬夜。

【疾病相关信息】

(1)本次就诊相关信息:熊阿姨近一周进食后出现恶心呕吐,CT 提示十二指肠癌术后局部复发梗阻。目前出现腹部疼痛,止痛方案为芬太尼透皮贴剂 4.2mg,q72h,疼痛控制欠佳。精神、食欲、睡眠尚可,体重较前略下降,双下肢水肿。熊阿姨对自身病情及预后有清楚的医学认知,照护者(女儿、丈夫)也知晓病情。熊阿姨起初治疗主动性、积极性较高,后因躯体不适症状控制效果不佳,加之同病房病友的先后离世的心理应激刺激,出现对死亡的恐惧,绝望感、求生欲交替。患者与照护者的沟通停留在日常事务,对病情及痛苦的深入谈论较少,独立性较强,相关病情的治疗决策主要由其自身做出判断。

(2)既往就诊相关信息:2 年前熊阿姨于武汉某医院行腹腔镜下远端胃大部切除 + 胃空肠吻合手术。病理会诊示:(幽门及十二指肠球部)低分化腺癌,大部分区域为低黏附性(印戒细胞癌),神经侵犯(+)。后行化疗 4 周期,出现皮肤过敏。次年 11 月腹部 MRI:肝 S7 段结节,转移不能除外。盆腔 MRI:双侧附件区转移可能,较前增大;腹膜及网膜混浊,腹腔少量积液。同月行双附件切除术 + 盆腔肿块切除术(女性)+ 复杂肠粘连松解术。术后病理:(左附件及盆腔肿块)(右附件及盆腔肿块)见低分化腺癌累及,结合病史,十二指肠癌转移待排。入院 1 周前因少量呕血,前往上海某综合性医院对症处理,一般情况尚可,饮食欠佳,暂无呕血再次出现,大便可解。表姐因癌症去世。熊阿姨自罹患癌症以来,四处求医,十分配合治疗,对生存期有较高期待。

【情景描述】

情景一:某三甲医院肿瘤科的病房,熊阿姨夜间疼痛无法入睡,询问护士止痛药是否可以加量,请示医生后给予加量。隔日清晨,熊阿姨看到责任护士走进来,立马从床上坐了起来,嘴角扬起,漾起笑意,但笑容中难掩疲惫。

[患者]笑意相迎与护士打招呼,表示昨天止痛药加量后感觉睡得比之前好一些。昨天夜

班护士也告诉了一些止痛、止吐的方法,让自己感觉舒服了许多,对自己的治疗也更有信心了。于是询问责任护士"对于抗肿瘤治疗有没有什么更好的方案? 我有钱,可以用最好的药,如果能延长生命的话,我会不惜一切代价治疗,我一定好好配合。"①如果护士询问患者如何看待自己当前的疾病状况? 请回答:"我知道自己的病情不太好,肿瘤指标也一直很高,化疗效果不太好,但是我就想知道上海这边有没有最新的方案可以使我拖得久一点,生存期尽量延长一段时间,如果能让我多活几天,我以后一定多做好事来弥补。"②如果护士说患者目前的疾病可能没有更好的方法控制进一步发展,目前患者状况不适合再接受抗肿瘤治疗,下一步的治疗护理重点是控制症状,减轻痛苦,提高生活质量。请回答"您说的这些我都懂,还是希望你能想想办法,只要有一丝希望我都愿意尝试。"医生为患者提供支持治疗的资源,给予后续治疗方案,将该方案的利弊均与患者分析,让她感觉没有被放弃,还有医护人员将为其提供连续的支持和照顾。③如果护士说"我们特别能理解您的想法。您现在整体上感觉好一点了,您觉得有力气去做一些以前没做过的事情了,对吗?"

[患者]"是啊,护士,我想多陪陪我家人,以前总是忙工作,女儿小时候我没管过,一直是我父母在带,我陪我父母的时间也很少。我生病了也都是我女儿在照顾我,她太累了,她一直在照顾我都没办法照顾我的小外孙,也影响她自己的家庭,而且我还没看到小外孙读小学,我希望能活到那一天。"

情景二:2d 前,患者独自在病房实施自杀行为未遂,医护第一时间发现救治后无生命危险。女儿当场情绪崩溃,向母亲咆哮,平复后,双方未能进行进一步情感沟通。寂静的病房,熊阿姨卧床在看手机,患者女儿坐在母亲床边的靠椅上低头沉默。病房护士(国家二级心理咨询师)和心理医生走进病房,患者和女儿看到后,立即和医护打招呼。

[患者]情绪低落。如果护士询问是否清楚自己当时自杀的情形,回答不记得了,觉得活着没意思,疾病治疗无望,自己同病室的病友相继去世,感觉很无助,不知所措,感觉自己拖累了女儿。

[患者]配合护士完成心理痛苦温度计的评估。

[家属]"护士,我母亲的评估结果怎么样?"如果护士说根据评估结果,你母亲有一些抑郁,请回答:"严重吗? 我们需要做些什么?"

转介给心理医生,配合完成首次危机干预,给予后续治疗方案的建议。

[患者]对医护表示感激,表示会积极配合医生,保证不自伤承诺。

(三) 核心知识点解析

1. **心理痛苦温度计**　心理痛苦温度计为单项条目的心理痛苦自评工具,包括从 0(无痛苦) ~ 10(极度痛苦)共 11 个尺度,指导患者在最符合自己近 1 周所经历的痛苦水平的数字上做出标记。1 ~ 3 分为轻度痛苦,4 ~ 6 为中度痛苦,7 ~ 9 分为重度痛苦,10 分为极度痛苦。

患者心理痛苦评分≥4 分时,加评痛苦相关因素调查表,包含 5 个项目 40 个问题,即实际问题 6 个,家庭问题 4 个,情感问题 9 个,身体问题 20 个,信仰/宗教问题 1 个,量表采用"是"和"否"进行,只需了解引起心理痛苦的相关因素,每个条目和整个调查表不需要计分。得分≥4 分的患者需要转诊到专业的心理门诊和精神科接受进一步的评估和治疗。

2. **倾听的实施要点**　倾听有 3 个层次。

第一层次为"讲出的话",即患者说出,护士亦能听得懂的话,此为一般护士该具备的倾听能力。护士倾听过程中能听出患者的需求。

第二层次为"没讲出的话",即患者没有说出,但是他自己内心知道的事,终末期患者若心怀怨恨,就没有心灵平安可言了,此时患者需要宽恕及和好,将过去的恩怨作一了结,才能使他获得平静。

第三层次为"灵理的话",即患者没说出,且他自己亦不知道的事。若是护士能够听到患者此部分内心的话,即达到倾听的最高境界,则可为优质的精神护理。

3. **同理心的定义** 同理心(empathy),又称换位思考、共情,指站在对方立场设身处地思考的一种方式,即人际交往过程中,能够体会他人的情绪和想法、理解他人的立场和感受,并站在他人的角度思考和处理问题。

4. **同理心的 3 个步骤**

(1)理性认知:先查阅患者的病历,了解其目前状况。

(2)同情:试问自己"如果我在患者目前的处境,会有何感受。"

(3)同理:完成前两个步骤后,再开始准备和患者会谈。

5. **表达同理心的 7 个阶段是哪些阶段**

第一阶段:患者与护士准备就绪。(请问您准备好要谈了吗?)

第二阶段:患者表达其经验。(患者诉说。)

第三阶段:护士表示接受与共鸣。(喔! 点头、专心注视对方。)

第四阶段:护士表达对患者经历的觉察。(您的经历是? 感受是?)

第五阶段:患者表达护士正确地了解其感受。(是的! 就是这样!)

第六阶段:患者感受到护士的同理心,且愿意再诉说自己的故事。(您真是了解我,再告诉您。)

第七阶段:护士进一步表达意义与感觉。

6. **临终患者心理危机干预**

心理危机干预是对危机状态下的个体给予关怀、支持及使用一定的心理咨询与治疗方法予以援助,使其情绪、认知、行为恢复到危机前的稳定或平衡状态。常用的是危机干预 6 步法模型,结合临终关怀措施,具体内容如下:

确定问题:进行心理测评,评估患者焦虑、抑郁程度,并应用倾听技术确定及理解患者存在的问题。

保障安全:针对患者由于疾病导致的症状,如呼吸困难、胃肠道反应、疼痛缓解、营养支持、睡眠质量不佳,压力性损伤等,选择最佳的治疗及护理方案,减轻疾病带来的痛苦。

提供心理支持:针对不同心理阶段(否认期、愤怒期、协议期、抑郁期、接受期)对患者实施个性化护理,激发其积极性,感受生活的正向方面;尊重权利,让患者能够按照自己意愿安详地离开,对患者及其家属进行死亡教育,使其能够正确面对死亡,减轻患者及其家属对死亡的恐惧情绪。

给予应对方式:创造整洁、安静、舒适的环境,在病房中配置电视、空调、鲜花等,并布置患者喜欢的物品,根据要求可安排其较熟悉或喜欢的医护人员进行治疗及护理;在入组后了解患者病情、经济状况、家庭背景等相关信息,根据需求制订针对性临终关怀措施及控制患者不适症状,满足其身心需求。

制订计划:根据自身情况协助患者制订提升正向情绪、感受生活积极的计划。

获得承诺:联合家属协助患者完成制订的计划,使患者得到直接的、诚实的承诺,以便及时调整危机干预方案。

第三节 老年人临终灵性舒适照护

一、临终灵性照护的特点

每个人都会面临临终问题,如何给予临终老人更多的心灵上的关爱,如何分担临终者的痛苦与恐惧,不再害怕衰老与疾病,帮助其完成心愿,找到生命的价值与意义,让生命有尊严地离开,是我们每个人急需关注的问题。

每个人都有灵性需求。我国台湾地区赵可式博士对灵性的定义为:灵性(spirituality)是在与天、人、物、我的关系上寻求共融、寻求永恒生命意义与价值,并在不断超越的整合过程中达到平安的感受。灵性照护帮助人们寻求心灵上、精神上的宁静,包括信仰,生命的意义和价值等。每个人在生命过程中为自己、他人、社会创造过价值,在临终前也应得到社会的尊重,在他人的陪伴与关爱中,得到心灵的慰藉。

(一)临终老年人常见的灵性困扰

1. 对死亡的恐惧 生老病死是人类繁衍生息的过程,然而当死亡来临的时候人还是会表现出不甘心、放不下、不舍得,不想死等心理变化。死亡在中国的传统文化一直被人们所忌讳,关于死亡的话题往往很难被人们所接受,死亡一直在人们的思想中被视为禁区。但是,死亡不会因为人们的惧怕而消失,它是人生的一部分,每个人心中都存在对死亡的恐惧感,老年临终患者同样存在这种心理,即使老年人对死亡的恐惧感可能低于年轻人。当死亡将要来临的时候,无助、恐惧、孤独、害怕的心理会占据全部思想。据调查,恐惧的内容包括对死亡过程的恐惧、对仍然活着的人的担心等。只有对死亡有认真的思考后,才会对生有更深刻的理解。

2. 对亲人的挂念 临终患者中有的是家里的经济支柱,有的是扮演照顾家里人的角色,面对死亡时对家人的牵挂心理战胜了对死亡的恐惧。担心自己死后家里人没人照顾;担心死亡后,家里人需要重新寻找出路、需要自主自立地生活。实践研究表明,家人的陪伴和家人有关的事情是临终者重要的灵性需求。有学者对90位晚期肿瘤患者灵性需求评估的研究中得出,患者灵性需求由高到低依次是有家人的陪伴,看到他人的微笑,回忆过去美好的往事,大笑,谈论日常的琐事,和朋友在一起。在灵性关爱中,家人陪伴是抚慰患者灵性困扰的重要渠道之一。家人作为情感、归属、意义、价值和目的的纽带,终末期患者在与家人、朋友的联结中感到存在的价值、人生的意义。

3. 对生活失去希望 晚期癌症通常需要花费很多治疗费用,而巨额的医疗费用会给家庭带来较大的经济压力,所以当知道亲人患有癌症时,整个家庭将会面临沉重的治疗负担、经济负担、家庭负担,造成晚期癌症患者心理负担过重,对家人产生愧疚感,认为自己是家人的拖累,从而对生活失去希望。因此,需要提高癌症患者的希望积极情绪、培育稳定的希望品格。

4. 缺乏生命的意义与目的 面对死亡,很多人都会对自己的一生不断地回忆,在他们人生中所遇到的一切缺憾,在此刻都会被扩大,心存不甘。有些人在回忆的时候会想起自己生活中受到很多苦楚,没有享受过幸福生活;有的人认为自己走了还有很多事情没有完成。因此可以帮助老人回忆整个人生,从过去的点滴中检视自己的过去,进而对自己的人生、社会关系及生活模式进行重新反思。

5. 需要谅解和宽容 临终期患者如果心怀怨恨,就没有心灵平安可言了,此时患者需要宽恕及和好,将过去的种种恩怨一一了结,才能获得心灵上的平安。患者的宽恕包括患者可以接受患病现实,理性地看待疾病的发生,正视疾病带给自己的疼痛及负性情绪,坦然面对;也包括使患者意识到患病并非自己所愿,认识到自己的价值独立于疾病、自己当下的态度与行为是战胜病魔的关键,应该通过自身努力使自己变得更好。

(二)老年临终患者灵性照护的内容和方法

1. **精神抚慰** 灵性安适是人类健康的重要组成部分,但不同时期精神需要程度不一样。有研究结果显示,多数老年人有精神照护的需要。从精神照护需求各维度得分可知,安宁病房老年人最希望医务人员聆听他们讲述自己的精神力量和人生故事,以诠释生命的意义。

2. **陪伴与分担,共同面对** 临终者常常会感到拘谨与不安,医护人员应陪同患者走过悲伤的所有阶段,共同面对死亡的事实,谈论希望和害怕的事物等。同时,应引导家属陪伴,倾听,双方坦诚沟通。

3. **处理未完成的事务,完成心愿** 协助患者妥善处理各种事务,包括传授人生阅历,建立生命延续感,最终完成心愿。临终患者常见的心愿有:希望减轻痛苦;希望回家度过生命的最后阶段;对身后事的安排;临终抢救意愿;捐献器官或遗体捐赠等。

4. **构建并维持人际关系** 协助临终患者整理人际关系,鼓励患者及其家属表达爱、谅解与宽恕,协助做好道爱、道谢、道歉、道别,消除误会与怨恨,彼此重新认识,心怀感恩。

5. **意义疗法** 意义疗法是指通过深度访谈帮助临终患者重建对生命存在的意义和价值的认知,进而改善其对生活质量的感知,来体验生命的意义。意义疗法为主导的灵性照护模式使患者对生命的意义有了新的认识,有效缓解了焦虑情绪,具有更大的勇气去面对挫折,其责任感有了增进,内心世界的平静得到了恢复。

6. **尊严疗法** 个体化心理治疗干预方法是通过引导,以访谈录音的形式,让临终患者在人生最后的有限时间里回顾并体验自己的一生,回忆最值得自豪、最有意义的事情;将人生智慧和感悟留给自己爱的人,使生命末期患者感到自己生命存在的目的和意义,使其感受到来自家庭、社会的爱与支持,继而激发生存意愿,有尊严地度过最后时光。

二、临终常见灵性问题照护典型案例

案例 寻找生命价值和意义

(一)案例简介

本案例描述的是一位晚期升结肠癌术后吻合口复发,腹膜、肺、骨转移,肠梗阻的老年患者,64岁,患病前为高校老师,患病后由于疾病的折磨、生活方式的改变、面对死亡时出现一些灵性困扰:对家人的不舍;认为自身丧失了尊严;害怕死亡,时常感到忧虑、不安,自觉生命没有意义与价值,开始质疑命运,存在死亡焦虑,患者生命意义感下降。通过对患者进行灵性照护,家庭参与式的生命意义干预,提高了患者的家庭亲密度和适应性,释放家属照顾压力,最终患者领悟生命的真谛,降低了其寻求生命意义的挫败感,提高了生命末期的生命意义感。

【情景准备】

情景一

人物:晚期癌症患者及其家属、护士。

地点:安宁疗护病房。

物料:病床、椅子、病历。

情景二

人物:晚期癌症患者及其家属、护士。

地点:安宁疗护病房。

物料:病床、椅子。

【教学目标】

素养目标:①能与患者进行有效沟通,缓解患者及其家属的焦虑与紧张;②培养学生高度的责任心、爱心、耐心和团队合作精神;③培养学生良好的职业素养和护理职业道德。

知识目标:①熟悉灵性及灵性痛苦的定义;②熟悉临终患者常见的灵性困扰;③掌握灵性评估的方法;④掌握临终患者灵性护理需求的影响因素。

技能目标:①能根据患者情况进行灵性需求识别;②能掌握意义疗法的实施步骤;③能熟练掌握灵性照护的主要内容和方法。

(二)实践教学案例

1. 教师授课信息

【情景说明】

患者刘老师因进食后腹胀腹痛,经过多次复查腹部平片提示肠梗阻,腹部可触及肿块。患者晚期升结肠癌术后吻合口复发,腹膜、肺、骨转移,不适宜再次手术,曾于某三甲医院行化疗,化疗后有白细胞低,疗效评估为 SD。本次入院患者腹胀、腹痛,解少量水样便,小便少,排气少。由于长期腹胀腹痛,进食少,消瘦,食欲缺乏,乏力,稍事活动即感气喘。入院后医生根据患者各项化验报告,肿瘤指标上升,考虑疾病进展,因患者化疗后出现肠梗阻、腹痛腹胀等一系列反应,自觉生命丧失存在的意义。另外,病友的相继去世,对患者的冲击很大,家属的心情也随着患者的病情变化很大,患者自觉丧失了尊严,心情抑郁。

情景一:患者在丈夫陪同下入住安宁疗护病房,步履蹒跚,痛苦面容。护士将患者安置好,给予患者躺卧,测量生命体征,进行体格检查,并通知医生,医嘱完善血常规、血生化及电解质、B 超、X 线胸片、腹部立位 X 线平片、心电图等检查。医生根据检查指标做出病情判断,拟行贝伐珠单抗 341mg+ 伊立替康 282mg 姑息性化疗。化疗第 2 天,患者开始剧烈恶心呕吐、无法进食、虚弱无力。化疗结束后复查血常规,提示Ⅳ度粒细胞缺乏,且出现了肠梗阻,明显腹痛,腹胀,医嘱行胃肠减压,患者不愿意,怕回家邻居看见自己插胃管,认为丧失尊严。患者一度以为自己死亡将至,但又焦虑死亡,怀疑命运对自己的考验,产生无助感、孤独感以及生命无意义的挫败感。

情景二:病友的相继离世,对刘老师的冲击很大,她提出要回家看看,自诉平时非常注重自己的形象,爱美,喜欢化妆和拍照,现在已经成了瘦骨嶙峋的样子,肚子里有肿瘤,希望医生能手术切除,即使死于手术台上也心甘情愿。反复说"我走了,最担心老伴怎么办"。护士对她进行生命意义疗法,慢慢地发生转变,她可以开口讨论有关遗体捐赠,临终阶段救治方案等。

【相关信息】

刘老师,64 岁,女性,已婚,育有 1 子。2 年前出现右下腹剧痛,急诊 CT 提示升结肠占位。外院行升结肠癌根治术,术后病理:"升结肠" 乳头状 - 管状腺癌Ⅱ级,部分为黏液腺癌,浸润肠壁全层和肠周纤维脂肪组织之间皮细胞下,肠系膜淋巴结转移。行 FOLFOX4 化疗 ×10 程。1 年前复查胸部 CT:左肺上叶、右肺中叶微小结节;腹部 CT:结肠恶性肿瘤术后,吻合口偏厚,远端回肠管壁增厚、黏膜强化;盆腔 MR:结肠恶性肿瘤术后,盆腔少量积液双侧髂骨及骶骨多发骨髓水肿可能。PET/CT:吻合口区考虑复发,腹膜转移,右侧胸腔少量胸腔积液,左侧耻骨下支考虑转移,双肺微小结节转移不除外。于化疗科行贝伐珠单抗 341mg d1+ 伊立替康 282mg d1+ 卡培他滨早 2 粒晚 3 粒 d1 ~ 14,q3w 化疗。化疗后出现白细胞低,疗效评估为 SD。患者本次因进食后腹胀腹痛,评分 5 ~ 6 分,少量水样便,小便少,排气少,右下腹可扪及一约 3cm×5cm 质硬肿块。入住安宁疗护病房。

【教学目标】

情景一

素养目标:关心关爱患者,培养学生的职业道德和同理心。

知识目标:能识别临终患者未被满足的灵性需求。

技能目标:能用开放性的问题与患者沟通,并通过感同身受的积极回应来帮助患者找到灵性困扰,评估患者的灵性问题。

情景二

素养目标:关注患者的灵性及整体照顾,培养学生的灵性照顾能力。

知识目标:掌握常见的灵性照护内容和方法。

技能目标:能正确实施意义疗法,提升学生灵性照护能力。

2. 学生学习信息

【情景说明】

作为一名护士,现有一名晚期升结肠癌术后吻合口复发,多处转移的患者。

情景一:刘老师在丈夫的陪同下入住安宁疗护病房。患者步履蹒跚,痛苦面容。住院化疗第 2 天,患者出现剧烈恶心呕吐,无法进食、虚弱无力。化疗结束后复查血常规,提示Ⅳ度粒细胞缺乏,并发肠梗阻,明显腹痛,腹胀,医嘱行胃肠减压,患者拒绝,开始怀疑人生、自觉生活无望、渴望早日解脱的同时又害怕死亡的来临。

情景二:病友的相继离世,加上躯体的痛苦对刘老师的冲击很大,她提出要回家看看,自诉平时非常注重自己形象,爱美,喜欢化妆和拍照,现在已经成了瘦骨嶙峋的样子,肚子里有肿瘤,希望医生能手术切除,即使死于手术台上也心甘情愿;希望自己走之后,老伴能好好的,找到一个能照顾他的人;希望自己最后的愿望能够得到满足。

【学习任务】

情景一:正确评估晚期癌症患者的灵性痛苦,使用适当的沟通技巧,如同理心及使用灵性评估表对患者的灵性问题进行评估。

情景二:患者病情进展,引导患者回顾一生,检视自己的成就或挫折、快乐或痛苦,找到生命的意义和价值,处理未了事务,帮助其完成心愿。

【实施要求】

针对每个情景,学生均有 8 ~ 12min 对患者灵性需求进行评估,并实施生命回顾疗法干预。

【知识储备】

(1)灵性及灵性痛苦的定义。

(2)老年终末期患者的灵性痛苦。

(3)灵性的评估。

(4)同灵性痛苦患者的沟通方法。

(5)生命意义疗法的概念及实施步骤。

3. 标准化病人信息

【个人基本信息】

刘老师,女性,64岁,已婚,育有一子,丈夫及儿子体健,儿子孝顺,家庭和睦。生于本地,退休前为某大学教授,丈夫为海员,常年不在家。平日与老伴同住,儿子每逢节假日会来探望,平时注重自我形象,喜欢穿漂亮衣服,经常和老同事一起出去旅游、摄影。有养老保险和医疗保险,社交关系和谐。患者及配偶体恤儿子,隐藏自我不良情绪,避免影响患者儿子工作。想念儿子,因疫情及工作原因,儿子无法陪伴。夫妻恩爱,患者担心自己离开后老伴无人陪伴。

【疾病相关信息】

(1)本次就诊相关信息:刘老师第3个疗程化疗结束后出院回家休养,此次是第4次住院。1周前刘老师出现进食后现腹胀腹痛,自行疼痛评分为5～6分,影响睡眠,平时口服医生开的止痛药氨酚羟考酮1片,q12h+反应停2片后,疼痛控制可。最近5d出现小便少,肛门排气少,少量水样便,右下腹自己可触及约3cm×5cm质硬肿块,为进一步治疗收入安宁疗护病房。

(2)既往疾病相关信息:刘老师平素体健,2年前出现右下腹剧痛,急诊CT提示升结肠占位。外院行升结肠癌根治手术,术后病理:"升结肠"乳头状-管状腺癌,部分为黏液腺癌,浸润肠壁全层和肠周纤维脂肪组织之间皮细胞下,肠系膜淋巴结转移。行化疗10个疗程。1年前复查胸部CT示左肺、右肺微小结节;腹部CT示结肠恶性肿瘤术后吻合口复发;盆腔MR示盆腔少量积液,双侧髂骨及骶骨多发转移。PET/CT:吻合口复发,腹膜转移,右侧胸腔少量胸腔积液,左侧耻骨下支考虑转移,双肺微小结节转移不除外。于化疗科行化疗,化疗后出现白细胞低,食欲缺乏,疗效评估为SD,查肝肾功能见转氨酶轻度升高并有低钠低氯低钾,予药物保肝、护胃及补充电解质等对症治疗后好转出院。既往没有过敏史及家族性遗传病史。

【情景描述】

情景一:某医院安宁疗护病房,阴雨绵绵,刘老师蜷缩在病床一侧,头发凌乱,眼神呆滞,有气无力。手中抱着一只面盆,不时呕吐胃内容物。

[丈夫]表情紧张,唉声叹气:"哎,护士,快看看我老伴这化疗反应怎么这么厉害,今天一天也没吃什么东西,一直在吐,胃里已经没什么东西可以吐的了,还是停不下来。"

[患者]虚弱没有力气,低声并带着哭腔说:"护士,我每次化疗都觉得好难受,我觉得我在家的那段时间都比现在好,这个化疗真的是折磨死我了,化疗反应真的很大,每次我都要吐,啥都吃不下,闻不得一点有气味的东西,实在太难受了,我为什么会得这种病,为什么要遭受这种痛苦,上辈子造了什么孽,导致我现在生不如死。"①如果护士再次宣教恶心、呕吐是化疗后最常出现的副反应,可以调整下饮食,进食清淡易消化,忌油腻、辛辣,有刺激性气味的食物,减少胃肠的负担。请回答:"我现在是一点也吃不下,连喝水都吐,是不是可以再给我用些止吐药,我实在受不了了。"②如果护士说:"我非常理解你,化疗不良反应确实很难受,你已经做得非常好了,我去和医生沟通下能不能给您再用点止吐剂,可能你就不会那么难受了!"请回答:"好的,快点,我太难受了!"

护士通知医生后,医嘱开具甲氧氯普胺20mg肌内注射,静脉输液补充葡萄糖及电解质。

[患者]配合护士完成肌内注射及静脉注射。1h后患者呕吐现象稍缓解,患者进入了睡眠。第2天一早,一阵剧烈的腹痛使患者从睡眠中醒来,豆大的汗水从患者额头流下来,患者双手捂住肚子,蜷缩着身子,痛苦面容,边吐边说:"护士,我是不是快不行了,我感觉这次我肯定过不去了,但我还不想死,我不甘心,我的孙女还没有长大,我还要看她结婚生子呢。"

[丈夫]"护士,我爱人到底怎么了呀,我好担心啊。"

医生开出医嘱 654-2 10mg 肌内注射,待患者疼痛缓解后做个腹部立位平片。检查结果显示患者为不完全性肠梗阻,医生建议给患者留置胃管,但遭到刘女士拒绝,"我不插胃管,这像什么呀,我这么爱漂亮的一个人,让我鼻子里插这么个东西,还要接一个圆的东西,我怎么藏,到时我回家,邻居会怎么看我,他们都不知道我生病的呀,还不如让我死了算了。"

情景二:病友的相继离世,加上躯体的痛苦对刘老师的冲击很大,她觉得很痛苦,自己努力一生,但是最后如此凄凉,白活这一遭,提出想回家看看。

[患者] 自诉平时非常注重自己形象,爱美,喜欢化妆和拍照,现在已经成了如此瘦骨嶙峋的样子,肚子里有肿瘤,虽然医生说已经很晚期了,无法手术切除,但她还是希望有医生能为她做手术,即使死在手术台上也心甘情愿。害怕独自离去,希望临终阶段老伴和儿子都能陪伴在身旁;希望自己走之后,老伴能照顾好自己,找一个能照顾他的人;希望儿子能照顾好爸爸;表示生前自己最讨厌墓地,死后也不愿意安葬于墓地,希望自己死后能将骨灰撒入大海;希望能穿着自己最喜欢的旗袍,给家人留下一个美好的形象,希望在家人的记忆中自己是善良、勇敢、坚强、美丽的。

(三) 核心知识点解析

1. 灵性及灵性痛苦的定义　灵性又称为精神性,一个人的灵性与他的世界观、人生观、价值观以及其所处环境和经验相关,包括其生活原则;灵性的需求就像生理及心理需求一样是人性的一部分,每个人都有灵性需求;灵性来源于心理又高于心理,属于自我超越的范畴;灵性的层次和强度可以不同,能够使人内心安宁的就是有利的。

北美护理诊断协会把灵性痛苦(spiritual distress)定义为:个人的生活原则被打破时所带来的痛苦,而这些原则贯穿其一生,与个人的身体和心理社会本性为一体又超越其上。即个人突然遭遇变故,突然对原本深信不疑的事情或道理(原则)感到质疑或不再相信,从而产生"现在已经不再是真的了!""天要塌了!""我不知道还能相信什么了!"的痛苦感觉。

2. 临终患者灵性护理需求的影响因素　女性患者、低龄患者、有宗教信仰患者的灵性护理需求水平较高。这可能与女性患者对压力的承受能力较低,以及晚期癌症给女性患者带来的打击更大有关。高龄患者对灵性需求低于低龄患者,原因可能在于高龄患者人生阅历丰富,对事物的认识达到了一定的高度,能够在困境中找到人生的信念,从而消除疾病带来的不安和痛苦。而低龄患者由于人生阅历的相对缺乏,往往对未来充满不安,使得其对灵性照护的需求较高。

3. 老年终末期患者的灵性痛苦　老年终末期患者的灵性痛苦非常典型,当终末期患者面对死亡的威胁时常见的感受包括来自躯体、心理、精神等方面的痛苦;失去尊严;对亲人、对生命、对世界、对拥有的不舍;不甘心;不放心;对死亡情景及死后世界的未知等。灵性痛苦出现的原因来自许多方面,包括个人缺乏正确的人生观与价值信念体系;缺少健康的人际关爱;自我尊严感丧失;死亡恐惧;不舍;心愿未了;个人所预期的死亡意义与其信仰或文化间的冲突等。

4. 生命意义疗法的实施步骤

(1)认识现在:鼓励患者讲述从癌症诊断到现在的心路历程,宣泄不良情绪,认识到现在生命的意义。

(2)生命回顾:帮助患者回顾其生命中的伤痛或快乐,积极事件、消极事件再次被强化,使患者从中体会价值与爱,理解生命的意义。

(3)面对未来:让患者表达对现在或未来的愿望和担忧,尽量安排照护者及其家属满足其愿望和需求,使患者感到自己生命存在的目的和意义,使其感受到来自家庭、社会的爱与支持,继而激发其生存意愿,使其有尊严地度过最后时光。

第四节 老年人临终社会舒适照护

一、老年人临终社会照护特点

老年安宁疗护是针对临终老年人及其家属提供身心社灵全面照护,即包括身体、心理、灵性及社会上的全面照护,社会照护包括人际关系、家庭、经济等方面的照护,在安宁疗护服务中起到相当重要的作用。"社会沃母理论"指出临终期患者需要一个温暖、舒适的社会环境,以使患者在博爱的社会环境里得到生命最后的尊重,患者这一社会环境的创造需要良好的社会支持。良好的社会支持可通过社会联系减轻个体的心理应激反应,缓解精神紧张情绪,提高社会适应能力。其中社会联系是指来自家庭成员、亲友、同事、团体、组织和社区的精神上和物质上的支持和帮助。社会支持资源是临终关怀的非医疗资源,包括个体和群体的社会支持网络。临终患者的个人支持网络,主要包括家人,亲戚,朋友,同事等,是患者获得经济和情感支持的主要来源。临终患者的社会支持网络主要包括政府和非政府组织。在我国,政府作为临终患者社会支持的主要提供者,为患者提供比如医疗场所和养老机构,基本医疗保险和新型农村合作医疗等服务。而非政府组织主要包括志愿者、社会工作者、民间组织等。Cohen 和 Wills 根据社会支持所提供资源的不同性质将社会支持的内容分成了 4 类:①尊重的支持,指的是个体被他人尊重和接纳,又称作情感性支持;②信息支持,即有利于对问题事件进行说明、理解和应对的支持;③社会成员身份,即能够与他人共度时光,从事消遣或娱乐活动;④工具性支持,指提供财力帮助、物资资源或所需服务等。

(一) 老年临终患者的个人支持网络

老年临终患者的个人支持网络,主要包括家人、亲戚、朋友、同事等,特别是子女,是老年临终患者获得经济和情感支持的主要来源。家人(特别是子女)的陪伴、亲戚朋友的看望都能给老年临终患者极大的情感支持和精神慰藉。根据关系密切程度可分为强关系和弱关系,关系密切的家人、亲戚、朋友、同事属强关系,关系一般的亲戚、朋友、同事属弱关系。关系越强,支持越大,关系越弱,支持越小。

随着我国生育政策的有效实施以及人们生活观念的改变,家庭成员及有血缘关系的亲戚逐渐减少。随着生活节奏的加快,生活压力的增加,市场竞争的加剧,生活方式的改变,人与人之间的关系也是在逐渐疏远,朋友、同事的关系不再密切。这些都使得老年临终患者的个人支持网络的强关系逐渐减少,能获得的支持越来越少,这就使得老年临终患者需要从社会支持网络中获得更多帮助,这种现象在我国城市中显得更为突出。

(二) 老年临终患者的社会支持网络

老年临终患者的社会支持网络主要包括政府和非政府组织。在我国社会主义社会里,政府无疑是为老年临终患者提供社会支持的主要提供者,如公共医疗场所和养老机构,基本医疗保险和新型农村合作医疗付费体制等。但这些主要是在场所、经济方面提供支持,情感支持和精神慰藉等方面仍需要大量非政府组织参与提供,如志愿者、社会工作者、民间服务团体等构成了社会支持网络的有益补充。但目前我国的社会支持网络还没有构成完整的服务体系,远不能满足社会的实际需求,有待进一步发展和完善。社会支持网络的规模越大,系统越完善,与临终患者关系越密切,为老年临终患者提供的社会支持就越多。我国的临终关怀仍处于起步阶段,但随着临终关怀的不断发展,对社会支持网络需求的增加,将推进我国社会支持网络的不断发展和完善。

(三)医务社会工作介入老年临终关怀服务的内容

医务社会工作主要是指运用社会工作价值理念与专业方法来协助老年临终患者解决其有关的社会、经济、家庭、职业、心理等问题,以提高医护人员的医疗效果,提升老年临终患者生活质量的专业服务活动。医务社会工作者在协调医患关系、缓解患者及其家属的不良情绪、整合社会资源、对患者及其家属进行心理调适、恢复或改善患者的生理和社会功能等方面有重要的作用。

医务社会工作介入老年临终关怀服务的内容主要包括协助患者及其家属做出临终医疗选择、对患者及其家属的情绪支持与疏导、家庭功能的维护、资源整合、哀伤辅导、教育推广等。

1. **协助患者及其家属做出临终医疗选择** 患者入住安宁疗护病房前,医疗团队需要告知患者及其家属的病情和治疗方针,患者后续的各种治疗,如止痛、对症、不予急救等治疗程序,都需要取得患者及其家属的同意。这时社会工作者需要运用个案工作的流程和方法以及熟练的会谈技巧,渐进和委婉地引导患者及其家属讨论对生命末期的医疗选择。

2. **情绪支持与疏导** 当临终家庭得知患者到了疾病末期时会产生否认、焦虑、恐惧、沮丧、孤单、恐惧等情绪,社会工作者可以为他们提供支持与辅导,缓解不良情绪。在照护中,患者及其家属可能会对病情变化和照护方式存在许多疑问,会产生情绪波动甚至焦虑、抑郁等心理问题,有的家属会因为承担照顾职责而感到经济、物质方面或精神、体力方面的压力,这时,社会工作者可以和医生一起,为患者及其家属解释疑问、安抚情绪,让患者及其家属有信心面对困难,减轻压力。社会工作者有时需要直接切入讨论,有时只需要静静陪伴。

3. **家庭功能维护** 家庭是患者最重要的支持提供者,无论是精神情感方面,还是物质生活方面。因此,社会工作者需要协助患者及其家属进行沟通,理解彼此的想法和意见,维护患者家庭正常运作,从而使家庭能为患者提供更好的照顾和支持。教育患者及其家属学会有效沟通的技巧,是维护家庭功能的重要方法,在社会工作者照护的过程中,首先要对患者的家庭情况进行评估,了解家庭成员之间的关系、各家庭成员的角色关系,评估家庭常用的沟通方式,了解目前家庭的主要状况和存在的问题等,然后根据情况判断采取何种工作方法。例如:有时需要增强家庭成员的照顾职责并分摊任务,有时会通过召开家庭会议达成最终意见,加强家庭成员之间沟通理解,让患者及其家属能安心完成治疗,当家庭因疾病陷入危机时,必须去寻找其他的资源来帮助患者家庭度过危机。

4. **资源整合** 安宁疗护服务资源包括医疗资源、社区资源、社会资源等,社会工作者一定要最大限度地提高资源的整合和利用率,尽最大努力满足患者及其家属的要求。社会工作者与多学科团队协调服务资源,以促进患者过渡到最合适的照顾场所,包括家庭、康复医院、护理院、养老院等。此外,患者生前意愿的达成、死后的各项事宜、家庭医疗财务负担等都需要社会工作者发挥特长,以最大限度地提高资源的整合与利用,满足患者及其家属的需求,确保他们获得服务以及服务的连续性。

5. **哀伤辅导** 患者去世后,对患者家属来说是非常痛苦的,这意味着生者和逝者从此阴阳两隔,永远地分开了。此时家属陷入悲伤之中是人之常情,但是病态的悲伤对家属的身心健康以及未来的生活会有极大的损害,因此社会工作者的任务是帮助家属正确认识悲伤,适度处理依附情结,使其在合理的时间内度过悲伤期,鼓励家属在一定的时间后将情感转移,逐渐步入正常生活。

6. 教育推广　社会工作者要努力在全社会倡导安宁疗护的理念,改变人们"未知生,焉知死"的传统观念,引导人们关注生命的质量。虽然抢救可以延长无治愈希望患者的存活时间,但是不可能治愈和挽救他们的生命,患者会处在一种无质量的生存状态,而这种无质量的生存状态,不仅给患者带来了巨大的身心痛苦,也给家庭和社会造成了沉重的负担。因此社会工作者要向社会倡导"去者善终,留者善别"的理念,使临终患者有尊严和安详地离开世界。

二、老年人临终社会舒适照护典型案例

(一)案例简介

本案例描述的是一位直肠癌晚期且已发生远处转移的老年女性患者,患者1个月前因身体不适,大便形态异常、便秘与腹泻不规律出现,便中带血至医院就诊,诊断为直肠癌晚期伴肝转移、腹腔积液,肿瘤过大造成肠道粘连无法行手术切除,予以肠造瘘手术,术后行姑息性化疗,预期寿命6个月。患者反复住院行姑息性化疗,化疗间隙回家休养。

【情景准备】

情景一

人物:患者及其家属、护士。

地点:肿瘤科化疗病房。

物料:社会支持评估量表、纸张、笔等操作用物。

情景二

人物:患者及其家属、护士。

地点:肿瘤科化疗病房、谈话室。

物料:记录纸、笔、健康教育手册等操作用物。

情景三

人物:家属、护士。

地点:谈话室。

物料:水杯、温开水、餐巾纸等操作用物。

【教学目标】

素养目标:①敬畏生命,尊重患者,尊重患者对死亡的理解与态度;②具有同理心,能够理解照顾者的照顾负担,包容其不良情绪;③具有高度的责任心、耐心和团队合作精神,能与不同专业人员合作共同照护患者;④具有良好的职业素养和职业道德,保护患者隐私。

知识目标:①能复述社会支持的相关概念;②能列举常见的社会支持来源;③能列举社会支持的分类方法;④能列举社会支持的评估工具;⑤能说出社会支持的内容;⑥能复述生死教育、哀伤辅导的内容;⑦能复述临终患者照顾者的照顾内容。

技能目标:①能根据患者情况,利用社会支持评估工具进行社会支持评估,并形成评估报告;②能根据患者情况,利用其社会网络资源,整合资源为患者制订照护计划;③能根据患者情况,对患者及其家属实施生死教育与哀伤辅导。

（二）实践教学案例

1. 教师授课信息

【情景说明】

患者王女士,1个月前无明显诱因,出现大便习惯改变,表现为大便变细且便中带血,伴有腹胀、间断腹痛、腹泻、里急后重,遂至医院就诊,CT检查考虑直肠癌伴淋巴、肝转移,肠镜活组织检查病理诊断(直肠)腺癌。由于肿瘤过大造成肠道粘连无法做手术切除,予以肠造瘘手术,术后行姑息性化疗,预期寿命6个月。患者反复住院行姑息性化疗,化疗间隙回家休养。

情景一:患者术后第一次住院化疗,半坐卧在病床上,化疗药物通过PICC置管输入患者体内,左下腹有肠造瘘,化疗药物的副作用使患者恶心、呕吐,食欲不佳,精神状态较差,看上去非常虚弱,虽然心中有疑惑,但并不知道自己所患的是恶性肿瘤,家人告诉她是肠炎。她姐姐陪护在床旁,不断地劝解患者,要坚强,要多进食,才能早日康复,并将炖好的鸽子汤一勺一勺地喂给患者。

情景二:患者第三次入院化疗,已非常熟悉医院的各项流程,结束今日的治疗后,正在与刚刚送晚饭来的儿子共同摆放碗筷,准备进餐,她依然不知道自己的病情,认为治疗一段时间后即可拔除造瘘,将肠道修补完整,完全康复。她已能够适应化疗所带来的不良反应,并根据医务人员的嘱托进食有营养易消化的食物,精神状态佳,生活可以完全自理。

情景三:患者因腹胀、腹痛、呼吸困难,再次入院行对症支持治疗。此时患者已知晓自己的病情及预期寿命,她在鼻导管吸氧、止疼药注射后,症状暂时得到缓解,半坐卧在病床上睡着了。儿子陪护在病床旁,看着病床上虚弱的母亲,才真正意识到母亲可能真的即将离开他,他非常痛苦,不能接受这一现实。

【相关信息】

王女士,62岁,女性,离异,育有1子。患者早年离异后一直与独子一起生活,生病住院前一直在打工,身体健康。1个月前,因身体不适入院检查,CT示直肠上段肠壁增厚并可见明显强化,最厚处约1.9cm,内壁不规整,纤维膜面模糊,考虑直肠癌;病变旁脂肪间隙可见多发淋巴结,大者约2.1cm×1.8cm,考虑转移;肝多发低密度病变,大者约3.8cm×2.3cm,边界欠清,考虑多发转移瘤。肠镜示:进镜至距肛门缘约为5cm处肠全周可见一溃疡性肿物,肿物处肠腔偏心性狭窄,内镜不能通过,活检组织病理诊断(直肠)腺癌,因肿瘤过大造成肠道粘连无法手术切除,预期寿命6个月。

【教学目标】

情景一

素养目标:能够保护患者隐私,尊重患者及其家属的决定。

知识目标:能说出社会支持的评估内容;能复述社会评估常用的评估工具。

技能目标:能根据患者具体情况正确实施社会支持评估并形成评估报告。

情景二

素养目标:具有同理心,能够理解照顾者的照顾负担,包容其不良情绪。

知识目标:能列举常见的社会支持来源;能列举社会支持的分类方法。

技能目标:能根据患者情况,利用其社会网络资源,整合资源为患者制订照护计划。

情景三

素养目标:能敬畏生命,尊重患者,尊重患者及其家属对死亡的理解与态度。

知识目标:能复述生死教育、哀伤辅导的内容;能复述临终患者照顾者的照顾内容。

技能目标:能根据患者情况,对患者及其家属实施生死教育与哀伤辅导。

2. 学生学习信息

【情景说明】

作为一名护士,现有一名直肠癌,肠造瘘术后姑息性化疗,预期寿命 6 个月的患者。

情景一:患者术后第一次住院化疗,不知道自己的病情,化疗的副反应使患者精神状态差,形容憔悴,由她的姐姐照顾。

情景二:患者第三次住院化疗,仍然不知道自己的病情,已适应化疗,无人陪同,家人定时送饭至病房。

情景三:患者因腹胀、腹痛、呼吸困难,再次入院行对症支持治疗。此时患者已知晓自己的病情,儿子陪在床旁,神情痛苦,无法接受母亲的生命即将走向终点的事实。

【学习任务】

情景一:请对患者进行社会支持状况的评估,并形成评估报告。

情景二:对患者的社会网络资源进行整合,与家属共同制订患者住院期间的照护计划,确保患者有人陪护;与家属协商患者的病情告知方案。

情景三:根据患者家属的具体情况,制订生死教育与哀伤辅导的计划,对患者家属进行生死教育和哀伤辅导。

【实施要求】

每个情景护士均有 8 ～ 10min 对患者进行评估或实施护理干预,并进行相关知识的宣教。

【知识储备】

(1)社会支持的定义、分类及影响因素。

(2)社会支持评估的常用工具及使用方法。

(3)老年临终患者社会支持的内容与需求。

(4)老年临终患者照顾者的照顾压力及表现。

(5)老年临终患者及其家属的沟通交流技巧。

(6)老年临终患者及其家属的生死教育与哀伤辅导。

3. 标准化病人信息

【个人基本信息】

王女士,62 岁,初中文化。有一个儿子,今年 30 岁,王女士早年离异后一直与其独生子一起生活,去年东拼西凑按揭买了房子,日子虽艰苦,但两个人打工赚钱,生活也勉强过得去。王女士还有一个姐姐、一个弟弟、一个妹妹,都居住在同一所城市,大家感情很好。王女士平时打工很辛苦,最大的心愿就是儿子早点成家。

【疾病相关信息】

(1)本次就诊相关信息:1 个月前王女士在没有任何诱因的情况下,出现大便习惯的改变,大便变细且便中带血,还伴有腹胀、间断性的腹痛、腹泻、里急后重,遂至医院就诊,CT 示直肠上段肠壁增厚并可见明显强化,最厚处约 1.9cm,内壁不规整,纤维膜面模糊,考虑直肠癌;病变旁脂肪间隙可见多发淋巴结,大者约 2.1cm×1.8cm,考虑转移;肝多发低密度病变,大者约 3.8cm×2.3cm,边界欠清,考虑多发转移瘤。肠镜示:进镜至距肛门缘约为 5cm 处肠全周可见一溃疡性肿物,肿物处肠腔偏心性狭窄,内镜不能通过,活检组织病理诊断(直肠)腺癌,因肿瘤过大造成肠道粘连无法手术切除,予以肠造瘘手术,术后行姑息性化疗,预期寿命 6 个月。家人因担心王女士无法接受这一打击,而选择对她隐瞒病情,她术后在家休养后,遵照医嘱住院行第一次化疗。

（2）既往疾病相关信息：王女士一直身体健康，生活习惯良好，没有烟酒等不良嗜好，没有高血压、糖尿病等慢性疾病病史，没有药物及食物过敏史，没有家族性遗传病史。日常感冒、咳嗽因没有医保，就自行至药店购买药物服用，不注重体检，不愿意到医院看病。

【情景描述】

情景一：某医院肿瘤科化疗病房内，王女士虚弱地半坐卧在病床上，左下腹是3周前刚刚手术完成的造瘘口，右手肘正中的PICC置管正在进行化疗药物滴注，由于首次化疗，患者还未适应，恶心、呕吐反应使她不愿进食。王女士的姐姐在床旁照顾她，不时地喂她喝汤。

[姐姐]面露关切，劝解王女士"你不难受的时候就吃点东西，要加强营养才能更快康复呀！"

[患者]表情痛苦，眉头紧锁，一边忍受化疗带来的恶心呕吐，一边坚持进食。

[患者]配合护士完成社会支持评估。①当被问到自己的病情时，告诉护士自己是肠炎，等消炎结束以后再把肠子接回去就好了。②当被问到家庭经济状况时，告诉护士，刚刚按揭买好房子，自己没有退休金，不打工就没有收入，儿子的收入刚刚够还贷款。③当被问到医疗保险时，告诉护士，由于没有正式工作，一直没有缴纳过医疗保险，也没有购买过其他的商业保险，并询问护士"听说现在农业户口有农村大病医疗救助，也不知道我这个情况是不是可以申请，能不能麻烦您帮忙问问？"④当被问到家门口的社区医院时，请告诉护士，小区马路对面就是社区医院，开药特别方便，只是平时不怎么去。⑤当被问到住院期间谁可以陪护时，请告诉护士，不需要陪护，生活可以自理。

[姐姐]在护士问到王女士住院期间谁可以陪护时，主动告知护士"除了我以外，她还有一个弟弟和一个妹妹，都可以来照顾她，还有她儿子，下班以后也可以来照顾她。另外，钱的事情也不用担心，我们几家人家的经济状况还可以，我们可以给她交医药费"。

情景二：安静的医院肿瘤科化疗病房内，王女士第3次住院化疗，已经熟悉医院化疗各项流程的王女士不再麻烦家人来陪护她，现在已完成今日治疗的王女士正在与刚刚送饭来的儿子布置餐桌，准备吃晚饭。

[患者]看到护士推门入病房，主动询问"你好，有什么事情吗，我准备吃晚饭了。"

[儿子]配合护士完成社会支持网络资源整合，并完成母亲住院期间照护计划的制订。①当护士提出要谈话时，请要求不在母亲面前谈话"护士，我们到外面谈吧，让我妈先吃饭"；②当护士提出母亲住院化疗期间仍然需要陪护时，询问原因，并表示是母亲自己要求大家都不要来陪着的；③当被告知家人的陪护、探望对母亲病情的重要性时，表示理解并愿意配合"唉，医生说我妈也就三四个月的时间了，我们还是愿意多来陪陪她的"；④当被询问母亲的性格时，请回答"我妈是个很坚强的人，平时性格比较乐观，总是乐呵呵的"；⑤当被询问是否应该告知病情时，说出自己的担心，在护士解释、劝解后，表示同意告知病情，并配合护士制订病情告知计划。

[患者]在护士与儿子要离开病房时，她只是嘟囔道"干什么这么神神秘秘的，谈个话又不影响我吃饭，还要出去，背着我。"但并没有阻止。

情景三：被腹胀、腹痛以及呼吸困难折磨的王女士，痛苦地半坐卧在病床上，在鼻导管吸氧，止疼药注射后，暂时睡着了。儿子陪护在床旁，看着生命即将走向终点的母亲，神情痛苦，不能接受这样的事实。

[儿子]在看到护士推门进入病房时，立即做出嘘声的手势，并指指母亲，示意母亲刚睡着。

[儿子]如果护士要求到谈话室谈话，请积极配合；如果护士要求在病房谈话，请主动要求

到谈话室谈话。

[儿子]至谈话室后,请保持沉默,表情忧伤,不主动交谈或提问。如果护士询问他对母亲病情的看法,请回答无法接受,不敢想象即将失去母亲,不愿面对这个现实;如果护士询问愿不愿意接受生死教育或者类似的指导时,请回答愿意学习了解相关的知识,让自己可以面对现实,从痛苦中走出来;如果护士给予相应的指导,请认真听取并根据情况给予适当反馈。

(三)核心知识点解析

1. 社会支持和社会支持网络的定义

(1)社会支持是由社区、社会网络和亲密伙伴所提供的感知的和实际的工具性和表达性支持。工具性支持是指引导、协助,以及有形的支持与解决问题的行动;表达性支持是指情绪支持、心理支持、情感支持、自尊及认可等。

(2)社会支持网络指由个人接触所形成的关系网络,透过这些关系网,个人得以维持其认同,并获得情绪支持、物质援助、服务信息、新的社会接触等。

2. 社会支持的分类

(1)按照支持的主体分类:由政府和正式组织(非政府组织)主导的正式支持,以社区为主导的准正式支持,由个人网络提供的网络社会支持,由社会工作专业人士和组织提供的专业技术性支持。

(2)按提供资源的性质分类:情感支持,信息支持,物质支持,陪伴支持。

(3)按支持的来源不同分类:正式支持(制度性的支持,如国家、社区和社会组织提供的支持),非正式支持(因血缘、地缘等关系,由家庭成员、邻里朋友等提供的支持)。

(4)按支持性质分类:一类是主观的、体验到的情感上的支持,指的是个人在社会中受尊重、被支持、被理解的情感和满意程度,与个体主观感受密切相关。另一类为客观的、实际的支持,包括物质上的直接援助和社会网络、团体关系等。

3. 社会支持评估的常用评估工具

(1)社会支持问卷(social support questionnaire,SSQ):该问卷有37个条目,分2个维度。社会支持的数量,即在需要的时候能够依靠别人的程度,主要涉及客观支持;对所获得支持的满意度,评定的是对支持的主观体验。

(2)相互影响社会支持问卷(social support questionnaire for transactions,SSQT):测量4种类型的社会支持,包括日常情感性支持、与问题有关的情感性支持、社会成员身份、与问题有关的工具性支持。

(3)社会支持评定量表(social support rating scale,SSRS):共有10个条目,分3个维度,包括客观支持、主观支持和对社会支持的利用度。这是目前国内常用的社会支持评定量表。

(4)社会关系网络问卷:该问卷共24个条目,包含8个维度,其中工具性支持、情感支持、陪伴娱乐性支持、亲密感、价值增进这5个维度用来考察个体对重要他人所提供的社会支持的主观感受,对关系的满意度以及冲突与惩罚3个维度用来全面了解个体与重要他人的关系。

4. 社会支持的内容

(1)情感支持:对于心理社会问题严重的个案,需要转介给医务社会工作者、心理治疗师或精神科医生采取专业的方法进行干预。

(2)信息支持:社会支持中的信息支持是有助于解决问题的建议或指导。信息支持可采用教育团体、宣传手册、宣传片等形式进行。

(3)陪伴支持:家庭是老年临终患者最可靠的社会支持系统,家属仍是老年临终患者最希望的陪伴人选。医务人员和志愿者也可以陪伴患者聊天和娱乐。

(4)物质支持:其来源除了家庭以及亲属以外,还可以来自政府、社区、机构等。物质包括基金、救助金、生活慰问品、患者所需的医疗或生活设备如轮椅、制氧机等。

5. **照顾者负担**　是指在照顾者能感知到的由于照护患者而承受的生理、心理、精神和社会、经济方面的痛苦,是由于照护经历而引起的生理和心理健康的破坏、社会接触局限和主观压力、紧张等情绪。包括生理负担、情感负担、社会负担和经济负担。

6. 老年临终患者沟通交流技巧

(1)注意倾听:保持目光接触,身体略向前倾。当患者谈到一些重要话题或寻求你的反应时,给予点头或说"嗯"表示关注。

(2)敏锐观察:通过对患者气色、声音或者行动等方面状态变化的观察,向患者描述积极的变化,不需要特别多的提问,只需要传达肯定的信息让患者成为关注的对象和话题的焦点。

(3)产生共鸣:在沟通过程中,并不是要你流露出可怜患者的样子,而是能理解患者的处境和困难。

(4)重复解释:用你自己的方式更简练地重复他们表达的信息,给患者一个反馈,让患者知道你是否理解他们想要表达的意思,当患者知道你对他们的理解和肯定后,就可以加以正确引导了。

(5)自我表露:即如果你有相似经历的时候,也可以简单地拿出来分享,表示对对方的理解。

(6)总结归纳:简单地说,就是在谈话最后做一个概括,这有助于增加对方对谈话的满意度,便于下次谈话的设置。

7. 老年临终患者沟通交流的注意事项

(1)避免提闭合性问题:在和患者的谈话中,主张提开放性问题,让患者可以发挥和选择话题,要避免提闭合性问题。

(2)不问太私人的问题:如你发现患者的大儿子经常来看他,但小儿子从来没露过面很想了解这个问题,就不要问"您小儿子怎么从不来照顾您"。可以问"听您说,您还有个小儿子,您能说说他吗?"

(3)不要给私人意见。不要说:"要是我是您的话,我就……"你可以说,"那我来陪您谈谈现在的几个选择。"

(4)不要随意转换话题:即使转换话题很重要,随便转换话题也是很不礼貌的,很可能体现出你缺乏耐心和同情心的一面。

(5)错误的保证:即给患者错误的安慰。如对临终患者说:"您的病一定能治好,现在科学那么发达……"

(6)不要同情要理解:理解和同情是不同的,一般人需要理解而不是盲目同情。

(7)不要问为什么的问题:比如患者很焦虑,不要问"您为什么那么焦虑啊?"你可以问"您看起来很忧虑,是不是有什么想法?"

(8)不要用自己的价值观判断别人。比如患者提到想自杀,不好的反应是:"您不应该这么想,怎么能想自杀呢?"

(9)避免争论:比如患者觉得饭里被人下了毒,拒绝吃饭。不要说,"别人怎么可能会给您的饭下毒呢! 不可能的。"可以说,"您觉得有人在饭里下毒,那您一定觉得很害怕,不能相信这里的人。"患者接着就可能给你讲他的害怕,或他的幻觉。这些都是很有价值的医疗信息,可以及时反馈给医务人员。

参考文献

[1] 范利,王陇德,冷晓.中国老年医疗照护(基础篇)[M].北京:人民卫生出版社,2017.

[2] 刘玉锦,李春玉,刘兴山.现代老年护理技术[M].北京:人民卫生出版社,2018.

[3] 孙红.老年护理学-问题与实践[M].北京:人民卫生出版社,2018.

[4] 王爱平,李红.老年护理培训教程[M].北京:人民卫生出版社,2019.

[5] 尤黎明,吴瑛.内科护理学[M].4版.北京:人民卫生出版社,2006:593-613.

[6] 杨莘,程云.老年专科护理[M].北京:人民卫生出版社,2019.

[7] 徐亚东.居家养老模式下室内空间环境设计[J].城市住宅,2020,27(6):151-152.

[8] 赵美玲.城市居住环境中适老性的设计研究[D].长春:长春工业大学,2018.

[9] 李小寒,尚少梅.基础护理学[M].4版.北京:人民卫生出版社,2007:209-212.

[10] 化前珍,胡秀英.老年护理学[M].4版.北京:人民卫生出版社,2017.

[11] 中国中西医结合学会皮肤性病专业委员会老年皮肤病学组.老年皮肤瘙痒症诊断与治疗专家共识[J].中国皮肤性病学杂志,2018,32(11):1233-1237.

[12] 魏芬.延续性护理干预对老年行全口义齿修复患者遵医依从性及义齿清洁度的影响[J].现代诊断与治疗,2019,30(24):4460-4462.

[13] 景迎.老年人安宁疗护问题研究-以青岛四家老年人安宁疗护机构为例[D].济南:山东大学,2019.

[14] 董淑慧,秦虹云,胡承平.老年人睡眠障碍相关研究进展[J].医药论坛杂志,2019,40(10):173-177.

[15] 张峻弓,冯威,陆峥,等.老年失眠症的病因和治疗研究进展[J].世界临床药物,2018,39(4):229-234.

[16] 中国老年医学学会睡眠医学分会.老年睡眠呼吸暂停综合征诊断评估专家共识[J].中国全科医学,2022,25(11):1283-1292.

[17] 丁密,周晓蕾,冯素萍.延续护理在睡眠呼吸暂停综合征无创呼吸机治疗患者中的应用评价[J].中国实用神经疾病杂志,2019,22(19):2183-2190.

[18] 程云,姜丽萍,王小兰.老年及慢性病护理技能实训[M].北京:科学出版社,2020.

[19] 郑彩娥,李秀云.实用康复护理学[M].北京:人民卫生出版社,2012.

[20] 张玲娟,张雅丽,皮红英,等.实用老年护理全书[M].上海:上海科学技术出版社,2019.

[21] 裴福兴,陈安民.骨科学[M].北京:人民卫生出版社,2016.

[22] 姚蕴伍.老年疾病护理学[M].杭州:浙江大学出版社,2017:132-135.

[23] 曾慧,张静.老年护理学[M].武汉:华中科技大学出版社,2017:313-318.

[24] 李云霞,龚雅萍,邱瑾.老年患者全膝关节置换术围手术期程序化疼痛护理规程的建立与应用[J].中国实用护理杂志,2014,30(12):19-23.

[25] 张玲,崔玉洁,段玉莲,等.个性化疼痛护理对全膝关节置换术患者的影响[J].护理实践与研究,2016,13(10):38-39.

[26] 周静,袁晓丽,郁艳艳,等.老年人意外伤害住院患者特征分析[J].社区医学杂志,2021,19(5):273-275,279.

[27] 中华医学会老年医学分会,《中华老年医学杂志》编辑委员会.老年人衰弱预防中国专家共识(2022)[J].中华老年医学杂志,2022,41(5):503-511.

[28] 李芳,刘素,李长风,等.武汉市老年人意外伤害流行状况及其影响因素[J].社会与医学,2020,33(4):34-38.

[29] Sethi D. 伤害与暴力社区调查指南 [M]. 吴凡译 . 北京 : 人民卫生出版社 , 2006 : 12.

[30] 李新 , 孙丽艳 , 黄丽娃 . 长春城市社区老年人群意外伤害致死水平变化趋势分析 [J]. 中国老年学杂志 , 2000, 20(2):70-72.

[31] 尤黎明 . 老年人社区照护概述 [J]. 国外医学 : 护理学分册 , 2005, 24(10):645-649.

[32] 夏庆华 , 唐传喜 , 钮春瑾 , 等 . 社区老年人跌倒情况及危险因素研究 [J]. 中国慢性病预防与控制 , 2006, 14(3):207-209.

[33] 赵鸣 , 王浩 , 罗央努 , 等 . 社区老年人跌倒发生情况与家庭环境危险因素分析 [J]. 预防医学 , 2017, 29(9): 888-891.

[34] LI X. The role of the Montreal Cognitive Assessment(MoCA) and its memory tasks for detecting mild cognitive impairment[J].Neurol Sci, 2018, 39(6):1029-1034.

[35] FOLSTEIN MF, FOLSTEIN SE, MCHUGH PR. "Mini-mental state". A practical method for grading the cognitive state of patients for the clinician[J]. J Psychiatr Res, 1975, 12(3):189.

[36] 刘期春 , 汤臻 , 叶刚 . 抑郁症住院患者的自杀意念现状分析 [J]. 国际精神学杂志 , 2022, 49(1):57-60.

[37] 王洁 . 老年轻度认知障碍的中西医护理研究进展 [J]. 中西医结合护理 (中英文), 2019, 5(3):88-90.

[38] 谢美莲 , 张志云 , 张海霞 , 等 . 老年尿失禁病人护理的研究进展 [J]. 护理研究 , 2020, 34(2):1052-1056.

[39] 王迪 , 李婧 . 老年人常见症状的调查及健康指导 [J]. 新西部 , 2013(18):165.

[40] 李夏卉 , 李继平 , 杨帆 . 老年人慢性疼痛健康教育研究进展 [J]. 上海护理 , 2020, 20(12):49-52.

[41] 孟书静 , 张强 , 成帅 , 等 . 老年人认知障碍预防措施的最佳证据总结 [J]. 循证护理 , 2022, 8(14):1883-1886.

[42] 吴丹 , 胡雅 , 李丽君 , 等 . 老年人衰弱与慢性疼痛关系的研究进展 [J]. 护理研究 , 2021, 35(15):2738-2741.

[43] 徐薇 , 吕渊 , 庞国防 , 等 . 老年综合征和慢性疼痛综述 [J]. 中国老年保健医学 , 2021, 19(3):5-8.

[44] 王嘉豪 , 何思涵 , 吴瑶 , 等 . 养老机构中轻度认知障碍老年人干预措施的研究进展 [J]. 现代医药卫生 , 2022, 38(11):1900-1903.

[45] 姚婧婧 , 沈琰 . 脑卒中老年患者压力性损伤发生特征及影响因素分析 [J]. 中国现代医生 , 2022, 60(5):180-183.

[46] 尤黎明 , 吴瑛 . 内科护理学 [M].6 版 . 北京 : 人民卫生出版社 , 2019.

[47] 李乐之 , 路潜 . 外科护理学 [M].6 版 . 北京 : 人民卫生出版社 , 2019.

[48] 郭爱敏 , 周兰姝 . 成人护理学 [M].3 版 . 北京 : 人民卫生出版社 , 2017.

[49] 金静芬 , 刘颖青 . 急诊专科护理 [M]. 北京 : 人民卫生出版社 , 2019.

[50] 苏伟 . 让我们一起照顾好家里的老小孩 [M]. 上海 : 上海科学普及出版社 , 2020.

[51] 北京护理学会心血管专业委员会 . 冠心病患者心脏康复健康教育处方护理专家共识 [J]. 中华现代护理杂志 , 2022, 28(9):1121-1127.

[52] 中华医学会心血管病学分会动脉粥样硬化与冠心病学组 , 中华医学会心血管病学分会介入心脏病学组 , 中国医师协会心血管内科医师分会血栓防治专业委员会 , 等 . 冠心病双联抗血小板治疗中国专家共识 [J]. 中华心血管病杂志 , 2021, 49(5):432-454.

[53] 中华医学会心血管病学分会高血压学组 , 中华心血管病杂志编辑委员会 . 中国高血压患者血压血脂综合管理的专家共识 [J]. 中华心血管病杂志 , 2021, 49(6):554-563.

[54] 尿路感染诊断与治疗中国专家共识编写组 . 尿路感染诊断与治疗中国专家共识 (2015 版)- 复杂性尿路感染 [J]. 中国泌尿外科杂志 , 2015, 36(4):241-244.

[55] 尿路感染诊断与治疗中国专家共识编写组 . 尿路感染诊断与治疗中国专家共识 (2015 版)- 尿路感染抗菌药物选择策略及特殊类型尿路感染的治疗建议 [J]. 中国泌尿外科杂志 , 2015, 36(4):245-248.

[56] 王晓菁,陈海平.慢性肾脏病定义及分期系统修订的进展—2012-KDIGO 慢性肾脏病临床管理实践指南解读 [J].中华老年多器官疾病杂志,2014,13(5):396-400.

[57] 中华医学会老年医学分会肾病学组,国家老年疾病临床医学研究中心.老年慢性肾脏病诊治的中国专家共识(2018)[J].中华老年病研究电子杂志,2018,5(3):1-8.

[58] 中国医院协会血液净化中心分会血管通路工作组.中国血液透析用血管通路专家共识(第 2 版)[J].中国血液净化,2019,18(6):365-381.

[59] 王慧,姚苗苗,张佳馨,等.血液透析患者中心静脉置管护理的最佳证据总结 [J].中国血液净化,2020,19(8):569-572.

[60] 冯欢,于卫华.维持性血液透析病人容量管理的研究进展 [J].循证护理,2020,6(8):774-778.

[61] 张展奕,贾乘兴,陈玉娇,等.老年急诊患者的就诊特征分析 [J].中国急救医学,2020,41(11):1088.

[62] 陆雪梅,陈兰.改良危重症营养风险评分在老年危重症患者中的应用 [J].上海交通大学学报(医学版),2022,42(1):20.

[63] 中华医学会,中华医学会杂志社,中华医学会全科医学分会,等.缺血性卒中基层诊疗指南(2021 年)[J].中华全科医师杂志,2021,20(9):927-946.

[64] STERGIOU GS, PALATINI P, PARATI G, et al.2021 European Society of Hypertension practice guidelines for office and out-of-office blood pressure measurement[J].J Hypertens, 2021,39(7):1293-1302.

[65] 隋晨光,周雅静.老年肿瘤患者焦虑和抑郁影响因素分析 [J].中国肿瘤临床与康复,2022,29(4):390-393.

[66] 胡雁,陆箴琦.实用肿瘤护理 [M].上海:上海科学技术出版社,2020.

[67] 陈晶钰.探究灵性痛苦与灵性抚慰 [J].中国医学人文,2017,3(08):52-53.

[68] HAMPTON DM,HOLLIS DE,LLOYD DA,et al. Spiritual needs of persons with advanced cancer[J].Am J Hosp Palliative Care,2007,24(1):45.

[69] 颜丽霞,申海艳,卿利敏,等.安宁病房老人精神照护需求现状分析 [J].当代护士,2021,28(28):34-36.

[70] 吴欣娟,谌永毅,刘翔宇.安宁疗护专科护理 [M].北京:人民卫生出版社,2020.

[71] 张叶宁,张海伟,宋丽莉,等.心理痛苦温度计在中国癌症患者心理痛苦筛查中的应用 [J].中国心理卫生杂志,2010(12):897-902.

[72] 杨晶,陈双琴,秦志伟,等.中国老年安宁疗护的研究进展 [J].中国老年学杂志,2020,40(11):2458-2463.

[73] 杨洪菊,杨晓雯,杨朝霞,等.肿瘤患者临终关怀护理质量评价指标体系的构建 [J].中华护理杂志,2018,52(12):1487-1491.